全国中医药高等院校规划教材

中医师承系列教材

温病名家理论与实践指要

（供中医学、中西医临床医学等专业用）

主 编 冯全生

中国中医药出版社

·北 京·

图书在版编目（CIP）数据

温病名家理论与实践指要 / 冯全生主编 . -- 北京：
中国中医药出版社 , 2024.7
中医师承系列教材
ISBN 978-7-5132-8795-1

Ⅰ . ①温… Ⅱ . ①冯… Ⅲ . ①温病学说—中国—教材
Ⅳ . ① R254.2

中国国家版本馆 CIP 数据核字 (2024) 第 102735 号

中国中医药出版社出版

北京经济技术开发区科创十三街 31 号院二区 8 号楼
邮政编码　100176
传真　010-64405721
山东华立印务有限公司印刷
各地新华书店经销

开本 889×1194　1/16　印张 19　字数 541 千字
2024 年 7 月第 1 版　2024 年 7 月第 1 次印刷
书号　ISBN 978 - 7 - 5132 - 8795 - 1

定价　79.00 元
网址　www.cptcm.com

服 务 热 线　010-64405510
购 书 热 线　010-89535836
维 权 打 假　010-64405753

微信服务号　zgzyycbs
微商城网址　https://kdt.im/LIdUGr
官 方 微 博　http://e.weibo.com/cptcm
天猫旗舰店网址　https://zgzyycbs.tmall.com

如有印装质量问题请与本社出版部联系（010-64405510）

前　言

中医药学源远流长，其独特的认知思维方式、经典的医学理论、丰富的诊疗手段等绵延至今，其术传千载而不衰，道历百世而益辉。传承有序、流派纷呈、脉络清晰、学验兼重，是中医药学绵延赓续的显著特色。

党和政府历来高度重视中医药工作，1956年在北京、上海、广州、成都建立了独立设置的中医学院，将中医药教育正式纳入了现代高等教育体系。党的十八大以来，以习近平同志为核心的党中央把中医药工作摆在更加突出的位置，中医药进入全面发展新时代。2019年10月25日，中华人民共和国成立以来第一次以国务院名义召开中医药会议，以中共中央和国务院名义发布了《关于促进中医药传承创新发展的意见》，为新时代传承创新发展中医药事业指明了方向，开启了新时代中医药振兴发展的新篇章。中医药高等教育在人才培养、科学研究、社会服务、文化传承、国际交流等方面取得了丰硕成果，成为我国高等教育体系中独具特色的重要生力军，为推进卫生与健康事业发展、提升人民健康水平发挥了重要作用。但是，我们也应当认识到，以院校教育为主体的中医药高等教育存在着传统特色优势衰减、专业结构层次有待优化、人才培养方式及评价机制有待健全等不足。

为贯彻落实习近平总书记关于中医药工作的重要指示和全国中医药大会精神，遵循中医药人才成长规律，推动院校教育和师承教育融合发展，成都中医药大学和中国中医药出版社组织、联合全国各中医药院校启动"中医师承系列教材"的编写工作，旨在挖掘和传承中医药宝库中的精华精髓，加强中国传统文化熏陶与中医学术流派传承发展，强化中医经典理论应用，加快推进名老中医学术经验活态传承，为培养中医理论基础扎实、临床技能精湛、中医思维牢固的传统特色中医药人才奠定基础。

本套教材由全国各学科有代表性和影响力的专家共同编写完成，包括中医文化与人文素养、中医经典传承、中医基础技能、名中医学术思想与特色学派四大类，具有实用性、系统性、权威性和典范性。本套教材不仅可作为高等院校中医传承型人才培养的指导用书，而且对毕业后教育、继续教育也具有重要的参考价值。相信本套教材的推广使用，能够进一步引领中医学术传承研究，促进中医学术繁荣和可持续发展。

余曙光　宋春生

2022年8月

编写说明

全国中医药高等院校规划教材、中医师承系列教材《温病名家理论与实践指要》由成都中医药大学联合上海中医药大学、北京中医药大学、广州中医药大学、南京中医药大学、福建中医药大学等20余所高校相关专家编写而成。教材适用于中医学、中西医临床医学专业本科及各学术学位和专业学位硕士和博士研究生使用，并可作为中医理论与临床从业者的高级研修参考书。

本教材分为三章。第一章温病学起源与发展，从历史发展的角度梳理了温病学的源流发展、代表性医家、重要著作及主要学术经验。第二章温病学主要理论和特色治法方药。其中第一节介绍了新感理论、伏气理论、温疫理论、辨证理论、主客交理论、肺化源绝、火郁发之、截断扭转、脾郁发黄、寒温汇通十种温病学主要理论的理论源流、理论内涵和临床应用。第二节包括温病学特色治法和重点方药。特色治法部分介绍了表里双解、苦寒清解、和解透邪、分解湿热、通下逐邪、清营凉血、开窍醒神、息风止痉、滋阴生津、固本救脱等十余种治法的理论述要和临床应用。重点方药介绍了银翘散、桑菊饮、桑杏汤等30首温病常用名方的出处、临床应用和医案举例。第三章名家温病理论及临床实践，介绍了吴又可、叶桂、薛雪、吴瑭等在内的26位古代温病名家和张聿青、张锡纯、何廉臣等在内的25位近现代中医名家的生平及著作简介、主要学术思想和医案医话。总之，本教材在编写过程中围绕温病主要理法方药，从源流、内涵和应用三个维度阐释其理论要点和临床应用，并通过对50余位古今温病名家学术经验的介绍展示温病学的传承与发展，体现"中医师承系列教材"的编写宗旨。

第一章由冯全生编写。第二章由刘涛、宋素花、杨洪霞、郑秀丽、鲁玉辉、吴曦、惠毅、高恩宇、吴智兵、叶菁、苏丽清、刘臻华、丁鑫编写。第三章由赵岩松、杨爱东、刘光华、徐建瑞、张永跟、张晓艳、吴文军、孙艳红、闫颖、贾志新编写。

在编写本教材时，编委会以"传承精华，守正创新"为目标，力求能在保持和发扬中医特色的基础上，进一步提高温病理论的系统性和科学性，使之更切合教学和临床工作的需要。教材编写得到了全国20余所高校专家的大力支持，在此表示诚挚感谢！但限于水平，教材中还有一些不足或缺憾，请广大读者提出宝贵意见和建议，以便再版时完善。

《温病名家理论与实践指要》编委会

2024 年 4 月

总　论

温病学起源与发展

温病学是研究温病发生发展规律及其预防和诊治方法的一门学科。它的任务主要是阐述温病的病因、发病、病理变化及转归，以揭示温病的本质、规律，研讨其诊断方法、预防和治疗措施，从而有效防治急性感染性疾病，并为临床各科有关病证的防治奠定基础。

温病学的研究对象是温病。温病属于具有温热性质的外感疾病，不同于感受外感寒邪所致的伤寒。温病是临床常见病、多发病，一年四季皆可发生，男女老幼皆可罹患。温病包括西医学中的多种急性传染性疾病和部分感染性疾病，以及一些非感染性发热性疾病。温病大多发病急骤、发展迅速、病情较重，甚至可导致死亡，或留下某些后遗症，尤其是近年突发新发的传染病，严重威胁着人民的生命与健康。

中华人民共和国成立后，我国贯彻了"面向工农兵，预防为主，团结中西医，卫生工作与群众运动相结合"的卫生工作方针，温热病的预防工作取得了显著的成绩，20世纪70年代以来，我国宣布天花等烈性传染病已被消灭，一些疾病的发病率大大降低。目前全球范围气候变暖、生态环境破坏、大气污染、人口迁徙流动及病原微生物和疾病谱变化等，导致新的传染病不断发生，还有多种温病依然存在很大危害，如艾滋病、新型冠状病毒感染、埃博拉出血热等，因而迅速而有效地进行防治依然是医学界的一项重要任务。

温病学是我国劳动人民和历代医学家数千年来与温病斗争的经验积累和理论总结，它是中医学的一个重要组成部分。实践证明，温病学理论在指导感染性疾病和部分急重症的防治方面具有较高的实用价值，特别是中华人民共和国成立以后，在党和政府的支持下，温病学得到了蓬勃的发展。温病理论广泛应用于治疗多种包括急性传染病在内的急性感染性疾病及其他一些发热性疾病，取得了可喜的成绩，如流行性脑脊髓膜炎、流行性乙型脑炎、细菌性痢疾、钩端螺旋体病、肾综合征出血热（原称流行性出血热）、肺炎、急性胆道及泌尿道感染、艾滋病、手足口病等。2003年传染性非典型肺炎（SARS）、2019年新型冠状病毒感染暴发流行，在温病理论指导下，采用中西医结合治疗，取得显著疗效，引起了国内外的高度关注与重视，也体现了中医药在急性传染病防治中的优势。近年的文献研究与临床实践观察发现温病独特的辨证理论、治疗方法与温病方药也可广泛应用于内、外、妇、儿及五官、皮肤等各科感染或非感染性疾病的防治。因此，温病学是一门重要的临床学科。只有充分积累温病诊疗的临床经验，尤其是瘟疫防治经验，才能为其他新发突发传染病的防治提供参考与借鉴；还要做好温病理论的继承与创新，才能应对繁杂多变的临床疾病，提升应对突发急性传染病的防治能力。

温病学在很长一段时间隶属于伤寒学体系，历经漫长的临证经验积累与理论深化完善，逐步总结出一套完整的理论体系和诊治方法，逐步发展成一门独立的学科。温病学的起源与发展过程，大体上可以分成以下四个阶段。

一、萌芽阶段（战国至晋唐时期）

秦汉及以前，温病从概念上属于广义伤寒的范围，虽没有温病学的专著，但在马王堆出土帛画《导引图》中已有"引温病"的动作图示，在《黄帝内经》（以下简称《内经》）中已有"温病""热病"及"暑病"等温病病名，也有关于温病因证脉治等方面的记载。如《素问·六元正纪大论》有"气乃大温，草乃早荣，民乃厉，温病乃作"的论述，提出了温病病名。在病因方面，其多归于"伤于寒"，《素问·热论》云："凡病伤寒而成温者，先夏至日者为病温，后夏至日者为病暑。"此外，《素问·生气通天论》和《素问·阴阳应象大论》中均提到"冬伤于寒，春必温病"，《灵枢·贼风》云："其毋所遇邪气，又无怵惕之所志，卒然而病者……岐伯曰：此亦有故邪，留而未发。"还指出有邪留腠理、血脉、肉、骨等不同部位或邪留方式的不同，这是关于温病伏邪病因学说的最早论述。在伏邪发病与否方面，强调人体正气的重要性，《素问·金匮真言论》云："藏于精者，春不病温。"在证候叙述方面，突出了温病的温热特性，如《素问·评热病论》说"有病温者，汗出辄复热，而脉躁急不为汗衰，狂言不能食"。在治疗方面，《素问·至真要大论》提出"热者寒之""温者清之"等，是治疗温病的基本原则。《内经》对温病的认识，是将其归属伤寒的范畴，如《素问·热论》云"今夫热病者，皆伤寒之类也""人之伤于寒也，则为病热，热虽甚不死，其两感于寒而病者，必不免于死"。可见，其从概念、病因、证候上将温病归属于伤寒。《难经》中伤寒有广义与狭义之别，明确将温病归属于广义伤寒之内。《难经·五十八难》云："伤寒有五，有中风，有伤寒，有湿温，有热病，有温病。"其中，湿温、热病、温病为后世温病学中的主要病证。

汉代张仲景《伤寒杂病论》论及"温病""风温""湿""暍"等温病相关病名，仍将其归属于广义伤寒。《伤寒论·辨太阳病脉证并治》云："太阳病，发热而渴，不恶寒者，为温病。"成无己云："伤寒发汗已，则身凉；若发汗已，身灼热者，非伤寒，为风温也。"将"温病""风温"归于太阳病，突出热象偏盛的临床特点，书中没有明确给出治法方药。该书所载的清热、攻下、养阴等方剂，如白虎汤、大承气汤、小承气汤、竹叶石膏汤、白虎加人参汤、黄连阿胶汤等，为后世温病常用方，这对后世温病治疗学的形成产生了深刻的影响。

汉代以后，医家对温病的病因、证候与治法方药有进一步的探索，众多医家开始试图从病因和治疗上将伤寒与温病区别开来，尤其是对疫病及其传染性的论述较前更精详明确。在病因方因，晋代葛洪《肘后备急方·治伤寒时气温病方》云"岁中有疠气，兼挟鬼毒相注，名为温病"，指出"疠气"是温病的病因，"鬼毒相注"指出该病具有传染性；又云"治温毒发斑，大疫难救"，强调温毒致疫，病情危重。隋代巢元方《诸病源候论》中也提出温病是"人感乖戾之气而生病"，即认识到温病的病因是一种特殊的致病因素"乖戾之气"；并提出温病具有"病气转相染易，乃至灭门，延及外人"的传染性、流行性。今本《伤寒论》中有"评脉法""伤寒例"篇，一般认为是晋代王叔和整理时补入，"评脉法"篇云"伏气之病，以意候之，今月之内，欲有伏气，假令旧有伏气，当须脉之"，明确提出"伏气"致病。"伤寒例"篇在《内经》理论基础上进一步指出冬时触冒严寒发病，出现两种情况：一是"中而即病者，名曰伤寒"；二是"不即病者，寒毒藏于肌肤，至春变为温病，至夏变为暑病。暑病者热极重于温也"。既将"伤寒"与"温病"联系起来，又加以区别，揭示了冬感春夏发、由寒（毒）化温（热）的伏气致病特点，对后世"伏气温病"学说的提出与发挥具有重要意义。唐代王焘《外台秘要·温病论病源》指出："冬时伤非节之暖，名为冬温之毒，与伤寒大异也。有病温者，乃天行之病耳。其冬月温暖之时，人感乖候之气，未遂发病。至春或被积寒所折，毒气不得泄，至天气暄热，温毒始发，则肌肉斑烂也。"提出"冬温之毒"所致天行之病，即伏温化毒，补充前贤伏寒化温之说。在证候描述方面，《诸病源候论》将"伤寒病""时气病""热病""温病""疫疬病"设专篇论述，将后四者与伤寒并列而论，对后世将温病从伤寒中独立出来是有启示的。该书对不同温病的证候或同一温病不同阶段的证候进行了较为详细地描述。在治疗上，《备急千金要方》《外台秘要》等文献记载了温病的丰富治法，十分重视清法。如唐代孙思邈《备急千金要方·伤寒方》云："凡除热解毒无过苦酸之物，故多用苦参、青葙、艾、栀子、葶苈、苦酒、乌梅之属，是其要也，夫热盛非苦酸之物不解也……而苦参、葶苈、青葙、艾之属，所在尽有，除热解毒最良。"可见，孙思邈治疗热病十分重视用苦寒、酸苦之剂除热解毒。《肘后备急方》《备急千金要方》《外台秘要》等文献记载了许多治疗温病的方剂，如黑膏方治疗温毒发斑、葳蕤汤治疗风温、大青龙汤治疗温病热盛阴伤、犀角地黄汤治疗温病之内蓄血及鼻衄吐血者、黄连解毒汤治疗大热盛烦呕呻吟错语不得眠者等，这些方剂一直为后世医家治疗温病所沿用。同时，上述文献中还收录了许多预防温病的方剂，如《肘后备急方·治瘴气疫疬温毒诸方》载"避瘟疫药干散""辟天行疫疬太乙流金方""辟温病散方"等，通过内服、鼻吸、佩戴、烧熏等多途径预防疫病。《备急千金要方·伤寒方》在"伤寒例"篇指出"天地有斯瘴疬，还以天地所生之物以防备之"，强调瘴疬之气可以用药物来预防；并在"避温"篇收载屠苏散、雄黄散、雄黄丸、粉身散等方以预防温疫。

由此可见，晋唐以前对温病已有了一定的认识，其文献论述比较简单、散在而欠系统化，虽对温病病因、证候、治法与用药上都有一定的论述与创见，但在概念上仍把温病隶属于伤寒的框架内。因此，从战国到晋唐时期可以说是温病学发展的萌芽阶段。

二、成长阶段（宋至金元时期）

宋至金元时期，随着对温病认识的不断深入，温病学开始脱离伤寒学说体系，有关温病的治法和理论有了新的进展和突破。

两宋时期，涌现出一大批研究《伤寒论》的医家，对温病的新认识也主要存在于《伤寒论》的研究著作之中。在病因与发病机制方面，庞安时将温病的认识列于《伤寒总病论》卷四、卷五，在"天行温病论"篇中将温病分为两种：一是触冒冬时寒毒，春及夏至前发病为温病；一是冬月温暖之时感受"乖候之气"，至春夏所发"天行之病"。庞氏指出风温、温疟、湿温、温毒四种温病，"温毒为病最重"。韩祗和《伤寒微旨论》云"内伏之阳，被寒毒所折"，即寒毒薄于肌肤，阳气怫结而不得散发，而成热病，提出伏阳为病之说，阐发了温病的不同发病机制。郭雍《伤寒补亡论·温病六条》云："冬伤于寒，至春发者，谓之温病。冬不伤寒，而春自感风寒温气而病者，亦谓之温。及春有非节之气，中人为疫者，亦谓之温。三者之温，自不同也。"指出因感冬之寒、感风寒温之气、感非节之气三种不同病因所致三种不同的温病，即谓"三温"不同，实为论伏气温病、新感温病和瘟疫的不同，充实了后世温病发病学理论的内容；并强调"初无寒毒为之根源，不得谓之伤寒，第可名曰温病也"。郭氏从病因学上以有无"寒毒为之根源"来划分伤寒与温病。在治疗上，庞安时指出"温病若作伤寒行汗下必死"，明确提出伤寒温病分论分治，即四种温病用知母石膏汤、麦奴丸、石膏甘草散、三黄石膏汤等方治疗，药多用大剂量寒凉清热之剂，如石膏、知母、黄芩、栀子等，已开始突破伤寒方药框架；然其解表之法仍用麻黄、桂枝之类，未完全脱离辛温解表用药之束缚。朱肱在其《类证活人书》中提出，运用《伤寒论》中的麻黄汤、桂枝汤等辛温发表剂治疗外感热病不能一成不变，须因时、因地、因人灵活加入寒凉清热药物。他说："桂枝汤自西北二方居人，四时行之，无不应验。自江淮间，唯冬及初春可行，自春末及夏至以前，桂枝证可加黄芩半两，夏至后有桂枝证，可加知母一两、石膏二两，或加升麻半两。若病人素虚寒者，正用古方，不再加减也。"这对突破当时医家墨守经方、拘泥不变的局面，产生了一定的影响。可见，两宋时期，在温病病因、发病机制与治疗上有均有新的认识，已经明确提出温病与伤寒有区别，为温病从伤寒中独立出来提供了思路。

宋到金元时期，出现了"百家争鸣"的新局面，有力推动了温病学的发展。这一时期温病的理法方药方面有了突破性进展。其贡献较为突出的医家是刘完素。刘氏在论治外感热病方面大胆地提出新论、创立新法、拟订新方。刘完素著有《素问玄机原病式》，以《内经》有关热病的篇章和《素问》病机十九条为基础，结合当时热性病流行的情况和自己长期的临床实践经验，强调火热致病的广泛性，从"阳气怫郁"角度阐述了火热病的病变机制，提出"六气皆从火化"之说和"六经传受，由浅至深，皆是热证"的火热致病观点。在外感热病的治疗上，刘氏提出"热病只能作热治，不能从寒医"，故治疗上以寒凉为主，明确提出热病初起不可峻用辛温大热之剂，而以"清里热，兼以辛凉清解"为治，故被后世称为"寒凉派"。治疗力避外感热病初起滥用麻、桂辛温发表药之弊，创制了双解散、防风通圣散等表里双解之剂，刘氏亦称之为"辛凉之剂"，将解表药和清解里热药、苦寒通下药配合运用。刘氏的这些见解为后世建立以寒凉清热药为中心的温病治疗学打下了基础，是温病学发展史上的一个重大的转折，故明代王伦谓"外感法仲景""热病用河间"。李杲在《东垣试效方》中为治疗"大头天行"创制了"普济消毒饮"，此方以清热解毒、疏散风热为主，并为后世温病治疗大头天行的名方，并为后世治疗风热疫毒之证用清疏之法提供了制方思路。李氏创制的清暑益气汤为清燥之剂，以益气健脾、清暑除湿为主要功效，可治疗脾胃素虚，暑热兼湿之证。此方其用药偏于温燥，后世评其"虽有清暑之名，而无清暑之实"。然其"清暑益气"之制方大法，对清代温病大家王士雄创制清暑益气汤治疗暑热伤津耗气之证有很大启示。

元代医家对温热病的证治规律进行了探索。如李杲的弟子罗天益在《卫生宝鉴》中根据邪热在上、中、下三焦及"气分""血分"的不同而分别制方用药，这对后来温病学辨治体系的形成有着一定的影响。元末明初医家王履在《医经溯洄集》指出，"夫惟世以温病热病混称伤寒"，其在"张仲景伤寒立法考""伤寒温病热病说"等章篇中从概念、发病机制和治法用方上详辨伤寒温病之别，认为温病是"感天地恶毒异气"而致，温病热病是"怫热自内而达于外"，强调"温疟、风温、温毒、温疫……决不可以伤寒六经病诸方通治也"。其对温病的治疗以清里热为主，解表兼之，并认为治里而表自解，主张用辛凉，或苦寒，或酸苦之剂，方如水解散、大黄汤、千金汤、防风通圣散之类，为后世温病学派的先驱。此后，温病便开始从伤寒体系中分离出来，所以清代医家吴瑭称其"始能脱却伤寒，辨证温病"。

总之，从宋到金元时期，温病学在理法方药等方面都有了重大的发展，并逐渐从《伤寒论》体系中摆脱出来，为以后温病学的自成体系打下了基础，是温病学的成长阶段。

三、形成阶段（明清时期）

温病学发展到明清时期已渐趋成熟，在病因病机、诊断方法、辨证论治等方面形成了较为完善独立的理论体系，从而使温病学成为一门独立的学科。明清医家明辨温病与伤寒之别，使温病从伤寒学说中划分出来，完成温病独立分科的任务，温病学说遂鼎盛一时。

在《温疫论》问世之前，明代医家进一步从概念、病因病机和治法上将温病与伤寒分离开来。明代张鹤腾著有《伤暑全书》，为我国现存最早的暑病专著。张氏云"暑火所感而成，与冬之寒气，毫不相涉""伤暑者感于冬之严寒，温病者感于春之轻寒，若暑病则专感于夏之炎热，若冰炭霄泉之不相及，一水一火，各操其令"。从病因与发病上明确将新感暑火之病区别于伤寒。

张介宾《质疑录·论伤寒春变温病夏变热病》云："大约冬伤于寒而即病者，曰伤寒；冬不藏精而春病者，曰温病；夏伤于暑而病热者，曰热病。此三证本各以其时受病，而非寒变为温、变为热之谓也。"指出伤寒、温病、热病是"以其时受病"，为新感之病，并驳斥"伏气"致病说，亦明确将温病与伤寒区别开来。从感邪途径与传变上，《伤暑全书》中指出"冒暑蒸毒，从口鼻入者，直中心胞络经，先烦闷，后身热，行坐近日，熏烁皮肤肢体者，即时潮热烦渴"。其中，强调冒暑"从口鼻入""直中心胞络经"，两个论点独具创见，对后世医家探索温病的发病机制有着深远的影响。之后，缪希雍《先醒斋医学广笔记·寒》云"伤寒、温疫，三阳证中，往往多带阳明者，以手阳明经属大肠，与肺为表里，同开窍于鼻；足阳明经属胃，与脾为表里，同开窍于口。凡邪气之入，必从口鼻，故兼阳明证者独多"。指出伤寒温疫"必从口鼻"入，"兼阳明证者独多"。孙文胤亦提出相同的观点，《丹台玉案》云："在瘟疫、寒疫，此天地不正之气，多感于房劳辛苦之人，从口鼻而入。"吴又可、叶桂等医家皆有师前贤之说。在治法上，张鹤腾认为伤寒与温病是"一水一火"的关系，病性不同，其治法亦不同，即"一热剂，一凉剂"。张介宾在《景岳全书·杂证谟·瘟疫》中提出瘟疫初起治疗五种方法，即直散法、平散法、温散法、凉散法、补散法。时至明末，诸多医家虽已明确将温病与伤寒区分开来，在理论治法上也有新的认识与创见，但仍未出现温病学的标志性著作。

明代医家吴又可编著了我国医学发展史上第一部温病专著《温疫论》，对温疫的病因、发病、治疗等提出了独特的见解。在病因方面，创立"戾气"学说，突破六气致疫的局限，强调戾气的物质性，可以用药物治疗，这是对温疫病因的一大创见。在流行特点、感染途径、感染部位方面，提出了温疫具有强烈的传染性，从口鼻而入，病机为邪伏膜原。在治疗方面，提出"客邪贵乎早逐"的治疫第一要义，创疏利透达之法，并创制达原饮、三消饮等温疫名方。吴氏明辨温疫与伤寒的区别，大倡温疫新说，开创了温病学派中温疫一派。可以说《温疫论》的出现，标志着温病学科的成熟，在温病学发展史上有划时代的意义，对中医学的发展也有深远的影响。《四库全书总目提要》评此书时指出，吴氏"著为此书，瘟疫一证，始有绳墨之可守，亦可谓有功于世矣"。《清史稿·吴有性传》谓："古无瘟疫专书，自有性书出，始有发明。其后有戴天章、余霖、刘奎皆以治瘟疫名。"其后，清代医家戴天章所著的《广瘟疫论》推广吴氏之说，杨栗山所著的《伤寒温疫条辨》、余霖所著的《疫疹一得》、蒋宝素所著的《医略十三篇》、刘奎所著的《松峰说疫》等多受吴氏学术思想影响，邵登瀛所著的《温毒病论》主要论述瘟疫和发斑等病证，熊立品所著的《治疫全书》补充并完善疫病理论、《痘麻绀珠》论述麻痘诸证论治等，诸多医家从病因、病证、辨证、治法和方药方面促进了温疫学派的发展。

清初医家喻嘉言在《尚论篇·详论温疫以破大惑》中对瘟疫的治疗提出"邪既入，急以逐秽为第一义"，认为应根据上、中、下三焦病位，以逐秽解毒为主。喻氏在《医门法律·伤燥门》中设"秋燥论"专篇，论述秋季燥邪致病的病机特点和治疗方法，其所创清燥救肺汤为治疗燥热伤肺证的名方。周扬俊著有《温热暑疫全书》，依次论述温病、热病、暑病、疫病的脉证及治法用方，辑选《伤寒论》《温疫论》原文，详加阐释。陈平伯《外感温热篇》主要论述风温证的发病季节、初起证治、演变情况及兼夹证治等，并提出风温病以泄热和阴为治疗大法，即谓"风温为燥热之病，燥则伤阴，热则伤津，泄热和阴，又为风温病一定之治法也，反此即为逆矣"。这些医家虽在温病的病因、症状、治疗上都有一定的认识，对温病专病论治有所创见，充实了温病学理论与临证经验，但未能形成温病独特的辨证论治体系。温病学派形成发展至成熟阶段，是以清代叶天士、薛生白、吴鞠通、王孟英温病四大家等确立卫气营血、三焦辨证为核心的理论体系为标志。

清代医家叶天士，被誉为"温热大师"。由他的门人顾景文据其口授整理而成的《温热论》，是温病学理论体系的奠基之作。叶氏首先提出"温邪上受，首先犯肺，逆传心包。肺主气属卫，心主血属营"。"大凡看法，卫之后方言气，营之后方言血"。明确指出了温病的病因、病机、感染途径、侵犯部位、传变规律等，即用卫分、气分、营分、血分四个层次作为辨证的依据，指出温病的传变方式有顺传与逆传的不同。确立"在卫汗之可也，到气才可清气，入营犹可透热转气……入血就恐耗血动血，直须凉血散血"的治则，并指出温病各病变阶段相应的治疗大法与用药，从而确立了温病卫气营血辨证体系，标志着温病学说已趋向成熟。此外，叶氏提出察舌、验齿及辨斑疹、辨白痦等温病独特的诊法，丰富和发展了温病的诊断方法。在《临证指南医案》和《三时伏气外感篇》中还记载了大量治疗温病的病案，为温热病的辨证用药提供了范例。与叶天士同时代名医薛生白撰有《湿热病篇》，对湿热病的病因、证候、发展变化特点及其诊断治疗进行了较为全面系统的论述，进一步充实了温病学的内容。指出湿热之邪从表伤者十之一二，由口鼻入者十之八九，强调"湿热证属阳明太阴经者居多"，以脾胃为病变中心，中气实则病在阳明，中气虚则病在太阴；根据病邪在上中下三焦的不同病位，确立完善了湿热病三焦辨证体系。温病学家吴鞠通师仲景、吴有性之说，尤其是受叶天士温病学术成就的影响，结合自己的临床经验，编撰了《温病条辨》，此为温病学说标志性著作。该书系统论述了四时温病，在叶氏卫气营血辨证体系基础上，创立温病的三焦辨证纲领，谓"治上焦如羽（非轻不举），治中焦如衡（非平不安），治下焦如权（非重不沉）"，使温病学形成以卫气营血、三焦辨证为核心的辨证体系，并确立了温病的清热养阴的治则，总结整理出一整套温病治疗大法和有效方剂，使温病的辨证治疗臻于完善与规范，从而建立了完全独立于伤寒的温病学说体系。王孟英则"以轩岐仲景之文为经，叶薛诸家之辨为纬"，汇集了一些温病学的重要著作，并参合自己的实践认识，著成《温热经纬》，此为温病学之集大成者，对温病学的理论和证治进行了较全面的论述，对温病学的进一步成熟和发展起到了重要作用。王氏在书中提出温病按新感和伏气分类，对温病的治疗也有补充，创立甘露消毒丹、清暑益气汤等温病名方。王氏还撰有《重订霍乱论》，被视为治疗霍乱最完备之书。其医案著作有《回春录》《仁术志》《王氏医案三篇》《归砚录》等，其中载有大量温病治疗经验，具有重要的学术价值。除叶、薛、吴、王四位温病大家外，石寿棠所著的《温病合编》、周杓元所著的《温证指归》、俞根初所著的《通俗伤寒论》等，均从不同角度丰富充实了温病学的内容。

由此可见，温病学发展到明清时期，温病学家全面系统地论述了温病的病因病机、辨证理论、特色诊断方法及治法方药等，使温病在理、法、方、药上自成体系，温病学说逐渐趋于成熟，形成了新的独立的学科。这一学科的建立，补充了伤寒学说的不足，使中医学对外感热病的辨治更加系统完善，为后世急性传染病及危重感染性疾病的辨治提供了理论与实践依据，促进了中医学术理论与诊治体系的发展。

四、发展阶段（近现代）

温病学在清代形成了较为完整的理论体系后，在晚清、民国时期，随着西方医学的传入，西医思维方式、诊疗手段对中医诊疗方法产生影响，温病学对一些急性感染性疾病的防治效果也有所提高。同时，西医也给包括温病学在内的中医学的发展带来了极大冲击与挑战。鸦片战争至民国时期传染病发生频繁、流行猖獗，温病学在防治一些急性传染病方面取得了很好的疗效，涌现出一批在温病学领域卓有成就的医家，也出现了大量的温病学相关著作，对新感伏邪等理论有了更深入的认识，对温病（包括传染病如鼠疫、霍乱、梅毒、天花等）的治疗积累了丰富经验，对温病学的发展与完善作出了贡献。如陆廷珍著有《六因条辨》，雷丰著有《时病论》，朱增藉著有《疫证治例》，叶霖著有《伏气解》，柳宝诒著有《温热逢源》，余伯陶著有《鼠疫抉微》《疫证集说》，吴瑞甫著有《中西温热串解》《八大传染病讲义》，丁泽周著有《喉痧证治概要》《孟河丁氏医案》，张锡纯著有《医学衷中参西录》，何炳元著有《重订广温热论》《全国名医验案类编》，并勘校《重订通俗伤寒论》等。民国时期，随着中医私人办学的兴起，江苏、浙江、上海、广东、湖南、四川、湖北、江西、山西、天津、福建、河南等省市创办了中医学校、国医学院，20世纪初叶南北各地也相继创办了中医学会和医药学术团体，编写了温病学教材，如杨百城编有《温病讲义》、陈任枚编有《温病学讲义》、尉稼谦编有《时疫科》、时逸人编著《温病全书》等。

中华人民共和国成立以来，随着国家对中医药的重视，各地中医药院校、中医药研究机构和中医院的建立和发展，以及研究温病的多种学术专业委员会与学术团体的建立，推动温病学进入了快速发展阶段，在临床研究、温病文献整理和理论研究、实验研究等多方面都取得了显著成绩，促进了温病学的蓬勃发展。

在临床研究方面，各地区广泛运用温病学理论和经验防治包括急性传染病在内的急性感染性疾病和其他发热性疾病，显示出温病学理论在急性热病治疗上的优势。1954年，石家庄地区运用温病学理论和方法治疗流行性乙型脑炎，取得了显著的效果，在全国推广，展现了中医药治疗急性传染性疾病的疗效，引起了当时医学界的重视。此后，温病学的理论和经验更广泛地运用于防治流行性脑脊髓膜炎、流行性乙型脑炎、麻疹、白喉、细菌性痢疾、肠伤寒、钩端螺旋体病、肾综合征出血热（流行性出血热）、肺炎、急性胆道及泌尿道感染、艾滋病等急性传染性和感染性疾病，都取得了较好的效果。不仅如此，近年来运用温病学理论认识一些新发传染病并指导其防治，亦取得显著成效。如1988年上海地区甲型病毒性肝炎流行，根据温病学理论，以清热解毒和清热化湿为主，以板蓝根和甘露消毒丹等方药治疗，取得很好的疗效。2002—2003年冬春季传染性非典型肺炎（SARS）暴发，以高热、干咳为主症，属于中医学温病范畴，亦命名为"肺毒疫"，治以清泄热邪、透热宣肺为主，所用方如安宫牛黄丸、紫雪丹、升降散、清瘟败毒饮、沙参麦冬汤、清开灵注射液等，采取中西医结合防治，显示中医药的优势，引起国内外医学界的关注。2019年新型冠状病毒全球肆虐，众多温病学家参与了全国或各省的《新型冠状病毒感染诊疗方案》《新型冠状病毒感染者居家中医药干预指引》等文件的制定，并亲临防疫一线工作，运用温病理论，单用中医药或采取中西医结合防治这场疫病，在缩短发热时间、减轻症状、提高治愈率、降低死亡率、对抗激素与抗生素不良反应等方面有显著优势，引起国内外医学界的高度重视。并且，温病学理论在指导人猪链球菌病、人禽流感等突发公共卫生事件的防治中也显示出了重要作用。

在理论与实验研究方面，温病学家运用现代科学技术对温病学的辨证理论、诊断方法、治则治法、特色方药等进行了深入研究，探索温病诊断治疗规律与实质，有力地推动了温病学基础研究。如采取中西医结合的方法，联系西医学对传染性、感染性疾病的认识来阐释传统温病学中的特色理论，如对卫气营血辨证、三焦辨证、新感伏气、主客交、截断扭转、寒温汇通等理论展开了系统的研究讨论或实验研究，进行现代阐释，使温病的概念更为明确、规范、系统，更有效地指导温病辨病与辨证治疗，提高临床疗效，促进了温病理论的发展；运用现代生理学、病理学、组织学、微生物学、生物化学等知识和方法，对温病的舌苔变化进行系统的观察与研究，探讨舌象变化的实质，取得了一定的成绩；结合现代临床实际运用温病学理论，对包括各种急性传染病在内的急性感染性疾病及其他的一些发热性疾病的辨证分型与治疗方法进行了探索和总结，充实和发展了温病学理论与实践的内容；通过实验研究温病治则治法（如表里双解、苦寒清解、和解透邪、分解湿热、通下逐邪、清营凉血等）和有效方药（如银翘散、清营汤、清瘟败毒饮、达原饮等），阐明其作用机制，取得了重大进展，为这些治法与方药的运用提供较为客观的依据。尤其是在温病单验方的中药化学成分研究方面取得了新的进展和突破，研发了一批疗效确切的新药，如抗疟新药双氢青蒿素，使疟疾患者的病死率显著降低，为人类抗疟作出了重大贡献；青蒿素主要研发人之一屠呦呦于 2015 年 10 月 5 日获得诺贝尔生理学或医学奖，也是中国医学界和中医药成果迄今获得的最高奖项。

在中药现代化研究方面，温病用药从汤、丸、散、膏、丹、酒、露等传统剂型，发展到现代的滴丸、片剂、浸膏、膜剂、胶囊、合剂、冲剂、霜剂、栓剂、气雾剂、针剂、输液剂、中药袋泡剂、中药饮片颗粒等多种剂型，研制出多种剂型的中成药；给药途径从以口服为主扩大到肌肉、静脉、直肠、体表等多途径的给药方式。温病用药剂型的丰富与给药途径的多样化，可以更好地发挥中药的疗效和掌握剂量，便于临床应用，特别是吸入给药、舌下给药、鼻腔给药、静脉给药，吸收迅速，起效快，更有利于温病急性热病或急重病证的治疗。温病用药剂型及给药途径的改革创新，拓展了温病用药应用范围，极大地丰富了温病治疗学的内容。如以治疗温病神昏谵语的安宫牛黄丸为基础研制出的清开灵注射液，具有较好的清热解毒、活血化瘀、醒脑开窍的作用，被广泛应用于各种病毒性高热病证及中风病的治疗，疗效显著。

在温病学文献整理与研究方面，主要成果包括对温病学古医籍的整理、专门著作（治法方剂、医案医话、专科专病等）、学术期刊（学术学位论文）、工具书及专题检索系统等。对古代温病学文献的系统整理包括重印影印、辑复佚书、校勘注释、语释或白话解及古代温病医案整理等。同时，在整理古代文献与总结古今临床经验的基础上，温病学研究者编著出版了一批高质量的温病学专著、温病名家医案医话、温病名家讲稿和温病学教材，并且以温病学古籍、名家医案、学术论文等为基础建立了相关检索系统，为温病学的教学、科研和医疗提供了可靠的文献依据，有力推动着现代温病学文献与学术理论的发展；并开展温病学术理论研讨与国际交流，活跃了温病学术氛围，对现代温病学理论与实践的发展起到了很好的促进作用。

总而言之，温病学是研究四时温病发生发展规律和诊治方法的一门理论与实践紧密结合的学科，既有全面而系统的理论，又有较高的临床实用价值。提高温病诊治水平，对适应当前包括感染性疾病在内的发热性疾病防治需要有着十分重要的意义。同时，温病学理论对内科、外科、妇科、儿科、皮肤科、急症科等各科疾病的治疗均具有广泛指导意义。因而必须重视温病学理论继承与创新，推进温病学理论的发展，为温病学理论服务于临床实践提供更有效可靠的依据，特别是在防治急性传染病和其他重大疾病中发挥更大的作用。

第二章

温病学主要理论和特色治法方药

第一节　温病学主要理论

温病学理论不仅具有经典的属性，而且具有很强的临床特性。其在造就温病名家、防治感染性疾病等方面扮演了重要角色，发挥了重要作用，这也正是经典的魅力和影响力之所在。

一是对名家知识体系、学术思想构建有着重要影响。温病学为近现代中医师承教育和学校教育的重要临床学习科目，对人才培养发挥着重要的作用。温病学理论对历代名医的成长都有着重要影响，尤其是明清温病学正式形成后，《温热论》《临证指南医案》《湿热病篇》《温病条辨》《温热经纬》《伤寒温疫条辨》等成为晚清民国、近现代一大批名医成长所必须诵读的中医著作。温病学成为名医知识体系的重要组成部分，甚至促使他们转向从事温病临床和研究。

二是温病学理论指导包括温病在内的许多疾病的防治，温病学理论是历代医家与发热性疾病进行斗争的经验总结，治疗包括急性感染性疾病在内的许多疾病，取得了可喜的成绩。尤其是在防治急性传染病和急重症等方面，为人类健康、中华民族的繁荣昌盛作出了重要贡献，形成了一套富有特色的防治方法。

一、新感理论

根据发病初起是否有里热证，温病可分为新感温病和伏气温病。新感温病是指感受当令之邪即时而发的温病，初起多病发于表，以表热证为主要表现。温邪由表入里，初期治疗多以解表祛邪为主。

1. 理论源流

《内经》虽未明确提出"新感温病"之名，却已包含"新感温病"的内容。《素问·六元正纪大论》曰："凡此太阳司天之政，气化运行先天……初之气，地气迁，气乃大温，草乃早荣，民乃厉，温病乃作……终之气，阳气布，候反温，蛰虫来见，流水不冰，民乃康平，其病温……初之气，地气迁，风胜乃摇，寒乃去，候乃大温，草木早荣，寒来不杀，温病乃起……二之气，大火正，物承化，民乃和，其病温厉大行，远近咸若，湿蒸相薄，雨乃时降……五之气，畏火临，暑反至，阳乃化，万物乃生，乃长乃荣，民乃康，其病温……终之气，畏火司令，阳乃大化，蛰虫出见，流水不冰，地气大发，草乃生，人乃舒，其病温厉。"这些由"不至而至，至而未至"的反常气候所导致的"温病"或"疫疠"，即属感而即发的新感温病。

晋代王叔和提出的时行之气对后世新感温病的发展产生了一定的影响。《伤寒例》曰："凡时行者，春时应暖而反大寒，冬时应寒而反大温，此非其时而有其气，时行之气也。"又曰："有非节之暖者，曰冬温。"这一"时行之气"是在冬季应寒反暖的气候条件下形成的，机体感而即病，对后世创立新感学说有一定影响。

宋代郭雍明确指出冬不伤于寒，春季感受当令之邪而发病，是温病的一种类型。他在《伤寒补亡论》第18卷中提出发生于春季的三类温病，即新感温病、伏气温病和温疫，他说："冬伤于寒，至春而发者谓之温病；冬不伤寒，而春自感风寒温气而病者，亦谓之温；及春有非节之气中人为疫者，亦谓之温。"郭雍关于发生于春季三种温病的观点，为后世新感温病概念的提出奠定了基础。

明代汪石山在《石山医案》中提出新感温病的概念，谓："又有不因冬月伤寒，至春为病温者，此特感春温之气，可名曰春温，如冬之伤寒，秋之伤湿，夏之中暑相同。此新感之温病也。"其明确提出新感温病之名称，认为温病是感受时令温热之气引起的。

明代著名温病学家吴又可提出"杂气致病论"，是新感温病病因学说的进一步发展。《温疫论》的自序里言："夫温疫之为病，非风、非寒、非暑、非湿，乃天地间别有一种异气所感。"这一观点的提出对促进新感温病病因学说的发展具有重要作用。

清代温病学家陈平伯谓："春月风邪用事……故风温之症多见于此。"温热大师叶天士在《温热论》中阐述了新感温病的病因、感邪途径、传变规律和治疗大法等内容，提出"温邪上受，首先犯肺，逆传心包"的发病观点。清代王孟英的《温热经纬》以"轩岐仲景之文为经，叶薛诸家之辩为纬"详列新感和伏邪两大类温病的因证脉治。吴鞠通《温病条辨》和薛生白《湿热病篇》对新感温病的因机、证、治均有论述，这些都丰富充实了新感温病证治内容。

2. 理论内涵

新感温病的发展是建立在古代医家长期临床实践和理论求索基础上的。现结合历代医家的论述，从病因、病机、证候、治则等方面探讨新感温病的理论内涵。

（1）新感的病因　其病因可分为如下几个方面。

时行之气说：王叔和《伤寒例》谓："此非其时而有其气，时行之气也。"又曰："有非节之暖者，曰冬温。"其指出气候反常，应寒反暖的时行之气，是导致新感温病发生的原因。

杂气学说：吴又可《温疫论·原序》谓："夫温疫之为病，非风、非寒、非暑、非湿，乃天地间别有一种异气所感。"他把这种导致新感温病的异气，统称为"杂气"。

温热毒邪说：陈平伯《外感温病篇》是论述新感温病中风温的专著，提出风温的病因是风热毒邪。近代学者黄星垣根据临床研究，提出"毒寓于邪""毒随邪入""热由毒生""变由毒起"的观点，并认为"毒"是各种温邪的共性。

温邪说：叶天士《温热论》提出"温邪上受"，首次以"温邪"概括温病的病因。温邪是在四时不同的季节气候条件下产生的，具有温热性质的一类病邪，与季节气候、地理环境、社会环境密切相关。

（2）新感的病机　新感温病的传入途径、发病部位及传变规律主要有以下几种论述。

叶天士谓："温邪上受，首先犯肺，逆传心包。"其明确新感温邪伤人，由皮毛或口鼻而入，先伤肺卫，可顺传阳明气分，或逆传心包。

薛生白谓："湿热病属阳明太阴经者居多，中气实则病在阳明，中气虚则病在太阴，病在二经之表者，多兼少阳三焦，病在二经之里者，每兼厥阴风木。"其明确湿热病以脾胃为病变中心，可导致上蒙清窍，下蕴膀胱，内蕴肝胆，外郁腠理之病变。

吴鞠通谓"凡病温病者，始于上焦，在手太阴"，又谓"温病由口鼻而入，鼻气通于肺，口气通于胃，肺病逆传为心包，上焦病不治则传中焦，胃与脾也，中焦病不治即传下焦，肝与肾也"。其阐述新感温邪从口鼻而入,手太阴肺首当其冲,初起多犯肺卫,顺传中焦脾胃,末期多犯肝肾,或邪由上焦肺直接陷入上焦心包。

（3）新感的证候　新感温病初起多为表热证,叶天士谓:"卫之后方言气,营之后方言血。"其指出温邪侵犯人体,首犯肺卫,按卫气营血传变,病变过程中可仅表现为卫分证、气分证、营分证、血分证,亦有卫气同病、卫营同病、气营两燔、气血俱燔等证候。吴鞠通言"始上焦,终下焦",概括了新感温病初期在上焦手太阴肺,按三焦传变,病变过程中可仅表现为上焦证、中焦证、下焦证,亦有中上二焦证候、中下二焦证候、三焦俱病证候等。陈平伯谓:"风温证,身热畏风,头痛、咳嗽、口渴,脉浮数,舌苔白者,邪在表也。"薛生白谓:"湿热证,恶寒无汗,身重头痛,湿在表分。"即新感温初起病多在卫表,以发热、恶寒、无汗或少汗、咳嗽、口微渴、舌边尖红、苔薄白、脉浮数等为主要表现。新感温病因患者体质、抗病能力的差异、感邪轻重等不同,其传变趋势亦不同,有不传变而自愈者,有按卫气营血或三焦层次顺传者,有自肺卫内陷心营者。总之,其传变趋势总属由表入里,由浅入深,一般病情较轻,病程较短。

（4）新感的治则　新感温病初起多为表热证,故初起以解表透邪为其主要的治疗原则。

祛邪为第一要义:吴又可《温疫论》提出"大凡客邪贵乎早逐",强调祛邪为主,创立疏利透达之法,重视在温病的病变过程中攻下逐邪。

卫气营血治则:叶天士谓:"在卫汗之可也,到气才可清气,入营犹可透热转气……入血就恐耗血动血,直须凉血散血。"卫分证宜辛凉解表、泄卫透邪,气分证宜清气泄热,营分证宜清营透热,血分证宜凉血散血。

三焦治则:吴鞠通谓"治上焦如羽（非轻不举）,治中焦如衡（非平不安）,治下焦如权（非重不沉）",病在上焦,治宜轻清宣透、芳香开窍,有"轻以去实之能";中焦脾胃病变,治宜清热化湿,用药要厚、薄、燥、湿得当,以调理脾胃使之升降调和;下焦肝肾病变,治宜选用味厚质重之品滋填重镇。

3. 临床应用

新感温病的理法方药常用于治疗多种传染性和感染性疾病,如流行性感冒、急性扁桃体炎、肺炎、流行性脑脊髓膜炎、流行性乙型脑炎、流行性腮腺炎、风疹、猩红热、钩端螺旋体病、登革热等。

1954年石家庄地区流行性乙型脑炎暴发,郭可明教授以温病学理论为指导,按"暑温"辨治将其分为暑入阳明证、暑伤心肾证、暑入心营证、暑入血分证及暑湿弥漫三焦证等,并按其偏湿或偏热来辨治,以白虎汤为主方加减治疗,取得了很好的疗效,并将这一经验推广到全国多地,均取得满意疗效,为医学界所认可。

《流行性感冒诊疗方案（2019版）》提出流感中医治疗方案,风热犯卫的主症为发病初期,发热或未发热,咽红不适,轻咳少痰,无汗。推荐的常用中成药有金花清感颗粒、连花清瘟胶囊（颗粒）、清开灵颗粒（胶囊、软胶囊、片、口服液）、疏风解毒胶囊等。

汪受传认为流行性脑脊髓膜炎属于中医学"风温""温疫",其病程基本符合卫气营血的发展规律。多发于春冬两季,温邪从口鼻侵入人体,首犯上焦肺,卫分证用银翘散、桑菊饮等,夹风者予竹叶石膏汤辛凉疏风、甘寒保津;夹湿者以甘露消毒丹芳香化浊、甘淡祛湿。病涉气分,若烦渴、大汗,投以白虎汤;胸闷烦躁、咽痛、便秘者,用加减凉膈散;寒热往来用蒿芩清胆汤;温毒郁结,脉滑数,苔黄垢浊,用栀子金花汤（黄柏五钱、黄连四钱、黄芩三钱、大黄四钱、山栀子五钱）,或黄芩滑石汤送服安宫牛黄丸。营分证主以清营汤送服神犀丹;气血两燔用清瘟败毒饮;镇痉用钩陈息风散;阴虚风动用大定风珠;火炽阳亢,烦躁不寐用黄连阿胶汤;暮热早凉，热退无汗，用青蒿鳖甲汤。血分证，吐血便血主以犀角地黄汤，少厥阴实证开窍搜邪，用牛黄丸、紫雪丹，少厥阴虚证（循环衰竭型）救逆汤加人参，邪羁下焦，热久阴伤用大定风珠、三甲复脉汤。

烂喉痧多见于冬春季节，病邪从口鼻而入，先见表证，咽喉为肺胃之门户，若邪热上冲咽喉，则咽喉红肿作痛，甚至溃烂；肺主皮毛，胃主肌肉，邪气发于肌表，则见猩红色痧疹。汕头市第一人民医院对治疗的 279 例患者分析，认为咽峡炎是本病主要矛盾，给予清热解毒利咽喉的治法，采用清瘟败毒饮加减治疗，取得满意疗效。

因此，临床医家运用新感温病理论，结合西医学对于疾病发生发展规律的认识，有效地指导临床多种常见传染性和感染性疾病的诊疗，新感温病的理论被广泛用于临床，拓展了新感温病的临床应用范围。

二、伏气理论

伏气温病指感邪伏而后发，发病初起即见里热证或临床表现与当令气候致病特点不一致的温病。伏气温病的病因是伏邪，具有伏而后发和反复发作的发病特征，传变规律以自里达表或由血分传出气分为主，治疗上以直清里热为主。

1. 理论源流

伏气理论源于《内经》。《灵枢·贼风》曰："此亦有故邪留而未发。"其所言"故邪留而未发"亦即人体感受以前的邪气，伏藏体内，尚处于未发状态，这就是最早的伏气理论。《素问·阴阳应象大论》曰"冬伤于寒，春必温病；春伤于风，夏生飧泄；夏伤于暑，秋必痎疟；秋伤于湿，冬生咳嗽"。这种邪气伏藏过时而发的特点对后世伏气温病学说的形成影响重大。

汉至宋时期是伏气温病理论承上启下的时期，推进了伏气理论的临床应用。张仲景首立伏气一说，《伤寒论·平脉法》曰"师曰：伏气之病，以意候之，今月之内，欲有伏气。假令旧有伏气，当须脉之"。明确提出伏气致病观点。汉代以后的诸家总结归纳前人研究成果，进一步发展了伏气理论。晋代王叔和在《伤寒例》中提出"中而即病者曰伤寒；不即病者，寒毒藏于肌肤，至春变为温病，至夏变为暑病，暑病者热极重于温也"。王氏所论伏邪以温病为主，为温病的发展奠定了基础。隋代巢元方《诸病源候论》提出"寒气客于五脏六腑，因虚而发，上冲胸间，则胸痹"。其所谓的"客"实际上包括外感与内伤的寒邪伏留于脏腑导致胸痹，首次将伏气理论应用于内伤杂病中。唐代王焘《外台秘要》论述"其冬月温暖之时，人感乖候之气，未遂发病。至春或被积寒所折，毒气不得泄，至天气暄热，温毒始发，则肌肤斑烂也"。已将伏气理论扩展到外科领域，并提出不仅有伏寒，还有伏热。宋代庞安时提到"邪伏少阴，伏气为病，谓非时有暴寒而终，伏于少阴经，始虽不病，旬月乃发"。明确指出伏邪感而后发的致病特点。宋代钱乙《小儿药证直诀》提出"小儿在胎十月，食五脏血秽，此血秽禀受于母体，故可称之为胎毒。若时逢非是之令，正气与外界戾气相搏……故发病"。阐明了小儿先天胎毒伏留所引起疾患。《伤寒医鉴》阐明"冬伏寒邪，藏于肌肉之间，至春变为温病，夏变为暑病，秋变为湿温，冬变为正伤寒"，认为伏邪温病不只发生于春夏两季，而是四时均有，扩大了伏邪温病的时间范围。金代张子和《儒门事亲》曰"夫高粱之人，起居闲逸奉养过度，酒食所伤，以致中脘留饮，胀闷，痞隔醋心"，认识到内伤杂病与饮食不节、起居不常而生的饮邪留伏有关。由此可见，伏气理论经此时期众多医家发挥后，伏邪的种类、途经、邪伏部位、发病机制、传化、防治均有了很大的发展。

系统的伏气理论形成于明清两代。明清时期伏气理论的发展着重体现在温病方面，如明代王肯堂在《证治准绳》中确定了暑邪内伏及伏暑病名，增加了伏邪病因的描述。《景岳全书》则云"然必以积劳积损及忧思不遂者，乃有此病"，指出伏邪与七情及劳损有关，对伏邪导致内伤杂病作了进一步的阐述。后瘟疫流行，医家对伏邪所致瘟疫非常重视。明末吴又可著《温疫论》时，首用"伏邪"二字表示伏气概念。自此出现了许多倡导伏邪的医家和一批专论伏气的著作，如清代叶子雨《伏气解》，其中有"然伏气之为病，固有阴阳互根，上下相乘之变，而尤重于重阴必阳，重阳必阴"之论，提出伏邪与阴阳属性相关。清代吴澄《不居集》有"伏于膜原经络骨节之地"之论。清代随霖《羊毛瘟证论》提出"夫天地之气，万物之源也；伏邪之气，疾病之源也"的观点。这些专著的出现，标志明清医家在吸收前人成果的基础上，逐步发展完善而形成了伏邪的系统理论。清代章楠《医门棒喝》指明"邪气如烟之渐熏，水之渐积，安可必谓其随感即病而无伏邪"，突出伏邪的病因学价值。《临证指南医案》载"冬月温暖，真气未得潜藏，邪乘内而伏，因惊蛰节，春阳内动，伏气乃发"，点明伏气致病的内外因与发病条件。关于伏邪的病因病机，这一时期的医家认为，六气皆能化火，而且皆能伏而后发。正如《重订广温热论》所论"风寒暑湿，悉能化火，气血郁蒸，无不生火"，认为"凡伏气温热皆是伏火"。

近现代医家认识和发展了伏气理论。伏气理论经过前人的不断认识，至明清时期已具系统性，到清末民初，医家多有新识。如《医学衷中参西录》认为："盖伏气皆伏于三焦脂膜之中，与手足诸经皆有贯通之路，其当春阳化热而萌动，恒视脏腑虚弱之处以为趋向。"中华人民共和国成立后，现代中医学家吸收前贤的成果，结合自己的临床观察和思索，又进一步发展了伏气理论，主要表现在内伤杂病的伏气理论创新上。利用伏气温病理论认识和治疗诸多难治性疾病，如流行性出血热、病毒性肝炎、类风湿关节炎、系统性红斑狼疮、干燥综合征、恶性肿瘤、艾滋病、急性肾小球肾炎、感染性神经根炎、支气管哮喘、肝硬化、血管性痴呆、短暂性脑缺血发作、原发性癫痫等。

2. 理论内涵

伏气理论的创立和发展都是建立在临床实践基础上的，现结合历代医家的论述，从病因、病位、临床表现、治疗原则等方面进行探讨。

（1）伏气的成因　温病"伏气"之成，历代有以下几种说法。

伏寒化温说："冬伤于寒，春必病温""藏于精者，春不病温"。冬时严寒，为杀厉之气，精不固密者，中而邪伏，郁而化热，至春发为温病。这是伏气温病理论之源。

伏暑晚发说：王肯堂《证治准绳》谓："暑气久而不解，遂成伏暑。"吴瑭《温病条辨》载："长夏受暑，过夏而发者，名曰伏暑。"暑热内伏，至秋冬乃发，谓之伏暑。

杂气说：吴又可《温疫论》谓："温疫之邪，伏于募原。"此处的"温疫之邪"非风、非寒、非暑、非湿等六淫，乃天地间别有一种异气所感，谓之杂气。吴氏认为杂气致病从口鼻而入，先伏匿于膜原而后发，伏邪外发有九传之变。

六淫伏邪说：刘吉人《伏邪新书》谓："感六淫而不即病，过后方发者，总谓之伏邪。"即四时六淫之邪，皆可导致伏气温病，拓展了伏邪致病的概念。

阴虚内热说：王季儒《温病刍言》谓："阴虚内热，就是温病的伏邪。"《内经》认为精血不藏是伏邪发作的内因，而"精不藏者，肾必虚，肾虚，古人皆谓之阴虚，阴虚生内热，是阴虚内热之体，再受外邪病毒感染，则发生温病"，更加强调了内因在伏气温病发生中的作用。

（2）伏气的病位　温病伏气的部位，有以下几种说法。

伏于肌肤说：王叔和《伤寒例》载："寒毒藏于肌肤。"晋、唐时期医家多持此说。

伏于肌骨说：巢元方《诸病源候论》载："寒毒藏于肌骨之中。"

伏于膜原说：吴又可《温疫论》载："邪气盘踞于膜原。"后人俞根初、张锡纯、蒋问斋等以膜原说为基础，发展了湿邪内伏，郁久化热等说，类型属实。

伏于少阴说：柳宝诒《温热逢源》载："寒邪伏于少阴。"诸多医家持此说，意即肾气先虚，而致邪气伏藏，郁热伤阴，类型属虚。

邪伏营卫之间说：张景岳《景岳全书》载："寒毒藏于营卫之间。"

总之，历代医家根据其对伏气病理特点的认识总结出所伏病位，虽然众说纷纭，但目前学界倾向于风寒伏于少阴、暑湿伏于膜原之说，并以此认识温病和诸多内伤疑难杂病，取得了良好的临床疗效。

（3）临床表现　伏气温病始发以里热炽盛为主，有病在气分、病在血分之别。伏气温病常因外感诱发，故亦有卫气同病、卫营同病等证候，但究总属于表里同病的范畴，不能统归于伏气温病。

气分热盛证：柳宝诒谓："温邪化热外出，其熏蒸气分者，为烦热、口渴等证。"伏气温病里热外发，可表现为发热、口渴、心烦、尿赤、舌红苔黄、脉数的气分热盛证。

燔灼营血证：柳宝诒谓："其燔灼于营分者，血为热扰，每每由肺络溢出为咳血，由吐而出为吐血，上行清道者为鼻衄、齿衄，下行浊窍者为溲血、便血。凡此皆血为热邪所迫，不安其络，因而上溢下决。"邪热内伏，郁阻营血，迫血妄行，因而上下血溢。

闭窍动风证：柳宝诒谓："在手厥阴则神昏谵语，烦躁不寐，甚则狂言无序，或蒙闭不语；在足厥阴则抽搐蒙痉，昏眩直视，甚则循衣摸床。"

湿阻膜原证：吴又可《温疫论》谓温疫"初得之二三日，其脉不浮不沉而数，昼夜发热，日晡益盛，头疼身痛……感之轻者，舌上白苔亦薄……感之重者，舌上苔如积粉"。湿热阻遏膜原，气钝血滞，故发热身痛、舌质红苔白厚甚如积粉。

卫气同病证：雷少逸《时病论》谓："春温之病……伏于少阴而不即发，皆待来春加感外寒，触动伏气乃发焉……其初起之证，头身皆痛，寒热无汗，咳嗽口渴，舌苔浮白。"其揭示伏邪温病凡伴有恶寒无汗、头身痛、脉浮、苔薄白等表证者，皆为"新感引动伏邪"之温病。

（4）伏气温病的治疗原则　伏气温病多有里热内蕴，易化燥伤阴，故清泄里热、顾护阴津是其治疗的主要原则。

清泄里热：叶天士认为"寒邪深伏，已经化热，昔贤以黄芩汤为主方，苦寒直清里热"。柳宝诒在黄芩汤的基础上佐加淡豆豉、玄参助液达邪，既清泄里热，又促邪外出，与伏气温病颇为契合。

顾护阴液：柳宝诒认为"治伏气温病，当步步顾其阴液"。伏气温病，先已阴精亏虚，里热内蕴复伤阴精，阴液一伤，变证蜂起。"留得一分津液，便存一分生机"，顾护阴精、扶正达邪是治疗伏气温病的基本原则。

临床上还需根据邪气兼夹的不同灵活处理，比如夹湿、夹痰、夹瘀、夹滞等，就需要在清泄里热、顾护阴津的基础上加用除湿、化痰、祛瘀、理气，裨气血流通，方更助泄热外达。

3. 临床应用

如前所述，现代医家除了将伏气理论应用于指导温病的治疗外，已将之延伸到养生保健、内科疑难杂病的治疗中，取得了良好的疗效。

比如张喜奎明确提出要从"治未病"角度防治伏邪。贾红伟等认为，现代很多人衣食无忧，所居无风寒之忧，所行无劳体之累。因此，较轻的风寒邪气从外入侵身体无所知晓，或稍觉倦怠，随着邪气感之渐深，伏于膜原，复感外邪，气血痹阻，发于关节，出现痛如虎啮骨等症状。

据此认为，痹证为伏邪所致，邪在膜原，为半表半里之地，当以宣发治之。王书杰等认为乙型肝炎病毒是慢性病毒性肝炎、肝硬化、肝癌的致病因素，将其归于"湿热伏邪"，通过分析湿热伏邪传变过程中所产生的"痰""瘀"等病理产物，明确"癌毒"，将"湿热伏邪"作为疾病的始动因素，并贯穿疾病的全程，总结出以清热化湿解毒为大法的治疗原则，将伏邪理论引入肿瘤类疾病的诊治。周仲瑛认为许多疑难、急难杂病均符合伏毒的特性，具有伏毒的共同特点，诸如流行性出血热、病毒性肝炎、类风湿关节炎、系统性红斑狼疮、干燥综合征、恶性肿瘤等，经过长期临床实践、不断思索与探讨，根据伏毒的致病特点，提出以透邪扶正法治疗。魏盛等认为，情志所伤，未即时发病，而潜伏于体内，遇诱发因素即可发为以情志异常为主要表现的病证，将其称为"七情伏邪"。七情伏邪包含先天伏邪和后天伏邪，二者相互影响，密不可分，两者相兼为病，为恶性循环，临床也较多见。任继学认为，胸痹心痛多是先天伏寒所致，而且西医学的急性肾小球肾炎、感染性神经根炎、支气管哮喘、肝硬化等病都与伏邪有关。邓悦等认为，动脉粥样硬化等相关疾患早期无症状但病邪已伏藏于内，伺机而动，与"未病"相似，这种"未病"状态的长期存在，导致疾病性质的转化。同时认为，冠心病发生发展自始至终存在伏邪（伏寒、伏痰、伏瘀）的病理状态，而伏寒是始动因素，提出在各期病证的治疗中，要把握伏邪的病理特点进行防治。

因此，经过长期发展的伏气温病理论，已经形成了较为完备的理论体系。除了有效地指导温病的诊疗外，伏气理论因其独特的疾病认知方式，被现代医家广泛地应用于养生保健和内科疑难杂病的诊疗中。诚如许家松先生所言，经过千年的发展与沉淀，伏气的内涵已经广义化，到现在甚至无邪不能伏，无形的如外感六淫、瘟疫之气、各种放射线、工业污染等，有形的如痰、瘀、寄生虫、食积、肿块等，都被纳入了伏气致病的病因中，极大地拓展了伏气温病的临床应用价值。

三、温疫理论

温疫是指温病中具有强烈传染性，并能引起流行的一类疾病。温疫的病因是"疠气"，多从口鼻而入侵袭人体，致病力强，往往无论老少强弱，往往触之即病，传染性极强，若控制不当，可以在人群中广泛传播，其治疗以祛邪为第一要义。

1. 理论源流

《素问·刺法论》云"五疫之至，皆相染易，无问大小，病状相似"，《说文解字》释"疫者，民皆疾也"，指出"疫"是具有强烈传染性的疾病。《礼记·月令》载："孟春行秋令，则民大疫；季春行夏令，则民多疾疫；仲夏行秋令，则民殃于疫；仲冬之月，地气沮弛……民必疾疫。"由此可见，先秦时期医家认为疫病的发生与气候反常密切相关。

宋代庞安时将温病划分为两类，即一般温病与"天行温病"。《伤寒总病论·天行温病论》载："有冬时伤非节之暖，名曰冬温之毒，与伤寒大异，即时发病温者，乃天行之病耳……天行之病，大则流毒天下，次则一方，次则一乡，次则偏着一家，悉由气运郁发，有胜有伏，迁正退位，或有先后。"其指出天行温病是一类以具有传染性、流行性为特点的温病。

明代医家吴又可著第一部温疫学专著《温疫论》。吴氏提出温疫与伤寒有"霄壤之隔"，性质完全不同。根据临床观察，吴氏推论出温疫是由无形可求，无象可见，无声无臭，其来也无时，其着无方，非风、非寒、非暑、非湿，乃天地间别有一种异气所感，这种特异之气，吴氏称为杂气。所谓杂气，即多种致病因素的总称。其中性质暴戾，致病力强，为病颇重，无问老幼，众人触之即病者，则称为疫气，或谓之疠气。杂气从口鼻而入（天受），始客于膜原，当饥饱、劳碌、忧思、气怒时，正气受伤，至正不制邪时，则邪气内溃，始得张溢。膜原邪气溃散有九种传变，其途径大凡不出表里之间，出表者为顺，内陷者为逆。病邪留于气分则易疏透，当从汗解。病邪留于血分，恒多胶滞，当从斑出而求渐愈。在治疗上强调"治邪"，即以祛邪为第一要义，注重寻找特效药物，所创疏利透达方药能直达膜原，捣其窝巢之害，迫病邪自膜原内溃胃肠，主张攻下逐邪，以早拔病根为要。温疫后期伤阴，以养阴清热为主要治法，制订了清燥养荣汤、承气养荣汤等。此外，吴氏还对温疫复证、遗证提出了相应治法，通过"盛行之年""衰少之年""不行之年"等方式区分了温疫的流行范围和程度，具有重要意义。

喻嘉言《尚论篇》载"四时不正之气，感之致病者，初不名疫，因病致死，病气、尸气，混合不正之气，斯为疫也"，指出温疫的致病因素为病气、尸气，混合不正之气。"温疫之邪则行中道，流布三焦，上焦为清阳，故清邪从上入，下焦为浊邪，故浊邪从下入"，对温疫的治疗，强调"逐秽为第一要义"。其逐秽之法，"上焦如雾，升而逐之，兼以解毒；中焦如沤，疏而逐之，兼以解毒；下焦如渎，决而逐之，兼以解毒"，提出治疗温疫分上、中、下三焦，治疗方法以逐秽解毒为主。

清代戴天章在吴又可的基础上，对温疫的辨证施治提出自己的创见，认为"当慎辨于见症之始，以明辨伤寒瘟疫"。《广瘟疫论》以"辨"为题，分"辨气""辨色""辨舌""辨神""辨脉""辨时行疫疠与风寒异气""辨时行疫疠与风寒异受""辨传经"八辨，以举证的方式将瘟疫与伤寒进行系统对比，提出"瘟疫下不厌早，汗不厌迟"等理论。

余师愚《疫疹一得》力主火毒致疫说，其所论疫病以暑燥疫为主，所列五十二个温疫症状无不责其火毒为患。余氏指出："火为疹之根，疹为火之苗。"火毒迫于血分，外发肌肤形成斑疹。以斑疹形态的"松浮""紧束"，色泽的"红、紫、黑"论辨斑疹，判断预候，如余氏谓："余断生死，则又不在斑之大小紫黑，总以其形之松浮紧束为凭耳。"

刘奎所著《松峰说疫》中说："其（指温疫）与伤寒不同者，初不因感寒而得，病气自口鼻入"，提出疠气自口鼻而入的观点。又曰"疫病所该甚广……瘟疫者，不过疫中之一症耳。始终感温热之病气而发，故以瘟疫别之。此外尚有寒疫、杂疫之殊，而瘟疫书中，却遗此二条"。明确指出疫病包括瘟疫、寒疫、杂疫，并指出如何鉴别三种疫病的表现。并提出"其表里分传也，在表则现三阳经症，入里则现三阴经症，入府则有应下之症"及"瘟疫虽与伤寒不同，但邪在膜原，正当经胃交关之所，半表半里，其热淫之气，浮越于某经即显某经之症，专门瘟疫者，又不可不知也"。这些观点发展了张仲景《伤寒论》六经辨证学说，首创瘟疫六经治法。刘奎认为"因食、因酒、因痰、因惊、因郁、因气等，都可使毒停滞。食宜消之，酒宜解之，痰宜化之，惊宜镇之，郁宜开之，气宜顺之"。"所以瘟疫用药，按其脉证，真知其邪在某经……单刀直入，批隙导窾，多不过五六味而止"。指出用解毒、针刮、涌吐、罨熨、助汗、除秽、宜忌、符咒八法及时祛除病邪。

杨栗山指出"又可《温疫论》以温病本于杂气，彻底澄清，看得出与伤寒判若云泥，诸名公学不逮此，真足启后人无穷智慧"。其继承了吴又可《温疫论》杂气致疫学说。同时其对温疫的治法也吸收了吴又可"逐邪为第一要义""勿拘于下不厌迟说"的观点，并有所创新，提出"温病热胜即下""下不厌早"。主张上中下三焦传变，并确认温病有表证、有里证，也有半表半里证。

周扬俊继承吴有性观点，单以"疫"字对疫病进行命名，言"若疫则古今来虽有是证。而天地间实无是气。或因天之风雨不时地之湿浊蒸动，又因骼掩埋不深，遂使大陵积尸之气，随天地之升降者，飘泊远近。人在气交中，无可逃避，感之而病而死"。其认为致病因素由两部分相合而成，即"四时不正之气"与"病气、尸气"。提出"不但人之中气先弱也，良由所积之秽气特甚耳"。对于疫病的致病特点，周扬俊提出"三焦混淆，内外无间，不分表里，直行中道"。

这些论述均在吴又可立论的基础上复有创见，使温疫学说在明清时期达到较高的学术水平，是温疫学说的成熟阶段。

2. 理论内涵

温疫理论的创立和发展是历代医家与传染性疾病斗争的经验总结。现结合历代医家的论述，从病因、病位、临床表现、治疗原则等方面进行归纳。

（1）温疫病因

疠气说：吴又可谓"夫温疫之为病，非风、非寒、非暑、非湿，乃天地间别有一种异气所感""夫疫者，感天地之疠气也"。疠气是六淫之外的一种特异物质，多为湿热疫邪。

火毒疫气说：余师愚谓："疫既为毒，其为火也明矣，火之为病，其害甚大，土遇之而焦，金遇之而熔，木遇之而焚，水不能胜则涸，故易燥万物者。"辨证机制以火毒为本。

"四时不正之气"混合"病气、尸气"：喻嘉言说："四时不正之气，感之致病者，初不名疫，因病致死，病气、尸气，混合不正之气，斯为疫也。"

（2）温疫病位

邪伏膜原：吴又可谓："邪从口鼻而入，则其所客，内不在脏腑，外不在经络，舍于伏脊之内，去表不远，附近于胃，乃表里之分界，是为半表半里，即针经所谓横连膜原是也。"吴氏论述了湿热疫邪自口鼻而入，客于膜原，以膜原为中心，以表里为主线的九种传变类型。

邪在三焦：喻嘉言谓："温疫之邪则行中道，流布三焦，上焦为清阳，故清邪从上入，下焦为浊邪，故浊邪从下入。"

邪在中道：杨栗山指出，吸受疫气，直行中道，分布上下，清浊相干，气滞血凝，进而疫邪怫郁，从里达表而以里热为重，创立了以中焦为病变中心，以疫邪怫郁为病机关键，上下升降，表里开阖的传变形式。

邪在六经：刘松峰《松峰说疫》说："其（指疫邪）表里分传也，在表则现三阳经症，入里则现三阴经症，入府则有应下之症。"

邪在肺胃：丁甘仁谓："邪从口鼻而入于肺、胃，咽喉为肺、胃之门户。"疫毒郁蒸肺胃，厥阴少阴之火上亢，则发烂喉痧。

（3）临床表现

温热疫：以杨栗山《伤寒温疫条辨》、刘松峰《松峰说疫》为代表。温热疫是由温热疠气引起的急性外感热病。疠气从口鼻侵入，初起以里热外发为主要特征，症见但热不寒、头身痛、口干咽燥、烦躁便干等。本病四季皆可见，但以春季为多。

暑热疫：以《疫疹一得》为代表。暑热疫是由感受暑热疠气所引起的急性外感热病。初病即见热毒燔斥阳明，充斥表里、上下、内外，甚至卫气营血几个阶段证候并见，临床常可见高热、头痛、身痛、斑疹、出血，甚至神昏、痉厥等一派热毒极盛的表现。本病具有强烈的传染性和流行性，病情凶险，夏暑季节多见。

湿热疫：以《温疫论》为代表。湿热疫是由湿热疠气所引起的急性外感热病。以湿热疠气遏伏膜原的表现为主要证候，临床可见寒热交作、苔白厚腻如积粉、脉数等表现。以夏季和热带多雨季节多见。

（4）温疫的治疗原则

宣通中焦，透表通里：杨栗山创制升降散诸方，以升降散为主，统领神解散等十五方，旨在清泄中焦、宣通上下、透表达里。犹如兵法，去其中坚，首尾自溃。

清热解毒，凉血滋阴：余师愚自制清瘟败毒饮，合白虎汤、犀角地黄汤、黄连解毒汤三方于一方，大清胃热、凉血解毒兼以养阴。

开达募原，攻下逐邪：吴又可自制达原饮，开达募原。强调"以逐邪为第一要义"，指出攻下法"本为逐邪而设，而非专为结粪而设"，主张攻邪勿拘结粪。

3. 临床应用

温疫学是古代医家防治疫病的经验总结，对指导急性传染病的防治具有重要的意义。

《突发急性传染病防治"十三五"规划》指出，自 20 世纪 70 年代以来，全球每年几乎都有一种以上的新发急性传染病出现，这些传染性疾病严重危害人类身体健康，造成严重的经济损失。在 2003 年传染性非典型肺炎、2005 年人感染猪链球菌病、2009 年甲型 H1N1 流感、2013 年人感染 H7N9 禽流感、2014 年西非埃博拉出血热、2015 年中东呼吸综合征、2019 年新型冠状病毒感染，以及鼠疫、人感染 H5N1 高致病性禽流感等疫情的防控中，温疫学理论发挥了重要作用。

新冠疫情发生后，国家卫生健康委员会和国家中医药管理局组织高级别专家编写了相关诊疗方案，广大中医药专家学者也为疫情的防控献言献策。张伯礼、刘清泉等认为"湿""热"相混才是本病最根本的病因，"发热、无汗、乏力"等症实为湿毒郁遏，气机不能外达所致，并非寒邪束表，治疗应以祛湿清热宣肺为主。王玉光等解释上症为湿毒郁阻、体表气机不利所致的类表证，病在上焦膜原，不在表和肺脾，治疗当芳香化浊宣肺、清营凉血解毒。苗青认为此疫为湿邪致病，但因人而异，或兼寒或兼热，后期湿郁于肺也可渐而化热，提出应及早关注邪毒入血、成瘀的问题。张忠德根据岭南地区多湿热的特点，强调湿毒为病尤应重视调理脾胃。姜良铎认为本病更偏"热"象，还提出了"气不摄津"的观点。范伏元参与湖南省多地 50 余例患者的救治工作，将此次疫情定性为"湿毒夹燥"的疫毒，病机为肺燥脾湿，损在肺、脾，后可伤及五脏。

四、辨证理论

温病学的理论体系以卫气营血和三焦为核心，卫气营血和三焦是温病辨证论治的主要依据。温邪侵袭人体后，会导致卫气营血及三焦所属脏腑功能失调及实质损伤，产生复杂多样的临床症状，以卫气营血辨证及三焦辨证理论为指导，对患者的病情进行分析研究，从而辨析出各种症状产生的原因及相互之间的关系，判断出病变深浅、部位、性质、证候类型、邪正消长，以及病变发生、发展、传变规律等。

（一）卫气营血理论

1. 理论源流

卫气营血之名源于《内经》，卫气营血乃水谷所生，是构成和维持人体生命活动的物质基础。《素问·痹论》曰："卫者，水谷之悍气也……故循皮肤之中，分肉之间，熏于肓膜，散于胸腹。"《灵枢·本脏》曰："卫气者，所以温分肉，充皮肤，肥腠理，司开阖者也。"即卫气分布于体表，具有温煦机体、防御外邪、职司玄府开阖的功能。《灵枢·决气》曰"上焦开发，宣五谷味，熏肤，充身，泽毛，若雾露之溉，是谓气"，说明气是指人体之正气，是脏腑功能产生的基础。《素问·痹论》曰"荣者，水谷之精气也，和调于五脏，洒陈于六腑，乃能入于脉也，故循脉上下，贯五脏，络六腑也，"说明营气具有濡润脏腑经络的作用。《灵枢·邪客》曰"营气者，泌其津液，注之于脉，化以为血"，说明营是血液的组成部分，即血中之精微。《灵枢·营卫生会》曰

"中焦亦并胃中，出上焦之后，此所受气者，泌糟粕，蒸津液，化其精微，上注于肺脉，乃化而为血，以奉周身，莫贵于此"，说明血是人体最重要的营养物质。总之，卫气的主要功能是捍卫机体、防御外邪侵袭，营血的主要作用是营全机体。《内经》中对于营卫气血生理的认识为卫气营血辨证理论的形成奠定了基础。

《难经》与《伤寒论》开始运用卫气营血理论来认识疾病不同阶段的病理变化。如《难经·二十二难》云"经言脉有是动，有所生病……气留而不行者，为气先病也；血壅而不濡者，为血后病也。故先为是动，后所生病也"。认为经脉"是动"是病在气，"所生病"是病在血。气先病，血后病。这种气血先后病的理论对认识温病的病变特点及其传变规律具有很大的启示。《伤寒论》"荣弱卫强""卫气不共荣气谐和""荣气不足，血少故也""血弱气尽"等论述，阐明卫气营血病理变化的相互影响、相互转化。后世医家亦开始用卫气营血的概念来诠释某些疾病的病理。朱肱："热蓄在里，热化为血，其人喜忘而如狂。"成无己、罗天益根据热病浅深层次的不同辨血分热、气分热。

至清代叶天士，在总结《内经》《伤寒杂病论》等有关卫气营血理论的基础上，根据外感温热病发生发展的一般规律，结合自己的临床实践，创立了卫气营血辨证，弥补了六经辨证的不足，丰富了外感热病学辨证论治的方法。他在《温热论》中说"温邪上受，首先犯肺"，指出温病的病因是温邪，并指出温病的感邪途径多为"上受"，即温邪从口鼻侵入人体，首发病位在肺。其总结出"大凡看法，卫之后方言气，营之后方言血。在卫汗之可也，到气才可清气，入营犹可透热转气……入血就恐耗血动血，直须凉血散血"。其提出温病按卫气营血发生发展变化规律，并指明各阶段的治疗原则，成为后世辨治温病所必须遵循的原则。叶天士认为"肺主气属卫，心主血属营"，论述了卫气营血与脏腑之间的联系。临床上用卫气营血理论，可以辨别病位、区分病程、推断病机、概括病性、拟定治则、说明传变。因此，卫气营血辨证理论体系的确立使温病逐渐形成了一个比较完整的、独立的理论体系，是中医学发展史上一次伟大的创新。

2. 理论内涵

（1）温病的致病因素　温病的发生是内外因相互作用的结果，《灵枢·百病始生》曰"风雨寒热不得虚，邪不能独伤人……此必因虚邪之风，与其身形，两虚相得，乃客其形"。此指正气不足是外邪伤人的基础。外因是感受四时不同季节气候条件下所产生的温邪，常见温邪有风热病邪、暑热病邪、湿热病邪、燥热病邪、伏寒化温的温热病邪、温毒和疠气等。

（2）卫气营血的形成　卫分证：多由风热病邪、燥热病邪、湿热病邪侵入卫分而形成。

气分证：一是卫分温邪不解而传入；二是营分邪热转出气分；三是暑热病邪径入阳明气分；四是伏邪温病初发于气分。

营分证：一是气分邪热失于清泄，或气分湿热化燥化火，传入营分；二是肺卫之邪逆传心营；三是伏邪始自营分；四是某些温邪直犯心营。

血分证：一是由营分证发展而来；二是卫分证逆传而来；三是伏邪温病始发于血分。

（3）卫气营血的证候与病理　卫分证：叶天士指出："温邪上受，首先犯肺。"即温邪侵袭人体，从口鼻而入，经咽喉、气管，侵入于肺。"肺主气属卫"则邪郁卫表，肺气失宣，此时正气抗邪，邪正相争。肺主皮毛，卫阳郁而不达则发热，温煦失司而恶寒，肺经郁热上蒸，则咽喉肿痛，热灼津伤则口渴，肺失清肃而咳嗽，郁热外蒸而汗出。故邪在卫分则见发热，微恶风寒，头痛，汗出，咽喉肿痛，口微渴，或不渴而咳，舌质红，苔薄白而干，脉浮数。卫分证以发热恶寒、舌红苔薄白为辨证要点。

气分证：温邪由卫分传至气分，则邪正剧争，里热蒸迫，热盛津伤。里热炽盛，蒸腾于外，出现高热，热盛伤津则口渴，热迫津泄则大汗出，气分热盛则舌质红、苔黄、脉洪数，热盛伤津则苔燥。气分证变化多，范围广，涉及肺、胸膈、肝胆、胃肠、膀胱等多脏腑，以高热、口渴、苔黄为辨证要点。

营分证：邪在气分，里热炽盛，消烁津液，耗伤心阴，渐及营分，或由于失治、误治，邪热太盛，逆传心营，则营热阴伤，扰神窜络。邪热入营，耗伤营阴，则身热夜甚。营血通心，营热扰心，则见不同程度神志异常。邪热蒸腾营阴上承于口，则口干反甚渴饮。营分受热，热窜血络，迫血外溢，则见斑点隐隐。邪热入营，热盛动风，则见痉厥抽搐。营热炽盛，营阴耗伤，则舌绛而无苔。邪热耗伤营阴，则脉细数。营分证以舌红绛、斑疹隐隐或神志异常为辨证要点。

血分证：温邪进一步发展，则由营分深入血分，迫血妄行，煎灼血液，瘀热互结，进入温热病最严重的阶段。邪热内盛，阴血耗伤，则身热夜甚，口干不欲饮，瘀热上扰心神，则神志如狂，邪热灼津，血行缓滞，则舌质深绛、脉细数邪热灼伤血络，迫血妄行，致吐血、衄血、便血、内脏出血，或斑疹密布等，何廉臣说"因伏火郁蒸血液，血被煎熬而成瘀"，瘀热互结，耗血炼血，则斑色紫黑。血分证以多窍道多部位出血、舌质深绛为辨证要点。

（4）卫气营血治则　"在卫汗之可也"。"汗之可也"指温病卫分证，治宜辛凉清解，通过使用辛凉轻清之品，开宣肺气、畅达气机、疏通皮毛，使得津液得以布散，体表自然汗出。因此，汗是解散温邪的标志，诚如华岫云谓"辛凉开肺便是汗剂，非如伤寒之用麻桂辛温也"。

"到气才可清气"。温邪侵犯气分，治宜清气泄热。初入气分用轻清透邪之品使邪热外透，热毒深重者则用苦寒清降之药直折火势。"才可"告诫温病清气不可早投滥用，须在温邪确实发展到气分阶段方可用之，以防凉遏冰伏，不利于透邪。

"入营犹可透热转气"。透热转气是指清营热、养营阴，佐以轻清透泄之品，使营分邪热透转到气分而解。如清营汤用犀角、玄参、羚羊角等清营热、养营阴，配合金银花、连翘、竹叶等轻清疏透之品，以达透热转气之目的。

"入血就恐耗血动血，直须凉血散血"。邪热深入血分，具有耗血动血、瘀热互结的病机特点，治用"凉血散血"之法，寓"止""消""宁""补"之意，犀角、牡丹皮等具有清热凉血之功，生地黄、阿胶等具有滋养阴血之效，赤芍等具有消散瘀血之用。

（5）卫气营血的相互关系及传变　人体卫气营血四者之间有着不可分割的密切关系。卫与气以躯体脏腑生理功能活动为主，营与血是营养全身的物质，故卫、气属阳，营、血属阴。卫与气虽同是指功能活动，但其作用范围有表里之分，卫主表而气主里，故卫是气的浅层。营与血同源于水谷精微，但二者又有区别，营为血中之气，故营较血为浅。叶天士说："卫之后方言气，营之后方言血。"就是从卫气营血的生理病理方面，概括了温邪入侵的浅深层次、病情轻重及其相互传变。具体而言，邪在卫分，病位最浅，属表证，持续时间较短，病情最轻；邪在气分为病已入里，邪势转盛，病位深入一层，其病变多影响脏腑的功能活动，病情较邪在卫分为重，但此时正气尚盛，御邪力量较强，如治疗及时，每易祛邪外出，使疾病趋向好转或痊愈；邪热深入营分、血分，不仅营血耗伤，而且心神亦受影响，病情最为深重。

卫气营血这种浅深轻重的层次变化，一般可作为疾病发展过程的传变顺序。因为温邪多从卫分开始，而后向里传变，即由卫到气，进而内陷营血，这种发展变化，为温病传变的一般规律，即顺传；温邪若由卫分不经气分，直接陷入营血，为温病的特殊传变规律，即逆传。但由于有感邪性质的不同、患者体质的强弱、治疗能否及时恰当等因素的影响，上述传变规律，也不是固定不变的。如温邪犯卫分，经治疗后邪从外解而愈；又如温病初起病发于里，开始即见气分或营血分病变，而后转出气分，逐渐趋向好转。这种初起即见里证的温病，往往反复性大，病情较重。

3. 临床应用

卫气营血辨证理论已经被广泛用于急性传染病、急性感染性疾病和非感染性的急性发热性疾病的辨治，如感冒、流感、肺炎、流行性出血热、传染性非典型性肺炎、新型冠状病毒感染、甲型 H1N1 流感、急性心肌炎、流脑、乙脑、急性白血病、恶性肿瘤等。

靳红微等认为传染性非典型肺炎的发病季节、病位、传变特点及病因病机与温病学中的风温病有很多相似之处，可按卫气营血辨证施治。曲妮妮认为甲型 H1N1 流感临床要掌握其发展变化规律，关键是要根据卫气营血辨证确定临床证候所属卫、气、营、血的何种阶段，明确其病变部位的深浅，抓住病机变化的出入传变，确定相应的治疗方法。李宝乐等认为根据邪气所在卫气营血和脏腑的不同辨证施治，便能掌握病情、控制发展趋势，对于新型冠状病毒感染患者的诊治具有重要意义。郭海等结合西医学的生理屏障理论，在传统卫气营血理论的基础上，增加"脑主神属肾"和肾病期、脑病期等理论，把癌前症状及恶性肿瘤病程划分为卫分期、气分期、营分期、血分期、肾病期和脑病期。认为卫分期、气分期的主要病理变化是功能紊乱，病情轻浅易治；营分期、血分期以器质损伤为主，病情深重，治疗较难；肾病期、脑病期以脏器功能衰竭为主，病情极重，治疗非常困难。

（二）三焦理论

1. 理论源流

三焦理论发源于《内经》《难经》。如《灵枢·营卫生会》曰"上焦出于胃上口，并咽以上，贯膈布胸中……中焦亦并胃中，出上焦之后……下焦者别回肠，注于膀胱而渗入焉"，用三焦划分人体解剖部位。《灵枢·五癃津液别》曰"三焦出气，以温肌肉，充皮肤，为其津，其流而不行者为液。天暑衣厚则腠理开，故汗出……天寒则腠理闭，气湿不行，水留于膀胱，则为溺与气"。指出三焦是人体水液运行的通道。《素问·灵兰秘典论》曰"三焦者，决渎之官，水道出焉"，指出三焦是水液代谢的通道。《难经·三十八难》曰："所以腑有六者，谓三焦也，有原气之别焉，主持诸气，有名而无形，其经属手少阳，此外腑也，故言腑有六焉。"《难经·六十六难》曰"三焦者，元气之别使也，主通行三气，经历五脏六腑"，指出三焦在生理方面为元气之别使，有主持诸气的功能。

汉代时期，医家对三焦的论述主要见于《中藏经》和张仲景的《伤寒杂病论》。《中藏经》认为三焦为"人之三元之气"，并命名三焦为"上则曰三管，中则名霍乱，下则曰走哺"，对后世有一定影响。张仲景的《伤寒杂病论》将三焦辨证贯通于六经辨证之中，在阐述六经辨证体系的过程中，有多处体现三焦辨证分治的论述。如《伤寒论·辨太阳病脉证并治》谓："太阳病六七日，表证仍在，脉微而沉，反不结胸，其人发狂者，以热在下焦，少腹当硬满，小便自利者，下血乃愈。"《伤寒论·辨阳明病脉证并治》载："食谷欲呕，属阳明也，吴茱萸汤主之。得汤反剧者，属上焦也。"同时，张仲景在临证中也应用三焦辨证思想，并侧重于阐发上、中、下三焦各自的病理变化。如《金匮要略·五脏风寒积聚病脉证并治》有"热在上焦者，因咳为肺痿；热在中焦者，则为坚；热在下焦者，则尿血，亦令淋秘不通"等说法，揭示了热邪侵犯上、中、下三焦后所见的病证。张仲景提出"上焦得通""理中焦""利在下焦"的三焦治疗思想，对后世三焦辨证论治理论体系的形成具有启迪意义。

隋代巢元方《诸病源候论》认为三焦为病有寒热虚实之分。如《诸病源候论·三焦病候》谓："三焦气盛为有余，则胀气满于皮肤内，轻轻然而不牢，或小便涩，或大便难，是为三焦之实也，则宜泻之。三焦气不足，则寒气客之，病遗尿，或泄利，或胸满，或食不消，是三焦之气虚也，则宜补之。"从气有余不足的角度论述了三焦病的虚实。

唐代孙思邈对三焦辨证作了较为系统的论述。孙思邈在《备急千金要方》中明确了三焦的部位，论述了三焦病的治则。上焦如雾，主手少阴心肺之病，若实则上绝于心，若虚则引起于肺也；中焦如沤，其气起于胃中脘，若虚则补于胃，实则泻于脾，调其中和其源，下焦如渎，主肝肾病候也，所以热则泄于肝，寒则补于肾也。

唐代王焘《外台秘要》将三焦理论作为判断病机演变规律，指导临证遣方用药的理论依据。其在"霍乱门"和"消渴门"中采用了三焦辨证方法，分别以"呕吐""呕吐泄泻""泄泻"三症作为霍乱病的上、中、下三焦辨证依据，以"口渴多饮""饥饿多食""小便频数"三症作为上、中、下三焦消渴证的定位辨证要点。

宋代出现的大量医学著作多有对三焦的论述，如陈言的《三因极一病证方论》、张杲的《医说》、王怀隐的《太平圣惠方》及《圣济总录》等。《圣济总录》总结三焦辨证的理法方药较其他医籍全面，堪称宋代论述三焦辨证的代表作。《圣济总录》以三焦为纲辨治疾病的思想，为后世三焦辨证理论体系的形成奠定了基础。《圣济总录》的三焦的不仅包含脏腑三焦，还包括部位三焦和辨证三焦，如论治三焦病中有三焦约、三焦咳、三焦胀、三焦有水气等，三焦分证中分上焦虚寒、热结，中焦虚寒、热结，下焦虚寒、热结等。此外，在杂病的辨治过程中，如咳嗽、呕吐、水肿、霍乱等辨治时也是以三焦作为辨证三焦来用。

金元刘河间谓"上焦热而烦渴者，宜牛黄散……中焦实热，宜栀子黄芩汤、三黄丸……病在下焦肝肾，宜养血养阴"。其提出热病三焦辨治为先导，突出了三焦辨证在热证辨治过程中的作用。王好古秉承张元素的脏腑辨证理论，将三焦证治从"脏腑标本寒热虚实用药式"的构架模式中分立出来，创造性地采用"三焦寒三焦热用药大例"的体例，对三焦证治进行专门阐述。

明末清初喻嘉言《尚论篇》记载："上焦如雾，升而逐之，兼以解毒；中焦如沤，疏而逐之，兼以解毒；下焦如渎，决而逐之，兼以解毒。"提出治疗温疫分上、中、下三焦，治疗方法以逐秽解毒为主。喻氏三焦分治的观点为三焦辨证的提出奠定了基础。清代叶天士在前人研究的基础上，尤其是在河间热病三焦分证的启迪下，根据江南地理气候结合临床实践，对温病三焦分证作了较为全面的发挥，发展了前人三焦分证理论，提出："仲景伤寒，先分六经；河间温热，须究三焦。"温病的传变是由"口鼻均入之邪，先上继中"，治疗上"须辨表里上中下，何者为急施治"，提出了三焦分证用药原则，即"上焦药用辛凉，中焦药用苦寒，下焦药用咸寒""上焦宜通宜降，中焦宜守宜行，下焦宜潜宜固"。创造性地把三焦辨证与卫气营血辨证有机结合起来。

清代吴鞠通《温病条辨》谓："温病自口鼻而入，鼻气通于肺，口气通于胃，肺病逆传则为心包，上焦病不治则传中焦脾与胃，中焦病不治则传下焦肝与肾，始上焦终下焦也。"提出辨治温病必以三焦为纲，以三焦概五脏作为证治体系和主线来辨析温病的病位、病性、病势，确立治则治法和相应方药。吴鞠通以三焦辨病变的部位和脏腑，即在上焦属心肺，在中焦属脾胃，在下焦属肝肾。以三焦辨证候性质，在上焦为表热证或表湿热证，在中焦为里热证、里实证或里湿热证，在下焦为里虚证。他对温病的脉、证、治均按三焦详加辨析，并提出"治上焦如羽（非轻不举），治中焦如衡（非平不安），治下焦如权（非重不沉）"的著名原则。经吴氏阐发，使河间热病分证发展成为温病三焦辨证，成为辨明病情、分析病机、归纳证候、指导治疗的一大辨证纲领。在吴鞠通提出温病三焦辨证理论后，可以认为温病学的理论体系已趋于完善，也是温病学走向成熟的表现。

2. 理论内涵

（1）三焦的病变部位　上焦主要包括手太阴肺和手厥阴心包；中焦主要包括阳明胃、大肠及足太阴脾；下焦主要包括足少阴肾和足厥阴肝。

（2）三焦的证候与病理 分邪在上、中、下焦论述。

1）邪在上焦 邪袭肺卫证：肺主气属卫，本证实际上属于卫气营血辨证中的卫分证，病位在肺，其中以发热、微恶风寒、咳嗽为辨证要点。

肺热壅盛证：本证属于卫气营血辨证的气分证，病位在肺，其中以身热、咳喘、苔黄为辨证要点。

湿热阻肺证：湿热性质的病邪，如湿热病邪、暑湿病邪等，亦可犯于肺，使卫受邪郁，肺气失宣，即吴鞠通说："肺病湿则气不得化。"主要症状有恶寒发热、身热不扬、胸闷、咳嗽、咽痛、苔白腻、脉濡缓等。由于湿邪郁于卫表，困遏卫阳，则表现为恶寒；湿热互结，热为湿遏则身热不扬；湿热郁肺，导致肺失宣肃，则见胸闷、咳嗽、咽痛等；发病的初期，湿邪偏盛，故多见舌苔白腻、脉濡缓等。其中以恶寒、身热不扬、胸闷、咳嗽、苔白腻等为辨证要点。

热闭心包证：本证属于卫气营血辨证的营分证，病位在心包的病变，以神昏、肢厥、舌绛为辨证要点。

湿蒙心包证：湿蒙心包是指气分湿热酿蒸痰浊，蒙蔽心包。症见身热，神志昏蒙，似清似昧或时清时昧，间有谵语，舌苔垢腻，舌色不绛，脉濡滑数等，又称为湿热酿痰蒙蔽心包证。因有痰湿蒙蔽心窍，心神困扰，故神志昏蒙，间有谵语；邪留气分，未入营血，故舌质不绛；湿热上泛，故舌苔垢腻。其中以神志时清时昧、舌苔垢腻为辨证要点。

上焦证手太阴肺的病变尤其肺卫证多见于温病初起，病情轻浅，若正气充足，治疗及时妥当多可从表而解。上焦手太阴肺病变不解，多传入中焦，导致中焦病变。上焦亦有危重症，如邪热犯肺而病变严重者，可导致化源欲绝。化源欲绝是指肺不主气，生气之源告竭。肺主气司呼吸，百脉皆朝宗于肺，脏腑、经络、形体均受其荣养，若肺受邪乘，生气之源告困，清气难入，浊气难出，脏腑失养，则可危及生命，症见喘促鼻扇，汗出如涌，脉搏散乱，甚则咳唾粉红血水，面色反黑，烦躁欲绝。手厥阴心包的病变为临床危重症，若不能得到及时正确的治疗，则可发生邪气闭于内，正气脱于外的内闭外脱危候，表现为在昏愦不语的基础上出现大汗淋漓，肢厥加重，脉微细无力或欲绝。

2）邪在中焦 阳明热炽证：本证属于卫气营血辨证的气分证，病位在阳明经，以壮热、汗多、渴饮、苔黄燥、脉洪大为辨证要点。

阳明热结证：本证属于卫气营血辨证的气分证，病位在阳明腑，以潮热、便秘、苔黄黑而燥、脉沉实有力为辨证要点。

湿热中阻证：是湿热性质的病邪，如湿热病邪、暑湿病邪等困阻于中焦脾胃的证候。湿热中阻证因湿热的偏盛程度而有不同的表现：湿重热轻者，脾受湿困，气机郁阻，症见身热不扬，胸脘痞满，泛恶欲呕，舌苔白腻，或白厚，或白苔满布，或白多黄少等。由于热处湿中，热势为湿邪所遏，故身热不扬；湿困太阴，气机不畅，故胸脘痞满；脾失健运，胃失和降，浊气上逆，故泛恶欲呕；舌苔白腻或白苔满布或白多黄少等，均系湿邪偏盛的征象。如湿邪化热，形成湿热并重或热重湿轻者，症见高热持续；湿热蒸腾，故汗出而热势不衰；中焦湿热互结，升清降浊受阻，气机失于宣展，则脘腹痛满；湿热中阻，胃气上逆，则恶心呕吐；舌苔黄腻或黄浊，亦为湿热互结的征象。湿热中阻证以身热、脘痞、呕恶、苔腻为辨证要点。

湿热积滞搏结肠腑证：为湿热与糟粕相搏于肠腑，肠道传导失职的证候。症见身热，胸脘痞满，腹痛，大便溏垢如败酱，便下不爽，舌赤，苔黄腻或黄浊，脉滑数。肠腑有湿热熏蒸则身热、烦躁；湿邪郁阻气机则胸脘痞满；湿热积滞内阻肠道，气机不通，故见腹痛、便溏不爽；舌赤、苔黄腻或黄浊、脉滑数为湿热内盛。其中以身热、腹痛、大便溏垢、苔黄腻或黄浊为辨证要点。

温病中焦病证一般发生于疾病的中期和极期。病机总的特点：病邪虽盛，正气亦未大伤，故邪正斗争剧烈，只要治疗得当，尚可祛邪外出而解。但若邪热过盛或腑实严重，可导致津液或正气大伤，甚则引起真阴耗竭殆尽，或湿热秽浊阻塞机窍，均属危重病证，可以危及生命。另外，湿热久在中焦，若素体阳气不足则往往湿从寒化，进一步损伤阳气而形成湿胜阳微或寒湿之证。中焦病证如邪气太盛而正气大虚，亦属危重，如《温病条辨》提出中焦温病死证有二："一曰阳明太实，土克水者死；二曰脾郁发黄，黄极则诸窍为闭，秽浊塞窍者死。"

3）邪在下焦　肾精耗损证：肾精耗损，多由中焦病变发展而来，特别是阳明邪热不去，阴液耗伤过甚，邪热深入下焦，耗伤肾精，形体及脏腑失于滋养的证候，又称真阴耗伤证。症见低热，神倦委顿，消瘦无力，口燥咽干，耳聋，手足心热甚于手足背，舌绛不鲜干枯而萎，脉虚。由于肾精耗损，形体失养，故神倦委顿，消瘦无力，脉虚；肾精不足，不能荣养清窍，则耳聋；阴液不能上滋，故口燥咽干；肾阴不足，阴虚内热，症见持续低热、手足心热甚于手足背等；舌绛不鲜干枯而萎为肾阴不足之象。正如吴鞠通说："温邪久羁中焦，阳明阳土未有不克少阴癸水者，或已下而伤阴，或未下而阴竭。"如肾阴耗伤过甚，导致阴竭阳脱，可危及生命。肾精耗损证以手足心热甚于手足背、口燥咽干、舌绛不鲜干枯而萎、脉虚为辨证要点。

虚风内动证：肾精耗损，水不涵木，肝失所养，风从内生的病机变化，又称为阴虚风动证。症见神倦肢厥、耳聋、五心烦热、心中憺憺大动、手指蠕动甚或瘛疭、脉虚弦等。虚风内动是在肾精耗损的病理基础上发展而形成的，故有肾精耗损的基本表现；肝为风木之脏，受肾水滋养，如肾水受劫，肝失涵养，筋失濡润，则风从内生，症见手指蠕动，甚或瘛疭；肾水亏耗，不能上济心火，心神不能内舍，则见心中极度空虚而悸动不安，即所谓憺憺大动。虚风内动证以手指蠕动或瘛疭、舌干绛而痿、脉虚为辨证要点。

温病下焦证一般发生于疾病的后期，多为邪少虚多之候。病情虽已缓解，但因阴精已大衰，所以病情仍然较重。若正气渐复，祛邪外出则可逐渐痊愈。但若阴精耗尽，阳气失于依附，则可因阴竭阳脱而亡。

（3）三焦的治疗原则　治上焦如羽，非轻不举：即治疗上焦病证要用轻清升浮的药物，用药剂量也要轻，煎煮时间也要短，不可过用苦寒沉降之品。如治疗肺病邪在上焦之轻证多用清宣上焦的治法，常用连翘、桔梗、金银花、竹叶等芳香清香之品，多应用花、叶、梗等部位，以其气薄、味辛而入上焦。

治中焦如衡，非平不安：即治疗中焦病证要讲究平衡，如治疗中焦温热性质病证，要注意祛邪气之盛而复正气之衰，使归于平；如治疗中焦湿热性病证，要注意分消湿热，当升脾降胃。

治下焦如权，非重不沉：即治疗下焦病证，要用重镇滋潜味厚之品，使之直达下焦病所，如滋补肾阴、潜阳息风之药多具有重沉的特点，如龙骨、牡蛎、代赭石等重镇药物来潜阳育阴填精，用沉降以直达下焦。

（4）三焦传变　吴鞠通言"凡病温者，始于上焦，在手太阴"，指出温病的始发病位在上焦手太阴肺。"上焦病不治，则传中焦，胃与脾也；中焦病不治，即传下焦，肝与肾也。始上焦，终下焦"。指出温病发展阶段和传变的一般规律，即由上焦肺，继则传至中焦阳明胃，为顺传。"肺病逆传则为心包"，指出手太阴传至手厥阴心包的过程，为逆传。

王孟英说："夫温热究三焦者，非胃病必上焦始，而渐及中下也。伏气自内而发，则病起于下者有之；胃为藏垢纳污之所，湿温疫毒，病起于中者有之；暑邪夹湿者，亦犯中焦。又暑属火，而心为火脏，同气相求，邪极易犯，虽始上焦，亦不能必其在手太阴一经也。"其指出由于病邪性质不同，患者体质有差异，温病的发生，不一定皆始于手太阴肺。

3. 临床应用

三焦辨证的方法被广泛用于多种疾病的辨治过程中。

李志国等认为内伤七情、饮食所伤或外感湿热火毒等邪气，均可致中焦壅滞，中焦脾胃受损则生湿化热。湿热邪气可壅滞中焦，导致中焦气机失调，渐致三焦气机不畅。在治疗上当辨证施治，总以调理三焦为治疗大法。李征认为干燥综合征可从上焦肺、中焦脾胃、下焦肝肾入手，本着"治上焦如羽，治中焦如衡，治下焦如权"的原则来辨证论治可收到满意的临床疗效。王进等认为五脏功能失常是高血压病发生发展的中心环节，通过流行病学、病因学、病理学等多方位比较研究高血压病理特征与中医学三焦辨证论治体系的高度相关性，将三焦辨证与脏腑辨证相结合初步建立了高血压三焦辨证论治体系并取得较好的临床疗效。刘玉宁等根据三焦及其所属脏腑的水火失调，气化失常，气机郁滞的基本病理，对上、中、下焦的主要临床证候或并证及兼证进行辨治，从而成为肾脏病的中医辨证论治的重要方法之一，并总结出上焦证宜宣调、中焦证宜疏调、下焦证宜通调的治疗方法。陈柏翰认为代谢失常及内分泌失调病证，往往病变范围涉及上、中、下三焦和气血津液的不利。肖战说等认为三焦失畅是皮肤病的常见病机，用宣畅三焦气机的治法治疗皮肤病，辨证准确可以收到很好的疗效。赵婷婷认为新型冠状病毒感染初期邪在上焦，侵袭肺卫，卫气郁闭，则见发热、咳嗽、身痛等，当上焦肺卫表证不解，则会顺传入中焦，出现上、中焦同病或中焦病变的症状，当侵犯中焦脾胃时，若病邪燥化，则形成燥热伤阴，若病邪湿化，则形成湿温之邪郁阻脾经，如新型冠状病毒感染有恶心、纳呆、呕吐、大便黏腻不爽症状。

（三）卫气营血与三焦的关系

卫气营血辨证与三焦辨证的区别在于，前者从浅深不同层次将温病主要证候归纳为卫分证、气分证、营分证、血分证四类，有提纲挈领的作用，从横的方向揭示了温病发展变化的规律性，主要反映营卫气血的功能失常及其实质损害，以及相关脏腑的功能失常；后者从纵的方向阐明温病的发生发展及传变规律，即温病初、中、末三期的病机变化，以及自上焦至中焦、下焦的传变规律，重点揭示三焦所属脏腑的功能失常及其实质损害，在一定程度上涉及卫气营血的病机变化，二者纵横交织，使温病的辨证体系臻于完善。

五、主客交理论

"主客交"是明末医家吴有性温疫学说的重要组成部分。"主客交"有狭义、广义之分。其狭义者，系专指素体有宿疾或有陈疾，感受疫气，疫邪混处于血脉之中为病；而广义者，当指人体先天禀赋不足，或后天失养，病邪乘虚而入，与气血津液等胶着难解，也包括病邪与人体正气相互抗争形成顽症痼疾的病理状况。

1. 理论源流

"主客交"之名虽由吴又可首先提出，但其理论渊源却可以追溯到先秦时的《内经》。《素问·六元正纪大论》云"主气不足，客气胜也"；《素问·生气通天论》曰"邪之所凑，其气必虚"，这些论述都体现了内因外因相互作用，正虚邪实，主客相搏而发病的基本思想，此即"主客交"形成的基础。汉代张仲景《金匮要略·血痹虚劳病脉证并治》中对虚劳的论述曰："五劳虚极羸瘦，腹满不能饮食，食伤、忧伤……经络营卫气伤，内有干血，肌肤甲错，两目黯黑，缓中补虚，大黄䗪虫丸主之。"此处所提及的虚劳与"主客交"的病理颇有相似之处：二者均为久病正虚邪恋，虚中夹瘀，而用于治疗"虚劳"病的大黄䗪虫丸中用众多虫类灵动之品（如䗪虫、蛴螬、水蛭、虻虫）以逐瘀通络。另外，《金匮要略》中的鳖甲煎丸证，其病因病机与"主客交"也颇为相近，其方由二十余味药组成，以软坚通络散结为主，兼有养血扶正之功，与三甲散形异而神似。

明代医家吴又可所著《温疫论》提出："凡人向有他病尪羸，或久疟，或内伤瘀血，或吐血、便血、咳血，男子遗精白浊、精气枯涸，女人崩漏带下、血枯经闭之类，以致肌肉消烁，邪火独存，故脉近于数也。"而后出现"谷食暴绝，更加胸膈痞闷、身疼发热、彻夜不寐"，在原有宿疾的基础上，感受疫邪，致使病情加重。当时医家误以绝谷为脾虚，以身疼痛为血虚，以不寐为神虚，遂投参、术、归、地、茯神、枣仁之类，则愈进愈危。若以疫法治之，则"发热减，不时得睡，谷食稍进，但数脉不去，肢体时疼，胸胁锥痛"，又会引发"过期不愈"的后果。此时若医者仍不识病之癥积所在，妄以杂药频试，则"补之则邪火愈炽，泻之则损脾坏胃，滋之则胶邪愈固，散之则经络益虚，疏之则精气愈耗，守之则日削近死"。因此，吴氏提出"主客交"既是病机名称，又可理解为久治难愈的顽症痼疾，并创立了三甲散治之。

吴又可提出"主客交"这一特殊病理状况，对后世有所启发，尤其是清朝时期的温病学派，在此基础上继续不断继承和创新。

清代医家叶天士在《临证指南医案》中记载："初病劳倦晡热，投东垣益气汤……得汤反剧，闻谷气秽，间日疟来，渴思凉饮。"在治疗一患者"疟邪经月不解，邪已入络，络聚血，邪攻则血下"，其病机为"暑邪内伏，致营卫周流与邪触着，为寒热分争"，奇脉、跷脉、维脉受损，且久病入络。故"参、芪、术、附，不能固阳以益其虚；归、桂、地、芍，无能养营以却邪矣……深虑邪与气血混成一所……势必邪结血中"。对这种"散之不解，邪非在表；攻之不驱，邪非着里，补正却邪，正邪并树无益"的情况，在治疗上使用鳖甲煎丸，叶氏此法虽深得仲景、许叔微用虫类药之真谛，言其能"搜剔络中混处之邪"，但不能排除其对"主客交"理论的借鉴。

薛雪云："湿热证，七八日，口不渴，声不出，与饮食亦不却……默默不语，神识昏迷，进辛香凉泄、芳香逐秽，俱不效，此邪入厥阴，主客浑受，宜仿吴又可三甲散"。文中以"主客浑受"代替吴又可所述之"主客交""主客交浑"。薛氏在注释中提到"暑湿先伤阳分，然病久不解，必及于阴，阴阳两困，气钝血滞，而暑湿不得外泄，遂深入厥阴，络脉凝瘀，使一阳不能萌动，生气有降无升，心主阻遏，灵气不通，所以神不清而昏迷默默也。"薛氏此处提及的"主客浑受"为暑湿伤阳，病久未解，郁而化热，伤及营血，瘀热互结，气凝血结，病邪胶着，邪犯厥阴，脉络凝瘀，神志不清的特殊病证。虽然在此论述的病邪性质不同于"主客交"中的温疫之邪，但在二者的病理变化中都呈现邪陷入内，与营血相结，主客交结难分的复杂情况。

吴鞠通在《温病条辨·下焦篇》中记录了治疗温病后期，阴伤风动的三甲复脉汤。其曰："下焦温病，热深厥甚，脉细促，心中憺憺大动，甚则心中痛，三甲复脉汤主之"。吴鞠通加以分析："兹又加龟板名三甲者，以心中大动……心中动者，火以水为体，肝风鸱张，立刻有吸尽西江之势；肾水本虚，不能济肝而后发痉，既痉而水难猝补；心之本体欲失，故憺憺然而大动也……此证热久伤阴，八脉隶于肝肾，肝肾虚而累及阴维，故心痛……故以镇肾气、补任脉，通阴维之龟板止心痛，合入肝搜邪之二甲，相济成功也。"吴鞠通用三甲复脉汤治疗的病证除了如原文描述的心悸动，甚则心痛，热深厥甚的症状外，此时还出现正虚的症状，尤其是肝肾阴虚，余热留恋阴分，胶合难出。故其用药除了补足原来之虚损外，还需要搜剔余邪、通络止痛。

虽多位医家将"主客交"的思想继承和发挥，但究其病种，还是多在温病学范围之内。

2. 理论内涵

主客交理论的创立和发展均是建立在临床实践基础上，现结合历代医家的论述，从主客交病因病机、临床表现、治疗原则及处方用药方面进行论述。

（1）"主客交"的病机及表现　"主客交"的意思即是适逢疫气入侵，因人体气血亏损，正气虚衰，无力逐邪外出，客邪留恋，不得外解，与亏虚之营血胶固，留滞血脉而成的一种病证。"主"，在此是指人体血脉；"客"则是疫气；"交"是指疫邪内陷，与血脉相合的状态。其主客交病机为"正气衰微，不能托出，表邪留而不去，因与血脉合而为一，结为痼疾"。吴氏提到的不能托出表邪，意在说明里邪已尽，而无可下之证，主要临床表现：身热脉数不除，肢体时疼，胁下锥疼，缠绵不愈等。

（2）形成因素　吴氏认为主客交形成的主要因素有二：一是患者素体虚弱，或固有陈疾，继而感受了一种有别于"六淫"之气的"疫气"，在此疾病过程中发生的一种特殊类型病变。是正气或精气血津液虚损，疫毒交阻于血脉为病。二是医者误诊错诊，不能及时认清这种呈慢性表现的温疫，用药与病证相去甚远，以致贻误治疗时机。

（3）治疗原则　主客交不是单一的致病因素，以正虚真阴消损为内因，内外因交合而成，故补正泄邪、搜邪通络、分解主客为主要治疗原则。

补正泻邪：叶天士治病重"存体"而善用甘药，邪实之治亦重正虚，其治络之法认为"凡久恙必入络，络主血，药不宜刚，病属内伤，勿事腻补"。其所创通络法以"缓通"为主免伤正气。

搜邪通络，分解主客：陈禹霖以新兴的络病学说为切入点，以络病的观点解析"主客交"理论。提出"主客交"的病位在血脉，是疫毒、痰凝、瘀血、阴伤胶着的病机状态。"主客交"是络脉感受病邪的病理状态和御邪能力衰微的生理状态的综合状态。

临床上还需根据邪气性质及平素体质的不同而灵活处理，随其素体而调之，比如素有湿、痰、燥等，就需要在补正泄邪、搜邪通络、解离主客的基础上加用除湿、化痰、润燥，更利于客邪外达。

（4）处方用药　主客交是正邪交结血脉的病证，吴氏通过大量临床经验和实践，分析指出不能单纯使用补法、泻法、发散等治法，遂创制三甲散，全方配伍精当，组方巧妙。方中鳖甲、龟甲等血肉有情之品，既逐阴分之邪，又滋养精血；合土鳖虫、牡蛎、僵蚕等以通络、搜邪、散结；当归、白芍、甘草以益气养血，共奏祛邪扶正之功。全方扶正祛邪息风，扶正而不恋邪，祛邪而不伤正，对于久病入络的病证尤为适用。

3. 临床应用

现代医家除将主客交理论应用于指导疫病的治疗外，还灵活应用于内科疑难杂病的治疗当中，取得了良好疗效。

如陈辉等受"主客交"思想的启发，认为慢性萎缩性胃炎与"主客交"理论有相似的发病机制，同时以络病作为慢性萎缩性胃炎与"主客交"的结合点，用"主客交"理论解释慢性萎缩性胃炎的病因病理：从络病学角度看，"主"指血脉气阴两伤，正气亏虚，络脉不荣；"客"指各种致病因素及病理产物胶结于血脉之中。由于湿凝痰结毒蕴，津液不归正化，络脉痹阻，津液化生阴液的通路受阻，日积月累，以致胃之阴液亏虚；阴液亏虚，则血行滞涩，进一步加重了络脉痹阻，从而形成"毒损胃络，痰瘀交阻，胃气阴亏虚，脉络凝瘀"的病理状态，使疾病经久难愈，渐成痼疾。胃镜下慢性萎缩性胃炎的胃黏膜粗糙、黏液浑浊等均可视为中医"主客交"理论的"客"之"毒""瘀"，其蕴蓄于胃，胶结在血脉。慢性萎缩性胃炎过程中的胃蛋白酶原缺乏、腺体萎缩、微循环及动力障碍等与络病密切相关。该病发生的根本原因在于禀赋不足，久病体虚，脾胃虚弱，气阴亏虚，络虚不荣，外邪入侵，邪正交混，氤氲难解，反复发作，迁延日久。其基本病机属正虚邪恋之顽症，与"主客交"正气久亏，不能祛邪外出，"客"混处血脉，致络脉气虚阴伤形成络病；气虚阴伤与"络病"相互作用，使得正越虚，邪越结，形成迁延不愈之痼疾的病机颇为吻合。

六、肺化源绝

"温邪上受，首先犯肺"，外邪侵袭之际，肺脏首当其冲。由于外邪阻滞气机，肺的生理功能失常，进一步引起生气之源衰竭的病理变化，称为肺化源绝。其病机是各种严重病变所引起的肺阴欲竭，阳无所附，阴竭阳脱，阴阳离决，属于病情严重阶段，治疗上当以养阴益气固脱、清热凉血救肺，扶正祛邪同施。

1. 理论源流

"肺之化源"指肺的生理功能即肺主气、朝百脉、通调水道等，其中肺主气的说法由来已久。"肺主气"一词源于《素问·五脏生成》"诸气者，皆属于肺"和《素问·六节藏象论》"肺者，气之本"。《难经·一难》曰"人一呼脉行三寸，一吸脉行三寸，呼吸定息，脉行六寸"，肺通过宗气参与人体的呼吸运动和血液循环。《中藏经》云"肺者，魄之舍，生气之源，乃五脏之华盖也，外养皮毛，内荣肠胃，与大肠为表里，手太阴阳明是其经也"，强调肺在人体生理中的重要作用。李杲认为："肺主诸气，气旺则精自生，形自盛，血气以平。"进一步认识肺的气化功能。孙一奎《医旨绪余》中强调在营卫之气的生成和输布中宗气的关键性作用，肺通过宗气主司营卫之气的循行，进一步主司全身之气的升降出入运动。张介宾《类经·藏象类》云"肺主气，气调则营卫脏腑无所不治"，指出肺有化生、调节宗气、营卫二气和清阳之气的功能。

叶天士认为"三焦病，先治上焦，莫如治肺，以肺主一身之气化""夫上郁，从肺论治"；吴鞠通在《温病条辨》中遵叶氏湿热治肺之法，治湿温于上焦者首选三仁汤宣化肺气，以达下焦淡渗利湿之功，并提到"轻开上焦肺气，盖肺主一身之气，气化湿亦化也"，论述肺气在全身气化功能的重要作用。陈修园《医学实在易》中言"气通于肺脉，凡脏腑经络之气，皆肺气之所宣"，肺将自然界清气与水谷化生之气合为宗气，可喻为"宗气之化源"，肺主气的生理功能依赖于宗气。肺主气还体现在"奉心化赤"，杨时泰《本草述钩元》中讲到"肺合于心而气化，为血脉之所由始，肺合于脾而血化，为经脉之所由通"，指明肺在人体物质本源——血的生成上起到了重要作用。周学海《读医随笔》将宗气比作"动气"，可运行水液、输布精血津液、通行诸气、维持机体正常生命活动。张锡纯《医学衷中参西录》主"胸中大气"之说，认为肺司呼吸，人之所共知也，而谓肺之所以能呼吸者，实赖胸中大气。众家之言均强调肺脏是参与维持人体正常生命活动的重要脏器。

"肺化源绝"即指肺的生理功能失常，不能发挥作用而致肺热阴伤不能生阳，气脱阳虚不能化阴，五脏失养的病证。叶天士《温热论》云"温邪上受，首先犯肺"；吴鞠通《温病条辨》言"肺位最高，邪必先伤"；《医学心悟》曰"肺为娇脏，攻击之剂，即不任受，而外主皮毛，最易受邪"，肺极易受内外合邪而病。沈金鳌曰："风邪侵入，不论何种感受，必内归于肺。"无论邪气阻肺或肺脏虚损导致肺不主气，都可影响气机的升降出入，从而导致化源欲绝。《温病条辨》言"即医者不知死，焉能救生，细按温病死状百端，大纲不越五条，在上焦有二：一曰肺之化源绝者死；二曰心神内闭，内闭外脱者死""汗涌色反黑、鼻扇、脉散，皆化源欲绝之征兆也""化源绝，乃温病第一死法也"。均指出肺之化源欲绝是温病中较为严重的病变之一，可居于温病死证五大纲之首。但吴鞠通对于死证的理解，不再局限于内经时期的必死之症，他认为是"垂危""预后差"等，是医者有机会救治的情形，并对此提出了治则，如清络育阴法，对后世有较为深远的指导意义。

现代医家在充分把握肺化源绝理论内涵的前提下，利用该理论去认识新的现代疾病，如流行性出血热伴发的急性左心衰、脓毒症并发的呼吸衰竭、急性肺损伤（ALT）的肺泡毛细血管炎症损伤等，扩展了该理论的临床应用。

2. 理论内涵

（1）肺化源绝的成因和表现　凡温邪犯肺而引起的相关严重病变都可以表现为化源欲绝。肺吸入自然界之清气，又合于水谷精气，积于胸中，成为宗气。宗气出喉咙而司呼吸，贯心脉而行气血，肺又朝百脉，脏腑、经络各部均受其影响；若肺受邪，气道通行不畅，清气浊气出入异常，脏腑各项功能异乎寻常而失其濡养，出现各种严重病变甚至走向死亡。

温邪内迫，津液受逼：温热之邪化火，火热而伤肺，伤及肺阴的同时伤损肺气，久则耗损元气。火热蒸腾，腠理开泄，津液不固，气随津泄。如《素问·举痛论》云："炅则气泄……炅则腠理开，营卫通，汗大泄，故气泄。"吴鞠通《温病条辨·上焦篇》第 8 条云 "太阴温病，脉浮大而芤，汗大出，微喘，甚则鼻孔扇者"；其注言："浮大而芤，几于散矣，阴虚而阳不固也，补阴药有鞭长莫及之虞……乃救化源欲绝之妙法也。汗涌，鼻扇，脉散，皆化源欲绝之征兆也。"阳加于阴谓之汗，元气耗散，汗为阴精阳气合化，汗泄伤阴，阴不敛阳，加速元气耗散。其表现多为身热，多汗，气急鼻扇，呼多吸少，更甚者喘息欲脱，脉搏散大。

邪热灼肺，损络动血：温热之邪化火袭肺，火热之邪损伤肺络，血不循经而致瘀生，瘀阻气道，呼吸受阻，气机升降出入异常，肺气决绝，濒临死亡。多表现为呼吸急促，呼出为快，双目上视，鼻衄，面色青紫，烦躁不安。吴鞠通《温病条辨·上焦篇》第 11 条："太阴温病，血从上溢者，犀角地黄汤合银翘散主之。有中焦病者以中焦法治之。若吐粉红血水者，死不治；血从上溢，脉七八至以上，面反黑者，死不治。"其注云："血从上溢，温邪逼迫血液上走清道，循清窍而出……血从上溢，而脉至七八至，面反黑，火极而似水，反兼胜己之化也，亦燎原之势莫制，下焦津液亏极，不能上济君火，君火反与温热之邪合德，肺金其何以堪。故皆主死。"肺络受损，肺化源绝，预后极差。

上下不通，肺气欲绝：三焦具有通行元气、运行水谷、运行水液的生理功能，而三焦的正常运作依赖于肺的宣降、脾的运化、膀胱与肾的气化，水液代谢、气化功能失常可归咎于其中任一脏腑功能失司。若肾气失司，气化失常，膀胱开阖不利，极易致小便不通，浊泛上焦，肺气壅塞，进而出现肺化源绝。喻嘉言《医门法律·水肿论》言 "关门闭而水日聚，上下溢于皮肤，跗肿腹大，上为喘呼不得卧，肾本肺标，子母俱病也"；张景岳《景岳全书·癃闭》道："小水不通，是为癃闭，此最危最急证也。水道不通，则上侵脾胃而为胀，外侵肌肉而为肿，泛及中焦则为呕，再及上焦则为喘，数日不通，则奔迫难堪，必致危殆。"表现为小便不通，心悸喘憋，端坐呼吸，吐粉红色泡沫样水，面色黑，烦躁欲绝。上下二道不通，化源欲绝，预后不良。

（2）肺化源绝的治疗原则　清热凉血救肺：邪热灼肺、损络动血之际当选犀角地黄汤合银翘散或清瘟败毒饮加减以清肺解毒、凉血以通络瘀。《温病条辨·上焦篇》第 11 条："太阴温病，血从上溢者，犀角地黄汤合银翘散主之。有中焦病者以中焦法治之。"注云："故以银翘散败温毒，以犀角地黄清血分伏热，而救水即所以救金也。至粉红水非血非液，实血与液交迫而出，化源速绝。"邪气盛选白虎加人参汤，以达阳生阴长，阳能自固的目的，吴鞠通称其 "乃救化源欲绝之妙法也"。

益气养阴固脱：正气欲脱、化源欲绝之际，当选生脉散以达益气固阴、阴阳双固的目的。正如《温病条辨·上焦篇》第 26 条注："汗多而脉散大，其为阳气发泄太甚，内虚不司留恋可知。生脉散酸甘化阴，守阴所以留阳，阳留，汗自止也。以人参为君，所以补肺中元气也。"此证假若只清外来之邪热，虽热退但正气恐已不固；假若只护内在之正气，火热渐炽，则加速化源欲绝之势，扶正祛邪同施，方能达到清热凉血、益气救肺的效果。

祛浊湿、通上下：上下不通、化源欲绝之际，当选刘完素《黄帝素问宣明论方》之倒换散（大黄、荆芥穗，各等分为末，每服一二钱，温水调下），以达逐水导浊、宣通上下之功。在尿闭不通初现时使用，使浊湿下泄，上焦免于壅塞，可防肺化源绝的出现。

治未病、早防变：化源欲绝之证对患者的生命健康是极大的威胁，因此在疾病尚未达到肺化源绝之际，既病防变，先证而治则能更好地控制疾病的传变，避免化源速绝。痰热壅肺时可选麻杏石甘汤加减以清肺化痰平喘；阳明腑实，大便不通，痰涎壅盛时可选宣白承气汤以清肺定喘、泄热通便；如此方可"治未病、早防变"，进而达到防其"化源绝"的目的。

3. 临床应用

急性肺损伤（ALT）病情较重，病死率高，与吴鞠通的死证五大纲之"肺之化源绝者死"的机制十分相似，均都能导致肺化源绝而亡。唐洪波等认为温病中的邪毒内侵，损肺伤络而致化源欲绝与急性肺损伤（ALT）的肺泡毛细血管炎症损伤极为相似。李伟林等认为肺化源绝表现为急性呼吸窘迫综合征（ARDS）和急性肺水肿。李际强等认为脓毒症并发呼吸衰竭的病机即为肺化源绝，应用清络解毒育阴之法，急救肺阴时还可选百合固金汤，以金水相生、养血宁肺。洪子云等认为在出血热的发热期肺胃热盛、营血受损的状况下伴发的急性左心衰而吐大量粉红色泡沫样痰及喘而鼻扇等症状，极似于吴鞠通所说吐粉红血水的化源速绝之证。吕英等认为肿瘤患者的寒象热化引起的机体出现燥热火邪充斥体内外的表现可对应肺之化源欲绝。

肺化源绝属于吴鞠通《温病条辨》温病死证五大纲之首，但吴之死证，不代表必死之证，而代表其病情危急，较难救治。在西医学论述中本证也属危急重症，若早期防控、救治得当也可救人于水火，达到相对较好的治疗效果。但因尚属危急重症，相关论述及治疗方案目前相对欠缺，还需后续医家根据现状继续探究。

七、火郁发之

火郁证致病原因诸多，六淫邪气或内滞气、血、痰、饮、湿、食等均可致郁，所以无论外感或内伤疾病中均可见到火郁之证，其病机不外乎邪气阻滞气机，引起人体气血循行障碍，内郁不宣，邪气不得泄越而蕴蓄于里，从而造成火郁之证。火郁证之治疗法则为"火郁发之"，所谓"发之"，即宣发、发泄之意。临床见火郁之证，必先用解郁、疏利、宣泄、轻扬等方法，开散郁结、宣通其滞、调畅气血，使营卫通达，郁火方有泄越之机。

1. 理论源流

"火郁发之"理论最早源于《内经》。《素问·六元正纪大论》云："木郁达之，火郁发之，土郁夺之，金郁泄之，水郁折之，然调其气。过者折之，以其畏也，所谓泄之。"其后，历代医家对"火郁发之"理论进一步补充完善。汉代张仲景以宣泄之法来发散火郁，《伤寒论》第76条云："发汗吐下后，虚烦不得眠，若剧者，必反复颠倒，心中懊侬，栀子豉汤主之。"方中豆豉取其宣发之功，栀子取其清泄之用，以宣泄之法使郁火得发。金元时期的刘完素扩大了《内经》所述"火郁发之"等火热病证的范围，提出了"六气皆从火化""五志过极皆为热甚"的观点，在治疗上主张开发郁结、宣通气血。李杲在《脾胃论》中提出"以五脏论之，心火亢盛，乘其脾土，曰热中"观点，进而阐明脾胃内伤热中证的热象是由阴火内燔所致。针对中气不足这一病机，东垣以"甘温除热"之法来补脾胃，升其阳气，泻其火热，扩大了"火郁发之"的应用范围。朱丹溪《丹溪心法》云："诸热瞀瘛、暴喑、冒昧、躁扰狂越……五志七情过极，皆属火也。"其所言为相火妄动的表现，针对相火妄动之证，朱丹溪提出"气有余便是火"，以滋阴降火之法治之。明代医家赵献可认为"火郁发之"不只是发汗，其详细论述了火郁致喘的临床表现及治疗大法。赵氏在《医贯·喘论》中云："又有一等火郁之证，六脉微涩，甚至沉伏，四肢悉寒，甚至厥逆……当此之时，不可以寒药下之……此谓火郁则发之，木郁则达之"。明代医家王履曰："郁者，滞而不通之义，或因所乘而为郁，或不因所乘而本气自郁皆郁也。"明末医家喻嘉言《医门法律》云："火郁发之，发者汗之也，升举之也。如腠理外闭，邪恶怫郁，则解表取汗以散之；又如龙火郁甚于内，非苦寒降沉之剂可治，则用升浮之药，佐以甘温，顺其性而从治之，使势穷则止，如东垣升阳散火汤是也。"喻氏集前人经验，指出了"火郁发之"的具体治法。清代医家叶桂灵活运用"火郁发之"大法，基于对温病"郁热"本质的认识，其具体明确为"在卫汗之可也，到气才可清气，入营犹可透热转气……入血就恐耗血动血，直须凉血散血"。并为后世吴鞠通创制银翘散、桑菊饮等辛凉透邪的温病名方提供了理论依据。吴鞠通清营汤亦寓"火郁发之"之意，方中金银花、连翘、黄连、竹叶清热解毒、透邪外出，可使营分郁热透出气分而解。杨栗山制升降散为"火郁发之"代表方，僵蚕胜风除湿、清热解郁；蝉蜕涤热而解毒；姜黄行气而散郁，大黄清热而上下通行，四药相伍，可使气血流畅，火郁之邪得解。民国医家张锡纯倡"火郁发之"，其在疾病治疗上反对过用寒凉，只清不透，主张宣散郁结、疏透外达。创制了清解汤、凉解汤、寒解汤三方，以石膏清内热，薄荷、连翘、蝉蜕用以发表。医家赵绍琴对"火郁发之"有深刻认识，认为火郁的形成，正是由于邪气阻滞气机，升降出入失常所致。所谓"发之"，即宣发、发泄之意。临床见外感及杂病诸多火郁之证，虽病因众多，总以调畅气机为其要义，每每多师杨栗山之升降散而加减化裁用之，疗效甚佳。

2.理论内涵

"火郁发之"理论创立之后，经历代医家的补充发挥已趋于完善，以下从火郁证的概念、病因病机、临床辨识和治疗等角度具体阐释其理论内涵。"火郁发之"为火热之邪郁遏于内，当发而越之，以返其本然之性。火郁发之是针对火郁证而提出的治疗方法，其以透散、疏利、宣发等方法治疗，可使气机调畅、郁遏得发、郁火得散。

（1）火郁证的病因病机　火郁证的发生多与外感六淫、内伤七情、饮食劳倦等因素有关。外感六淫之邪，加之素体阳热亢盛，邪气从阳化热，出现火热炽盛病机，火热之气郁滞，难于外达，遂成郁热；"五志过极皆可化火"，七情内伤，气机失于调畅，影响脏腑功能，脏腑气血失和，致郁火内生；李杲认为饮食劳倦亦可损伤脾胃，致脾胃气机升降失常。其在《脾胃论》中云："饮食劳倦，喜怒不节，始病热中。"如果饮食不节，往往会形成阳气阻遏，火郁于中，致阴火妄动，而致火郁。可见火郁证的出现与气机失于调畅，郁而化火有关。因气而郁，因郁而火，痰饮、瘀血等病理产物的形成，多因气的功能失调而发，反之病理产物的产生，可阻滞气机，郁而化火。故费伯雄云："凡郁病先气病，气得流通，何郁之有？"

因此，火郁证致病原因颇多，外感六淫邪气，内滞气、血、痰、饮、湿、食均可罹患。其病机不外乎邪气阻滞气机，引起人体气血循行障碍，内郁不宣，邪气不得泄越而蕴蓄于里，从而造成火郁之证。

（2）火郁证的临床辨识　火郁证是热郁于里而不得发越，虽有里热而不形于外，表里不一，难于一目了然。而火热证虽与火郁证同属阳热之证，但火热证是热炽盛于里而张扬于外，通身表里皆见热象。所以，火郁证可从如下几个方面进行临床辨识。

舌象：火郁轻重程度的不同，舌红表现亦有差异。轻者舌尖红，重者舌质全红，再重者舌质深红少津，极重者舌绛紫干敛或舌面干裂。若因湿阻气机而致火郁者，多见舌红苔白腻。

脉象：正如《医家心法·诊法》云："怫郁之脉，大抵多弦涩凝滞。"因火热内郁，气机阻滞，气血循行不畅，故脉象多见沉涩或沉弦而数。若郁闭甚，气血内壅，亦偶有脉来沉弦迟缓者，宜详诊细参，勿以寒证论之。

临床见症：可有心烦急躁，自觉心中烦杂无奈，莫名所苦；甚或不寐、噩梦连连；或因郁火上扰清窍而头目眩晕；温病火热内郁者，甚至可出现神昏谵妄。其面色多见晦暗无华，甚或黧黑；或见但头汗出而身无汗；四肢不温，甚或厥冷，其郁愈甚，则其厥冷愈深。小便短赤，大便秘结，温病中可见大便数日不通，或见热结旁流。或斑疹发而不透，或出而复回，或色暗枯滞，或稠密紧束。以上见症较为复杂，皆因火热内郁而不能外达，临证必须抓住关键，掌握本质，症状参互。

（3）火郁发之的核心　火郁证的形成，正是由于邪气阻滞气机，升降出入失常所致。《素问·六元正纪大论》提出"火郁发之"，开治火郁之先例，实为治疗火郁证之根本法则。所谓"发之"，即宣发、发泄之意。若纯用寒凉之品，则易凝滞气机，使邪无出路，反成凉遏之势，是欲清而反滞，愈清愈郁，不仅病无愈期，反恐招致他患。若能审证求因，祛其致郁之由，则可使郁开气达而火泄，不用寒凉而其火自消。因六淫而致火郁者，祛外邪则火郁可发；因于气滞者，疏利气机，则火郁能宣；因于血瘀者，活血祛瘀，则火郁自解；因于痰湿者，化其痰湿，则气机调畅而郁火有泄越之路；因于食滞者，消导化滞，则火郁不存……如此种种，总以调畅气机为其要义。可选升降散、四逆散、栀子豉汤等随证加减化裁而用之。

3. 临床应用

"火郁发之"理论被现代医家广泛应用于疫病、外感高热、带状疱疹、过敏性紫癜、皮肤病、放射性损伤、恶性肿瘤、急性感染性腹泻、病毒性心肌炎等各类疾病中，均可取得满意疗效。

黄玉燕等认为"火郁发之"理论可用于指导疫病的治疗，在温疫、热疫发展过程中，出现以火盛而郁为主要病机表现时，方用升降散、清瘟败毒饮等，治以清热解毒、透散火郁；在湿热疫中，有因湿热郁遏所致火郁者，分表里、三焦疫邪所在部位不同而治，方用达原饮等，治以芳香逐秽、因势利导、畅运三焦；寒疫过程中出现火郁，方用大青龙汤，治以发表散寒、清解郁热；虚人染疫，正虚郁不得发，疫邪后期耗气伤阴，分升阳散火、养阴益气升散而治。易华波从"火郁发之"角度立论，选用四逆散、升降散治疗外感高热之证，患者热退、脉静、身凉，可获满意疗效。李士懋以升降散加味治疗证属湿瘀阻滞、气滞热郁的患者均取得满意疗效。郭勇等治疗由湿热毒邪蕴滞肌肤，阻遏经脉所致皮肤病，方用升降散化裁，采用清热化湿解毒之法使热达湿开、气血自通，其病自愈。李济生治疗温病过用寒凉，火郁神昏患者，应用升降散加味，治以宣发郁火、通调气机。由凤鸣等认为放射性肺损伤证属中医学"火热毒邪"范畴，其从"火郁发之"角度，将透法同清热养阴、活血化瘀等法结合，可使肺部蕴热得散得消。周兆玲应用普济消毒饮加减，采用疏风透表、清热解毒之法，治疗证属风热邪毒郁结的患者，可取得满意疗效。孔美君通过临床观察发现，应用火针以"火郁发之"之法治疗急性期带状疱疹（证属湿热火毒蕴积）可明显缩短带状疱疹急性期疼痛过程，能有效避免带状疱疹后期神经痛的发生。李陈认为儿童过敏性紫癜的发生，多由脾胃火郁化毒，迫血妄行所致，临床应用泻黄散治疗，可改善患者病情。李全认为恶性肿瘤辨证多为毒瘀互结，从火郁发之角度，选用化瘀解毒治疗大法，可取得较好疗效。赵旭凡认为小儿急性感染性腹泻为湿热互结，邪郁化火所致，从"火郁发之"角度立论，采用清肠散热、化湿止泻之法，可获满意疗效。郑锐锋等将病毒性心肌炎病因归纳为气虚火郁，遵"火郁发之"之义，用东垣火郁汤加减化裁，治以升阳散火、益气舒脾之法，临床可获满意疗效。

"火郁发之"理论发展到现代，被广泛应用于内、外、妇、儿、五官、皮肤等各科疾病诊疗中，其理论在指导临床实践的过程中，必将进一步得到新的阐释。

八、截断扭转

截断扭转指采取果断措施和特殊功效方药，直捣病巢，迅速祛除病邪或拦截病邪，杜绝疾病传变，使疾病向好的方向发展的治法。截断扭转治疗属"治未病"范畴，是预防医学中既病防变在临床中的具体体现。该疗法由名医姜春华于 20 世纪 70 年代首先提出。此疗法跳出了卫气营血辨证的思维模式，不拘泥于"卫之后方言气，营之后方言血"的传变规律，是温病理论的重要发展和突破。

1. 理论源流

截断扭转治疗思想起源于《内经》,《素问·四气调神大论》云"圣人不治已病治未病，不治已乱治未乱"，体现了未病先防的主导思想。《素问·刺热》云"肝热者，左颊先赤；心热病者，颜先赤；脾热病者，鼻先赤；肺热病者，右颊先赤；肾热病者，颐先赤。病虽未发，见赤色者刺之，名曰治未病"。提出疾病伏而未发时予以预先治疗，以防止疾病发作。《灵枢·逆顺》曰"上工刺其未生者也；其次，刺其未盛也；其次，刺其已衰者也……故曰：上工治未病，不治已病"。提出早诊断，早治疗，防止疾病传变的治疗宗旨。

汉至金元时期进一步补充和发展了治未病思想，是截断扭转的发展时期。《难经·七十七难》云"所谓治未病者，见肝之病，则知肝当传之与脾，故先实其脾气，无令得受肝之邪，故曰治未病焉。中工者，见肝之病，不晓相传，但一心治肝，故曰治已病也"。提出"既病防变"的治疗思想，认为病邪传变须重视对未传之病的防治。张仲景勤求古训，开创截断治疗的先导，根据疾病发展变化趋势，预先采用阻拦和截断的治疗措施，使疾病向愈或防止逆变，如《金匮要略·脏腑经络先后病脉证》曰："夫治未病者，见肝之病，知肝传脾，当先实脾，四季脾王，不受邪，即勿补之；中工不晓相传，见肝之病，不解实脾，惟治肝也。"其明确"既病防变"的重要性，并将此思想渗透于辨证论治中，如创三承气汤治疗阳明腑实证，实为急下存阴之法，截断病情进展，防止演变。当阳热亢盛或过汗伤津后，须及时存阴制阳，否则津竭液脱致使病危，应及时进服白虎汤、白虎加人参汤，清热生津。此外《伤寒论》中用"欲作再经""转系""转属""并病"等词指出了外感热病的传变特征和规律，提示见病知传，及时截断病情进展，防变于未然。张子和《儒门事亲·汗吐下三法该尽治病诠》云："夫病之一物，非人身素有之也，或自外而入，或由内而生，皆邪气也。邪气加诸身，速攻之可也，速去之可也。揽而留之，何也？"推崇汗吐下三法快速截断病邪。

明清时期截断扭转思想有了突破性进展，贡献尤为显著。吴又可在瘟疫广泛流行的时代背景下，提出"大凡客邪贵乎早逐，乘人气血未乱，肌肉未消，津液未耗，病人不至危殆，投剂不至掣肘，愈后亦易平复。欲为万全之策者，不过知邪之所在，早拔去病根为要耳"。其强调急证急攻、急证早攻、先证而治等治疗原则，开启截断扭转又一法门，这也是温病治疗的创新突破。清代医家叶天士《外感温热病篇》在论治斑疹时讲"甘寒之中加入咸寒，务在先安未受邪之地，恐其陷入易易耳"，将以既病防变为指导思想的"截断疗法"引入温病的治疗范畴。此外，叶天士创立的卫气营血辨证和吴鞠通的三焦辨证是截断扭转疗法的基础环节，在充分认识温病传变规律的基础上预先用药，防止疾病的演变，扭转病情。

近现代时期，医家升华对截断扭转疗法的认识，明确界定其概念，强调其在临床中的运用价值。姜春华教授提出"在急症治疗时应大胆使用截断方药，救急截变，快速控制病情，阻止疾病的发展蔓延，在急症治疗学上具有重要的指导意义"，并倡导重用清热解毒、早用苦寒攻下、适时凉血化瘀等急症治法。当代著名医家朱良春等也十分认可该观点，提出"不急下不能存阴，不急下无以疏通气机，不急下其瘀难获出路"。此外，采用截断扭转疗法治疗多种急重症，如流行性乙型脑炎、病毒性心肌炎、狼疮性肾炎等均取得较好疗效。

2. 理论内涵

（1）辨病辨证结合是截断扭转的前提　温病学历来注重辨病与辨证相结合，截断扭转治疗既要求辨证又要辨病。病具有本质属性，证为阶段性的概括，温病包括多种急性传染和急性感染性等疾病，具有发病急、传变快、变化多的特点。若单纯辨证而不辨病或重证舍病，均会贻误对某些特定病本质的治疗。掌握各种温病的病理实质和发展规律，针对特异性病原体和即将产生的病理变化，以及必定要经过的某个阶段断然阻击，可有效截断病邪进犯，杜绝疾病传变。

强调辨病并非否定辨证，截断扭转同样重视辨证论治。特别是温病的卫气营血和三焦辨证是前人经过长期临床实践总结出来的辨证理论。卫气营血辨证的实质是辨疾病由浅入深，或由深出浅的动态变化，贯穿着知传防变、早期治疗的精神。三焦辨证含有脏腑定位和病程阶段的双重含义，正确运用这个理论指导临床治疗，并在具体应用上不断补充，既病防变，立足在早期阶段消灭病邪，制止其发展，是截断扭转的基础环节。辨证要注意抓住先兆，根据先兆症所出现的病机趋势及时用药，截断传变。

需要指出的是，不同疾病的传变规律不同，不是所有的温病都按照卫气营血或三焦传变的规律而演变，因此不能把抢先一步理解为在卫就清气、在气就清营、在营就凉血。这样会引邪深入，加重病情，而背离截断扭转的初衷。

（2）祛邪务尽是截断扭转的关键　温病是由温邪引起的以发热为主症，具有热偏重、易化燥伤阴等特点的一类外感热病。在温病的发病过程中，病邪始终是一个主导因素，因此强调祛邪务尽才能有效截断疾病演变。

清热解毒是重要的截断方法。急性热病主要特点是有热有毒，邪毒侵入，热由毒生，病毒不除，则热不去，必生逆变。临床虽有宣透、清气、化浊、清营、凉血诸法的不同，但清热解毒总是交织其中。在使用清热解毒法时需掌握两个法度：一是早用，在卫分阶段即可加入清热解毒之品；二是重用，量大剂重，或增加用药次数，这样才能截断病邪，这对把好气分关，尤为重要。

通腑攻下是治疗急症快速截断的重要手段。温病下不厌早，吴又可认为"邪为本，热为标，结粪又其标也"，"温邪以祛邪为急，逐邪不拘结粪"，对重症温病早用攻下通腑、釜底抽薪，有利于迅速排除邪热温毒，有效截断温邪鸱张。且早用苦寒攻下，有形之积热先予以疏通，温邪不致留结中焦蕴蒸阳明化火燔灼血络，避免出血，直接扭转病情。

早用凉血化瘀。在急性热病过程中，应及时采用凉血化瘀。邪初入营，一方面仍宜重用清热解毒，另一方面及时采用凉血化瘀，不必等入血分后再"凉血散血"，这样可增加截断病变的希望，阻滞温邪深陷搏扰血分入血动血、耗血劫阴，避免血分危症的出现。

（3）重视扶正在截断扭转中的作用　致病因素与机体抗病能力相互斗争是邪正消长动态变化的过程，贯穿于温病始终，决定疾病发生发展、预后和转归。因此在强调祛邪的同时，必须重视扶正。根据邪正消长的情况，决定先攻后补，或攻补兼施，或先补后攻。实者先行泻法为截断，虚者先行补法为先安。当病邪尚未乘虚内陷导致病情恶化时，祛邪佐以补虚之品，有利于截断扭转。吴又可治疫顾护胃气，叶天士治温顾护阴液、顾护阳气等思想至今对临床仍有重要指导意义。由于温邪不耗胃津，必耗肾液，而阴液耗损，正不敌邪又是温病传变的病理基础，因此在祛邪的同时，有效防止阴液耗损，及时生津补液，是临床提高疗效、截断病势传变的重要环节。

（4）先证而治是截断扭转的重要措施　先证而治是要先掌握疾病整个发展过程中的变化规律，料知预后，超前一步，在相应的证出现之前预先落实治疗措施。如急性重症传染病，病势凶猛，传变迅速，并不因初起有表证解表透邪而病就不内传，早期宜重用清热解毒，先清里热，药先于证，直折温毒，若气分证见，温邪势必入腑内结，因此不管是否便闭，先用通腑攻下，急下存阴，同时予邪以出路。对重症温病不能仅见症辨证，因证施治，按部就班，因循等待，尾随其后，必须要预见性地先发制病，药先于证，这样不但不会引邪入里，反能主动迎头痛击，顿挫病邪，阻断疾病的恶化。

3. 临床应用

（1）清解与通下联用　姜春华教授治疗重症流行性出血热，认为本病多系表里俱热，瘟毒燔灼，营血劫动，早期并不因表证已经透解而不再逆传，主张及早使用大剂量清热解毒截断方药，如重用四黄（黄连、黄芩、黄柏、一枝黄花）、三蛇（白花蛇舌草、蛇莓、蛇六谷），直折伏遏之瘟毒，则不仅身痛、发热、恶寒等表症可除，而且可减除毒血症状，不复出现里证，由发热期越过低血压期、少尿期，直接进入恢复期，使病程阻断或缩短。在治疗感染性高热、感染性休克、急性呼吸窘迫综合征、急性弥散性血管内凝血、急性胆道感染等急性病证时，在使用清热解毒法时，应及早加用苦寒通下方药，以增强药效，可收到良好效果，如北京友谊医院治疗急性肺炎 80 例，采用清热攻下法治疗，其治疗结果显示，对于退热、炎症吸收，中药组均较抗生素组效优。王德华认为急性胆系感染的病理基础为热、毒、瘀、闭，病机是热毒炽盛，弥漫侵害全身脏腑组织，致血脉瘀阻，气机郁闭，清热通腑为主要治疗措施，宜采用清热解毒、化瘀通腑法，其治疗急性胆系感染 48 例，并将抗生素治疗作为对照组，观察发现中药组体温恢复时间为 47.9±5.5 小时，抗生素组为 64.4±12.2 小时，前者较后者时间明显缩短，且两组皮温、血浆内毒素、白细胞总数等指标均有显著差异，中药组疗效更优。孙连琴运用清热解毒方药组成的合剂通过灌肠给药方法治疗小儿急性感染性发热 296 例，结果所有患儿均逐渐降温，出汗量小，共治愈 250 例，占 84.46%；显效 41 例，占 18.85%；无效 5 例，占 1.69%，总有效率为 98.31%。

（2）清解与活血联用　清解与活血联用即在清热法运用的同时注意加用凉血化瘀法。凡温热病证出现邪热致瘀或动血时，清热活血常有较明显的疗效。范永升认为狼疮性肾炎发病是热毒炽盛、血热夹瘀转变到阴虚内热的病理变化过程，采用清热凉血、化瘀养阴治疗常能收到较满意的疗效，并提出治疗中应注意加金银花、连翘、蒲公英、大青叶、白花蛇舌草、半枝莲等清热解毒药物，以加强凉血解毒透疹消斑作用。洪广祥认为急性感染性疾病出现瘀热证候，实际上是邪热内陷营血所致，属于西医学中的急性弥散性血管内凝血（DIC）的范畴，治疗上除采取综合措施治疗原发病外，在运用清热解毒药的同时，还要配伍凉血、散瘀法，这不仅可发挥协同、增效的作用，而且有助于泄热及炎症的吸收。孟澍江认为热入营血，除须清热凉血外，还应配合活血化瘀药物，不仅可有效防止 DIC，保护脏器，而且可以增强凉血、清热解毒作用。

（3）清热与养阴联用　清热与养阴联用即运用清热法时并用养阴法。急性感染病证，不论处于卫气营血任何阶段，均可呈现热毒灼耗津液的病理变化。所以在重用清热解毒法时，须加用养阴方药，以截断病邪，扭转病情。孟澍江指出，邪热进入营血分后，每每同时存在阴液损伤与血液瘀滞，因此其治疗不仅要着眼于清热法，而且应注意配合滋养阴液与活血化瘀。朱良春认为治疗温热病证，倘舌质红绛，或苔黄少津者，应清凉与滋阴药同用。

综上所述，截断扭转对急性传染、感染性疾病及杂病的治疗具有重要指导意义，其学术思想越来越受到现代医家的重视和肯定，体现了中医药防治急性热病的临床优势，是温病学理论的重要发展和突破。

九、脾郁发黄

"脾郁发黄"是温病学的特有概念，从脏腑辨证的角度分析了阳黄的病机，提示湿邪蕴脾热化是"发黄"的关键。由于"脾与胃以膜相连"，病变常相互累及，且"九窍不和，皆属胃病"，脾胃湿热蕴郁日久则诸窍痹阻，见神志昏糊、二便不通等。"脾郁发黄"属于温病五大死症之一，类似于现在的急性黄疸型肝炎、重症肝炎等。

1. 理论源流

"脾郁发黄"出自《温病条辨》，"脾郁发黄，黄极则诸窍为闭，秽浊塞窍者死"。

2. 理论内涵

湿热病以脾胃为病变中心，其病理变化既有湿热交蒸（或湿重于热，或湿热并重，或热重于湿）的特点，又有伤阴、伤阳的不同转归。吴鞠通提出的"脾郁发黄"多发生于温病湿热困阻中焦阶段。

湿热病在中焦，湿蕴热蒸，困阻气机，阻滞清阳的现象尤其显著。湿热蕴蓄中焦，湿浊偏甚者，症见胸脘胀闷、不饥不食、渴不欲饮、大便溏而不爽、舌苔白腻、脉濡缓等；湿热俱盛者，症见身热、汗出热不解、胸闷脘痞、大便溏滞热臭、舌苔黄腻、脉濡数或滑数等；湿轻热重者，症见身热、汗出、口渴、脘痞、苔腻、脉数等。湿重于热之证，因湿热之邪多胶滞难化，治以芳香化浊为主，佐以淡渗分消；湿热并重之证，治以苦辛开降、两解湿热；湿轻热重者，治以清热为主，佐以化湿，随证变法。

（1）湿困中焦轻证证治　湿热初入中焦，困遏清阳，阻滞气机之轻证，症见身热不扬、头重如裹、鼻鸣耳塞、胸脘痞闷、不饥不食、舌苔白腻等；治宜轻宣芳化中上焦之湿，三香汤主之。正如《温病条辨》中焦篇第55条所说："湿热受自口鼻，由膜原直走中道，不饥不食，机窍不灵，三香汤主之。"因"此证由上焦而来，其机尚浅……此条以上焦之邪为出路，故用轻"，用瓜蒌皮、桔梗、枳壳微苦微辛开上，山栀子轻浮微苦微清，香豉、郁金、降香芳化中上之湿而开郁，是湿热之邪仍从上焦宣散而解。

（2）阳明湿温证证治　阳明湿温，湿热壅滞，胃气不降反而上逆，症见呃逆、脘腹痞闷等，治宜苦辛通降，用新制橘皮竹茹汤。如《温病条辨》中焦篇第57条："阳明湿温，气壅为哕者，新制橘皮竹茹汤主之。""《金匮》橘皮竹茹汤，乃胃虚受邪之始，今治湿热壅遏胃气致哕，不宜用参甘峻补，故改用柿蒂。"因人参、甘草、大枣皆味甘助湿，有壅中之弊，故损之，夹柿蒂一味，助降胃气，诸药配伍，切中病机。

阳明湿温，饮湿内停，水气上逆，症见呕而不渴，治宜燥湿涤饮、和胃降逆，用小半夏加茯苓汤主之；若水湿与邪热互结而成痞，则见呕恶不止，胸脘痞胀，按之痛或自痛，治宜苦辛开降，用半夏泻心汤去人参、干姜、甘草加枳实、生姜主之。正如吴氏曰："呕而不渴，饮多热少也，故以小半夏汤加茯苓，逐其饮而呕自止。呕而兼痞，热邪内陷，与饮相搏，有固结不通之患，故以半夏泻心，去参、姜、甘、枣之补中，加枳实、生姜之宣胃也。"

（3）秽湿着里证治　湿热秽浊邪气郁阻中焦，气机不畅，脾胃运化失司，症见脘腹胀满、大便溏而不爽、身重痛、舌苔白腻或黄腻、脉象模糊等，治宜芳香化浊、燥湿理脾，用藿香正气散加减。《温病条辨》中吴氏根据湿热秽浊阻滞中焦，气机不畅的特点，针对脘腹胀满的主症，以藿香梗、广陈皮、茯苓、厚朴等四味药为基本药，随证加减而成五个加减正气散。若湿困气机为主，症见脘连腹胀、大便不爽者，加杏仁、神曲、麦芽、茵陈、大腹皮，即一加减正气散，以健脾祛湿、宣通气滞；若兼湿阻经络，症见身体疼痛、脉象模糊者，加防己、大豆黄卷、通草、薏苡仁，即二加减正气散，以分解表里湿浊；若湿浊久蕴，酿成湿热，症见脘腹胀闷、舌苔黄腻者，加杏仁、滑石，即三加减正气散，以清湿中之热；若中焦湿浊偏盛，症见舌苔白滑垢腻如积粉、右脉缓者，加草果、山楂肉、神曲，即四加减正气散，以燥湿化浊、消食导滞；若脘痞腹胀、大便溏泄者，加大腹皮、谷芽、苍术，即五加减正气散，以健脾和胃、燥湿止泄。

（4）湿热黄疸证治　湿热流连气分，交蒸不已，蕴酿成毒，充斥内外，横犯肝胆，发为黄疸。正如吴氏所谓："湿热不解，久酿成疸。"症见身目发黄、脘腹胀满、肢酸倦怠、小便黄赤、舌红苔黄腻、脉滑数等，治宜清热祛湿、解毒退黄，茵陈五苓散主之。吴氏指出："诸黄疸小便短者，茵陈五苓散主之。"强调治疗黄疸，通利小便给湿热以出路的重要性。

此外，吴氏指出由黄疸而肿者，以苦辛淡法，二金汤主之；黄疸属三焦里证，症见脘痞恶心、便结溺赤、脉沉者，杏仁石膏汤主之；若腹满舌燥黄者，茵陈蒿汤主之；若素积劳倦，再感湿温，误用发表，身面俱黄者，连翘赤豆饮煎送保和丸主之；若因阳明温病邪无出路，无汗、小便不利、心中懊侬，而发黄者，栀子柏皮汤主之。治疗黄疸"必以宣通气分为要"，气化则湿亦化。

3. 临床应用

（1）急性黄疸性乙型肝炎案　男，38 岁。患者 2 周来恶心、厌油腻、纳呆、口干苦、乏力、尿黄如茶。近 1 周面目发黄。实验室检查：总胆红素 60μmol/L，丙氨酸氨基转移酶 115U/L，门冬氨酸氨基转移酶 66U/L，谷氨酰转移酶 48U/L，乙型肝炎病毒表面抗原阳性。查体：面部、全身皮肤橘黄色，患者精神弱，乏力，腹平软，肝脾未及。舌质略红苔白腻，脉沉滑。证属湿热中阻，蕴而发黄。治以清热祛湿、凉血解毒，佐以化痰。处方：茵陈 3g，金钱草 30g，青蒿 15g，板蓝根 20g，白茅根 20g，薏苡仁 15g，杏仁 10g，橘红 10g，牡丹皮 10g，丹参 15g，白芍 20g，熟大黄 10g，山楂 15g，垂盆草 15g，金银花 20g，连翘 20g。服上药 30 剂后复查总胆红素 20μmol/L，丙氨酸氨基转移酶 56U/L，门冬氨酸氨基转移酶 40U/L，谷氨酰转移酶 33U/L，乙型肝炎病毒表面抗原转阴。自觉症状消失，继服上方减茵陈用量，去金钱草、熟大黄。治疗 2 个月余，重返工作岗位。

（2）慢性乙型肝炎急性发作案　男，43 岁。患者慢性乙型肝炎 10 余年，近期出现口苦、恶心、目黄、尿黄。实验室检查：丙氨酸氨基转移酶 367U/L，门冬氨酸氨基转移酶 135U/L，谷氨酰转移酶 67U/L，总胆红素 58μmol/L。查体：面色发黄，巩膜略黄染，精神尚可，乏力，腹平软，肝脾未及。舌质红，苔白腻，脉弦滑。证属湿热中阻，蕴而发黄。治以清热祛湿、凉血解毒，佐以化痰。处方：茵陈 30g，金钱草 30g，青蒿 15g，瓜蒌 15g，黄连 15g，法半夏 9g，丹参 15g，牡丹皮 15g，山楂 15g，金银花 20g，菊花 20g，板蓝根 20g，白茅根 20g，垂盆草 20g。服上药 30 剂后复查总胆红素 19.8μmol/L，丙氨酸氨基转移酶 67U/L，门冬氨酸氨基转移酶 44U/L，谷氨酰转移酶 33U/L，自觉症状缓解。继服上方减茵陈用量，去金钱草。治疗 2 个月余，肝功能正常，症状明显缓解。

十、寒温汇通

寒温汇通学说产生于中医伤寒与温病学派的理论争论中。寒温争鸣发展至清代中期，一些医家试图将伤寒温病的理论精华融会贯通、互补局限，并从病因病机、感邪途径、发病特点、辨证治疗等各个方面讨论两者的相通性。寒温汇通学说的产生是中医学伤寒、温病理论的由合至争再到合的新历史阶段，代表着中医学伤寒学说、温病学说的日趋成熟，对中医学外感热病学的形成和发展有着深远的影响。寒温汇通派的代表人物包括俞根初、吴贞、雷丰、杨栗山、何廉臣、丁甘仁等。

1. 理论渊源

（1）寒温争鸣的历史回顾　汉代以前，中医的外感热病理论开始确立。《素问·生气通天论》"冬伤于寒，春必温病"论述了温病的原因。《素问·评热病论》又言"今夫热病者，皆伤寒之类也"，《难经·五十八难》云"伤寒有五：有中风、有伤寒、有湿温、有热病、有温病"。上述文献中"伤寒"一词，《内经》言病因，《难经》言病名，可以看出其概念有广义和狭义之分，广义伤寒是指一切外感疾病，包括中风、伤寒、湿温、热病、温病，狭义的伤寒专指伤于寒的外感疾病。至东汉张仲景所著《伤寒论》一书，创立了六经辨证理论体系，构建了中医治疗外感热病的完整体系，对后世影响深远，形成"法不离伤寒，方必遵仲景"的局面。仲景虽在其书中提及"风温""温病"，但在辨证及施治上"详寒略温"。由此可见，汉代及以前，中医论寒温处于合论状态，但对于伤寒、温病概念内涵及外延认识不统一，治疗上发展不平衡，为后世寒温争鸣埋下伏笔。

晋至宋，中医外感热病理论进一步发展，西晋王叔和《伤寒例》中言"中而即病者，名曰伤寒；不即病者，寒毒藏于肌肤，至春变为温病，至夏变为暑病"，提到了伤寒、温病、暑病等多种外感热病的病证。还有言"冬温之毒，与伤寒大异，为治不同"，明确将伤寒和温病划分开来，并且讨论其病因及治疗。东晋葛洪《肘后备急方》、隋巢元方《诸病源候论》、唐孙思邈《备急千金要方》中均将伤寒、温病的发病、辨证、治疗分别作了论述。北宋庞安时《伤寒总病论》书中阐述了广义伤寒包括温病、暑病等的病因病机及治疗，他还强调人的体质、宿病、地域、季节气候等对伤寒发病与转归的影响，极具临床指导意义。可见晋至宋中医外感热病的病种丰富，已注意到狭义伤寒与温热病之别。

金元时期，寒温争鸣局面开始形成。金元刘完素认为"怫热郁结"为外感热病主要病机，大倡以寒凉清热法治疗外感热病，因此有"伤寒宗仲景，热病崇河间"之誉。元末王安道《医经溯洄集》中明确指出"温病不得混称伤寒"，清代温病学家吴鞠通称"至王安道，始能脱却伤寒，辨证温病"。此时温病正式从伤寒体系中分离，寒温争鸣开始形成。

明清时期，随着大量温病学专著的产生，温病学说日趋成熟，寒温之争愈演愈烈。明末吴又可著《温疫论》，首提"瘟疫乃天地间别有一种异气（戾气）所感"，并论述了感邪途径为从口鼻入，始受于膜原，并提出邪溃有九种传变，在治疗上首重病因的治疗，强调但治其邪，不治其热而病自已，初用疏利透达的达原饮，使邪入胃，继用承气汤攻下。该书对温病学说的形成和发展具有重要的推动作用，是中医温病学的奠基著作之一。此后温病学理论日趋完善，如叶天士创卫气营血辨证、吴鞠通论三焦辨证、薛生白详述湿热病等。与此同时，伤寒学派也呈欣欣向荣之势，发展出错简重订派、维护旧论派和辨证论治派等学术流派。伴随着温病学派的成熟及伤寒学派的发展，两者之间的学术争鸣日渐激烈，伤寒学派与温病学派的争论在于两者的地位及治疗方法不同，伤寒学派认为伤寒包括了一切外感热病，温病也包括在伤寒之中，温病附属于伤寒，如清代陆九芝主张万病不出伤寒的范围，温病也包含于伤寒中。而温病学派则认为伤寒、温病有别，两者是独立的，《伤寒论》不为温病而设法，治伤寒之法，不得混治温病。寒温争鸣推动了伤寒、温病学术研究的发展，也推动整个中医学理论体系的进步。

（2）清代寒温汇通学派的形成与发展　随着寒温争鸣愈演愈烈，清代中后期一些医家开始尝试将伤寒、温病学说融汇起来，并从病因病机、感邪途径、发病特点、辨证治疗等各个方面讨论两者的相通性。代表人物包括俞根初、吴贞、雷丰、何廉臣等。

俞根初是绍派伤寒的代表人物，著有《通俗伤寒论》。其书名伤寒，开篇提出伤寒为外感百病之总名也，实则兼有伤寒与温病的内容。在疾病命名上，采用以伤寒总名统外感热病的方式，如风温伤寒、春温伤寒、湿温伤寒、秋燥伤寒、大头伤寒及伤寒兼痧、伤寒兼湿、风湿伤寒等。俞氏在辨证上将六经、三焦、卫气营血结合起来，形成以伤寒六经辨证为骨架，参合温病卫气营血和三焦辨证的体系，提出"以六经钤百病，为确定之总诀；以三焦赅疫证，为变通之捷诀"的学术观点，从而形成了一个兼取寒温两说之长而统一的外感病辨证论治体系。

清中末期，何秀山对《通俗伤寒论》进行了系统研究，并将该书按条分段加以按语，作了阐发补正，传至何廉臣再次增订成《增订通俗伤寒论》。何秀山提出"经为感证传变之路径，三焦为感证传变之归宿"，何廉臣勘语则进一步指出"张长沙治伤寒法，虽分六经，亦不外三焦。言六经者，明邪所从入之门，经行之径，病之所由起所由传也。不外三焦者，以有形之痰涎、水饮、瘀血、渣滓为邪所搏结，病之所由成所由变也"。丰富了寒温汇通学说及绍派伤寒的理论体系。

清代医家吴贞著有《伤寒指掌》，书中将伤寒与温热从疑似之处予以分析并比较。辨证方面，以六淫为病邪，以六经结合三焦为病理传变层次而贯穿外感病整个过程，使后人清晰了解外感病的分类及治疗。此外，还有雷丰著的《时病论》，其书注重总结外感病的病种、治法，对外感病病名分类不拘寒温，治法方面更是寒温合论。

（3）近现代寒温统一论的提出与发展　早在20世纪50年代末，章巨膺在《统一伤寒温病的认识》一文中就提出伤寒学就是温病学的基础，温病学是《伤寒论》的发展。他还提出"尽管伤寒温病有着历史性的纷争，但是它们讨论的基本内容都是当时社会最多见的热性病，它们立论的基础同样是辨证论治，它们的思想方法同样是从整体观点出发的，它们的实质精神是一致的"。章巨膺认识到伤寒、温病在内容、思想方法等方面的一致性，认为有必要将两者统一起来，以便更好服务临床。

万友生《寒温统一论》初步实现了中医外感热病理论的寒温统一。他认为伤寒和温病的病因是可以在六淫的基础上统一起来的，伤寒六经和温病三焦、卫气营血的实质是可以在脏腑经络的基础上统一起来的，伤寒和温病的辨证论治纲领是可以在八纲的基础上统一起来的，并提出一套可行的辨证论治方案。

裘沛然在《伤寒温病一体论》中分辨了伤寒温病概念的异同，提出六经与三焦不可分割，六经本自包含三焦。他还认为卫气营血不能逾越脏腑经络，卫气营血及三焦的辨证可以被囊括于六经病证之中，而卫气营血仅仅是六经病中部分证候而已。

张伯讷在《伤寒与温病之争的今昔》一文中提出"伤寒温病都只强调了外感热病的一个侧面，不论在理论上或是在实践中，实质上是对立的统一"。

方药中在《评伤寒与温病学派之争》一文中，从病因、传变、辨证、用方各方面论述了伤寒学派与温病学派对传染病的认识及临床诊断治疗原则，从本质上来看，并无原则上的分歧，并提出正确的态度是尽快地把伤寒与温病结合起来。

姜建国在《论六经辨证与寒温统一》一文中提出寒温统一的实质就是如何处理六经辨证与卫气营血辨证（包括三焦辨证）的关系问题。

2. 理论内涵

（1）寒温汇通的实质　伤寒学说和温病学说，所论都是外感疾病，源流上一脉相承。寒温汇通理论的形成是学科发展的必然趋势，人类对科学的认识总是经历由朴素混沌到精细、再到整合的认识规律，这与寒温从合论到争鸣再到融汇是相一致的。

伤寒、温病学说均源于《内经》。《素问》"热论""刺热论""评热论"等篇，《灵枢》中的"寒热病""热病"等篇均为专论外感热病的篇章，伤寒学说形成于东汉，温病学说形成于明清，两者对外感热病的寒化与热化两种基本形式分别进行了创造性阐述。在病因上，伤寒、温病所感之邪除戾气外均可统于六淫范畴，在疾病传变上基本遵循先表后里、由上及下、阴损及阳、阳损及阴的基本规律。在辨证上，伤寒学说以六经辨证来体现邪正相争的过程。温病学说则创造性地认识了外感热病热化的形式，建立了适用于这一疾病形式的诊断和治疗的理论体系，即卫气营血与三焦辨证论治体系。

由此可见，尽管伤寒温病有着历史性的纷争，但是它们讨论的基本内容都是外感热病，它们立论的基础同样是辨证论治，它们的思想方法同样是从整体观念出发的，所以它们的实质精神是一致的。

（2）寒温统一方案　寒温汇通最关键的是在辨证上的汇通，黄梅林在《统一外感热病辨证纲领的研究概况》中总结出以下 7 种统一方式：①以六经辨证为主体的统一方案：如俞根初以六经为外感证传变之路径，三焦为外感证传变之归宿，辨证以六经为纲，参用三焦学说。②以八纲辨证为主体统一方案。③以卫气营血辨证为主体的统一方案。④用"六段辨证法"来统一的方案：如裴氏把外感热病按太阳病（包括中风、伤寒、温病、逆传心包）、少阳病、阳明病（包括阳明经证、腑证、湿证）、营分病（包括热盛伤阴、热盛迫血）、血分病（包括热盛伤阴、热盛迫血、热动肝风）及亡阴、亡阳进行辨证论治。⑤用分期辨证的方法来统一的方案。⑥用脏腑气血辨证法来统一的方案。⑦把外感热病分为温热类和湿热类两大型，然后各用一种纲领来辨证论。

3. 临床应用

郭子光在《寒温结合治疗疑难杂症》一文中，通过列举自己治疗病毒性脑炎、发热待查、特发性血小板减少性紫癜的临床案例进行分析，发现这些病案不能用单一的伤寒六经辨证或是温病的三焦、卫气营血辨证方法来辨证，必须结合六经辨证、三焦及卫气营血辨证方法，寒温合法，取其所长，补其不足，才能更好地治疗疾病，并认为寒温合用的优越性显而易见。

（1）外感病表证并治　外感病初起，邪气在表，正气抗邪于外，出现恶寒发热等。表证有寒热虚实之分，风寒邪气犯表，正气向外抗邪，太阳经气不疏，恶风寒发热、头项背腰强痛、无汗、脉浮紧为表寒实证，麻黄汤急汗以泄卫畅营；若汗出、脉浮缓虚弱，为表虚寒证，桂枝汤缓汗以扶卫敛营；若属暑邪兼寒湿伤表，而见恶寒发热无汗、头身疼痛、心烦尿赤等症，宜用香薷饮合鸡苏散辛温解表、化湿清暑。风热邪气犯表，正气向外抗邪，上焦肺卫之气不疏，身热微恶风寒、口渴、咳嗽、咽喉干痛、苔薄白、脉浮滑数，属表热实证者，宜用桑菊饮、银翘散，宣清肺卫之邪；若脉浮细数、咽喉干燥、鼻衄、咳血，为表热虚证，宜用加减葳蕤汤，辛凉解表兼滋养阴血；若属秋感温燥，而见发热微恶寒或不恶寒、头身痛、干咳、口鼻咽喉干燥、渴甚等症，宜桑杏汤以凉润之。温病表里相兼的卫分病兼气分证，宜用桑菊饮，或银翘散合白虎汤，或麻杏石甘汤等。

（2）外感病半表半里证并治　外感病邪入半表半里，少阳之气不疏，正邪纷争，而见往来寒热等症。半表半里证有寒温之分，论治以和法为主。少阳伤寒，寒热邪气错杂于半表半里，少阳经腑之气不疏，而出现往来寒热、胸胁满痛等症的，以小柴胡汤以和解之，若因少阳胆火上炎而现口苦、咽干、目眩等症的，治宜黄芩汤以清和之。少阳温病，湿热邪气郁滞于半表半里，少阳经腑之气不疏，而现往来寒热、胸胁脘腹痞满疼痛、口腻苔腻、脉濡等症的，当按湿热轻重论治。湿重热轻，治宜达原饮或柴胡达原饮以开达膜原、宣化湿浊为主，兼清伏热；热重湿轻，治宜蒿芩清胆汤以和解少阳、清泄湿热。半表半里证虽有寒热之分，和法方皆可按辨证随证选用。

（3）外感病里证并治　外感病邪深入在里，正邪相争于内，见但热不寒或但寒不热等症的，为里证。里证有寒热虚实之分，论治有温清补泻之别。里热证乃热邪由表传里或直中入里，或伏热自发于内，或寒证由阴转阳，正邪相争于内，而现但热不寒等症，论治以清法为主。如气分热蒸中焦阳明或上焦太阴，而现大热、大汗、大烦、大渴、脉洪大、舌苔黄燥或喘息鼻扇等症的，治宜白虎汤、麻杏石甘汤清解之；气分热结中焦阳明，而现腹胀满拒按、不大便、舌苔老黄甚则焦黑起刺、脉沉实有力者，治宜承气汤之类攻下泄热。伤寒传里化热每多热伤阴液之变，《伤寒论》清热、攻下、养阴诸法，均为清热救阴而设。温病为阳热之邪致病，更易热盛伤阴，所以温病学家每多直接采用白虎汤、承气汤、栀子豉汤、黄芩汤、黄连阿胶汤等以清热救阴，并根据温病的临床实际而另辟蹊径，或法不离仲景而不泥守其方，或方虽采掇前人而用药则有所取舍，临床辨证施治，恰恰是寒温统一的。

（4）急性风湿热　急性风湿热是一种常见的急性全身变态反应性结缔组织炎症，以心脏和关节受累等症状最为显著。本病属于中医外感热病的"风湿""热痹"等病证范畴。中医学认为，风寒湿三气合而为痹。风寒湿三邪侵袭人体，为本病的外因，而体虚、阳气不足、腠理不密是致病的内因。临床有风痹、寒痹、湿痹、热痹、心痹之分。风寒湿痹，以肌肉关节疼痛、恶寒发热、苔白、脉浮紧或濡缓为辨证特点，治以祛风、散寒、利湿、通络为法，分别选用防风汤、加味乌头汤、宣痹汤、三妙散加减。热痹则关节疼痛，灼热红肿，发热心烦，舌红苔黄，脉滑数，治以清热利湿、祛风通络，方用白虎桂枝汤加减。黄春林将风湿热分为风热外袭证、湿热痹阻证、寒热夹杂证、久病入心证、久痹风动证，分别予以清瘟败毒饮加减、蠲痹汤加减、桂枝芍药知母汤加减、生脉散加减、定振丸加减治疗，可取得良好的临床疗效。黄春林还借鉴西医治疗风湿热的方法，积极探索使用抗菌中药、非特异性抗炎中药及有激素样作用中药，在中医辨证用药精神指导下选用上述中药，取得了很好的疗效。

（5）细菌性痢疾　细菌性痢疾是由痢疾杆菌引起的一种夏秋季节常见的肠道传染病。夏秋之交，湿热盛行，如湿热困脾，脾气失于健运；或因热贪凉，过食生冷，寒凝气滞，致脾胃升降失司。本病临床以发热、腹痛、里急后重和下脓血黏液便为主要表现。本病为湿热疫毒所致，所以邪盛新病，当以清热、除湿、解毒为主；如邪去未尽，愈而又复，当审其虚实寒热，用热、用寒或再用通下，然后补脾或收涩。湿热痢，症见发热恶寒或不发热，胸脘痞闷食少，腹痛，里急后重，大便带黏液脓血，一日十余次，舌苔黄腻，脉滑数或濡数。治以清热化湿、调行气血。方用葛根芩连汤、香连丸化裁，或用芍药汤加减。虚寒痢，症见久痢不复，面色无华，精神倦怠，腰膝酸软，形寒怯冷，四肢欠温，食少便溏，甚则滑脱不禁，苔白，脉沉细而弱。治以暖脾温肾、涩肠固脱。方用养脏汤及四神丸化裁。疫毒痢，症见壮热口渴，头痛，呕吐，利下鲜紫脓血，腹痛剧烈，甚者神昏惊厥，舌红绛，苔黄燥，脉滑数或微欲绝。治以清热解毒、利血除积。方用白头翁汤加减。日久不愈者，或清肠养阴，或调补脾肾，黄连阿胶汤、补中益丸、桃花汤、真人养脏汤等均可辨证选用。

第二节　温病学特色治法方药

温病学在其形成和发展过程中，因其独特的病因病机和传变规律，产生了一些极具特色的治法及方药，在临床各科受到广泛运用。这些治法根源于中医传统的"八法"，但更多的是在"八法"基础上进行创新和发展。温病为感受温邪所致，其病因既包括六淫之邪从阳化热，亦包括疠气和温毒病邪。这些病邪致病后，发病传变与伤寒等外感病及内伤杂病明显不同，造成卫气营血及三焦所属的脏腑功能异常和实质损害。温邪阳热偏重，伤津耗液，易导致营血实质损伤，特别是其起病急、传变快、易内陷生变等特点均决定了温病治疗需采用不同于伤寒的治法。譬如吴又可"逐邪勿拘结粪"的通腑祛邪法，针对邪伏膜原的疏利透达法；叶天士针对温邪初犯的辛凉轻解、热入营分的透热转气、热入血分的凉血散血法；针对湿热留恋三焦气分提出的分消走泄法、湿热痰浊蕴结胃脘的开泄和苦泄法、热闭心包的开窍通络透邪法等，都是在传统治法基础上的创新与拓展。此外，薛生白的宣湿、化湿、燥湿、渗湿等治湿之法也极具特色，吴鞠通创立的三焦治则、复合养阴法及根据叶氏治法思想创立的银翘散、桑菊饮、三仁汤、清营汤、五加减承气汤等，更是将温病特色治法及方药推向高峰。这些治法及方药均体现了温病学派以祛邪为先，注重透邪外出、给邪以出路及顾护阴液的思想，符合中医学"方从法出，法随证立"的辨证思想。

一、特色治法

1. 表里双解

表里双解法是用于治疗既有表证又有里证的治法。即用辛味药辛散解表，并用寒凉药清解里热，或并用苦寒药通下积实，或并用味淡性寒药利尿除邪。表里双解法主要是针对表里同病而提出的治疗原则。适用于温病初期，卫气同病，兼有入营（血），甚则表里三焦俱实证。主要适用于春温、温疫等外有表邪，里有积实证；或里热已盛，兼有表证；或外有表邪，里热内结，表里三焦俱实证。

【理论述要】

（1）理论源流　"表里双解法"理论最早可以追溯到《内经》。《素问·阴阳应象大论》曰"其在皮者，汗而发之""其下者，引而竭之"，从感邪部位角度，强调因势利导，从表、从里、从下逐邪。又曰气味"辛甘发散为阳，酸苦涌泄为阴"，从药物气味角度，指出辛味属阳，有解表发散祛邪之功；苦味属阴，有泄下逐邪之功。《素问·至真要大论》指出"热者寒之""温者清之"，从治则上，指出温热证用寒凉、清凉药物治疗，属逆病性而施治的正治法。《伤寒杂病论》所载麻杏石甘汤、大青龙汤及越婢汤之麻黄与石膏，辛温与辛寒并举，宣肺解表而不助热，清肺胃而不留邪，清宣两解，为后世治疗温病表热证所常用。《金匮要略·腹满寒疝宿食病脉证治》载："病腹满，发热十日，脉浮而数，饮食如故，厚朴七物汤主之。"即用小承气汤荡涤肠胃之热，桂枝汤去芍药解表之邪、调和营卫，桂枝与大黄辛温苦寒并用，攻里解表。俞根初《增订通俗伤寒论》强调此方"攻里兼解表"，用于伤寒夹胃脘痛，后世用于治温病外有表邪，里有积实之证。三黄石膏汤，原名石膏汤，出自《深师方》。陶华《伤寒六书》将石膏汤更名为三黄石膏汤，药用石膏、黄芩、黄连、黄柏等辛寒苦寒清泄里热，以豆豉、麻黄等辛温发散解表。此方辛温、辛寒苦寒并举，治疗表里俱热之证，亦得仲景之心法。刘完素在《内经》病机十九条的启示下，提出"六气皆能化火"。进而针对外感热病初起，提出"辛凉解表"法，创制防风通圣散、双解散，为温病表证的治法与方剂奠定了基础。杨栗山《伤寒温疫条辨》在刘氏双解散基础上合并升降散，创制增损双解散，用于治疗瘟疫，"此方解散阴阳内外之毒，无所不至矣"。何廉臣《重订广温热论》和解法篇载表里双解，约法有三：一为解肌清里，如白虎加桂枝汤（《伤寒论》方）、知母解肌汤、葛根橘皮汤、三黄石膏汤（《外台秘要》方）等；一为发汗利溺，如六神通解散（《太平惠民和剂局方》）、凉膈去硝黄合天水散等；一为发表攻里，如防风通圣散、双解散（刘河间方）、加减防风通圣散（《顾氏医镜》方）、增损双解散等。何氏将防风通圣散、双解散用于治疗伏气温病，何氏指出："凡治温热病初起，不问兼风兼寒，脉浮脉紧，恶风恶寒，而外热势盛，法当偏重于表者，通用双解散加葱豉，或凉膈散去硝黄加葱豉，以和解内外之热邪，使表里齐解，奏功最捷。"

（2）理论内涵　表里双解法主要针对表里同病而设。卫气营血传变，多为卫气同病，兼有入营（血）；三焦传变，在上焦者居多，兼及中下焦；脏腑传变，以"肺 - 胃 - 肠"递传并病者为多，亦有"肺 - 膀胱""肺 - 心"等兼及多脏者。表证在卫、在上焦者居多；里证入气、入营（血），在中下焦，里证有里热和积实不同，甚则里热内结，表里三焦俱实。治疗应当解表清里、解表通下，药味多用辛、苦、寒。代表方剂如厚朴七物汤、三黄石膏汤、增损双解散（升降散、双解散、防风通圣散）。

三黄石膏汤主治温病热郁营卫，里未成实，三焦里热已盛，兼有表证。症见高热无汗，心烦急躁，两目如火，鼻干面赤，口渴口苦，肢体拘急，甚则谵语鼻衄，发黄，发疹，发斑，微恶风寒，尿黄便秘，苔黄白而干燥，脉洪数等。方中石膏、黄连、黄芩、黄柏、栀子能清里热（清三焦之热），而麻黄、淡豆豉解散表邪，栀子、淡豆豉清宣心胃郁热，麻黄、石膏清宣肺胃郁热。

厚朴七物汤主治温病外有表邪，里有积实。症见恶寒发热，腹部胀痛，胸部痞闷，恶心便秘，脉浮滑。君以小承气法，疏气机以泄里实；佐桂枝汤去白芍之酸收，解表邪而和营卫，此即攻里兼解表法。

增损双解散主治温毒流注，无所不至，上干则头痛目眩耳聋，下流则腰痛足肿，注于皮肤则生斑疹疮疡，壅于肠胃则下利脓血，伤于阳明则腮脸肿痛，结于太阴则腹满呕吐，结于少阴则喉痹咽痛，结于厥阴则舌卷囊缩。亦可用于春温之卫气同病或温疫之表寒里热，症见发热恶寒，无汗或有汗，头项强痛，肢体酸痛，心烦口渴，腹胀，大便干燥，唇焦，或见目眩耳聋，皮肤斑疹疮疡，舌苔黄燥，脉象滑数或弦数。方中蝉蜕、荆芥穗、防风、薄荷叶疏散表邪，白僵蚕、广姜黄、当归、白芍通络和营，石膏、黄连、栀子、黄芩、连翘清透里热，大黄、芒硝通腑逐邪，配以桔梗调升降之机，滑石利尿除邪，甘草和中解毒。

【临床应用】

表里双解法常被用于治疗呼吸系统疾病、消化系统疾病、神经系统疾病、皮肤病等，如重型流行性感冒、急性扁桃炎、新型冠状病毒感染、流行性脑脊髓膜炎、化脓性脑膜炎、急性胰腺炎、急慢性胃肠炎、肠痉挛、肠梗阻、脂溢性皮炎、过敏性紫癜、颜面丹毒、痤疮、荨麻疹、湿疹、高血压、肥胖症、习惯性便秘等。常用药：一是辛味解表药，辛温解表药如麻黄、桂枝、荆芥、防风等，辛凉解表药如薄荷等；二是辛寒、苦寒清泄里热药如石膏、黄连、黄芩、栀子等；三是通下逐邪药如大黄、芒硝等；四是利尿除邪药滑石、栀子等。代表方剂有厚朴七物汤、三黄石膏汤、增损双解散（升降散、双解散、防风通圣散）等。这些方药，往往辛温辛寒、辛温寒凉并举，寒温并用，宣、清、通三法多途径祛邪，共奏解表清里、解表通下之功，符合治疗表里同病的用药特点，加减得当，临床应用广泛。

2. 苦寒清解

苦寒清解法是用苦寒药物直清里热、清泄邪火的治法，又称苦寒泄热法、苦寒清热法、苦寒清气法、清热泻火法，属于八法中的"清法"的范围，为清气法之一。苦寒清解法主要是针对气分蕴热化火、气分伏热化火之证提出的治疗原则。适用于治疗温热类温病，如春温、暑温、温毒等，即温病邪热蕴蓄气分，里热已盛，尚未与燥屎、食滞、湿痰、瘀血等有形实邪搏结的病证；也可用于治疗温病热毒郁结血分，以及杂病中出现的火毒证。春温初起，热郁少阳胆腑气分者，症见发热不恶寒（或微恶寒），骨节疼痛，口苦口渴，干呕，心烦，汗少，胸胁不舒，小便黄赤，舌红苔黄，脉弦数；热蕴气分，里热严重，甚则热毒郁结血分者，兼见谵语发狂，或吐血、衄血、发斑，舌绛或深绛，苔黄或干黑起刺，脉滑数、弦数、洪大有力或沉数有力等。

【理论述要】

（1）**理论源流** 苦寒清解法又称苦寒直折法、泻火解毒法，其常用大苦大寒黄芩、黄连、大黄、栀子等直折气分蕴热化火和气分伏热化火。其理论源于《内经》。《素问·至真要大论》详述火和热的病证，并指出"热者寒之"的治则，即热证宜用寒凉药物治疗。《素问·阴阳应象大论》云气味"酸苦涌泄为阴"，苦味属阴，有泄下逐邪之功。以苦寒药为主的清热泻火法应用甚早。《五十二病方·牝痔》记载痔疮割除术后，用黄芩敷治。相传《汤液经》为殷商时期伊尹所著，载有三黄泻心汤。《史记》载有仓公用火齐汤治疗外感病，火齐汤即伊尹三黄汤。张仲景《伤寒杂病论》将之取名为泻心汤，据此方加减化裁出一系列泻心汤，如大黄黄连泻心汤。《伤寒论》113方，用91味药，其中苦寒药达21味，黄连、黄芩常合用，亦可合用大黄，用于治疗外感病证。唐代《备急千金要方》记载有巴郡太守的三黄丸，将汤剂变为丸剂。唐代《外台秘要》载崔氏黄连解毒汤"疗凡大热盛，烦呕呻吟，错语，不得眠"，直解热毒、除酷热。《太平惠民和剂局方》载三黄丸治疗中风、积热、泻痢、痈疽等病证，扩大了三黄丸的治疗范围。宋代朱肱《伤寒类证活人书》载三黄丸"治吐血、黄疸"。金元时期，刘完素创苦寒清泄里热的防风通圣散、双解散，把解表之法从辛温转向寒凉，开创了温病以清热为主的治疗体系的先河。

　　明代王肯堂《证治准绳·类方》载三黄石膏汤，苦寒、辛寒之品合用，治疗"暑毒深入，结热在里，谵语烦渴"。明末吴有性《温疫论》论治温疫主张以逐邪为要，善用苦寒大黄攻下逐邪，称"三承气功效俱在大黄，余皆治标之品也"。清代吴鞠通《温病条辨》风温温热第19条载黄连黄芩汤治疗"阳明温病，干呕口苦而渴，尚未可下者"，苦寒微辛法，泻火疏散郁结；第29条载冬地三黄汤治疗"阳明温病，无汗，实证未剧，不可下，小便不利者"，甘苦合化，治疗温病阴伤小便不利之证。杨栗山《伤寒温疫条辨》载方16首，喜用黄芩、黄连、栀子、黄柏、大黄，以苦寒泄热解毒攻下治疗温疫病证。杨氏以黄连解毒汤或三黄泻心汤合升降散加减，拟定大、小复苏饮，大、小清凉饮等一系列治疗瘟疫的名方。《伤寒瘟疫条辨·烦躁》载黄连解毒汤治疗"大热错语呻吟，干呕不眠，烦躁脉数者"。明清医家丰富了苦寒清解法的用方，使本法在温病气分蕴热化火和气分伏热化火之证的治疗上的应用更为成熟完善。

　　（2）理论内涵　苦寒清解法主要针对气分蕴热化火、气分伏热化火之证而设，其治疗代表方有黄芩汤（《伤寒论》）、黄连解毒汤（《外台秘要》），或三黄石膏汤（《证治准绳》）。气分蕴热化火，或气分伏热化火，火性炎上，法当苦寒折降。清代医家俞根初在《通俗伤寒论·六淫病用药法》指出："实火宜泻，轻则栀、芩、连、柏，但用苦寒以清之。"何廉臣《重订广温热论·验方妙用·清凉法》谓："苦寒直降，即叶天士所谓苦寒直清里热也，黄芩汤（《伤寒论》方）、栀子黄芩汤（《河间六书》方）二方最轻，黄连解毒汤（《外台》方）较重，《准绳》三黄石膏汤（《内科准绳》类方）尤重。"强调"凡清火之法，虽以苦寒直降为大宗"，当察伏火之浅深、轻重，对证选用。

　　黄芩汤出自《伤寒论》。叶桂指出伏气春温，由寒化热，由少阴发于少阳，当以黄芩汤直清里热，乃正治之法。《临证指南医案·幼科要略·伏气》云："春温一症，由冬令收藏未固，昔人以冬寒内伏，藏于少阴，入春发于少阳，以春木内应肝胆也。寒邪深伏，已经化热。昔贤以黄芩汤为主方，苦寒直清里热，热伏于阴，苦味坚阴，乃正治也。"柳宝诒师前贤春温治法与用方，称"黄芩汤为清泄里热之专剂"，又有所发挥。《温热逢源·伏温从少阴初发证治》云"凡阳气内动，寒邪化热而发之证，外虽微有形寒，而里热炽甚，不恶风寒，骨节烦疼，渴热少汗……愚意不若用黄芩汤加豆豉、元参"。即以黄芩汤清泄里热，加豆豉宣发少阴伏邪，加玄参以补肾阴。黄芩汤加豆豉、玄参方清、透、养三法兼备，适用于治疗温邪初起，邪热未离少阴者。该方为治疗春温热郁少阳胆腑的代表方剂。

　　黄连解毒汤出自《外台秘要·崔氏方》。组成：黄连三两，黄芩、黄柏各二两，栀子十四枚，擎。原文载："前军督护刘车者，得时疾三日已汗解，因饮酒复剧，苦烦闷干呕，口燥呻吟，错语不得卧，余思作此黄连解毒汤方……余以疗凡大热盛，烦呕呻吟，错语，不得眠，皆佳。传语诸人，用之亦效。此直解热毒，除酷热，不必饮酒剧者。此汤疗五日中神效。"以黄连、黄芩、黄柏、栀子为大苦大寒之品，泻火解毒，治疗一切实热火毒，三焦热盛之证。该方治疗暑温犯肺，暑伤肺络所致骤然咯血、咳嗽等症，宜与犀角地黄汤合用，凉血解毒、清暑安络；若热毒甚者，可投清瘟败毒饮大清气血热毒。

三黄石膏汤出自《证治准绳·类方·伤暑》，组成：黄连二钱，黄柏、山栀子、玄参各一钱，黄芩、知母各一钱五分，石膏三钱，甘草七分。上水煎服。《证治准绳·杂病·伤暑》原文载："暑毒深入，结热在里，谵语烦渴，不欲近衣，大便秘结，小便赤涩，当用调胃承气汤，或三黄石膏汤。"本方由黄连解毒汤、白虎汤加减化裁而成，黄连、黄柏、黄芩、山栀子大苦大寒之品直折火毒；石膏、知母、甘草取"白虎汤"之义，大清气分之热，达热出表；玄参咸寒能入血分而清热凉血，苦寒泻火解毒。该方苦寒、辛寒、咸寒并用，泻火解毒、清气凉血，适用于暑毒热入气营（血）之谵语烦渴证。

蕴热化火，或伏热化火，最易灼伤阴液。《温热逢源·伏温从少阴初发证治》云："其或邪已化热，则邪热燎原，最易灼伤阴液，阴液一伤，变证蜂起，故治伏温病，当步步顾其阴液。"针对蕴热化火，或伏热化火，阴津已伤者，苦寒泻火与甘寒养阴并用，称为甘苦合化阴津法，清代医家陈修园称其为苦甘化阴法，吴鞠通称其为甘苦合化阴气法。本法代表方为冬地三黄汤（《温病条辨》），以黄连、黄芩、黄柏苦寒直清郁热，生地黄、麦冬、玄参甘寒养阴而抑制亢盛邪火，金银花露、芦根汁甘凉滋润清热，甘草配甘寒之品化阴生津。该方为治疗伏暑热结阴伤之小便不利证的代表方。临证要分辨邪火与阴伤孰多孰少，对证配伍。

【临床应用】

苦寒清解法常被用于治疗呼吸系统疾病、消化系统疾病、心血管系统疾病、五官科疾病、皮肤病等，如甲型 H1N1 流感病毒性肺炎、新型冠状病毒感染、病毒性脑炎、小儿手足口病、急性感染性心内膜炎、脓毒血症、系统性红斑狼疮、过敏性紫癜、糖尿病、冠心病、疔疮、反流性食管炎、胃溃疡、溃疡性结肠炎等。常用药物：苦寒清热泻火药物如黄连、黄芩、大黄、栀子、大青叶、板蓝根、贯众、虎杖等；辛寒清热泻火透热药物如石膏；甘寒养阴生津药物如生地黄、玄参、麦冬、石斛、玉竹、天花粉、芦根、梨皮等；轻清宣透邪热药物如薄荷、连翘、金银花、竹叶；清热凉血药物如水牛角、牡丹皮、赤芍；酸甘化阴药物如芍药、甘草等。代表方剂为黄芩汤、黄芩汤加豆豉玄参方、黄连解毒汤、三黄石膏汤，以及泻心汤、大黄黄连泻心汤、凉膈散、冬地三黄汤、黄连黄芩汤、清瘟败毒饮等。这些方药，有苦寒直折火毒、轻清宣透邪热、甘苦合化阴气之功，以"清"为主，随证兼及"透""养"，符合气分蕴热化火、气分伏热化火之证的病理特点，临证加减，应用范围广泛。

3. 和解透邪

和解透邪法是和解、疏泄、分消半表半里之邪的一种治法，又称"和解法"，属于八法中的"和法"。和解透邪法是针对邪热夹痰湿郁于少阳、邪热痰浊留于三焦和湿热秽浊郁伏膜原的半表半里之证提出的治疗原则。主要适用于温病之邪既不在卫分之表，又未内结于里，而位于少阳、三焦、膜原，即半表半里证。根据病邪所在部位不同，分为清泄少阳、分消走泄、开达膜原三种治法。

（1）清泄少阳　清泄少阳法是用清化痰热的药物来治疗邪热夹痰湿郁于少阳胆经病证的治法。主要适用于湿热类温病，邪热夹痰湿郁于少阳胆经，枢机不利，胃失和降之证。症见往来寒热，口苦胁痛，胸闷欲呕，吐酸苦水或呕黄涎而黏，甚则干呕呃逆，小便黄少，舌质红，苔黄腻，脉弦滑数。

【理论述要】

1）理论源流 "清泄少阳法"的理论最早可以追溯到《内经》。清泄少阳法是针对邪热夹痰湿郁于少阳胆经病证而设。《素问·热论》载："少阳主胆，其脉循胁络于耳，故胸胁痛而耳聋。"指出少阳胆经感受热邪，因其脉循胸胁，故胸胁痛。《素问·奇病论》载"胆虚气上溢而口为之苦"，胆气上溢作苦。《素问·阴阳应象大论》曰气味"辛甘发散为阳，酸苦涌泄为阴"。从药物气味角度，指出辛味属阳，有辛散透邪之功；苦味属阴，有泄降逐邪之功，辛苦合用，苦辛泄降，既有散邪泄热，又有疏利气机之功。《伤寒论·辨少阳病脉证并治》载："少阳之病，口苦、咽干、目眩也。"《伤寒论·辨太阳病脉证并治》载："设胸满胁痛者，与小柴胡汤。"《伤寒论·辨厥阴病脉证并治法》载："呕而发热者，小柴胡汤主之。"张仲景针对少阳胆经病证创制小柴胡汤和解少阳之意，半夏、黄芩苦辛泄降之清泄胆热、燥湿化痰降逆，后为蒿芩清胆汤创制所用。宋代医家陈言《三因极一病证方论·虚烦证治》记载温胆汤："治大病后虚烦不得眠，此胆寒故也，此药主之。又治惊悸。"药物组成：半夏、竹茹、枳实、陈皮、甘草、茯苓、姜、枣。温胆汤清胆化痰和胃，二陈汤燥湿理气化痰，竹茹清化痰热、降泄胆胃之热，为邪热夹痰湿郁于少阳的治疗提供指导。清代医家俞根初《通俗伤寒论·六经方药》根据伏暑、暑湿疟邪传少阳证的病机特点，在小柴胡汤和温胆汤的基础上，化裁创制出和解剂蒿芩清胆汤，其药物组成：青蒿脑钱半至二钱，淡竹茹三钱，仙半夏钱半，赤茯苓三钱，青子芩钱半至三钱，生枳壳钱半，陈广皮钱半，碧玉散三钱。俞氏将此方作为"和解胆经法"，一是用于伤寒兼疟中属热重寒轻者和暑湿疟；二是用于伤寒兼证中的伏暑伤寒，暑湿传二肠，伏邪依附糟粕，用枳实导滞汤，苦辛通降，从大便而解，解后，暂用蒿芩清胆汤，清利三焦，使余邪从小便而解；三是用于发狂伤寒中的触惊发狂；四是用于大伤寒中的邪传少阳腑证，症见"寒轻热重，口苦膈闷，吐酸苦水，或呕黄涎而黏，甚则干呕呃逆，胸胁胀疼……脉右弦滑，左弦数。此相火上逆，少阳腑病偏于半里证也。法当和解兼清，蒿芩清胆汤主之"。俞氏的治法与临证为后世用蒿芩清胆汤治疗邪热夹痰湿郁于少阳胆经病证提供了依据。

2）理论内涵 清泄少阳法是针对邪热夹痰湿郁于少阳胆经病证而设。邪郁少阳，胆经热盛，枢机不利，胃失和降，液郁为痰证。治疗应当清泄少阳、疏利枢机、和胃化痰。药物多辛散香透、苦寒温燥、甘淡分利。其代表方剂为蒿芩清胆汤。蒿芩清胆汤出自俞根初《通俗伤寒论·六经方药》和解剂，清代医家何秀山按注云："在足少阳胆，与手少阳三焦，合为一经，其气化一寄于胆中以化水谷，一发于三焦以行腠理。若受湿遏热郁，则三焦之气机不畅，胆中之相火乃炽，故以蒿、芩、竹茹为君，以清泄胆火。胆火炽，必犯胃而液郁为痰，故臣以枳壳、二陈，和胃化痰。然必下焦之气机通畅，斯胆中相火清和，故又佐以碧玉，引相火下泄，使以赤苓，俾湿热下出，均从膀胱而去。此为和解胆经之良方。凡胸痞作呕，寒热如疟者，投无不效。"

【临床应用】

清泄少阳法常被用于治疗流行性感冒、社区获得性肺炎、胆汁反流性胃炎、反流性食管炎、病毒性肝炎、急性胆囊炎、慢性结石性胆囊炎、复发性口腔溃疡、阿尔茨海默病、失眠、癌性发热等。常用辛苦寒药物青蒿苦寒清热、辛香透热、解暑截疟，配以苦寒药物黄芩清泄少阳胆热、疏利枢机；辛散温燥药物半夏、辛苦温燥药物陈皮理气燥湿、和胃化痰止呕；味甘微寒药物竹茹清热化痰止呕；甘淡药物赤苓、碧玉散（滑石、甘草甘寒清暑利湿、利尿泄热，青黛咸寒清热解毒泻火）清利湿热、引胆热下行。代表方是蒿芩清胆汤。这些方药俱有清胆利湿、和胃化痰、疏利枢机的功效，燥湿合用，和解兼清，三焦气机通利，邪热痰湿分消，正符合胆胃的生理病理特点，临床加减使用，可以治疗外感性疾病、消化系统疾病等，应用范围广泛。

（2）分消走泄　分消走泄法是用宣展气机、泄化痰热药物来治疗邪热痰浊留于三焦病证的治法，又称分消上下法。主要适用于湿热类温病中湿重于热者，温病邪热与痰湿阻遏于三焦，气化失司，气郁水停之证。症见时寒时热，寒热时起时伏，胸痞腹胀，小便短少，舌苔垢腻等。

【理论述要】

1）理论源流　"分消走泄法"源于《内经》。《素问·至真要大论》载："湿淫于内，治以苦热，佐以酸淡，以苦燥之，以淡泄之。湿为土气，苦热从火化，能燥湿者也，故治以苦热。"湿热之湿，以苦燥之。湿濡而肿，以淡泄之，泄，渗与汗也，治湿以苦、以淡与湿热之邪分消，在此基础上叶天士提出分消走泄法。《外感温热病篇》载："再论气病有不传血分，而邪留三焦，亦如伤寒中少阳病也。彼则和解表里之半，此则分消上下之势，随证变法，如近时杏、朴、苓之类，或如温胆汤之走泄。"吴鞠通基于叶氏理论，提出"三焦均受者，则用分消""盖肺主一身之气，气化则暑湿俱化"。吴氏在《临证指南医案》有关医案用药基础上创制三仁汤。《温病条辨·上焦篇》湿温第43条载"三仁汤"，用杏仁开宣肺气，重在宣肺；以芳化（白豆蔻）、苦燥（厚朴、半夏）、淡渗（薏苡仁、通草）分消三焦之湿，其组方原则适用于外感湿热和内伤湿热。清代陆子贤《六因条辨》用温胆汤加减论治伏暑、伤暑。如伏暑夹湿，熏蒸黏腻之邪，伏于肺胃，宜用温胆汤加杏仁、通草、青蒿、黄芩等，通胃泄邪也；若素有痰饮，复夹暑秽，宜用温胆汤，合苏子降气汤，清暑化痰也。

2）理论内涵　分消走泄法是治疗温邪既未深入血分，又未外解，久留三焦，致气机郁滞，水湿停滞，酿生痰湿之证的方法。其病位在三焦，重在"分消"。因温邪自上而下，阻遏上、中、下三焦气机升降，故宜分消上下、宣展气机、泄化痰热。章虚谷《医门棒喝》云："凡表里之气莫不由三焦升降出入，而水道由三焦而行，故邪初入三焦，或胸胁满闷，或小便不利。此当展其气机，虽温邪不可寒凉遏之。但若临床症状确有热象偏重者，也不排除适当配伍清化之品。"分消走泄法的作用是宣展气机、布达津液，邪与汗并从表解；枢机运转，气机有升有降，水道畅行，邪随小便而外泄。因其邪从表里或上下分消，故又称表里分消法，或分消上下法。方药上，叶天士指出"如近时杏、朴、苓之类，或如温胆汤"。王士雄云："其所云分消上下之势者，以杏仁开上，厚朴宣中，茯苓导下，似指湿温，或其人素有痰饮者而言，故温胆汤亦可用也。"《临证指南医案》华岫云按："其用药总以苦辛寒治湿热，以苦辛温治寒湿，概以淡渗佐之，或再加风药，甘酸腻浊，在所不用。"若湿阻上焦者，用开肺气，佐淡渗，药用杏仁、白豆蔻、炒半夏、飞滑石、大竹叶、白通草；湿滞中焦者，用术、朴、姜、半之属，以温运之，以苓、泽、腹皮、滑石等渗泄之；亦三焦病者，先论上焦，当开肺气，施以芳香宣化、苦辛温燥、淡渗清利之品，药用杏仁、瓜蒌皮、白豆蔻、飞滑石、半夏、厚朴。徐灵胎评："皆以芳香淡渗之药，疏肺气而和膀胱，此为良法。"

【临床应用】

分消走泄法常被用于治疗呼吸系统疾病、循环系统疾病、内分泌系统疾病、泌尿系统疾病及皮肤科疾病、妇科疾病等，如传染性非典型肺炎、小儿哮喘、小儿手足口病、反流性食管炎、慢性胃炎、糖尿病肾病、心衰水肿、面部痤疮、带状疱疹、盆腔炎、便秘、肥胖等。常用芳香宣化药物如白豆蔻、杏仁、桔梗开上，宣气化湿；辛散温燥药物如半夏、辛苦温燥药物厚朴畅中，理气燥湿；淡渗药物如茯苓、泽泻、滑石等治下，利尿除邪；味甘微寒药物竹茹清热化痰。代表方药以杏仁、厚朴、茯苓为基本药，方如温胆汤。这些方药芳香、苦燥、淡渗分消三焦之邪，辛苦兼有，升降相宜，符合三焦的生理病理特点，临床加减应用广泛。

（3）开达膜原　开达膜原法是用疏利透达药物治疗湿热秽浊郁伏膜原病证的治法。主要适用于湿温或湿热类温疫的早期，症见寒热起伏，呕逆胀满，肢体疼重，舌苔白厚滑腻如积粉。

【理论述要】

1）理论源流　开达膜原法是针对湿热秽浊郁伏膜原病证而设。"膜原"之名首见于《内经》。《素问·举痛论》云："寒气客于肠胃少间，膜原之下。"《素问·阴阳应象大论》曰气味"辛甘发散为阳，酸苦涌泄为阴"，指出辛味属阳，有发散透邪之功；苦味属阴，有泄下逐邪之功。在《内经》理论基础上，吴有性结合温疫病的临床特征，提出邪伏膜原理论，创制达原饮治疗湿热温疫。《温疫论·温疫初起》载："温疫初起，先憎寒而后发热，日后但热而无憎寒也。初得之二三日，其脉不浮不沉而数，昼夜发热，日晡益甚，头疼身痛……宜达原饮。"认为该方能"直达其巢穴，使邪气溃败，速离膜原，是以为达原也"。吴氏用草果、槟榔、厚朴等辛香温燥疏利透达之品治疗湿热邪伏膜原证的治法，被称为"开达膜原法"。清代医家叶桂、薛生白、俞根初、吴鞠通、雷丰、何廉臣等遵吴氏之法，创制了一系列加减达原饮方，如俞氏柴胡达原饮、薛氏加减达原饮、雷氏宣透膜原法、何氏新定达原饮等。

2）理论内涵　开达膜原法是指疏利透达膜原湿热秽浊的治法，代表方剂如达原饮、雷氏宣透膜原法。此法源于吴有性。温疫初起，"邪自口鼻而入，则其所客，内不在脏腑，外不在经络，舍于伏脊之内，去表不远，附近于胃，乃表里之分界，是为半表半里，即《针经》所谓横连膜原是也"。邪在膜原，正当经胃交关之所，为半表半里，汗下不可，药石不及。治疗上，吴氏创制达原饮，直达膜原、直捣病巢。吴氏指出："槟榔能消能磨，除伏邪，为疏利之药，又除岭南瘴气；厚朴破戾气所结；草果辛烈气雄，除伏邪盘踞；三味协力，直达其巢穴，使邪气溃败，速离膜原，是以为达原也。"该方组成：槟榔二钱，厚朴一钱，草果仁五分，知母一钱，芍药一钱，黄芩一钱，甘草五分。雷丰师又可达原饮之法，创制宣透膜原法，由达原饮去知母、白芍，加藿香、半夏、生姜组成，用于湿热邪伏膜原偏于湿重，肢重脘闷者。

【临床应用】

开达膜原法常被用于治疗发热性疾病、急性传染病、呼吸系统疾病、消化系统疾病等，如病毒感染性发热、禽流感、甲流、流行性感冒、新型冠状病毒感染、肺脓肿、化脓扁桃体炎、胃溃疡、慢性肝病、腹膜炎等。常用辛香温燥厚朴、草果、槟榔透达膜原、疏利气机；辛微温芳香藿香、辛温苦燥半夏畅气调脾，辛温生姜破阴化湿；用苦寒黄芩、知母清燥热，用酸甘白芍、甘草养阴缓急。代表方剂如达原饮、雷氏宣透膜原法。这些方药有疏利透达膜原、酸泄厥阴、调畅太阴之功，辛香与苦酸合用，寒热俱备，燥湿相济，符合膜原的生理病理特点，临床应用范围广泛。

4. 分解湿热

分解湿热法是用开泄、苦泄法祛除湿邪、清解邪热的治法。分解湿热法主要针对湿热初起，湿重于热，或痰湿阻滞胸脘，或湿浊中阻，以及湿温病湿渐化热、湿热俱盛而蕴伏中焦之证提出的治疗原则。主要适用于湿热类温病及温热类温病夹湿证的治疗。本法主要治疗湿热蕴阻气分的病变，因湿热之邪侵袭人体多直犯脾胃，初起即有卫气分见证，所以在这类温病初起时就可用分解湿热法治疗。因湿热在气分时，所犯病位（上焦、中焦不同；在肺、在脾胃不同）及湿热偏盛（湿重热轻、湿热并重、热重湿轻）不同，相应分解湿热的具体治法亦不同。分为开泄和苦泄两种治法。

（1）开泄　开泄法是指用轻苦微辛、苦辛温淡或芳香宣透的药物，具有开宣肺气、宣通气滞、泄化湿浊的作用，治疗湿热初起，湿重于热，或痰湿阻滞胸脘，或湿浊中阻之证的方法。主要适用于湿热类温病的治疗，如湿温初起，湿蕴生热，郁遏卫气者，症见身热不扬，午后为甚，微恶寒，胸脘痞闷，小溲短少，苔白腻，脉濡缓；痰湿阻滞胸脘者，症见胸闷脘痞，咳嗽痰多，或呈白色泡沫状，或黏涎量多，苔白厚腻多津；湿浊中阻者，症见身热不扬，有汗不解，胸脘痞闷，泛恶欲呕，不饮不食，身重肢倦，苔腻，脉濡等。

【理论述要】

1）理论源流　开泄法多苦辛合用，佐以淡渗，其理论源于《内经》。《素问·阴阳应象大论》载："气味辛甘发散为阳，酸苦涌泄为阴。"辛主发散，苦能泄下，苦辛合用，通其郁滞。《素问·脏气法时论》载："脾苦湿，急食苦以燥之。"《素问·至真要大论》载："湿淫于内，治以苦热，佐以酸淡，以苦燥之，以淡泄之。"基于《内经》理论，张仲景《金匮要略》中以瓜蒌薤白半夏汤、枳实薤白桂枝汤、桂枝生姜枳实汤、橘枳姜汤等方治疗胸痹、心中痞气等，药用瓜蒌、薤白、半夏、枳实、桂枝、生姜、橘皮等药以理气宽胸、通阳散结、化痰降逆等，辛苦温药蠲痹消痞，可谓开泄法的先河。宋代《苏沈良方》载桔梗枳壳汤治疗伤寒痞气、胸满欲死之症，元代《严氏济生方》载瓜蒌实丸治疗治胸痞、胸痛、喘闷等，均理胸膺、消痞结，为开泄之法。至清代叶桂提出开泄法，治疗温病湿热初起，湿未化热，或湿重于热之证。《温热论》载："若白不燥，或黄白相兼，或灰白不渴，慎不可乱投苦泄，其中有外邪未解里先结者，或邪郁未伸，或素属中冷者，虽有脘中痞痛，宜从开泄，宣通气滞，以达归于肺，如近世之杏、蔻、橘、桔等，是轻苦微辛，具流动之品可耳。"此后，薛雪、吴鞠通、吴坤安、章虚谷、王孟英、陈光淞等医家对开泄法有所发挥。如吴鞠通创制加减正气散、三仁汤、上焦宣痹汤、三香汤等开泄方。吴坤安指出湿邪结于气分，症见舌苔黏腻微黄，口不渴饮，胸中满闷，用白豆蔻、橘红、杏仁、郁金、枳壳、桔梗之类，开泄气分，使邪从肺而出；湿邪结于太阴，症见胸腹满闷，宜苦温开泄，用苍术、厚朴、陈皮、半夏、茯苓、猪苓等。《重订广温热论》指出："若但病湿温湿热，当从三焦分治：上焦宜芳淡开泄，如五叶芦根汤、加味二陈汤、加味五苓散、藿朴二陈汤、藿朴夏苓汤之类。"诸位医家对开泄法的用药用方进行了补充完善。

2）理论内涵　开泄法是针对治疗湿热初起而湿重于热，或痰湿阻滞胸脘，或湿浊中阻之证而设。所治病位偏于上焦，涉及中焦；主要在肺，困及脾胃。此法作用是宣通气滞、泄化湿浊。药多为轻苦微辛、苦辛温淡或芳香宣透之品。此法出于叶桂，方多取于吴鞠通、雷丰。叶桂指出"宜从开泄，宣通气滞，以达归于肺"，药如杏仁、豆蔻、橘皮、桔梗等。吴鞠通师叶氏之法，进一步指出"轻开上焦肺气，盖肺主一身之气，气化则湿亦化也"，并创制加减正气散、三仁汤、上焦宣痹汤、三香汤等开泄之剂，主治湿温。雷丰提出"芳香化浊法"，此法为秽浊霉湿而立，治五月霉湿，并治秽浊之气，雷氏芳香化浊法为芳香开泄法代表方。开泄法常用药包括以下几类：一是宣肺药，如杏仁、白豆蔻、橘皮、桔梗等；二是燥湿药，如半夏、苍术、草果等；三是理气药物，如枳壳、枳实、厚朴、陈皮、大腹皮等；四是芳香化湿药物，即藿香、佩兰、石菖蒲、白豆蔻等；五是淡渗药物，如薏苡仁、茯苓皮、泽泻、通草等。《医原》中载："治法总以轻开肺气为主，肺主一身之气，气化则湿自化，即有兼邪，亦与之俱化。湿气弥漫，本无形质，宜用体轻而味辛淡者治之，辛如杏仁、蔻仁、半夏、厚朴、藿梗，淡如苡仁、通草、茯苓、猪苓、泽泻之类。启上闸，开支河，导湿下行以为出路，湿去气通，布津于外，自然汗解。"并强调"湿热治肺，千古定论也"。故开泄法重在宣展、开达气机以泄化湿浊，一般多以宣肺药为主，随证配以燥湿药、理气药、芳化药，佐以淡渗之品。

【临床应用】

开泄法常被用于治疗呼吸系统疾病、消化系统疾病等，如急慢性胃肠炎、胃及十二指肠溃疡、反流性食管炎、肠易激综合征、急性胆囊炎、细菌性痢疾等，以及支气管炎、支气管哮喘、慢性肾炎、前列腺炎、尿路感染等。常用宣肺开泄的药物有杏仁、桔梗、橘皮、白豆蔻等；芳香开泄的药物有藿香、佩兰、石菖蒲、白豆蔻、砂仁、荷叶等；理气开泄的药物有枳壳、枳实、厚朴、陈皮、大腹皮等；温燥开泄的药物有半夏、生姜、干姜、草豆蔻、草果、苍术等；淡渗开泄的药物有薏苡仁、茯苓皮、猪苓、泽泻、通草等；运脾开泄的药物有神曲、焦山楂；化痰开泄的药物有瓜蒌、橘红、桔梗、浙贝母、冬瓜子等。代表方剂有一加减正气散、三仁汤、宣痹汤、三香汤及雷氏芳香化浊法。这些方药多苦辛合用，佐以淡渗，具有开宣肺气、宣通气滞、泄湿化浊的作用，符合湿热初起而湿重于热，或痰湿阻滞胸脘，或湿浊中阻的证候特点，随证加减，临床运用广泛。

（2）苦泄 苦泄法是指用辛开苦降之品以燥化湿邪、清泄邪热的治疗方法，又称辛开苦泄法、苦辛开泄法、苦辛开降法。在辛开基础上，加入苦寒清降之品，药如黄连、黄芩、茵陈、栀子、淡竹叶等，也称辛开苦降法；加入大黄者，又称苦辛通降法。主要适用于湿温病湿渐化热、湿热俱盛而蕴伏中焦者，症见发热，汗出不解，口渴不欲多饮，脘痞腹胀，泛恶欲吐，口苦心烦，便溏色黄，小便短赤，苔黄滑腻，脉濡数等。

【理论述要】

1）理论源流 "苦泄法"理论最早可以追溯到《内经》。《素问·阴阳应象大论》曰："气味辛甘发散为阳，酸苦涌泄为阴。"指出辛与苦代表着两种截然不同的阴阳属性，辛能升发宣散，属阳；苦能降逆泄下，属阴。后世张仲景宗《内经》升降相因说及四气五味理论，以辛温之半夏、干姜配伍苦寒的黄连、黄芩，辛苦合拟，寒温并用，升降同施，相反相成，首创辛开苦降法，列"半夏泻心汤"及其类方，开创了辛开苦降法运用于临床之先河。此后，成无己、尤在泾等在诠释半夏泻心汤时亦对辛开苦降的有关内容进行过论述。明代医家张秉成明确指出"半夏泻心汤"中"黄芩、黄连与干姜"的配伍是"一开一降，一苦一辛"。师仲景泻心汤之意，遵古贤治痞之以苦为泄、辛甘为散二法，叶桂提出"苦泄"湿热法治疗湿热病。《温热论》云："再人之体，脘在腹上，其位居中，按之痛，或自痛，或痞胀，当用苦泄，以其入腹近也。必验之于舌，或黄或浊，可与小陷胸汤或泻心汤随症治之。"《临证指南医案》指出"微苦以清降，微辛以宣通""苦寒能清热除湿""辛通能开气泄浊"，进一步阐发"苦泄"法及用小陷胸汤或泻心汤加减治疗暑湿、痞、疸等病证，又称为"苦辛开泄法"。吴瑭继其后所持的"非苦无能胜湿，非辛无能通利邪气""苦与辛合，能降、能通""湿在下，以苦泄，以淡渗"等观点使得此法更为完善，并创制苦泄代表方如半夏泻心汤去干姜甘草加枳实杏仁方、半夏泻心汤去人参干姜甘草大枣加枳实生姜方、小陷胸汤加枳实汤等。

2）理论内涵 苦泄法主要是针对湿温病湿渐化热、湿热俱盛而蕴伏中焦所设的治法，又称燥湿泄热法，即用辛开之品燥化脾湿、苦泄之品清降胃热。该法苦辛并进，顺应脾胃升降，故能分解中焦湿热。叶桂强调"辛以开之，苦以降之""辛可通阳，苦能清降""以苦降其逆，辛通其痹"。并认为苦能祛热除湿，辛能开气宣浊，精当地阐发了辛开苦降法的配伍机制，还进一步将此法细化为轻苦微辛法、苦辛泄肝法、苦辛开结（散痞）法、苦辛平胃法、苦辛泻浊法、苦辛泄热法、苦辛平冲法等。在苦辛通用的基础上有平冲、平胃、泄热、泻浊、泄肝、开结等功能的细化，增加了去陈腐散郁积之功，将其用于温病和杂病，拓宽了其临床使用范围。叶氏以辛开苦降法化裁出多个治疗脾胃及湿热诸疾的泻心汤类方，如用半夏泻心汤有时加附子，用附子泻心汤有时减去大黄，却加人参、干姜、半夏。叶天士之乌梅丸加减方有"姜、椒、归须气味之辛，得黄连、川楝之苦，仿《内经》苦与辛合能通能降"的论述。吴鞠通在叶氏用药经验基础上，创制开泄方治疗暑温、湿温。如《温病条辨·中焦篇·暑温》38条云："脉洪滑，面赤身热头晕，不恶寒，但恶热，舌上黄滑苔，渴欲凉饮，饮不解渴，得水则呕，按之胸下痛，小便短，大便闭者……小陷胸汤加枳实主之。"该方治疗阳明暑温、水结在胸者，以黄连、瓜蒌清在里之热痰，半夏除水痰而强胃，加枳实取其苦辛通降，开幽门而引水下行也。《温病条辨·中焦篇·暑温》39条云："脉滑数，不食不饥不便，浊痰凝聚，心下痞者，半夏泻心汤去人参、干姜、大枣、甘草加枳实、杏仁主之。"该方治疗阳明暑温，湿热互结而阻中焦气分之脘痞兼便秘者，以半夏、枳实开气分之湿结，黄连、黄芩开气分之热结，杏仁开肺与大肠之气痹。《温病条辨·中焦篇·湿温》64条云："呕甚而痞者，半夏泻心汤去人参、干姜、大枣、甘草加枳实、生姜主之。"该方治疗阳明湿温，热邪内陷，与饮相抟，固结不通而脘痞兼呕恶者，以半夏、枳实、生姜泻心消痞、开泄化湿，黄连、黄芩苦泄降热，枳实、生姜宣胃，为治疗湿热蕴伏中焦、湿热俱盛证的代表方。王士雄《霍乱论》创制连朴饮治疗湿热霍乱，湿热中阻，脾胃升降失职，以呕吐为主者，以黄连、山栀子清泄里热，厚朴、半夏燥湿化浊，香豉合山栀子清宣郁热，石菖蒲芳香化浊和胃，芦根清热利湿止呕、生津止渴。该方为苦辛开泄法治疗湿热困阻中焦（湿热并重）证的代表方药。

【临床应用】

苦泄法常被用于治疗消化系统疾病，如急慢性胃炎、慢性萎缩性胃炎、肠易激综合征、功能性消化不良、反流性食管炎、病毒性肝炎、早期肝硬化等。常用的苦寒降胃药物有黄连、黄芩、栀子、大黄等；辛温升脾药物有生姜或干姜、陈皮、柴胡、藿香、苍术等；还有部分辛苦温治胃药物如半夏、厚朴、枳实、木香等；甘温健脾药物如党参、白术、大枣、甘草等。代表方剂有小陷胸汤、泻心汤、半夏泻心汤去干姜甘草加枳实杏仁方、半夏泻心汤去人参干姜甘草大枣加枳实生姜方、小陷胸加枳实汤、王氏连朴饮。这些方药，寒热并用，辛苦兼有，升降相宜，燥湿相合，正符合脾胃的生理病理特点，临床加减得当，使用范围极为广泛。

5.通下逐邪

通下逐邪法是攻逐里实、通导泻下、泄除邪热的一种治法，又称攻下法，属于八法中"下法"的范围。适用于温病邪热与有形实邪（如燥屎、湿滞、瘀血等）互结于胃肠或下焦的证候。通下逐邪法主要用于治疗风温、春温、湿温、伏暑及瘟疫等热病过程中因邪热内结而致的热结肠腑，或湿热积滞交结胃肠及血蓄下焦等证候。从温病卫气营血传变来说，主要适用于气分阶段；从三焦传变来说，中焦应用较多。由于有形实邪性质及部位的不同，本法又可分为如下几种。

（1）苦寒攻下

【理论述要】

1）理论源流　苦寒攻下法源于《内经》，《素问·至真要大论》云"留着攻之"，《素问·阴阳应象大论》又云"其下者，引而竭之"，均是苦寒攻下法的理论依据；《伤寒论·辨阳明病脉证并治》中提出了苦寒攻下法的代表方剂"承气汤"，并详述其应用规律，对丰富温病学下法的理论具有指导意义；明末吴又可认为"客邪贵乎早逐"，攻逐病邪的主要方法即苦寒攻下法，提出"逐邪勿拘粪""勿拘于下不厌迟"之说，认为"承气本为逐邪而设，非专为结粪而设也""三承气功效俱在大黄"，突出了承气汤攻逐结热实邪的作用和大黄苦寒攻下的功效。

清代吴鞠通基于上述理论，结合温病阳明腑实证的病机特点，总结出腑实证不同的兼夹证候，以承气汤为主方随症加减，形成了一系列承气汤加减方，如对阳明温病"应下失下，正虚不能运药"的腑实证兼气液两虚者，主以新加黄龙汤；"喘促不宁，痰涎壅盛，右寸实大，肺气不降"之腑实证兼肺热壅盛者，主以宣白承气汤；"左尺牢坚，小便赤痛，时烦渴甚"之腑实证兼小肠热盛者，主以导赤承气汤；"邪闭心包，神昏舌短，内窍不通，饮不解渴"之腑实证兼热入心包者，主以牛黄承气汤；"津液不足，无水舟停者，间服增液，再不下者"之腑实证兼阴液亏损者，主以增液承气汤等。这些治法立方均是对下法的灵活应用，是对伤寒阳明病苦寒攻下法的丰富和发展，实属"源于伤寒，羽翼伤寒"。

2）理论内涵　苦寒攻下法是用苦寒攻下的药物组成方剂，以涤荡腑实、泄除实热的治法。以便秘为主症，兼以腹满腹胀，腹痛拒按，潮热谵语，舌苔黄燥，脉滑数或沉弦有力为辨证依据，代表方剂为三承气汤。吴鞠通《温病条辨》中根据其兼夹证的不同，伍以补气、养阴、化痰、宣肺、渗湿、开窍、理气、清热等药物，代表方剂如新加黄龙汤、增液承气汤、宣白承气汤、导赤承气汤、牛黄承气汤等。

【临床应用】

苦寒攻下法可用于食积停胃、肝胆湿热、热壅上焦等证。消化系统疾病如急性单纯性肠梗阻、急性阑尾炎、急性胆囊炎、胆石证等出现便秘、苔黄、脉实者，可以本方加减，各科杂病有此证者亦可用之。常用药物为大黄和芒硝，大黄味苦性寒，归脾、胃、大肠、肝、心经，主要功效为泻下攻积、清热泻火解毒、活血化瘀、清泻湿热等。正如《神农本草经》云"下瘀血，血闭寒热，荡涤肠胃，推陈致新"，《本草正义》又曰："迅速善走，直达下焦，深入血分，无坚不破，荡涤积垢，有犁庭扫穴之功。"芒硝味咸、性寒，入脾经、肺经及大肠经，功效为泻下通便、润肠软坚、消火清肿；配伍枳实、厚朴行气通下、宽肠理气，协助大黄通下热结；还可加入甘草缓芒硝急趋之性，使其留中解结。此类代表方剂有大承气汤、小承气汤、调胃承气汤等。这些方药或苦寒峻下，或行气通下，或软坚攻下，正合"六腑以通为用"的特点，临床加减得当，使用范围极为广泛。

（2）导滞通下（轻法频下）

【理论述要】

1）理论源流　《素问·至真要大论》云："热因寒用，寒因热用，塞因塞用，通因通用。"导滞通下（轻法频下）属于上述"通因通用"治法中的一种。其理论见于清代叶天士《温热论》，第10条中载："再论三焦不得从外解，必致成里结。里结于何？在阳明胃与肠也。亦须用下法……此多湿邪内搏，下之宜轻。"章虚谷总结其为"轻法频下"。叶氏首将下法运用于湿温病当中，打破"湿温禁下"的观点，认为湿温中若见湿热积滞搏结肠腑的病证，可用轻法频下之法，并总结其主要临床症状为大便秘浊、黏腻不爽、色黄如酱之大便难。针对此类病证，吴鞠通言其"徒清热则湿不退，徒祛湿则热愈炽"；清代俞根初《重订通俗伤寒论》云"凡治温病热证，往往急于清火，而忽于里滞。不知胃主肌肉，胃不宣化，肌肉无自而松，即极力凉解，反成冰伏"。其提出此证治法当导滞通下，在李东垣《内外伤辨惑论》枳实导滞丸的基础上加减形成了枳实导滞汤，是治疗湿热积滞搏结肠腑的代表方剂。

2）理论内涵　导滞通下法是以苦辛合苦寒之品通导肠腑湿热积滞、疏通胃肠气机的一种治法，主治湿热积滞交结肠胃之证。症见身热、脘腹痞满、恶心呕逆、便溏不爽、色黄赤如酱、苔黄厚浊等。代表方剂为枳实导滞汤。

导滞通下法所治之证乃湿热夹食滞内蕴胃肠，非单用清化之药可除，故当清化湿热与导滞通下并施。叶天士指出此证当频下而轻，因此，导滞通下法又称轻法频下。"轻法"即通下作用宜轻、宜缓，须避免使用苦寒峻下之品而徒伤胃肠之气，因湿热类温病之里结阳明多系湿热与肠内积滞相互搏结，而非燥屎，所以下之宜轻、宜缓；"频下"即少量多次频服，因湿热相搏，难以速去。正如俞根初所云："每有迟一二日，热复作，苔复黄腻，伏邪层出不穷。往往经屡次缓下，再次清利，伏邪始尽。"临证以"必大便硬，慎不可再攻也"为停药指征，因"粪燥为无湿矣"。

【临床应用】

导滞通下法（轻法频下）可用于治疗细菌性痢疾、肠伤寒、急慢性胃肠炎等消化系统疾病或传染病，尤其是针对细菌性痢疾，与西医常规治疗相比较，对里急后重等症状有较为明显的改善作用。代表方剂为枳实导滞汤，常用药物正如《重订通俗伤寒论》所云："此方用小承气合连、槟为君，苦降辛通，善导里滞；臣以楂、曲疏中，翘、紫宣上，木通导下；佐以甘草和药，开者开，降者降，不透发而自透发。每见大便下后，而疹斑齐发者以此，此为消积下滞，三焦并治之良方也。"此方中药物清热与祛湿并用，行气与通下并重，兼以消食导滞，正符合脾胃的生理病理特点，临床加减得当，应用范围广泛。

6. 清营凉血

清营凉血法是清解营血分邪热、消散营血瘀滞的一种治法。亦属于八法中"清法"的范围。适用于温病热入营血分，热灼营阴、热盛动血或热燔气营（血）的证候。其主要作用为清营泄热、滋养阴液、凉血解毒、通络散血。邪入营血分，虽然病情有轻重之分，但病位均在脉内，清营的药物能凉血，凉血的药物亦能清营，所以将清营法与凉血法合并论之。本治法根据其病情轻重的不同，可分为以下三类。

（1）透热转气

【理论述要】

1）理论源流 透热转气首见于清代医家叶天士《温热论》中，其载："在卫汗之可也，到气才可清气，入营犹可透热转气，如犀角、玄参、羚羊角等物。"后世医家如章虚谷、柳宝诒、吴锡璜、陈光淞等对此均作了解释，如章虚谷在《医门棒喝·叶天士温热论》中说"故虽入营，犹可开达，转出气分而解"；柳宝诒在《温热逢源》中说"凡遇此等重证，第一先为热邪寻出路，如在经者，从斑汗解，在腑者，从二便出是也"；吴锡璜在《中西温热串解》中说道："治温病，虽宜用凉解，然虑其有寒凝，宣透法仍不可少。"

2）理论内涵 透热转气法，也称为清营泄热法。即以清解营分邪热之品伍以辛凉轻清透泄之品，使营分邪热从气分外出而解。主治温病邪热入营，症见身热夜甚、口干而不甚渴饮、心烦不寐、时有谵语、斑疹隐隐、舌绛等。代表方剂如清营汤。营分证是温病发展过程中的一个转折阶段，热邪虽进入血脉，但尚未动血耗血，此时若能及时透邪外出，则不会伤及根本，营分证的治疗是温病发展及预后的关键。叶天士提出"入营犹可透热转气"，"透"，《古汉语常用字字典》谓"通过，穿过"，《易·系辞》解释其"往来不穷，谓之通"，可见透为通畅之意；"转"，《说文解字》注"运也"，即转运之意；"透热转气"法就是使入营之热得以外透气分的方法。叶氏言"犹可"，说明营分热邪透转至气分是有一定条件的，后世医家总结为两个方面：一是降低气分热势，即营分的热势须低于气分；二是气机通畅，气机通畅则入营之热才能透转气分而出。"透热转气"的关键是"透热"，往往需通过清热、祛痰、通腑等降低气分热势，才能使营分之热迅速运转出气分而外解。正如《王孟英医案》所载："血为邪踞，更不流行……病虽在血，而治宜清气为先，气得布宣，热象必露，瘀滞得行。"

【临床应用】

透热转气法可用于热灼营阴、心神受扰、热闭心包等证，如多种感染性或传染性疾病（如手足口病、新型冠状病毒感染重症等）导致的中毒性休克、脓毒血症，失眠、更年期综合征、热射病等与营分证表现相似者。代表方剂为清营汤，方中以苦咸寒之犀角（现用水牛角代替）清解营分之热毒，为君药。热伤营阴，以生地黄、玄参两者相须配伍清热凉血、养阴生津，麦冬清热养阴生津，三药既可甘寒养阴保津，又可助君药清营凉血解毒，共为臣药。温邪初入营分，故用金银花、连翘、竹叶清热解毒、轻清透泄，使营分热邪有外达之机，此即"入营犹可透热转气"的具体体现；黄连清心解毒，降低气分热势，丹参清热凉血，并能活血散瘀，可防瘀滞形成，共为佐药。全方君臣相配清营养阴，并佐以轻清宣透之品，是"透热转气"的代表方剂。这些方药既能清解营分邪热，又能滋养营分之阴，符合营分证生理病理特点，临证辨识得当，疗效确切。

（2）气营（血）两清

【理论述要】

1）理论源流　清代吴鞠通《温病条辨·上焦篇》言："太阴温病，气血两燔者，玉女煎去牛膝加元参主之。"注意此处"气血两燔"应为"气营两燔"，吴氏的说法可理解为是以血统营，因营分与血分病位相同（均在脉内），只是程度差异而已。吴鞠通《温病条辨·中焦篇》又云："阳明斑者，化斑汤主之。"吴氏认为阳明温病发斑的病机是气血两燔，当以化斑汤主之。上述内容的提出即是温病气营（血）两清法的来源。气血两清法还有一个代表方剂是清瘟败毒饮，来源于余霖《疫疹一得》，吴锡璜对其治法补充说"按营气俱病，热盛者尚有犀角地黄合白虎汤，不止白虎加地黄法也"，是对清瘟败毒饮组方原则的解读。

2）理论内涵　气营（血）两清包括了气营两清和气血两清，是清营泄热法或凉血散血法与清解气热法的配合应用，以双解气营或气血之邪热。主治温病气营两燔或气血两燔证，症见壮热、口渴、烦躁、外发斑疹，甚或神昏谵妄、两目昏瞀、口秽喷人、周身骨节痛如被杖，或有尿血、便血、吐血、衄血，苔黄燥或焦黑、舌质深绛或紫晦等。代表方剂如加减玉女煎、化斑汤、清瘟败毒饮。

气营两燔证多为气分大热引起热炽津伤，进一步损伤营阴导致。临床表现：高热、口渴、心烦躁扰、舌红绛、苔黄燥、脉数。治法应以清气凉营为主，吴氏选用《景岳全书》中玉女煎进行加减，即用玉女煎去牛膝加玄参，方中以石膏、生地黄为君，知母、玄参、麦冬为臣。其中石膏、知母为白虎汤主要组成药物，能辛寒清气、泄热保津；生地黄、玄参、麦冬合之则是《温病条辨》中增液汤，能清营热、养营阴；诸药配伍，共达清气凉营之功效。需要注意的是，本方清气凉营之功犹可，但凉血散血之力不及，"气血两燔，不可专治一边，故选用张景岳气血两治之玉女煎。去牛膝者，牛膝趋下，不合太阴证之用。改熟地为细生地者，亦取其轻而不重，凉而不温之义，且细生地能发血中之表也。加玄参者，取其壮水制火，预防咽痛失血等证也"。

气血两燔证发斑，是阳明气分热盛窜入血分，热邪逼迫血液溢出脉外所致，治疗当清泄胃热、凉血化斑，治疗选化斑汤。阳明主肌肉，发斑的人全身红赤，是阳明热毒侵入血分，外发于肌肉而成。所以用石膏清泄肺胃之热；知母清肺保津，能治阳明独胜之热；甘草能清热解毒、调和中气；白粳米清胃热而保胃液；加玄参滋肾水、养肺金，使肾水得充，上交于肺；犀角味咸性寒，能救肾水以救心火、透达邪热、托斑外出而病解。

【临床应用】

气营（血）两清主治温病气营两燔或气血两燔证，现用于治疗流行性乙型脑炎、流行性脑脊髓膜炎、败血症等表现为气营（血）两燔者。代表方剂如加减玉女煎、化斑汤、清瘟败毒饮，其中清瘟败毒饮临床应用最为广泛。清瘟败毒饮为白虎汤、犀角地黄汤、黄连解毒汤等合方加减而成。方中清气药物集合温病气分证轻清宣气、辛寒清气、清热泻火之法，重用石膏合知母、甘草以清阳明之热；黄连、黄芩、栀子三药合之泻三焦实火；犀角（现以水牛角代替）、牡丹皮、生地黄、赤芍专于凉血解毒化瘀；连翘、玄参、桔梗、甘草清热透邪利咽；竹叶清心利尿、导热下行。诸药合用，既清气分之火，又凉血分之热，符合气血两燔证的病理特点，余霖《疫证条辨》中记载以清瘟败毒饮加减治疗疫证有 70 多条，后世医家治疗发斑发疹类传染病，以此为参考，屡获奇效。

（3）凉血散血

【理论述要】

1）理论源流　明末医家吴又可《温疫论·发斑战汗合论》云："气属阳而轻清，血属阴而重浊，是以邪在气分则易疏透，邪在血分恒多胶滞。"提出了邪在血分的病理特点，为凉血散血法的提出奠定了基础；凉血散血法形成于清代医家叶天士《温热论》，其言"入血就恐耗血动血，直须凉血散血，如生地、丹皮、阿胶、赤芍等物"。明确提出血分证的病机为"耗血动血"，治当"凉血散血"，并列举相应的药物"生地、丹皮、阿胶、赤芍等"；又云"若伏气温病，自里出表，乃先从血分而后达于气分，故起病之初，往往舌润而无苔，但察其脉，软而或弦，或微数，口未渴而心烦发热，即宜投以清解营阴之药，邪从气分而化，苔始渐布，然后再清气分可也……正如抽丝剥茧，层出不穷，不比外感温邪由卫气及气而营而血也"。更加详细地论述了叶天士对血分证发病及治疗的认识。

2）理论内涵　凉血散血法是用清热凉血、养阴生津、活血化瘀的药物组成方剂以清热止血、消散瘀血的治法，主治温病血分热盛，迫血妄行，热瘀交结之证。症见灼热躁扰，甚则昏狂谵妄，斑疹密布，吐血、衄血或尿血、便血，舌质紫绛等。代表方剂如犀角地黄汤。

血分证临床表现为两个方面：一为出血，因热盛动血导致；血热炽盛，逼迫血液妄行，溢出脉外则出血。叶氏认为治当"凉血"，无须专于止血，凉血即能止血，选择清热凉血的药物即可，后世吴锡璜解释说"治温热病先宜凉解"，因热清则邪去，邪去则正安，正安则血止，此即治病求本也。二为瘀血，因耗血所致；热邪消耗血中津液，血液浓缩，逐渐形成瘀血，叶氏认为治当"散血"，"散血"并非简单意义上的活血化瘀，而是在养阴药物的基础上配伍活血化瘀之品，因本证瘀血的形成是血中津液减少，血液浓缩之故，此种治法正符合温病中审证求因的治疗原则。另需注意，血热动血，血溢脉外，留阻体内，即为离经之瘀血，瘀阻血行，亦可导致血不循经而溢于脉外。故瘀血这种病理产物，又是导致出血的病因；大剂量凉血药物，虽有止血之长，但亦有"血遇寒则凝"的弊端，因此在凉血方中加入活血药物，可以止血而不留瘀。

【临床应用】

凉血散血法可用于鼻衄、呕血、黑便、血淋、非时经血、发斑等临床表现为热盛迫血、气血两燔、血热互结等证者的治疗，西医的功能失调性子宫出血、紫癜、白血病等病的某些临床表现与血分证相似且病机符合者，可参考辨治。代表方剂为犀角地黄汤。方中犀角味咸，能深入下焦血分以清泄邪热，地黄能祛除积聚而补阴液，白芍可去除瘀血而滋生新血，牡丹皮能泻血中邪火。此类药物凉血而止血，养阴而补虚，活血而不伤正，止血而不留瘀，符合血分证耗血动血的病机，临证中加减得当，是为治疗热盛动血证之良方。

7. 开窍醒神

开窍醒神法是通过开通机窍闭阻、促使神志苏醒的一种治疗方法。主治热入心包、痰浊湿热上蒙机窍或瘀滞心脉而引起的神志异常。具体分为以下三种治法。

（1）化痰（湿）开窍

【理论述要】

1）理论源流　化痰（湿）开窍法理论最早可追溯至《内经》，其提出的"心主神明"论、窍通五脏及窍闭致病论等，为"痰蒙清窍"理论的提出及化痰开窍法的创立奠定了基础；《伤寒杂病论》的辨治理论对后世运用化痰开窍类治法亦有重要的理论与临床指导意义；宋代《太平惠民和剂局方》记载的苏合香丸，属温开之方剂，开创了温通开窍的先河，为后世温病医家化痰（湿）开窍治疗痰（湿）蒙心包证提供了治法依据及代表方剂。近代《温病全书》中记载的菖蒲郁金汤清热化湿、芳香开窍，与苏合香丸合用，成为治疗湿温病湿热酿痰，蒙蔽心包的代表方剂。

2）理论内涵　化痰（湿）开窍是以芳香宣化湿热痰浊之品以宣通机窍、促使神志恢复正常的治法。主治湿温病湿热郁蒸，酿生痰浊，痰湿秽浊蒙蔽心包，神明被遏而出现的神昏病证。症见身热不畅、神志昏蒙、时清时昧、时有谵语、苔白腻或黄腻、舌质红、脉濡数等。治疗当清热化湿、芳香开窍，代表方剂如菖蒲郁金汤、苏合香丸、牛黄抱龙丸、太乙紫金锭等。

湿热酿痰蒙闭心包，虽有神昏之症，仍属气分，须仔细辨识，辨证的关键在舌苔黄垢腻和身热不扬。清代吴鞠通在《温病条辨·湿温门》指出："世医不知其为湿温。见其头痛恶寒身重疼痛也，以为伤寒而汗之，汗伤心阳，湿随辛温发表之药蒸腾上逆，内蒙心窍则神昏，上蒙清窍则耳聋目瞑不言。"后世医家提出治宜涤痰开窍，方选菖蒲郁金汤合苏合香丸。菖蒲配郁金芳香开窍；竹沥、姜汁豁痰开窍，配伍胆南星、天竺黄以增药力；金银花、连翘清温解毒；竹叶、滑石渗利湿热；山栀子、牡丹皮泻火凉营；玉枢丹泄化痰水、芳香开窍、祛邪解毒，热重者可易至宝丹，湿重者可易白金丹。苏合香丸芳香开窍、行气解郁、散寒化浊。方中苏合香、麝香、冰片、安息香芳香辟浊、开窍醒神为主药。其中苏合香、安息香透窍开闭，醒脑力强；青木香、香附、白檀香、沉香、丁香、熏陆香（即乳香）诸香同用以行气解郁、温中散寒、宣窍化浊为辅药；荜茇配诸香以增强温中散寒、行气开郁之功；朱砂、犀角宁心安神、镇惊解毒。

【临床应用】

化痰（湿）开窍法可治疗的疾病大体可以分为两大类别：一是因湿蒙心包导致神昏的病证，如脑部疾病、神经性疾病、精神性疾病、急性传染病等。二是痰湿上蒙清窍而引起的五官科病证，也可参考辨治。此类病证用菖蒲郁金汤合苏合香丸加减，既能清热祛湿，祛除病因，又能芳香开窍，苏醒神志，标本兼治，正符合湿热酿痰蒙蔽心包的病理特点，应用得当，疗效俱佳。

（2）清心开窍

【理论述要】

1）理论源流　《内经》提出的心主神明、窍通五脏及窍闭致病论等，同样为"热闭心包"理论的提出及清心开窍法的创立奠定了基础；清代叶天士在《临证指南医案·卷十·春温风温》中，有用牛黄丸、至宝丹之属治疗温病案；清代吴鞠通《温病条辨·上焦》第16条云："太阴温病，不可发汗，发汗而汗不出者，必发斑疹，汗出过多者，必神昏谵语……神昏谵语者，清宫汤主之，牛黄丸、紫雪丹、局方至宝丹亦主之。"吴氏在总结前贤经验的基础上，创制了安宫牛黄丸，改进了紫雪丹、至宝丹，后世并称其为"凉开三宝"，将其运用在风温、温热、暑温、伏暑等外感温热疾病邪犯心包而神昏谵语、舌謇肢厥者，正式提出了清心开窍的治法及代表方剂。

2）理论内涵　清心开窍法即以清心、透络、开窍之品，促使神志苏醒。主治温病热闭心包证。症见身热夜甚、神昏谵语或昏愦不语、舌謇肢厥、舌红绛或纯绛鲜泽、脉细数。代表方剂如安宫牛黄丸、至宝丹、紫雪丹。

安宫牛黄丸为清热豁痰开窍的良方，能清热解毒、豁痰开窍。主治热病邪入心包，高热惊厥，神昏谵语之证。方中以牛黄清心豁痰开窍、凉肝息风止痉；犀角清营凉血、解毒定惊；麝香芳香辟秽、开窍通络醒神，共为主药。雄黄解毒豁痰；黄连、黄芩、栀子清热泻火解毒；冰片、郁金开郁化浊、开窍醒神；朱砂、珍珠、金箔镇心安神、定惊止搐，共为佐使。诸药合用，以清热解毒、豁痰开窍。

至宝丹长于芳香开窍、化浊辟秽，具有清热解毒、祛痰开窍之功效。主治痰浊内闭，邪热炽盛，神昏窍闭之证，症见神昏谵语、身热烦躁、痰盛气粗、舌绛苔黄垢腻、脉滑数者。方中以麝香、安息香芳香辟秽、化浊开窍为主药。犀角、牛黄、雄黄、玳瑁清热解毒、化痰息风共为辅药。朱砂、琥珀、银箔、金箔重镇安神定惊，为佐使药。诸药合用，共达清热解毒、化浊开窍之效。

紫雪丹长于清热解毒、镇痉息风、开窍定惊，主治温热病、热邪内陷心包，症见高热烦躁、神昏谵语、抽风痉厥、口渴唇焦、尿赤及小儿热盛惊厥。方中石膏、滑石、寒水石清热泻火；羚羊角凉肝息风；犀角清心凉血解毒；升麻、玄参、炙甘草清热解毒；朴硝、硝石清热散结；麝香开窍醒神；木香、丁香、沉香宣通气机，以助开窍；朱砂、磁石、金箔重镇安神。诸药合用，以清热解毒、开窍定痉。

【临床应用】

清心开窍法常用于治疗中风昏迷及脑炎、脑膜炎、中毒性脑病、脑出血等神经系统疾病，也可用于治疗重症肺炎（包括新型冠状病毒感染重症）、化脓性感染败血症、小儿麻疹毒陷营血、斑疹伤寒、猩红热等，上述病证病机属于热犯心包而神昏谵语、舌謇肢厥者，均可使用。清心开窍法常用药物可归纳为五类：清热解毒类，如黄芩、黄连、栀子、雄黄等；调畅气机类，如麝香、冰片、郁金、丁香等；辟秽化浊类，如牛黄、雄黄、石菖蒲等；芳香开窍类，如牛黄、麝香、冰片、安息香等；重镇安神类，如金箔、银箔、磁石、朱砂、玳瑁等。这几类药物功用虽有不同，但配伍得当能达到开窍醒神之功，符合热病神昏之病机，应用得当，效如桴鼓。

（3）化瘀开窍

【理论述要】

1）理论源流　化瘀开窍理论形成较早，其理论形成可追溯至《内经》，如《灵枢·本神》说"心藏神，脉舍神"。神须血濡才能清明不昧，血分发生病变，神亦受其所累，是以血热、血虚、血瘀均可引起神志异常。温病神昏常由血热、血瘀导致，因此治疗有清心开窍、化瘀开窍之分。温病化瘀开窍法首见于何秀山《重订广温热论》，其言"热陷心包神昏，非痰迷心窍即瘀塞心孔"，指出神昏的病机除了痰热内闭心包，还有瘀血阻滞心络，治疗当凉血散血、开窍安神，并提出化瘀开窍法的代表方剂犀珀至宝丹，何氏言："此丹大剂通瘀，直达心窍；又能上清脑络，下降浊阴。专治一切时邪内陷血分，瘀塞心房，不省人事，昏厥如尸，目瞪口呆，四肢厥冷等症；又治妇人热结血室，及产后瘀血冲心；小儿痘疹内陷，急惊暴厥，中风中恶等症，用之得当，奏功极速。"乃至宝丹之变法。俞根初《通俗伤寒论》中也提出了犀地清络饮、犀羚三汁饮等化瘀开窍的方剂。

2）理论内涵　化瘀开窍，是根据闭窍兼瘀病机所拟的治法。瘀血形成原因有气虚、气滞、血寒、血热等，温病中则是由热致瘀，瘀热互结，机窍闭阻，导致神志昏迷、不省人事。治疗当凉血散血、化瘀开窍。本证以神昏闭窍为主症，兼见身热夜甚、舌质紫绛为辨证依据。代表方剂如犀珀至宝丹、犀地清络饮、犀羚三汁饮等。

化瘀开窍法针对的神昏病证，是以热、痰、瘀、闭为其基本病变，此法用药常由具有清热解毒、涤痰化浊、活血行瘀、芳香开窍功效的四类药物组成，共同体现化瘀开窍之法。此法与清心开窍相比较，药物组成基本相同，仅多一组活血化瘀的药物，也可以认为是对清心开窍法的继承和发展。

【临床应用】

化瘀开窍法常用于治疗温病热入心包兼舌质紫暗者；也可用于妇人热入血室，瘀热上扰，神志异常之证；小儿急惊风或麻疹内陷、斑疹晦暗者或中风由血瘀脑络所致者亦可参考本法辨证论治。化瘀开窍法用药常由清热解毒、涤痰化浊、活血行瘀、芳香开窍四类药物组成，这些药物融清热、解毒、活血、化浊、理气、开窍、安神为一体，符合闭窍兼瘀的病理特点，临床加减得当，应用范围广泛。

8. 息风止痉

息风止痉是通过平息肝风而抑制痉厥的一种治法，用于治疗热盛动风或阴虚风动证。其主要作用为通过凉泄肝经邪热，或滋养肝肾阴液等方法控制痉搐。由于引起肝风内动的原因有热盛动风和阴虚风动之别，所以息风止痉法主要有清热息风法和养阴息风法两种。

（1）清热息风　用清热凉肝之品以息风止痉，即用甘苦合酸咸寒之品达到凉肝解痉、透热养阴的作用，是针对热盛引动肝风证提出的治疗原则。清热息风法主要用于治疗温热性质的温病，主治温病邪热内炽，引动肝风，风火相煽者。症见身灼热、手足搐搦甚或角弓反张、口噤神迷、苔黄舌红、脉弦数等。

【理论述要】

1）理论源流　清热息风法针对热盛引动肝风而设。《素问·至真要大论》曰："诸风掉眩，皆属于肝。"热势盛极燔灼筋脉，引动肝风为其病机。治疗方面，《素问·至真要大论》说："热淫所胜，平以咸寒，佐以苦甘，以酸收之。"指出咸寒、苦甘、酸寒是治疗热盛动风药物的主要性味。后世医家俞根初根据《内经》的理论创立了羚角钩藤汤。俞根初认为该法属于"凉息肝风法"，主治春温伤寒，热入厥阴，横窜筋脉，手足瘛疭者。叶天士在《临证指南医案》中也有关于清热凉肝息风法的应用，其中提到"厥阴阳气易逆""风胜为肿，热久为燥"。选用羚羊角咸寒之品，清热凉肝息风。薛生白《湿热病篇》记载："湿热证，数日后，汗出热不除，或痉，忽头痛不止者，营液大亏，厥阴风火上升，宜羚羊角、蔓荆子、钩藤、玄参、生地、女贞子等味。"叶氏与薛氏所论都是针对厥阴风木，易受火热所动，造成风火相煽而动风之象，治疗与后世俞根初所创羚角钩藤汤相合，为治疗热盛动风证提供了治则与方药。

2）理论内涵　清热息风法的主要作用是清肝经之热以息肝经之风。该治法以药物的性味咸寒、苦甘合酸寒并用。以羚羊角咸寒清肝经之热、息肝经之风；钩藤微寒清肝热、息肝风，两药合用凉肝息风、清热解痉；桑叶苦、甘，寒，菊花辛、甘、苦，微寒，入肝经，助羚羊角、钩藤息肝风，又可疏散肝经风热；白芍酸、苦、甘，微寒，可平肝、柔肝，酸味又可收敛阴气；生地黄甘、苦，寒，可滋阴生津，以治热盛伤及阴液而筋脉失养；以贝母、竹茹清热化痰，因热盛至极，易炼液为痰而成痰热闭窍，故以二药治疗，防其成痰热闭窍之势；热邪炽盛，可扰及心神，故加茯神宁心安神。生甘草调和诸药，与白芍之酸，可酸甘化阴。其病机和治法都以《内经》为理论依据，针对邪热炽盛，主以咸寒、苦寒泄其热，热盛而成阴伤，又以甘寒、酸寒滋阴、敛阴、化阴。叶天士在治疗内伤动风时，以咸寒、苦寒之品治之，因其非外感温热，所以伤及阴液现象并不显著，主以咸寒、苦寒之品平肝息风为主，而清热息风法主要针对外感温热性质邪气引动肝风而设。

【临床应用】

清热息风法常被用于治疗神经系统、循环系统疾病，如癫痫、高血压、中风、眩晕、失眠等。常用的咸寒清肝热、平肝阳的药物有羚羊角、钩藤、珍珠母、石决明等；苦甘寒清肝热、养肝阴的药物有桑叶、菊花、生地黄、玄参、白蒺藜、夏枯草、山栀子等；酸味收敛阴液的药物为白芍；以甘草调和诸药。这些药物组成的方剂正是针对热极生风的病理特点。

（2）养阴息风　养阴息风通过滋养肝肾、潜镇肝阳以平息肝风，即用咸寒合酸甘之品育阴潜阳、滋水涵木，是针对阴虚动风的治疗原则。养阴息风法主要用于治疗温病后期因肝肾真阴亏损而致筋脉失于滋养、虚风内动者。症见手指蠕动甚或瘛疭、肢厥神倦、舌干绛而痿、脉虚细等。

【理论述要】

1）理论源流　养阴息风是针对阴虚动风而设的治法。治疗方剂以加减复脉汤、三甲复脉汤、大定风珠为主，吴鞠通称其为复脉辈。复脉辈方源于张仲景《伤寒论》第177条："伤寒脉结代，心动悸，炙甘草汤主之。"叶天士对炙甘草汤十分推崇，在临证中根据温病化燥伤阴的特点，将炙甘草汤进行化裁、变通使用，且不仅运用于温病的治疗中，还将其加减变化，广泛用于各科杂病。吴鞠通深入研究叶氏使用炙甘草汤的经验，整理形成了加减复脉汤、三甲复脉汤、大定风珠等。《温病条辨·下焦篇》第1条云："风温、温热、温疫、温毒、冬温，邪在阳明久羁，或已下……加减复脉汤主之。"《温病条辨·下焦篇》第14条云："下焦温病，热深厥甚，脉细促，心中大动，甚则心中痛者，三甲复脉汤主之。"《温病条辨·下焦篇》第16条云："热邪久羁，吸烁真阴，或因误表，或因妄攻，神倦瘛疭，脉气虚弱，舌绛苔少，时时欲脱者，大定风珠主之。"吴鞠通将叶天士变通运用炙甘草汤的方法进行了系统的总结，形成条文并在其医案中屡屡应用。复脉辈方的主治主要包括身热面赤、口干舌燥、脉虚大或结代、瘛疭、神倦欲眠、舌赤苍老等。

2）理论内涵　仲景的炙甘草汤主要治疗心动悸、脉结代。其证是由伤寒汗、吐、下或失血后，或杂病阴血不足，阳气不振所致。温病的特点是热象偏重，且易化燥伤阴，后期以肝血肾精的损伤为重点，在治法上当注重对阴血阴精的滋养，叶天士以仲景炙甘草汤气、血、阴、阳并补的治法为切入点，临证中巧妙地进行了化裁，他减去参、姜、桂、枣、酒甘温之品，加入白芍酸敛阴气，形成了加减复脉汤。吴鞠通曰："去参、桂、姜、枣之补阳，加白芍收三阴之阴，故云加减复脉汤。在仲景当日，治伤于寒者之结代，自有取于参、桂、姜、枣，复脉中之阳；今治伤于温者之阳亢阴竭，不得再补其阳也。用古法而不拘用古方，医者之化裁也。"后又以此方为基础，见心中憺憺大动、脉结促者，加入牡蛎、鳖甲、龟甲，形成了三甲复脉汤；遇阴伤至极，筋脉失养，时时欲脱，加入鸡子黄、五味子形成大定风珠。总之，复脉辈的核心在于滋养精血，与温病后期温邪伤及肝血肾精的病机相契合。该法不仅用于温病阴伤证，内伤杂病所见真阴损伤，阴虚动风者皆可用之。

【临床应用】

养阴息风法常被用于治疗循环系统疾病、神经系统疾病、内分泌系统疾病及妇科疾病，如心律不齐、高血压、月经不调、甲状腺功能亢进、失眠等。常用咸寒合甘寒药物滋养肝肾真阴、育阴潜阳息风，药物有鳖甲、牡蛎、龟甲、生地黄、麦冬、阿胶等；酸味药物用白芍收敛阴液，与甘草相合又可酸甘化阴，滋阴、化阴、敛阴于一方，多法并用以补充耗损之精血。这些药物组成的复脉辈正是针对温病伤及下焦肝肾真阴的病理特点。

9. 滋阴生津

滋阴生津是通过滋养阴液来补充人体阴液耗伤的一种治法，用于温病后期脏腑阴液大伤者，主要作用有滋补阴液、润燥制火等。温病所感受的温邪属阳邪，最易耗伤阴液，病至后期，每有明显的阴伤之象，多出现肺胃阴伤或肝肾阴伤之证。阴液的耗损程度与疾病的发展及预后有密切的关系，所以在温病的治疗中，应时时注意顾护阴液。滋阴生津法主要分为甘守津还、增水行舟和滋阴濡络三种。

（1）甘守津还　甘守津还是治疗温热邪气耗伤胃中津气的治法，于滋润药中加甘味药物调守中焦，使邪不伤胃，热退津生。

【理论述要】

1）理论源流　甘守津还治法见于叶天士《温热论》"再舌苔白厚而干燥者，此胃燥气伤也，滋润药中加甘草，令甘守津还之意"，温热性质邪气耗伤胃中津气，气伤不能化液而成湿，见舌苔白厚，津伤化燥见舌上干燥之象。若以苦燥药燥湿，非但湿不化，还会加重津液的损伤，加重病势。所以，叶天士在滋润药物中，加入甘草，可补益肺胃之气，既可与滋润药相伍化生津液，又可恢复气化功能，达到布津化液的作用。《灵枢·邪气脏腑病形》记载"阴阳形气俱不足……调以甘药"，是用甘药发挥补养的作用。《素问·脏气法时论》曰"肝苦急，急食甘以缓之"，是用甘药发挥缓急的作用。《素问·至真要大论》曰："诸气在泉，风淫于内，治以辛凉，佐以苦，以甘缓之，以辛散之……燥淫于内，治以苦温，佐以甘辛，以苦下之。寒淫于内，治以甘热，佐以苦辛。"对于风、热、燥、寒邪气的治疗都用到了甘味药。其中，甘草为历代医家广泛使用的药物，其味甘色黄，得土性最全。张仲景《伤寒论》记载的方中，用到甘草的有70余首，可见甘草的重要性。《临证指南医案》中指出"论药，必首推气味""黄帝论病，本乎四气，其论药方，推气味"。叶天士对药物气味颇为重视。

2）理论内涵　甘草味甘，具有能补、能和、能缓的功效，常与多种性味药物搭配使用，可发挥不同的作用，如甘温益气、甘寒养阴、辛甘化阳、酸甘化阴、甘苦合化阴气等方法。外感热病的初期阶段，以邪气盛实为主，治疗以祛邪为主，多以辛散药物祛邪外出，但恐过于发散可耗伤津气，所以多用甘草与辛温或辛凉药物搭配使用，可使祛邪而不伤正，达到散中有守的作用，如银翘散、桑菊饮；中期阶段，多邪正剧争，治疗要祛邪与扶正兼顾，一味攻邪容易造成正气损伤，使疾病缠绵不解。因此，既要攻邪又要扶助正气，正气内守才能有利于疾病向愈，如白虎汤；后期阶段，邪退正虚，温病以阴伤为主要表现，后期治疗要滋阴生津，多用甘草与养阴药相伍，有利于阴液恢复，达到甘守津还的作用。

【临床应用】

甘守津还法常被用于治疗消化系统、呼吸系统疾病，如慢性浅表性胃炎、慢性萎缩性胃炎、急性上呼吸道感染、慢性支气管炎等。常用的药物有甘草、麦冬、生地黄、玉竹等。甘草与酸味药物白芍合用可酸甘化阴，与辛温药物桂枝合用可辛甘化阳，与苦寒药物黄芩、黄连、黄柏合用可甘苦合化阴气。临床加减使用，广泛应用于治疗外感疾病、内伤杂病。

（2）增水行舟　增水行舟法是用甘寒、咸寒之品滋润肠液以通大便，主治温病后期邪热基本解除，阴伤未复，津枯肠燥便秘者，即所谓"无水舟停"，症见大便秘结、咽干口燥、舌红而干等，治疗当增液润肠，即增水行舟。

【理论述要】

1）理论源流　增水行舟法是针对温病后期肠燥津枯便秘而设，治疗方剂以增液汤为主。此法见于吴鞠通《温病条辨》，书中说："阳明温病，无上焦证，数日不大便，当下之，若其人阴素虚，不可行承气者，增液汤主之。""下后数日，热不退，或退不尽，口燥咽干，舌苔干黑……增液汤主之。"吴氏所论增液汤都是在"中焦篇"阳明温病的条文中论及的，针对温病邪入中焦，出现肠燥津枯便秘为主症而使用此法。吴氏所创增液汤是受叶天士的影响，《临证指南医案·咳嗽》《临证指南医案·温热》《临证指南医案·吐血》医案中均有用到生地黄、玄参和麦冬。同时，他也借鉴了吴有性《温疫论》清燥养荣汤和承气养荣汤的思路。《温疫论》载："下证以邪未尽，不得已而数下，间有两目加涩，舌反枯干……今重亡津液，宜清燥养荣汤，设热证未除，里证仍在者，宜承气养荣汤。"吴鞠通在《温病条辨》中也自注说："此方所以代吴又可承气养荣汤法也。"

2）理论内涵　温病后期，邪热已退，阴伤为主要病理改变。肠道津液干枯，燥屎不得下行，形成"无水舟停"的情况，治疗以增加肠道阴液达到通便的效果，故称为"增水行舟"。方由生地黄、玄参、麦冬三味组成。生地黄甘苦寒，可养阴生津润肠，麦冬甘微苦，可滋阴生津、润肠通便，玄参苦甘咸寒可养阴生津。三药合用，组成甘寒与咸寒的性味搭配。生地黄和玄参又可清热凉血，配合麦冬清热凉血养阴，除治疗肠燥津亏之证，对于营血分热炽阴伤为病机的疾病也可加减应用。

【临床应用】

增水行舟法常被用于治疗消化系统疾病、皮肤病、循环系统疾病、免疫系统疾病、神经系统疾病，如便秘、萎缩性胃炎、痤疮、高血压、失眠等。常用的药物有玄参、生地黄、麦冬等。如需发挥清营凉血的作用，常与金银花、连翘、竹叶等配合以清营透热。三味药以甘寒与咸寒并用，可发挥增液润燥的作用，临床加减应用广泛。

（3）滋阴濡络　滋阴濡络法是指温邪久羁或久病耗伤阴血，不能充养络脉导致络脉失于濡润，络道干涩。主要表现为低热、五心烦热、口干渴、手足麻木不仁或拘挛、肢体偏废、舌红有瘀点、脉细涩。以滋阴、养血、通络而濡养络脉为治疗原则。

【理论述要】

1）理论源流　络脉理论早在《内经》中就有记载。《灵枢·百病始生》云"阳络伤则血外溢，血外溢则衄血。阴络伤则血内溢，血内溢则后血"。指出络脉损伤导致出血。《灵枢·百病始生》又云"是故虚邪之中人也，始于皮肤留而不去……则传舍于络脉，在络之时……或着络脉，或着经脉"。指出感邪后可传至络脉。张仲景《金匮要略·脏腑经络先后病脉证》言"极热伤络"，说明热邪可伤络脉。叶天士在以上思想的启迪下，提出"久病入络"之说，在《临证指南医案》中指出"经年宿病，病必在络"。《内经》《金匮要略》《临证指南医案》从发病、邪气性质、传变途径等不同角度阐述了络脉为病的情况。

2）理论内涵　《灵枢·小针解》曰"节之交三百六十五会者，络脉之渗灌诸节者也"，《灵枢·本脏》曰"经脉者，所以行血气而营阴阳，濡筋骨，利关节者也"，指出了络脉具有将经脉运行的气血渗濡灌注于脏腑肢节的作用。《灵枢·痈疽》云"中焦出气如露，上注溪谷，而渗孙脉，津液和调，变化而赤为血"，指出络脉具有津血互渗的作用，津血同源而异流，二者可通过络脉互渗互化。这些都说明络脉中含有的物质以津血为主，且络脉具有滋阴脏腑、濡润筋骨肢节的作用。若久病耗损阴液或火热之邪灼伤阴液累及络脉，可致络脉阴液亏虚，阴虚络道干涩，血运不利，脏腑组织失于濡养，出现局部麻木、疼痛、肌肤干燥粗糙等症。叶天士提出"凡久恙必入络，络主血""初为气结在经，久则血伤入络"，络中气血虚涩不畅也可致瘀血内生，从生理病理角度说明了络病以津亏血伤为主要特点。

【临床应用】

滋阴濡络法常被用于治疗内分泌系统疾病、循环系统疾病、神经系统疾病，如糖尿病、冠心病、脑栓塞等。常用的滋阴药物有生地黄、麦冬等，养血药物有阿胶、当归等，通络药物有桃仁、土鳖虫等。这些药物具有滋阴而不滞血、通络而不伤阴的特点，即叶氏所说"大凡络虚，通补最宜"。

10. 固本救脱

固本救脱是通过大补元气、温阳救逆、护阴敛液以固敛元气、益气敛阴及回阳救逆，用于救治脱证的一种治法。适用于患者正气素虚而邪气太盛，或汗下太过，阴液骤损，阴伤及阳，导致的元气虚脱、气阴外脱或阳气外脱的厥脱证候。固本救脱法的作用主要有益气固脱、温阳固脱和滋阴固脱三个方面。

（1）益气固脱　本法是用甘温之品大补元气，治疗元气虚脱证的方法。主治汗出气短、神疲倦怠，甚则神志不清、舌淡苔白、脉危欲绝等。

【理论述要】

1）理论源流　早在《难经》就有关于元气的记载："脉有根本，人有元气，故知不死。"元气为人体初始之气，生命活动的重要物质，如果元气外脱就会危及人的生命健康。晋代医家葛洪的《肘后备急方》曰"治卒上气，鸣息便欲绝……又方：末人参，服方寸匕，日五六"。这是治疗气虚不足，上气喘鸣的代表。元代《十药神书》记载"丙字独参汤，止血后，此药补之"，其用独参汤益气固脱，是防治血后气脱的代表方，是益气固脱法的体现。明代张景岳在《景岳全书》中说："伤寒一证，惟元气虚者为最重，虚而不补，何以挽回？"其提出大补元气以治疗元气虚脱所致的危重症，方药以独参汤为代表，其曰："凡气虚气脱，畏闻诸药气味及反胃呕吐垂危者，惟此为宜。"

2）理论内涵　益气固脱法是指以甘温之品大补元气的治法。甘味具有补气的作用，温性取"少火生气"之意，甘以补气，微温以生气，共同发挥补元气的作用。药物以人参为代表。人参，味甘、微苦，微温。《神农本草经》记载："主补五脏，安精神，定魂魄。"《长沙药解》载："人参补中气，中气健运，则升降复其原职，清浊归其本位，上下之呕泄皆止，心腹之痞胀俱消。"人参可补五脏，又以中土为核心，脾土健运以灌四旁。在甘味的基础上，根据阴阳虚损，常与辛热药物相配，如附子、肉桂等辛甘热之品，可补气温阳固脱；与酸寒药物相配，如麦冬、五味子等，可益气敛阴固脱。

【临床应用】

益气固脱法常被用于治疗循环系统、呼吸系统疾病，如心力衰竭、低血压、心律失常、呼吸衰竭、肺源性心脏病等。常用的甘味补气药物有人参、炙甘草、白术等。代表方剂为独参汤。这些药物以甘味为主组成，具有益气、补中、固脱的特点，使用单味量大的人参可迅速发挥益气固脱的效用，临床对于元气虚脱具有急救的作用。

（2）温阳固脱　本法是用辛热、甘温之品峻补阳气，救治厥脱，是针对温病过程中阳气暴脱的治疗方法。症见四肢逆冷、汗出淋漓、神疲蜷卧、面色苍白、舌淡而润、脉微细欲绝等。

【理论述要】

1）理论源流　《素问·生气通天论》中提到"阳气者若天与日，失其所则折寿而不彰，故天运当以日光明"。提出阳气具有的重要作用，还指出"阳密乃固"的重要性。若阳虚不固，严重者可致阳气脱失，治疗应以辛热、甘温之品峻补阳气、回阳救逆。《素问·阴阳应象大论》曰："水为阴，火为阳，阳为气，阴为味……气厚者为阳，薄为阳之阴。"指出当以具有阳热性质的温热之气的药物来补充人体不足的阳气。东汉张仲景针对少阴病寒化证提出"急温之，宜四逆汤"，以四逆汤急救阳气的耗散。此后，《圣济总录》《世医得效方》以参附汤发挥回阳救逆的作用。至清代，温病学理论体系建立，在温病发展过程中，一般以阴伤为主，但也可阴伤及阳或阳气暴脱而出现阳气外脱，或出现寒湿伤阳的情况。如吴鞠通《温病条辨·中焦篇》第51条云："湿伤脾胃两阳，既吐且利，寒热身痛……吐利汗出，发热恶寒，四肢拘急，手足厥冷，四逆汤主之。"吴氏记载的四逆汤，是在仲景四逆汤的基础上加入了人参一两，他一方面补充了寒湿伤阳所致阳虚的治法，又综合了四逆汤与参附汤，使温阳固脱法的方药更加完善。

2）理论内涵　温阳固脱法是以辛热与甘温之品峻补阳气。《素问·阴阳应象大论》记载："辛甘发散为阳，酸苦涌泄为阴。"指出辛味与甘味药物具有阳热属性。所以，辛热、甘温的药物性味组合构成了温阳固脱法的理论基础。四逆汤所用附子大辛大热可回阳救逆，与辛热的干姜共同温阳，炙甘草甘温调中补虚，三药共用起到了回阳救逆的作用。参附汤以甘温的人参与大辛大热的附子配伍使用，也是辛热与甘温的相合而用，都是以《内经》的理论为基础。吴鞠通在四逆汤中加入人参并分析说："原方无人参，此独加人参者，前条寒多，不饮水，较厥逆尚轻，仲景已用人参；此条诸阳欲脱，中虚更急，不用人参，何以固内？"指出阳气虚脱时，虽然辛热可复阳，但加入人参意在人参补中气之虚以固内，使恢复的阳气留守于内，是对原有温阳固脱法的发展。

【临床应用】

温阳固脱法常用于治疗循环系统、呼吸系统、消化系统疾病等，如心肌梗死、休克、心力衰竭、低血压、心律失常、呼吸衰竭、肺源性心脏病、急性肠炎、泄泻等。常用甘味补气的药物有人参、炙甘草等，辛热温阳的药物有附子、干姜等，另可加入煅龙骨、煅牡蛎以固涩镇潜阳气。代表方剂有四逆汤、参附汤、参附龙牡汤等。这些药物以辛热、甘温性味组成，针对阳气脱失可峻补阳气、守中固涩来发挥急救的作用。

（3）滋阴固脱　本法是用甘温、甘酸补气敛阴之品益气生津、敛阴固脱，是针对温病过程中气阴两伤、正气欲脱的治疗方法，症见身热骤降、汗多气短、体倦神疲、舌光少苔、脉散大无力等。

【理论述要】

1）理论源流　滋阴固脱法是以气阴两伤、津气欲脱为病机，代表方剂是生脉散，该方出自《医学启源》，书中记载治疗"肺中伏火，脉气欲绝"，可"补肺中元气不足"。李杲将此法继承又加以创新，用于治疗暑伤元气。《内外伤辨惑论》曰："夫脾胃虚弱之人，遇六七月霖雨，诸物皆润，人汗沾衣，身重短气，更逢湿旺助热为邪……故以人参之甘补气，麦门冬苦寒泻热，补水之源，五味子之酸，清肃燥金，名曰生脉散。"至清代，温病学家将此法广泛运用于暑温病发展过程中出现津气欲脱证的治疗。薛生白《湿热病篇》第39条记载："暑月热伤元气，气短倦怠，口渴多汗，肺虚而咳者，宜人参、麦冬、五味子等味。"吴鞠通在《温病条辨·上焦篇》第26条云："手太阴暑温……汗多脉散大，喘喝欲脱者，生脉散主之。"并在自注中说："汗多而脉散大，其为阳气发泄太甚，内虚不可留恋可知。生脉散酸甘化阴，守阴所以留阳，阳留，汗自止也。以人参为君，所以补肺中元气也。"并将此方称为"酸甘化阴法"。

2）理论内涵　滋阴固脱法是以甘温与甘酸之品大补元气、固敛阴液的治疗方法，主要用于暑温病的治疗。暑为火热之邪，其性酷烈，火热炽盛伤津耗液，且易耗损元气。《内经》"壮火食气"即是此理。若暑邪持续耗伤气阴则易形成气阴外脱的危重症。所以，针对阴伤者，当以甘寒之品滋阴生津，元气虚损者，当以甘温之品大补元气，气阴欲脱者，当以酸敛之品敛固欲脱之元气与阴液，构成了此法的药物性味组成。人参，甘温可大补元气；麦冬，甘、微苦、微寒，可滋阴生津，《名医别录》记载其"疗虚劳客热，口干燥渴"；五味子，酸、甘、温，酸味可敛耗伤之气阴，酸甘又可化阴，《本草备要》载其"专收敛肺气而滋肾水""退热敛汗""益气生津"。

【临床应用】

滋阴固脱法常用于治疗循环系统、呼吸系统疾病，如心肌梗死、休克、心力衰竭、低血压、心律失常、呼吸衰竭、中暑等。常用甘味补气的药物有人参、太子参、西洋参等，甘寒的药物有麦冬、沙参、天冬等，酸甘的药物有五味子、山茱萸、乌梅等。代表方剂为生脉散。这些药物性味以甘温、甘寒、酸甘组合，针对气阴欲脱可迅速发挥补阴固脱的作用，临床加减使用得当，可获较好疗效。

11. 其他治法

其他治法包括通络透邪法和通补奇经法，是分别针对外感热病和奇经病提出的治疗方法。

（1）**通络透邪**　以辛凉药物为主，适宜配伍辛温药物，以辛散宣通络脉、透邪外出为主要治法。本法是针对温邪侵袭于表，络受邪郁，卫气失于充煦肌腠提出的治疗方法。症见发热、微恶寒、无汗或少汗、咳嗽、肌肉疼痛、口微渴、舌苔薄白、舌边尖红、脉浮数等。

【**理论述要**】

1）理论源流　《灵枢·百病始生》曰："是故虚邪之中人也，始于皮肤，皮肤缓则腠理开，开则邪从毛发入……留而不去，则传舍于络脉，在络之时，痛于肌肉……留而不去，传舍于经……留而不去传舍于伏冲之脉……留而不去，传舍于肠胃……留而不去传舍于肠胃之外，募原之间，留着于脉……或着孙脉，或着络脉。"所以，六淫邪气侵袭人体，始于体表肌腠阳络，按照阳络－经脉－脏腑－阴络的顺序进行传变。邪气袭于阳络，卫气发挥御邪外出的功能。《灵枢·经脉》说："卫气先行皮肤，先充络脉，络脉先盛，故卫气已平，营气乃满。"即是说明卫气充于阳络中，发挥抗邪外出的作用。清代温病学体系形成后，医家们对温邪初起伤络也有相关认识。《临证指南医案·温热》云"吸入温邪，鼻通肺络，逆传心包络"，说明感受温邪首犯肺络，可逆传心包络。《临证指南医案·痉厥》针对暑邪侵犯人体提到："暑由上受，先入肺络。"叶天士继承《内经》理论，又将温邪侵袭脏腑与络脉损伤相结合，使病位层次更清晰。

2）理论内涵　从《内经》到《临证指南医案》都指出，外感病邪侵袭人体，以络脉郁滞不通为主要病理特点，络脉不通临床症见肌肉疼痛、少汗或无汗。邪气郁于络脉，正邪交争，影响卫气充煦功能，所以出现发热、恶寒等症状。初起邪袭上焦肺络，肺络郁滞，宣降失常则见咳嗽，若波及血络，可见咯血。络受邪郁而影响卫气充煦是卫分证的主要病理变化，治法则当以宣通络脉、透邪外出为要。用药以辛味为主，叶天士提出"络以辛为泄"的观点。辛味药是治疗温邪侵袭人体，出现卫分证的主要用药，发挥外散温邪、宣透络脉的重要作用。正如《素问·脏气法时论》云："辛以润之，开腠理，致津液，通气也。"

【**临床应用**】

通络透邪法常被用于治疗感染性疾病和传染性疾病。温病常用的辛凉药物有薄荷、金银花、菊花、连翘、桑叶、竹叶、牛蒡子等；辛温药物有荆芥、淡豆豉、香薷、葱白、生姜等。代表方剂有银翘散、桑菊饮、新加香薷饮等。这些方剂以辛凉药物为主要组成，适宜搭配辛温药物，功效为宣通络脉、透邪外出。

（2）**通补奇经**　通补奇经法是以疏通奇经与补益奇经的方法并用，从而恢复奇经的正常生理功能，是针对奇经虚滞的治疗方法。主治虚劳、痿证、久泻、久痢、崩漏、月经不调、淋浊、带下、遗溺等。

【**理论述要**】

1）理论源流　奇经八脉，始见于《内经》和《难经》。《素问·痿论》曰："冲脉者，经脉之海也，主渗灌溪谷，与阳明合于宗筋……皆属于带脉而络于督脉，故阳明虚则宗筋纵，带脉不引，故足痿不用也。"指出奇经之冲、督、带脉与痿证发生有关。《难经》系统论述了奇经为病的症状特征："阳维维于阳，阴维维于阴，阴阳不能自相维，则怅然失志……阴跷为病，阳缓阴急；阳跷为病，阴缓而阳急……此奇经八脉为病也。"后世医家关于奇经八脉的病候特征有较多论述。清代，叶天士总结前人经验，将奇经八脉的病候特征与临证实践相结合，首次提出了奇经八脉为病的治疗方法，即通补奇经法。通补奇经法在叶氏医案中常有提及，他提到关于奇经的病理状态时说"下元之损，必累及八脉"，下元虚损与肝肾亏虚密切相关，故有"八脉隶于肝肾"之说，若"肝肾损伤，八脉无气"，"肝肾下病，必留连及奇经八脉"。关于治法，他说"奇经为病，通因一法，为古圣贤之定例"，提出了"奇经有损，必通补之"的通补奇经治法。

2）理论内涵　通补奇经法是基于奇经八脉理论，针对奇经病证，将补益与通调相结合，达到疏通与补益奇经的作用，以恢复奇经的正常生理功能。叶天士认为奇经八脉之病须分虚实。虚者，八脉多起于下焦，隶属于肝肾，肝肾亏虚则八脉充养乏源，是奇经八脉虚证的主因。另外，奇经气血亦受脾胃运化的水谷精微充养，所以奇经虚证当辨证肝肾脾胃虚实情况，虚者补之。而滋腻又碍气机通调，气机不畅易成郁滞，故治疗上强调通补兼施，以补为主，以通为用。奇经病虚者用药，叶氏提倡柔、润、温、通，以流行脉络，使气血调和，则病必痊愈。奇经病实者用药多以苦辛合芳香，流畅气血、通其脉络。

【临床应用】

通补奇经法常被用于治疗神经系统疾病、妇科疾病、男科疾病、泌尿系统疾病等，如重症肌无力、运动神经元病、多囊卵巢综合征、月经不调、崩漏、不孕不育症、习惯性流产、阳痿等。针对八脉为病，填补任脉、督脉常用药有阿胶、鹿茸、鹿角霜、鹿角胶、紫河车；温镇冲脉常用药有紫石英；通补带脉常用药有当归；阴维脉常用药有龟甲、龟甲胶。根据阴阳、气血选择补益奇经药物，阳气亏虚常用鹿茸、鹿角霜、紫河车、人参、桂枝、小茴香、韭子、菟丝子、蛇床子、核桃仁、沙苑子、巴戟天、肉苁蓉、补骨脂等；阴血不足常用鹿角胶、阿胶、龟甲、龟甲胶、枸杞子、覆盆子、女贞子、天冬等。疏通奇经药物常用麝香、茴香、泽兰、牡丹皮芳香通络化瘀，或加茯苓淡渗流走，或以当归、柏子仁宣通络脉。这些药物根据八脉不同归属，阴阳、气血、虚实之别，通过调整奇经八脉流通、渗灌十二经与脏腑的生理作用和病理变化而发挥作用，临床应用得当，常获良好收效。

二、重点方药

1. 银翘散

【出处】

银翘散出自吴鞠通的《温病条辨·上焦篇》。该方是根据《内经》"风淫于内，治以辛凉，佐以苦甘"的原则和叶天士《临证指南医案》的部分医案用药，结合吴鞠通的用药经验创制而成的。银翘散以金银花、连翘为君，辛凉清热、芳香避秽解毒；荆芥、淡豆豉辛温疏散、透解表邪，薄荷、牛蒡子二药辛凉，疏风热而利咽喉，并为臣药。桔梗宣肺利咽，甘草清热解毒，二药相伍，有利咽止痛之功，竹叶清泄上焦以除烦，芦根清肺生津以止渴，皆是佐使药。全方共奏疏风透表、清热解毒之功，主治温病初起，肺卫郁热证。

【临床应用】

对于本方的运用，《温病条辨》原文提到："胸膈闷者，加藿香三钱、郁金三钱护膻中；渴甚者，加花粉；项肿咽痛者，加马勃、元参；衄者，去芥穗、豆豉，加白茅根三钱、侧柏炭三钱、栀子炭三钱；咳者，加杏仁利肺气；二三日病犹在肺，热渐入里，加细生地、麦冬保津液；再不解或小便短者，加知母、黄芩、栀子之苦寒，与麦、地之甘寒，合化阴气，而治热淫所胜。"本方清热之力较强，若调整其中辛温走表之品，并对其剂量进行适当加减，也可用于温病气分或气营同病之证，临床可供参考。目前银翘散多用于急性上呼吸道感染、扁桃体炎、甲状腺炎、腮腺炎、水痘、带状疱疹、麻疹和心肌炎等疾病。

【医案举例】

（1）风温案

病者：郭某，男，2 岁 3 月。1959 年 4 月 10 日初诊。

病史摘要：首诊发热已 13 日之久，高热不退，全身无汗，咳而微喘，诊其脉数，舌质微红，舌苔黄腻，此属表邪未解，肺卫不宣，热不得越，治宜清宣透表，邪热乃有外出之路。

诊断：风温。

辨证：肺卫不宣，热不得越。

治则：清宣透表。

处方：金银花二钱，连翘一钱五分，杏仁一钱，桔梗八分，牛蒡子一钱五分，生薏苡仁二钱，淡豆豉四钱，黄芩一钱，竹叶二钱，芦根五钱，苏叶一钱，僵蚕一钱五分。一剂。

二诊：服药后微汗而热减，但仍咳嗽，舌苔灰腻，脉沉数，原方去金银花、豆豉，加枳壳一钱再服。

三诊：热全退，咳嗽息，肺水泡音减少，舌苔减为灰薄，脉缓，此风热虽解，肺胃未和，湿热未净，以调和肺胃并通阳利湿为治。处方：连皮茯苓二钱，法半夏一钱五分，陈皮一钱，苡仁四钱，桑白皮二钱，冬瓜仁三钱，通草一钱，谷芽、麦芽各二钱。服两剂而愈。（蒲辅周医案）

（2）风温发疹案

病者：王某，男，3 岁。初诊：1960 年 3 月 3 日。

病史摘要：患儿昨晚起发热，体温 38.6℃，伴咳嗽、喷嚏、流涕，大便干，小便黄。诊查：全身皮肤遍起红疹，舌边尖红，苔薄白而干，脉象浮数。

辨证：温邪犯肺，肺气不宣，郁热波及营血，外发成疹。

治则：辛凉解表，宣肺透疹。

处方：金银花 10g，连翘 10g，薄荷 5g，淡豆豉 6g，牛蒡子 10g，桔梗 5g，竹叶 6g，芦根 15g，浮萍 6g。

随访：服上药两剂后，热退疹消而愈。（董建华医案）

（3）风温伏邪案

病者：王幼。

病史摘要：发热 8 日，汗泄不畅，咳嗽痰多，烦躁懊侬，泛泛呕恶，且抽搐有如惊风之状。腑行溏薄，四末微冷，舌苔薄腻而黄，脉滑数不扬，前医作慢惊治。用参、术、苓、半、贝、齿、竺黄、钩藤等。烦躁泛恶益甚，此乃风温伏邪，蕴袭肺胃，蓄于经络，不能泄越于外，势有内陷之象。肺邪不解，反移大肠则便溏；阳明之邪不达，阳气不行则肢冷，不得与慢惊同日而语也。况慢惊属虚，岂有烦躁懊侬之理；即曰有之，当见少阴之脉证。今种种病机恐有痧疹内忧也，亟拟疏透，以冀弋获。

处方：荆芥穗 4.5g，粉葛根 6g，蝉蜕 2.4g，薄荷 2.4g，苦桔梗 2.4g，淡豆豉 9g，金银花 9g，连翘 4.5g，赤茯苓 9g，枳实炭 4.5g，炒竹茹 4.5g，藿香梗 4.5g。

二诊：服疏透之剂得汗甚多，烦躁泛恶悉减，面额项颈之间，有红点隐隐，即痧疹之象。咳嗽痰多，身热不退，舌质红，苔薄腻而黄，脉滑数。伏温之邪有外达之机，肺胃气塞不宣。仍从辛凉清解、宣肺化痰，冀痧透热退则吉。原方去淡豆豉加紫背浮萍。（丁甘仁医案）

（4）热毒疮疡案

病者：昊某，男，11 岁。初诊：1962 年 6 月 10 日。

病史摘要：患者于 3 天前突然恶寒发热，两天后右上臂阵发性针刺样疼痛。西医诊断为右上臂脓肿，败血症。予抗感染治疗，并将右上臂脓肿切开引流。但患者仍高热，应邀会诊。诊查：体温 39℃，形寒发热，口略渴，汗出。脉滑数，舌质红润，微有黄苔。辨证治法：邪热在卫气之间，当以辛凉透解、清热解毒为治。

处方：淡豆豉 10g，焦栀子 10g，荆芥 10g，紫花地丁 15g，金银花 30g，连翘 15g，芦根 30g，枯黄芩 10g，竹叶 10g，蒲公英 30g，乳香、没药各 6g，生薏苡仁 15g，赤芍 10g。服上方药后体温降至正常，伤口愈合。后去栀子、淡豆豉、荆芥、乳香、没药之属，加生地黄、牡丹皮、知母等续服，半月后病愈出院。（王文雄医案）

2. 桑菊饮

【出处】

桑菊饮出自《温病条辨·上焦篇》。本方主要用于治疗风温初起，肺卫风热，证见热势不甚、全身症状较轻而以咳嗽为著者。"治上焦如羽，非轻不举"，药重则过病所。肺为清虚之脏，微苦则降，辛凉则平，方以桑叶、菊花、薄荷轻清宣透，疏散肺卫风热，合甘草、芦根辛甘化风，护肺津之虚；杏仁、苦梗、连翘，微苦降气、肃肺止咳，诸药合用，升降协调，风热得去而咳嗽自止。与银翘散同为"纯然清肃上焦，不犯中下"之方，皆有"轻以去实"之能。

【临床应用】

桑菊饮虽为轻解上焦之方，但加减适当适用范围也非常广。如《温病条辨》原文提到燥在气分，气粗似喘者，加石膏、知母清里热，润肺燥而降肺气；邪初入营，舌绛，暮热，甚者烦躁，加玄参等清营凉血；在血分者，去薄荷、芦根，加细生地黄、麦冬、玉竹、牡丹皮养阴凉血散血；肺热甚加黄芩折热；渴者加天花粉保津液。可以看出本方加减适当可用于卫、气、营、血等轻重各型证候；也可用于燥热伤表而燥象不甚者，以及风热病邪所致的小儿热性惊厥和其他疾病以温邪伤肺，肺气不宣为主证者。

【医案举例】

（1）风温风热伤肺案

陈某，女，42 岁，干部。初诊：1991 年 2 月 20 日。

春节期间休息不足，加上饮食不注意，进食油炸煎炒之品过多，病初起咽痛、干咳，甚则胸闷痛，两天后渐至头痛、微微恶风，体温 37.5℃。诊时见咽红，唇红，舌边尖红，苔微黄，脉浮略数。

诊断：风温。

辨证：邪伤肺络，肺气受郁。

治则：疏风清热，宣肺止咳。

处方：桑菊饮加减。

桑叶 12g，菊花 12g，桔梗 10g，连翘 12g，北杏仁 10g，岗梅根 20g，板蓝根 20g，薄荷 4.5g（后下），蝉蜕 3g，甘草 3g。

一日一剂，连服三日后低热已退，恶风已消除，咽痛咳嗽等症减轻，仍有头微痛，大便三日未解。诊其脉舌基本同前，遂原方去薄荷、蝉蜕，加瓜蒌仁 12g，大黄 3g（后下），再进三剂而愈。（刘仕昌医案）

（2）风热闭肺案（腺病毒肺炎）

蒙某，女，8 个月。1961 年 4 月 10 日初诊。

腺病毒肺炎，高热 7 天，现体温 39.8℃，咳喘，周身发有皮疹，惊惕，口腔溃烂，唇干裂，腹微胀满，大便稀，日行 5 次。脉浮数有力，舌红少津无苔。属风热闭肺，治宜宣肺祛风、辛凉透表。

桑叶一钱，菊花一钱，杏仁一钱，薄荷七分（后下），桔梗七分，芦根三钱，甘草八分，连翘一钱，僵蚕一钱半，蝉蜕七个（全），葛根一钱，黄芩七分，葱白二寸（后下）。一剂，一剂两煎，共取 120mL，分多次温服。

4月11日二诊：中西医结合治疗，热势稍减，体温 39℃，昨夜有抽搐预兆，已用镇静剂。脉同前，舌红苔微黄少津。面红，腹微满，四肢不凉。原方去葛根，加淡豆豉三钱，再服一剂，煎服法同前。

4月12日三诊：身热已退，咳嗽痰减，皮疹渐退，思睡，不爱睁眼，大便稀好转，次数亦减少，腹已不胀满。脉浮数，舌红苔薄白，舌唇仍溃烂。原方去葱、豉，加炙枇杷叶一钱、前胡七分，煎服法同前，连服两剂而渐愈。（蒲辅周医案）

（3）荨麻疹案

王某，男，14 岁。初诊：1963 年 3 月 9 日。

主诉：4 年来，全身经常反复出风疙瘩，近 3 天来又发作。

现病史：全身皮肤出风疙瘩已 4 年。时起时消，早晚较剧，最近 3 天来又发作，痒甚，自觉与食物、季节无关。现无其他不适，饮食尚可，二便调和。

检查：躯干四肢散发大小不等、形状不一的粉红色风团样扁平皮疹，周围红晕，触之稍硬，部分皮疹融合成大片，可见搔痕血痂。

脉象：弦细稍数。

舌象：舌苔薄白，舌质红。

西医诊断：慢性荨麻疹急性发作。

中医辨证：风热束表，发为瘖瘰。

立法：清热，疏风，止痒。

处方：霜桑叶一钱半，黄菊花五分，杏仁泥一钱半，鲜芦根五钱，大青叶二钱，青连翘三钱，生甘草一钱半，薄荷叶一钱。

3月4日服上方 3 剂后，皮疹已全部消退，未见新生，症已基本痊愈，再以浮萍丸一两，日服一钱；防风通圣丸一两二钱，日服一钱，巩固疗效。（赵炳南医案）

（4）伪膜性结膜炎案

戚某，男，10 岁。初诊：1943 年 10 月 3 日。

双目暴肿，白睛纯赤壅起，内睑紫浊浮泛，上起白膜，拭除不易，此为血瘀脾泛，势非轻可。头疼眼痛，恶寒发热，鼻塞，咽喉不利，舌苔薄白，脉浮数。症由风热化毒，邪热蕴蒸，蒙蔽清窍，故而郁滞疼痛，治宜清解。

桑菊饮加牛蒡子，两剂。

二诊：痛止，红肿减退，诸恙皆瘥，脉较数。邪气尚盛，当守原意。续用桑菊饮，三剂。（姚和清医案）

（5）水湿泛滥案（急性肾炎）

周某，男，23 岁，已婚，农民。初诊：1959 年 10 月 19 日。

患者于 1959 年初发现两眼睑微肿，乏力，小便黄少，继则面足皆肿。至六月中旬，浮肿遍及全身。尿检：蛋白（+++），脓细胞 3 ～ 6/HP，红细胞 0 ～ 1/HP，颗粒管型 0 ～ 3/HP，血非蛋白氮 68.1mg%，肌酐 3.4mg%，某医院诊断为急性肾炎，使用抗生素及利尿剂，后又用中药温阳行水和单方等，效皆不著，浮肿有增无减。同年 9 月中旬来宁请邹老诊治。当时全身浮肿，腹部及下肢为甚，按之没指。腹部有移动性浊音，腹围 90cm，溲少，每日 200～300mL。气短不能平卧，纳少，口渴喜热饮，脉沉细，苔薄白，舌尖红。尿检：蛋白（+++），红细胞 1～2/HP，脓细胞 14～20/HP，颗粒管型 1～3/HP，血非蛋白氮 44.4mg%，肌酐 4mg%，二氧化碳结合力 38.3vol%，酚红排泄试验 25%（2 小时）。肾阳不足，膀胱气化失常，三焦决渎无权，致水湿泛滥，子病及母，上凌肺金，故而气短不能平卧。方用温阳利水、苦降宣肺无效，又与温阳利水、攻补兼施亦无效，9 月 30 日起转用宣肺利尿法，小便略见增多，每日 400～700mL，浮肿如故。至 10 月 19 日，患者新感外邪，头昏、鼻塞、喉痛、微咳，脉细小而数，舌红苔薄。外感风热，急则治标，予以辛凉平剂治之。

冬桑叶 6g，苏薄荷 2.4g，白蒺藜 9g，金银花 9g，净连翘 9g，大贝母 9g，玉桔梗 2.4g，生甘草 2.4g。

药后小便量明显增多，当天尿量达 1000mL。10 月 20 日于原方中加牛蒡子 9g，光杏仁 9g，大腹皮 9g，小便量继续增加，每日在 1500mL 以上，头面部浮肿逐渐消退，外感亦解。复觉胸胁作痛，X 线透视示胸腔积液。22 日方去金银花、连翘，加入通络逐水之品。

旋覆花 9g（包煎），桑白皮 9g，葶苈子 9g，牛蒡子 9g，桔梗 3g，大贝母 12g，光杏仁 9g，丝瓜络 9g，通草 2.4g，生甘草 3g，控涎丹 3g（分吞）。

此方连服 6 剂，小便量每日在 1000mL 以上，大便正常，至 10 月 28 日浮肿完全消退。X 线透视复查示胸腔积液已吸收，腹围已缩至 72cm，体重由 65kg 减至 50kg。血非蛋白氮 29.1mg%，肌酐 1.3mg%，二氧化碳结合力 51.8vol%，酚红排泄试验 54%（2 小时），尿检结果亦好转。水肿完全消退后予服养肺健脾益肾之剂二月许，症状完全消失，尿检基本正常，临床治愈。（邹云翔医案）

3. 桑杏汤

【出处】

桑杏汤出自《温病条辨·上焦篇》。本方主要用于燥热袭表，卫遏津伤，肺失宣降者。本方证虽似于风热表证，但因温燥为患，肺津已伤，治当外以清宣燥热，内以润肺止咳，故以桑叶清宣燥热、透邪外出；杏仁宣利肺气、润燥止咳，共为君药。淡豆豉辛凉透散，助桑叶轻宣透热；贝母清化热痰，助杏仁止咳化痰；沙参养阴生津、润肺止咳，共为臣药。栀子皮质轻而入上焦，清泄肺热；梨皮清热润燥、止咳化痰，均为佐药。

【临床应用】

临证运用时，若咽喉红肿干痛，加牛蒡子、桔梗、玄参、生甘草清利咽喉；咳嗽少痰者，加海蛤壳、瓜蒌皮、枇杷叶润燥化痰；发热较重，加金银花、连翘清解邪热。若鼻燥而衄或肺燥痰中带血，可配合白茅根、茜草、侧柏叶、旱莲草等凉血润燥止血。若肺卫风热燥化或凉燥热化，也可以桑杏汤加减治疗。

【医案举例】

（1）秋燥案

义桥徐秋感燥化，头晕而疼，咳逆发热，脉右浮滑，左微劲，舌黄尖红。姑宜辛凉清解（七月初四日）。

薄荷（钱半），冬桑叶（三钱），金银花（三钱），淡竹叶（钱半），连翘（三钱），甘菊（钱半），焦栀子（三钱），象贝（三钱），桔梗（钱半），前胡（钱半），橘红（一钱）。清煎。二帖。（邵兰荪医案）

（2）温燥案①

张某，31岁。

主诉：入秋以来，燥气凌之，少有寒热。

诊查：咳嗽频频，痰中带血。脉象弦细，舌苔中黄边白。

辨证：肝阳素盛，水火内炽，上刑于肺，阴液内伤。燥气偏生，邪在肌表。

治法：辛凉透泄。

处方：宗桑杏汤加味。霜桑叶5g，光杏仁12g，黑豆卷6g，焦山栀子5g，生竹茹6g，冬瓜子12g，南沙参9g，象贝母9g，大玉竹12g，天花粉9g，旱莲草12g，生梨1只。

二诊：寒热已退，咳嗽早晚尤甚。脉弦细，苔薄质红。肝肾阴虚，水不涵木，燥热灼金，血络内伤。当清肝阳，佐以清燥润金。

处方：白菊6g，甜杏仁9g，川贝母9g，大玉竹9g，天花粉12g，白石英24g，牡丹皮5g，生白芍5g，女贞子15g，旱莲草12g，冬瓜子12g，清炙枇杷叶12g（包煎）。（严二陵医案）

（3）温燥案②

吴右，风温温燥之邪，蕴袭肺胃两经，肺主一身之气，胃为十二经之长，肺病则气机窒塞，清肃之令不行，胃病则输纳无权，通降之职失司，以致肌热不退，业经旬月咳嗽痰多，胁牵痛，口渴唇燥，谷食无味，十余日未更衣，至夜半咳尤甚，不能安卧。子丑乃肝胆旺候，木火乘势升腾，扰犯肺金，肺炎叶举，故咳嗽胁痛膺痛，若斯之甚也。脉象左尺细数，左寸关浮弦而滑。右尺软数，右寸关滑数不扬，阴分素亏，邪火炽，显然可见。脉症合参，症非轻浅，若仅用汗法，则阴分素伤，若不用汗法，则邪无出路，顾此失彼，棘手之至，辗转思维，用药如用兵，无粮之师，利在速战，急宜生津达邪、清肺化痰。

天花粉、光杏仁、金银花、冬桑叶、生甘草、川象贝、连翘壳、淡豆豉、嫩前胡、薄荷叶、冬瓜子、黑山栀子、广郁金、活水芦根、枇杷叶露。

二诊：风燥外受，温自内发，蕴蒸肺胃两经，以致肌热，旬余不退，咳嗽痰多，胁肋牵痛，不便转侧，口渴嗌赤，夜半咳甚气逆，直至天明安，谷食良少，十天不更衣，胃内空虚，膈中干燥可知。唇焦舌不红绛，但干而微腻，脉象两尺濡数，两寸关滑数无力。皮肤热甚为病温，脉数者曰温，皆是伏温熏蒸之见象。平素阴液亏耗，温病最易化热伤阴。阴液愈伤，而温燥烦热愈烈也。欲清其热，必解其温，欲化其痰必清其火。昨进生津解温、清热化痰之剂，胁痛潮热，虽则略平，余恙依然，尚不足持。颇虑喘逆变迁，今仍原意去表加清，清其温所以保其阴，清其燥所以救其肺。

天花粉、甘菊花、冬桑叶、川象贝、山栀子、生甘草、金银花、连翘、光杏仁、竹茹、丝瓜络、冬瓜子、芦根、竹沥、枇杷叶露。（丁甘仁医案）

（4）便秘案

李某，女，23岁，护士。

患者近半月来便秘。大便干燥如羊屎，欲解而不得出，口干鼻燥，烦躁，腹部不适，饮食一般。用灌肠、甘油栓，或口服甘露醇只收一时之效。妊娠3个月。舌质红，苔薄白，脉缓略细。思今秋气候炎热，久旱无雨，虑为肠燥便秘，妊娠不可峻下，予桑杏汤加减。

处方：桑叶6g，杏仁10g，北沙参25g，川贝母10g，山栀子6g，甘草2g。2剂，水煎服。

二诊：大便通畅，余症消失，随访1年未复发。（赵云长医案）

（5）咳血案

周某，男，29岁，驾驶员。初诊：1977年1月30日。

因咳嗽 8 天，痰血 5 天入院。患者自 1 月 23 日开始咳嗽，痰不多。于 27 日出现痰中带血，每天 20 余口，鲜红色，伴胸背部疼痛。病程中无受凉发热现象。28 日就诊于本院门诊，X 线胸部透视无阳性发现，予对症处理，仍咳嗽、咯血。今日复诊入院。一般情况良好，肺部听诊在左侧呼吸音粗糙，两肺均未闻干湿性啰音，肝脾均未触及。X 线胸部摄片示两肺无明显活动性病征。入院后予中药治疗，3 剂血减，6 剂血止咳减出院。7 天之前，曾受感冒，风热不从外解，夹痰内阻肺胃之间，燥热烁肺，阳络受伤。咳嗽痰出稠厚，甚则鲜红泄；口干唇燥，鼻窍干热，腑气艰结。舌嫩红，苔薄黄，脉形滑数。今宜辛凉甘润、清肃上焦。仿桑杏汤、苇茎汤、花蕊石散三方复合为治。

天花粉 12g，霜桑叶 9g，杏仁泥 9g，象贝母 9g，生薏苡仁 12g，桑白皮 12g，车白薇 9g，西瓜翠衣 9g，冬瓜子 18g，花蕊石 15g，茜草炭 2g，川石斛 12g，茅根、芦根各 12g，牡丹皮 6g。3 剂。

二诊：咯血渐少，咳呛未止，口鼻烘热已减，腑气亦行。前方已获效机，追迹治之。

桑白皮 12g，清炙马兜铃 4.5g，水炒白前 4.5g，光杏仁 9g，生薏苡仁 12g，象贝母 9g，车白薇 9g，牡丹皮 6g，西瓜翠衣 9g，冬瓜子 18g，黛蛤散 12g（包煎），茜草炭 12g，茅根、芦根各 12g。3 剂。

三诊：咯血已止，咳呛虽减未除。舌淡红，苔薄，脉弦濡。症势已入坦途，续当清养肃化为治。（丁学屏医案）

4. 新加香薷饮

【出处】

新加香薷饮出自《温病条辨·上焦篇》。

手太阴暑温，如上条证，但汗不出者，新加香薷饮主之。

新加香薷饮方（辛温复辛凉法）

香薷二钱　银花三钱　鲜扁豆花三钱　浓朴二钱　连翘二钱（《温病条辨·上焦篇·24》）

本方主要用于治疗暑湿内蕴，寒邪束表者。暑、湿、寒三气交感，表里并困，症见发热恶寒，头痛无汗，身形拘急，胸痞心烦，口渴面赤，或见小便短赤，舌苔薄腻，脉濡数等。方中香薷辛温芳香，发汗解表、散寒除湿；厚朴苦温，理气燥湿；鲜扁豆花涤暑化湿；金银花、连翘轻清宣透，辛凉涤暑。诸药相配，外解寒湿，内清暑热，表里同治。

【临床应用】

本方在临证应用时，若见暑热较甚而口渴、心烦较著者，可加荷叶、西瓜翠衣、青蒿等；若湿邪较甚而胸闷痞胀较著者，可加藿香、佩兰、滑石、通草等。

【医案举例】

（1）暑温伤肺案（肺炎）

谷某，男，9 个月。1961 年 6 月 17 日初诊。

肺炎 8 天，用西药尚未控制。身热无汗，两颧潮红，咳嗽不喘。昨日两眼上吊。腹满，大便次数多。舌红无苔，脉浮数，左大于右。病在肺，属暑温范畴，治宜苦辛。

处方：香薷一钱，扁豆衣二钱，金银花连叶二钱，鲜藿香一钱，杏仁一钱，黄连三分，竹叶一钱，六一散二钱，荷叶二钱。二剂。

二诊：汗出热退，诸症亦减，脉滑。属余热夹痰，治宜调和肺胃、清热化痰。拟保和丸四钱，水煎服。

三诊：昨天复发热，咳嗽有痰，有汗，腹满。舌质淡，舌根苔薄白腻，脉沉滑无力。属肺胃元气未复，湿滞，治宜宣肺利湿、调和脾胃。

处方：杏仁一钱半，生薏苡仁四钱，冬瓜仁三钱，橘红一钱，麦芽一钱半（炒），扁豆皮二钱，丝瓜络一钱，法半夏一钱，茯苓一钱半，生姜一片。连服二剂，病情逐渐好转，痊愈出院。

（2）暑湿夹风案（流行性乙型脑炎）

韩某，男，6岁。1964年8月18日初诊。

两天来发烧，头痛，嗜睡，抽风2次。

住院检查摘要：体温40℃，脉搏128次/分，呼吸28次/分，发育正常，营养中等，心肺腹均未见异常，神倦嗜睡，偶有烦躁。神经系统检查：颈项部有抵抗，克氏征（－），布氏征（±），巴氏征（＋），腹壁、提睾、膝反射（＋）。脑脊液检查：外观薄毛玻璃样，蛋白（＋），细胞数602/mm³，中性粒细胞百分比81%，单核细胞百分比19%。白细胞计数2.49×10⁹/L，中性粒细胞百分比83%，淋巴细胞百分比16%，单核细胞百分比1%。咽拭子培养有甲型链球菌、奈瑟球菌属。

临床诊断：流行性乙型脑炎（重型）。

病程与治疗：入院前2天开始发烧，头痛头晕，嗜睡，食欲不振，入院前10小时内抽风2次，曾用解热剂无效，病情逐渐转重，体温升高达40℃，嗜睡明显，入院后即用西药治疗，仍不见大效。

8月19日请蒲辅周会诊。症见高热无汗，面潮红，嗜睡明显，偶有烦躁，舌质红，苔白中夹黄，脉浮弦数，为暑湿夹风，表里两闭之象，治宜清暑去风、表里两解。

处方：香薷一钱五分，扁豆花二钱，川厚朴一钱五分，金银花二钱，淡豆豉四钱，炒僵蚕二钱，淡竹叶二钱，杏仁二钱，连翘一钱五分，葱白三寸（后下），六一散四钱（包煎），紫雪丹一钱（分5次冲服）。

8月20日始服前方，8月21日复诊：体温基本正常，偶有低热，能坐起食饭，大小便转正常，除颈部尚有轻度抵抗外，余症皆消失，前方续服一剂，不再用紫雪，服后诸症皆平，食、眠、便俱正常，停药观察至痊愈出院。（蒲辅周医案）

（3）夏日感冒案（上呼吸道感染）

汤某，女，29岁。1968年7月19日初诊。

体温40.9℃。壮热无汗2天，微恶寒，头痛口干，胸闷，脉浮数，苔薄白而干。寒暑湿错杂之邪，蕴蒸气分，拟黄连香薷饮加味，解表清暑。

处方：炒川连2.4g，香薷6g，扁豆花9g，川朴花4.5g，淡豆豉12g，黑山栀子9g，广郁金9g，鲜芦根1支，防风9g，鸡苏散18g（包煎）。1剂。

1968年7月20日二诊：体温38.5℃。药后微汗，身热较减，头痛倦怠，半夜略咳，口干，大便未解，脉仍浮数，苔薄。暑温表证减，腑气未通，仍守前法出入。前方去川朴花，加枳壳9g，杏仁9g。1剂。

1968年10月21日三诊：体温36.7℃。得汗不多，但寒热已退，大便亦解，头痛未止，头汗齐颈而还，脉浮小滑，苔薄腻。暑温虽化未清，再拟芳香宣化。处方：鲜藿香、佩兰各9g，冬桑叶9g，菊花6g，薄荷3g（后入），鲜芦根1支，茯苓12g，炒枳壳9g，桔梗4.5g，青蒿9g，白薇9g。3剂。（张伯臾医案）

（4）暑温案（术后高热不退）

黄某，男，53岁，干部。1981年7月6日初诊。

手术后高热，体温41℃，无汗烦渴，头痛如裹，神志欠清。

诊断：暑温。

治法：解表祛暑，芳香化湿。

处方：香薷 6g，佩兰 9g，生甘草 9g，藿香 9g，连翘 9g，大青叶 15g，金银花 15g，丹参 15g，知母 9g，薏苡仁 18g，板蓝根 30g，鲜芦根 30g。

二诊：翌晨，微汗出，高热渐解，神志渐清。暑湿之邪将从外泄。当再因势利导，原方去丹参、甘草，加白豆蔻 6g，扁豆衣 9g，六一散 15g（荷叶包）。

三诊：服药 3 剂，热退尽。唯神倦肢软，纳谷呆钝。邪去体馁，当调养之。

处方：太子参 18g，怀山药 15g，炙黄芪 15g，薏苡仁 24g，板蓝根 18g，金银花 15g，建神曲 18g。（李济仁医案）

5. 清燥救肺汤

【出处】

诸气膹郁，诸痿喘呕之因于燥者，喻氏清燥救肺汤主之。

清燥救肺汤方（辛凉甘润法）

石膏二钱五分　甘草一钱　霜桑叶三钱　人参七分　杏仁七分　胡麻仁一钱　阿胶八分　麦冬二钱　枇杷叶六分（《温病条辨·上焦篇》）

更自制清燥救肺汤，皆以滋阴清凉之品，施于火热刑金，肺气受热者宜之。（《温病条辨·上焦篇·补秋燥胜气论》）

【临床应用】

本方主要用于治疗秋燥热盛，气阴两伤，症见肺热喘咳、口鼻津液受损者。方中桑叶经霜后柔润，得秋清肃之性，可宣发肺气、祛除燥热，故重用；石膏辛寒，清气分热时兼生津止渴；阿胶、胡麻仁、麦门冬生津止渴、养阴润燥；杏仁、枇杷叶降气止咳平喘；人参、甘草皆为补中之品，取其培土生金之意，全方宣清润降补五法合用，使燥热得清，气阴得复，肺宣降调畅，诸症自愈。清燥救肺汤为燥热伤肺重症代表方，临床上若痰多加贝母、瓜蒌润肺化痰；血虚加生地黄清补养血；热入营血加牛黄、水牛角、羚羊角清热凉血，方中人参易为西洋参，更能贴近燥热的致病属性。本方现临床常用于治疗肺炎、支气管炎、支气管扩张、肺癌等属燥热伤肺所致的气阴两伤。

【医案举例】

（1）支气管扩张案（咳血）

王某，男，26 岁，农民。1978 年 10 月 9 日初诊。

患者 10 多天前开始出现咳嗽咳血，胸闷胸痛，咽干喉燥，头昏头痛，失眠心烦，脉细数，舌质红，苔薄黄。证属燥热犯肺，肺络受损，阴伤津亏。治宜清燥救肺、养阴止血。

处方：北沙参 20g，生甘草 3g，枇杷叶 10g，生石膏 30g（先煎），东阿胶 12g（烊化），苦杏仁 10g，麦门冬 15g，火麻仁 12g，冬桑叶 12g，白百合 30g，鲜藕节 30g，炒山栀子 10g。3 剂，每日 1 剂，水煎服。

效果：服上方 3 剂，咳血已止，余症亦轻。嘱其将原方再服 3 剂，病愈。后改沙参麦冬饮加味调理。

按语：此案属秋月感受燥热之邪，燥邪侵犯肺金，损伤肺阴，灼伤肺络，故出现咳嗽、咯血、咽干喉燥之症。杨君柳选用甘凉清润之清燥救肺汤化裁治之，意在养阴清肺、生津润燥，肺金得润，燥邪则除，咳嗽咯血等症便愈，疗效颇佳。（杨君柳医案）

（2）咳喘案

喻某，女，25 岁。2005 年 9 月 24 日初诊。

咳嗽 2 个月余，无痰，夜咳尤甚，每晚因咳嗽喘息难以入睡，咳嗽急剧则欲吐。脉弦关滑，舌红赤，苔薄黄。曾先后请 3 位中医诊治，其中一方用小青龙汤加减，服后咳嗽加重；一方用大量清肺泻火药，服后腹泻，疲乏无力。从脉、舌辨为清燥救肺汤证。

处方：桑叶 10g，生甘草 6g，黑芝麻 10g，杏仁 12g，生石膏 30g（先煎），阿胶 10g（烊化），麦冬 12g，枇杷叶 15g，北沙参 10g，桔梗 10g。服 3 剂。

9 月 27 日二诊：服药后咳嗽大为减轻，气喘止，夜能安睡，仅觉咽喉至胸部不舒。脉细滑，舌暗红，苔薄黄。处方：桑叶 10g，生甘草 6g，黑芝麻 10g，桃仁 12g，杏仁 12g，生石膏 30g（先煎）。服 6 剂，咳止而诸症痊愈。（张文选医案）

6. 白虎汤类方

（1）白虎汤

【出处】

白虎汤出自《伤寒论》。本方主要运用于气分热盛，肺胃火炽，症见大热、大渴、大汗、脉洪大、喘咳，除此之外，白虎汤还有其他的几个独特的指征，如《伤寒论》中三阳并病的症状：腹满身重，难以转侧，口不仁而面垢，谵语遗尿，自汗出；以及《温病条辨》中焦篇开篇症二便不利，日晡热盛，舌黄面红，声浊气粗；本方属辛凉重剂，针对气分热盛，易伤津液。当辛凉清热、甘寒养津。如《疫疹一得》所言："石膏性寒，大清胃热，味淡而薄，能表肌热，体沉而降，能泄实热。"再辅以知母，增强清热之功且养受损之津液，二药并用，相辅相成，共奏透热清火、滋养阴津之功。佐以甘草、粳米顾护胃气，防辛凉重剂伐伤胃气，祛邪不忘顾正，四药搭配合理完善。

【临床应用】

白虎汤虽为清解气热之方，但加减运用可适用许多疾病。如《金匮要略·疟病脉证并治》载："温疟者，其脉如平，身无寒但热，骨节疼烦，时呕，白虎加桂枝汤主之。"吴鞠通亦承此论。白虎加桂枝可治温疟或者里热表寒之症；若气分热毒邪重，可加金银花、连翘、黄芩、黄连、栀子清热解毒；若气分兼湿，则加苍术而成白虎加苍术汤；若气血两燔，可加犀角、玄参、生地黄清营凉血；若气虚则加人参成白虎加人参汤。

【医案举例】

1）外感发热案

江阴缪姓女，予族侄子良妇也，自江阴来上海，居小西门寓所，偶受风寒，恶风自汗，脉浮，两太阳穴痛，投以轻剂桂枝汤，计桂枝二钱，芍药三钱，甘草一钱，生姜二片，大枣三枚。汗出，头痛差，寒热亦止。不料一日后，忽又发热，脉转大，身烦乱，因与白虎汤。生石膏八钱，知母五钱，生甘草三钱，粳米一撮，服后，病如故。次日，又服白虎汤，孰知身热更高，烦躁更甚，大渴引饮，汗出如浆。又增重药量，为石膏二两，知母一两，生草五钱，粳米二杯，并加鲜生地黄二两，天花粉一两，大小蓟各五钱，牡丹皮五钱。令以大锅煎汁，口渴即饮。共饮三大碗，神志略清，头不痛，壮热退，并能自起大小便。尽剂后，烦躁亦安，口渴大减。翌日停服，至第三日，热又发，且加剧，周身骨节疼痛，思饮冰凉之品，夜中令其子取自来水饮之，尽一桶。因思此证乍发乍止，发则加剧，热又不退，证大可疑。适余子湘人在，曰：论证情，确系白虎，其势盛，则用药亦宜加重。第就白虎汤原方，加石膏至八两，余仍其旧。仍以大锅煎汁冷饮。服后，大汗如注，湿透衣襟，诸恙悉除，不复发。惟大便不行，用麻仁丸二钱，芒硝汤送下，一剂而瘥。（曹颖甫医案）

2）痹证案

齐某，男，86 岁。2006 年 7 月 6 日初诊。

主诉：左腕关节肿痛伴午后发热 3 日，自服退热药后，症状无明显缓解。现症见：左腕关节仍肿痛，双下肢瘙痒脱屑、末端发黑，伴午后发热，消瘦，纳差，口干，饮水较多，大便 3 日未排，小便黄臭，舌淡红有齿痕，苔微黄有裂纹，脉弦数。

诊断：痹证。

辨证：湿郁化热。

治法：清热祛湿，通络止痛。

处方：白虎加桂枝汤加减。

生石膏 30g（先煎），知母 10g，甘草 6g，桂枝 10g，鸡血藤 30g，秦艽 15g，全蝎 6g，宽筋藤 20g，络石藤 20g，土茯苓 20g，苍术 10g。水煎服，每日 1 剂。5 剂。

7 月 11 日二诊：服药 5 剂，无发热，左腕关节肿痛减轻，二便调，舌淡红有齿痕，苔微黄有裂纹，脉弦。上方加减服用半个月，无发热，左腕关节不痛，精神可，余无不适。随访 1 个月，无复发。（刘仕昌医案）

3）头痛案

王某，男，40 岁。1990 年 4 月 21 日初诊。

主诉：头痛如裂 5 天。3 天前开始头痛，尤以前额为甚。于当地医院治疗 2 天无效，急转入某医院住院治疗 3 天，痛仍不止，乃自动出院转诊于余。刻诊：抱头叫喊，头痛如裂，身热，自汗，口渴欲饮，面红如妆。脉大，舌苔白。

诊断：阳明头痛。

处方：白虎汤加味。

石膏 40g，知母 10g，甘草 6g，菊花 20g，川芎 20g。2 剂，水煎，每日 1 剂。

4 月 23 日，头痛略减，强力忍受可不吼叫，余症同前。乃邪甚药轻，当加重药量击鼓再进。石膏 120g，知母 10g，甘草 10g，菊花 30g，川芎 40g，全蝎 10g（焙，研末冲服）。2 剂。4 月 25 日，诸症悉除，痊愈回家。（刘方柏医案）

4）疟疾案

丁　脉右数，左小弱。面明。夏秋伏暑，寒露后发。微寒多热，呕逆，身痛。盖素有痰火，暑必夹湿。病自肺经而起，致气不宣化。不饥不食，频溺短缩，乃热在气分。当与温疟同例。忌葛柴足六经药。桂枝白虎汤加半夏。

胡　按仲景云：脉如平人，但热无寒，骨节烦疼，微呕而渴者，病名温疟，桂枝白虎汤主之。（叶天士医案）

5）消渴案

李某，男，64 岁，2006 年 6 月 3 日初诊。

主诉：多饮多食多尿消瘦 2 个月。患者精神疲倦，营养差，形体消瘦，消谷善饥，口干饮多，尿多，头昏视蒙，膝软无力，大便干，舌瘦小质红，脉细数。血糖 28.62mmol/L。

诊断：消渴。

辨证：胃热炽盛。

治法：清泄胃热，养阴生津。

处方：白虎汤加减。

石膏 30g，知母 10g，生地黄 10g，牡丹皮 10g，玄参 10g，天花粉 15g，沙参 15g，麦冬

10g，甘草5g。水煎服，每日1剂，5剂。

6月8日二诊：药后患者"三消"症状大减，仍有头昏视蒙，膝软无力，大便干，舌瘦小质暗红，苔薄白黄，脉细数。以白虎汤合沙参麦冬汤加减。

石膏30g，知母10g，生地黄10g，牡丹皮10g，天花粉15g，沙参15g，麦冬10g，玉竹10g，黄芪20g，山药15g，茯苓15g，泽泻10g，甘草5g。水煎服，每日1剂，5剂诸症大减。（刘仕昌医案）

6）重症肌无力案

胡某，女，52岁，1964年5月6日初诊。

患者因重症肌无力，住院已将半年，每日服用八珍汤、十全大补汤等剂，四天前陡然发热至38.5℃，病情恶化。此次发热前每天只在饭前注射两次新斯的明，目前必须增加药量，否则不能坚持吃完一顿饭。病情恶化，体温逐增，遂请全院老大夫会诊。患者面色萎黄，形体消瘦，精神不振，舌胖苔白糙老且干，两脉虚濡而数，按之细弦且数，自述心烦梦多，小溲色黄，大便两日未行，身热颇壮，体温39.4℃，从协和医院借来铁肺准备抢救。

会诊时，诸医皆曰：气血大虚，必须甘温以除大热。余曰：前服参、芪、桂、附诸药皆甘温也，何其不见效？诸医又曰：原方力量太小，应增加剂量。余曰：个人看法，本属虚人，也能生实病，我所说实病，包括新感病、传染病或其他实证。故请经治医生用冰箱冷水少少与之。患者非常喜饮，又多给了一些，患者仍想多喝，将一杯（约300mL）喝完，患者说"我还想喝"，遂又给约300mL。饮毕自觉头身有小汗出，心情愉快，即时安睡。余曰：患者素体气血不足，用甘温补中，本属对证。但目前非本虚为主，乃标热为主，如是虚热，患者何能饮冰水600mL，且饮后小汗出而入睡？根据其舌胖苔白糙老且干，两脉虚濡而数，按之细弦且数，心烦梦多，溲黄便秘，断定是阳明气分之热，故改用白虎汤。生石膏25g，生甘草10g，知母10g，粳米60g。煎100mL分两次服。1剂。

5月7日二诊：昨服白虎汤后，夜间汗出而身热已退，体温37℃，两脉虚濡而滑，按之细弱，弦数之象已无。患者今日精神甚佳，食欲亦增，心烦减而夜寐甚安，大便已通，小溲甚畅，舌胖苔已滑润，改用甘寒生津益气的方法，以善其后。生石膏12g，沙参10g，麦门冬10g，生甘草10g，知母3g。1剂。

5月8日三诊：据病房医护同志说，患者已痊愈。余云：可以停药，仍请经管医生处理。后来亦未用铁肺，患者一切如常。（赵绍琴医案）

（2）白虎加人参汤

【出处】

白虎加人参汤出自《伤寒论》。

伤寒病，若吐、若下后，七八日不解，热结在里，表里俱热，时时恶风，大渴，舌上干燥而烦，欲饮水数升者，白虎加人参汤主之。（《伤寒论·辨太阳病脉证并治下》）

伤寒无大热，口燥渴，心烦，背微恶寒者，白虎加人参汤主之。（《伤寒论·辨太阳病脉证并治下》）

伤寒脉浮，发热无汗，其表不解者，不可与白虎汤。渴欲饮水，无表证者，白虎加人参汤主之。（《伤寒论·辨太阳病脉证并治下》）

若渴欲饮水，口干舌燥者，白虎加人参汤主之。（《伤寒论·辨阳明病脉证并治》）

太阴温病，脉浮大而芤，汗大出，微喘，甚至鼻孔扇者，白虎加人参汤主之；脉若散大者，急用之；倍人参。（《温病条辨·上焦篇》）

手太阴暑温，或已经发汗，或未发汗，而汗不止，烦渴而喘，脉洪大有力者，白虎汤主之；脉洪大而芤者，白虎加人参汤主之。(《温病条辨·上焦篇》)

【临床应用】

本方主要运用于气分热盛，气津耗伤，适用主症与白虎汤大致相同，而脉象上表现为浮大而芤，且汗出尤多，口渴较重。四川名医陈潮祖认为此方可用于治疗气分热盛而致的心衰，由于壮火食气而耗伤心气。此方用石膏、知母大清气热，配伍人参大补元气，元气足则芤脉得气充，再佐以甘草、粳米和中养胃，五药合用则热势得挫，气阴得养。

实际运用中，亦有许多名医承补益气阴的原则，对于热伤津较重者，灵活易人参为西洋参。

【医案举例】

1）高热大汗出案

丁卯六月十五日　王　三十八岁　暑温误表

汗如暴雨直流，有不可猝遏之势，脉洪芤，气短，与白虎人参汤。

生石膏八两　知母二两　粳米一合　炙甘草一两　洋参八两

煮四碗，一时许服一碗，以汗止为度，不止再作服。

十六日汗势减照前方服半剂。

十七日脉静身凉汗止，与三才汤三帖痊愈。(吴鞠通医案)

2）身热大渴案

住三角街梅寄里屠人吴某之室，病起四五日，脉大身热，大汗，不谵语，不头痛，唯口中大渴。时方初夏，思食西瓜，家人不敢以应，乃延予诊。予曰：此白虎汤证也。随书方如下。

生石膏（一两）　肥知母（八钱）　生甘草（三钱）　洋参（一钱）　粳米（一小杯）

服后，渴稍解。知药不误，明日再服原方。至第三日，仍如是，唯较初诊时略安，本拟用犀角地黄汤，以其家寒，仍以白虎原剂，增石膏至二两，加赤芍一两，丹皮一两，生地一两，大小蓟五钱，并令买西瓜与食，二剂略安，五剂全愈。(曹颖甫医案)

3）消渴案

李某，男，52岁。患者有糖尿病史。口燥渴多饮，饮水后复渴，有饮水不能解渴之势。虽多饮但小便却黄，纳食减少，神疲体乏，大便正常。脉大而软，舌质红无苔。证属肺胃热盛，气阴两伤所致，治疗当以清上、中之热而滋气阴之虚为宜。

生石膏40g，知母10g，炙甘草6g，粳米一大撮，人参10g，天花粉10g。

上方服5剂后，口渴大减，体力与精神均有好转。转用益胃阴法：沙参12g，玉竹12g，麦冬30g，天花粉10g，知母6g，太子参15g，甘草6g。

连用十余剂，证情逐渐稳定，遂改用丸药巩固疗效。(刘渡舟医案)

4）暑温阳气大伤，汗出肢冷案

钱某，男，51岁，1960年8月29日初诊。

两天来身热头晕，阵阵恶寒，右脉洪大而数，左手略小，面赤口渴，头面汗出较多。昨服藿香正气散加减方：藿香10g，苏叶6g，佩兰叶10g，半夏10g，白术6g，厚朴6g，白芷6g，生姜3片，大枣5枚。1剂。服药后汗出更多，夜间四肢发冷，今晨面色苍白，两脉虚大而芤，遍体汗出，口渴欲饮，心慌气短，神志欠清，喘息气急，舌苔白腻。此暑温热蕴，津液大伤，本当益气兼以折热，误服辛散伤津之品，急予益气生津、达热出表，防其神昏致厥。生石膏30g（先煎），知母15g，生甘草10g，粳米30g，生黄芪30g，五味子10g，西洋参粉6g（冲服）。即刻先服1剂。

8月30日二诊：药后汗出已止，身热渐退，口渴喘息皆止，已能安眠，小溲甚少，两脉已由虚大而芤转为细弱小滑，头面汗出甚少，面仍略红，口干渴亦缓解。暑温误汗之后，正气大伤，津液过耗，昨服益气生津之品，虽见小效，尚不足恃，再以甘温益气、甘寒生津，兼以祛暑，以观其后。原方减生石膏为15g，加党参12g。2剂。

9月2日三诊：前药连投2剂之后，身热已退净而汗出亦止，喘息已平，口仍干渴，面色正常，精神好，两脉细弱且滑，大便通而小溲渐利。暑温误汗之后，气津皆伤，今观舌质偏红，苔白略干，虽汗止气复，然阴津尚未全复，改用甘寒益气，兼祛虚热。饮食当慎，生冷黏甜皆忌。北沙参25g，太子参10g，生黄芪18g，五味子10g，麦冬12g，生白芍25g，鲜荷叶半张（撕碎入煎）。2剂。上药又服2剂，诸症皆安，饮食睡眠皆如常，经休息1周后而上班工作。（赵绍琴医案）

（3）白虎加苍术汤

【出处】

白虎加苍术汤出自《类证活人书·卷十八》。

治湿温多汗，白虎加苍术汤。

知母（六两）　甘草（炙二两）　石膏（一斤）　苍术（三两）　粳米（三两）

上锉如麻豆大，每服五钱，水一盏半，煎至八九分，去滓取六分清汁温服。（《类证活人书·卷十八》）

湿热证，壮热口渴，自汗，身重，胸痞，脉洪大而长者，此太阴之湿与阳明之热相合。宜白虎加苍术汤。（《湿热病篇》）

手太阴暑温，或已经发汗，或未发汗，而汗不止，烦渴而喘，脉洪大有力者，白虎汤主之；脉洪大而芤者，白虎加人参汤主之；身重者，湿也，白虎加苍术汤主之。（《温病条辨·上焦篇》）

【临床应用】

本方主要用于气分热盛夹湿，热重湿轻之症，在发热、汗出、大渴的基础上，兼有身重、舌苔厚腻等夹湿的指征。本方以石膏、知母之寒凉以清透气分之热，以苍术之温，燥其黏腻之湿邪；粳米、甘草滋养胃气，共奏清热燥湿之功。

临床运用时，若兼腹满可加厚朴、枳实等；兼呕逆可加半夏、竹茹、苏梗等；若肢体困重较盛，可酌加薏苡仁、大豆卷、木瓜等；尿短赤加鲜芦根、白茅根等。

【医案举例】

发热案

周某，男，24岁。病高热，头痛身疼，胸中满闷，恶心不欲饮食。曾注射安乃近数支，汗出较多但发热却不退，体温持续在39.6℃上下，有时呕吐，夜寐则吃语。脉浮数，舌苔白腻。初用三仁汤以清利湿热，服药后发热未消，而体痛不可耐，患者家人催促再诊，脉转濡数，舌质红，苔黄白杂腻，面色红赤，口渴思饮，足胫反冷，小便黄赤，大便不燥。细审此病，曾经发汗，津液受损，口渴喜饮，睡则吃语，热在阳明无疑；然而发热虽甚但身反无汗，而且身痛沉重，胸满作呕，足冷尿黄，舌苔又腻，则热中夹湿之情昭然若揭。此证非白虎汤不足以清其热，非苍术不足以化其湿浊。

生石膏30g，知母10g，苍术10g，粳米一大撮，炙甘草6g。服药仅1剂，则热退痛止，诸症迎刃而解。（刘渡舟医案）

7. 清瘟败毒饮

【出处】

本方源自《疫疹一得》。

疫疹初起，六脉细数沉伏，面色青惨，昏愦如迷，四肢逆冷，头汗如雨，其痛如劈，腹内搅肠，欲吐不吐，欲泄不泄，男则仰卧，女则复卧，摇头鼓颔，百般不足，此为闷疫。毙不终朝。如欲挽回于万一，非大剂清瘟败毒饮不可。

清瘟败毒饮

生石膏大剂六两至八两，中剂二两至四两，小剂八钱至一两二钱。小生地大剂六钱至一两，中剂三钱至五钱，小剂二钱至四钱。乌犀角大剂六钱至八钱，中剂三钱至五钱，小剂二钱至四钱。真川连大剂四钱至六钱，中剂二钱至四钱，小剂一钱至一钱半。栀子、桔梗、黄芩、知母、赤芍、元参、连翘、甘草、丹皮、鲜竹叶，先煮石膏数十沸，后下诸药，犀角磨汁和服。（《温热经纬·余师愚疫病篇·论闷证》）

若紧束有根，如从皮里钻出，其色青紫，宛如浮萍之背，多见于胸背，此胃热将烂之候。即宜大清胃热，兼凉其血。以清瘟败毒饮加紫草、红花、桃仁、归尾。（《温热经纬·余师愚疫病篇·论疹形治法》）

紫赤类鸡冠花而更艳，较艳红为火更盛。不急凉之，必至变黑。须服清瘟败毒饮加紫草、桃仁。（《温热经纬·余师愚疫病篇·论疹色治法》）

总因火毒达于二经，毒参阳位，用釜底抽薪法，彻火下降，其痛立止，其疹自透。宜清瘟败毒饮增石膏、元参，加菊花。（《温热经纬·余师愚疫病篇·疫疹治验》）

【临床应用】

本方主要用于治疗温病气血两燔之重证，证见火毒充斥十二经气血，表里俱盛者。方中重用石膏，配伍知母取白虎之法以退气分之实热，"甚者先平，而诸经之火，自无不安矣"；取黄连解毒汤中黄芩、黄连、栀子，以泻中上焦之火毒；犀角（现用水牛角代替）、生地黄、赤芍与牡丹皮仿犀角地黄汤，入血分以"泄其亢甚之火而救欲绝之水"；佐连翘、竹叶清气分之热，玄参清血分之热，桔梗载药上行，甘草解毒并以和胃。诸药合用，气血两清，火毒败去而形体自安。

临床上据患者所患疫毒的轻重，可酌情加减药物的剂量，正如《疫疹一得》言："六脉沉细而数，即用大剂；沉而数者，即用中剂；浮大而数者，用小剂。"若斑疹外出，可加大青叶及少许升麻，以引毒外透，为"内化外解，浊降清升"之法。

【医案举例】

疹后误温舌黑案

正红旗护军活隆武者，乃太仆寺员外郎华公胞侄也，系予世好。丙午夏，出疹本轻，尊人畏予用药过峻，惧不敢邀，及至舌卷囊缩，方邀予治。诊其脉，细数有力；观其色，气壮神昂，非死候也；及验其舌，其黑如煤，其坚如铁，敲之戛戛有声。因问曰：前医何以不药？尊人曰：彼云满舌皆黑，前人列于不治。予曰：水来克火，焉有苔厚如甲哉？按此起病之初，舌苔必白而厚，此火极水化之象，误以为夹寒，妄肆温表，燔灼火焰，以致热毒阻于中焦，离不能下降，坎不能上升，热气熏蒸，由白而黄，由黄而黑矣。治宜重清胃热，兼凉心肾，非大苦大寒不能挽回。即用大剂，重用犀、连，更加生地、知、柏抑阳扶阴，连投四服，其苔整脱亦如舌大，后用三小剂而痊。（余师愚医案）

8. 升降散

【出处】

升降散出自杨栗山《伤寒温疫条辨》。

升降散

白僵蚕二钱（酒炒） 全蝉蜕一钱（去土） 广姜黄三分（去皮，不用片姜黄） 川大黄四钱

（生）（《伤暑全书·卷下·备用方类》）

温病亦杂气中之一也，表里三焦大热，其证不可名状者，此方主之。（《伤寒瘟疫条辨·卷四·医方辨》）

若产后受邪，较胎前更难施治，缘气血已亏，温邪直入难化，此时攻之不可，补之亦不可，惟审明证候，以固本为主，去邪佐之……邪重以复苏为主，攻里邪如升降散。（《重订通俗伤寒论·产后伤寒·廉勘》）

杨栗山《寒温条辨》中，亦以升降散升决并用为首方，若余师愚《疫疹一得》之清温败毒饮，乃专治热淫所胜之温疫，故一意清热，而不兼祛湿也。（《增订叶评伤暑全书·卷上·时疫》）

若因瘟疫，外证颇似伤寒，而内有伏热攻发，口舌苔白，恶热羞明，小便短赤，大便浊垢，心中躁烦，脉见滑数，宜升降散加桃仁、丹皮、花粉、生地、蒌仁、石膏、杏仁、甘草治之，犀角地黄汤亦治之。（《血证论·卷二·吐血》）

【临床应用】

本方主要用于治疗温热、瘟疫之邪热充斥内外，阻滞气机，清阳不升，浊阴不降者。证见发热、头面肿大、咽喉肿痛、胸膈满闷、呕吐腹痛或吐泻不出、发斑出血、丹毒、谵语狂乱等。方中僵蚕味辛气薄，僵而不腐，得清气为最，可升阳降浊清滞、祛风化痰、解毒散结；蝉蜕祛风透邪、散热胜湿；姜黄行气散郁、破血通经、消肿散结；大黄清热泻火、引热下行，且可凉血散瘀，以助消肿，所谓"亢盛之阳，非此莫抑"。此外，本方以黄酒为引，通行上下；以蜂蜜为导，其性甘平，能解毒润燥。全方相合，僵蚕、蝉蜕升阳中之清阳；姜黄、大黄降阴中之浊阴，一升一降，内外通和，而杂气之流毒顿消，故名升降散。

本方临证应用时宜如杨栗山所言"察证切脉，斟酌得宜随机应变"。若气分无形邪热炽盛者，可加石膏、知母、金银花等清气泄热之品；如若热盛而燥结者，则可加枳实、厚朴、芒硝等攻里泻下之品；若见斑疹、出血者，可合用犀角地黄汤以凉血泄热；若神昏躁狂者，可酌用凉开三宝以增开窍醒神之功。

【医案举例】

（1）温病失治、火郁三焦案

患者某，男，34岁。2004年4月7日初诊。

2003年12月始出现发热、咳嗽，在当地医院（高州）治疗不效，遂来广州求医。于广州市某中医院住院治疗1个月不效，2004年2月11日又至广州市某大型西医院住院治疗。曾进行多次血、尿细菌培养，结果均为阴性，进行多次多部位影像学检查及多次骨髓检查，认为可基本排除感染性疾病、血液病及恶性肿瘤。曾使用多种抗生素治疗，每于使用后热势升高，拟诊为多种药物过敏反应，停用抗生素，使用大剂量激素治疗，亦不能控制病情。发热每于午后加重，入夜尤甚，体温高达40℃。近日病情加重，夜间热甚时出现神昏谵语。

诊时症见：发热（体温39.4℃），神清，口渴，头面、双上肢见斑疹色紫红，咳嗽有痰，大便3日未解，体尚壮实，纳可。舌暗红，苔薄黄腻，脉滑数。此为火郁三焦，充斥上下，内迫营血，胃阴损伤，治宜宣泄郁火、清胃生津。以升降散合化斑汤治疗：生石膏30g（先煎），大黄8g（后下），僵蚕、姜黄、知母各10g，蝉蜕6g，甘草5g，玄参20g，牡丹皮12g，赤芍、红条紫草、粳米各15g。

4月8日二诊：服药后，当晚体温降至35℃。家属急来电话询问，知患者身凉汗多，神清，此为津气损伤，急以生脉饮益气养阴：西洋参15g，麦冬、五味子各10g。

4月10日三诊：两日后复诊，热势渐退，每日最高体温不超过38.5℃，全身散在斑疹，出至手足心，大便通畅，舌红，苔薄腻。邪热已减，气血同病，兼有痰湿。当清热化痰、凉血化斑，以化斑汤合温胆汤治疗：生石膏（先煎）、水牛角（先煎）各30g，玄参、茯苓各20g，粳米15g，甘草5g，枳壳、竹茹、知母、法半夏各10g，陈皮6g，生姜3片，大枣5枚。

4月14日四诊：午后夜间热甚，天明汗出身凉，体温波动于37.5～38.2℃。胸闷，咳嗽，痰可咳出，胸痞，纳差，舌略红，苔黄腻。治以蒿芩清胆汤：黄芩12g，青蒿（后下）、法半夏、枳实、竹茹各10g，陈皮、青黛（包煎）各6g，茯苓20g，滑石15g（先煎），甘草5g。服药后热退，继以参苓白术散加减善后，治疗半月，遂痊愈出院。（彭胜权医案）

（2）失眠烦躁伴阳痿早泄案

李某，男，35岁。2005年9月13日初诊。

素有早泄，有时阳痿不举，长期失眠，甚至彻夜不眠，疲惫不堪，心烦急躁，曾请多位中医治疗，均用补肾生精强阳法，越治越烦躁，早泄或阳痿毫无改观，小便臊臭，大便偏干，有时心悸。舌红赤，舌尖起刺，苔黄略腻，脉弦滑略数。从脉舌辨为升降散证。

处方：生大黄8g，片姜黄10g，蝉蜕10g，僵蚕10g，红人参3g，蜂蜜3匙，黄酒150mL。7剂，水煎服。

9月20日二诊：服药1剂，泻稀便2次，当晚酣睡6个小时，第2天大便正常。心烦、心悸减轻，服药期间性生活1次，已经成功。上方生大黄增为10g，红参增为5g，继服7剂。性功能增强，早泄、阳痿痊愈。（张文选医案）

（3）更年期综合征案

乔某，女，47岁。1986年6月10日初诊。

动即汗出，头汗为甚，头发尽湿，伴有心烦易怒口干，神疲乏力，夜寐纷纭。形肥面红，舌红苔干，脉象濡滑而数。肝经郁热，上迫为汗。先议清泄肝胆法。

处方：柴胡6g，黄芩10g，川楝子10g，蝉蜕6g，僵蚕10g，片姜黄6g，浮小麦30g，生牡蛎30g。7剂。

二诊：汗出渐减，心烦已止，夜寐亦安，舌红苔白，脉仍濡数。继用前法进退。

处方：柴胡6g，黄芩10g，川楝子10g，蝉蜕6g，赤芍、白芍各10g，麦冬15g，五味子6g，浮小麦30g，生牡蛎30g。7剂。

三诊：头汗已止，食眠俱安，二便如常，唯感乏力，舌白苔润，脉象濡软。仍用前法加减。

处方：黄芪10g，麦冬10g，五味子6g，浮小麦30g，生牡蛎30g，柴胡6g，黄芩6g，川楝子6g，茅根、芦根各10g，蝉蜕6g。7剂。

药后诸症悉平。（赵绍琴医案）

（4）温毒火郁三焦案

张某，女，24岁。1981年1月初诊。

该患者就诊时发热9天，体温波动于38.5～39℃，颌下有一5cm×5cm大小之肿物，西医诊为急性颌下淋巴结炎，用青霉素、四环素效果不佳。现患者发热不退，仍觉恶寒，面色黧黄，颌下有一包块，大如鸡卵，质地坚硬，按之疼痛，皮肤不红，扪之亦不灼手，咽喉红肿而痛，纳谷不甘，大便3日未解，脉沉弦而数，按之有力，舌红苔白根黄腻。此属火郁三焦，少阳枢机不利，气血壅滞而成，拟升降散加味。

白僵蚕3g（为末，冲服），蝉蜕6g，片姜黄10g，生大黄6g，柴胡6g，金银花10g，皂角刺5g，黄芩10g，苦桔梗6g，生甘草6g。3剂。

二诊：药后热退身凉，诸症霍然，颌下肿物仅枣核大小，唯食纳不甘，乏力。以竹叶石膏

汤、益胃汤加减收功。（赵绍琴医案）

9. 甘露消毒丹

【出处】

雍正癸丑，疫气流行，抚吴使者，嘱叶天士制方救之。叶曰：时毒疠气，必应司天。癸丑湿土气化运行，后天太阳寒水湿寒合德，夹中运之火流行，气交阳光不治，疫气大行，故凡人之脾胃虚者，乃应其疠气，邪从口鼻皮毛而入，病从湿化者，发热目黄，胸满丹疹泄泻。当察其舌色，或淡白或舌心干焦者，湿犹在气分，甘露消毒丹治之。

甘露消毒丹方

飞滑石十五两　淡黄芩十两　茵陈十一两　藿香四两　连翘四两　石菖蒲六两　白蔻仁四两　薄荷四两　木通五两　射干四两　川贝母五两（《续名医类案·卷五·疫》）

甘露消毒丹一名普济解毒丹……雄按：此治湿温时疫之主方也。（《温热经纬·卷五·方论》）

甘露消毒丹治暑湿热疫之邪尚在气分，神犀丹治温暑直入营分，清瘟败毒饮为十二经泄火之药。（《张聿青医案·卷二·湿温》）

疫邪初发，宜藿香正气散；兼湿热者，宜甘露消毒丹。（《重订通俗伤寒论·伤寒兼疟·疫疟》）

【临床应用】

本方主要用于治疗湿温时疫，蕴蒸气分，湿热并重之证。症见发热口渴、肢酸倦怠、颐肿咽痛、胸闷腹胀、身目发黄、吐泻淋浊、小便短赤、舌苔黄腻、脉濡数等。方中黄芩清热燥湿；连翘、射干清热解毒；茵陈、滑石、木通清利湿热；藿香、石菖蒲、白豆蔻、茵陈皆为芳香之品，有化湿辟秽之效；湿热蕴蒸，易生痰浊，故配川贝母清热化痰；薄荷配连翘，轻清宣透、疏通气机，透热达表。诸药配伍，共奏芳香化湿辟秽、淡渗分利湿热、寒凉清热解毒之功。

临证应用本方时，口渴明显者，酌加芦根、天花粉生津止渴；咽喉肿痛明显者，加桔梗、甘草、玄参、僵蚕以解毒消肿利咽；黄疸较重者，加栀子、大黄、金钱草以清热泄湿、利胆退黄；湿热下注而小便涩痛者，加白茅根、竹叶、石韦、萹蓄以清热通淋；大便不通者，酌加生大黄、槟榔通便泄热。甘露消毒丹在现代常用于伤寒、胆囊炎、病毒性肝炎、钩端螺旋体病、手足口病、疱疹性咽峡炎等疾病证属湿热内蕴且湿热并重者。

【医案举例】

（1）湿温案

杨左。湿温七天，身热有汗不解，午后入夜尤甚，口苦而干，渴不多饮，脉濡滑带数，舌苔薄腻，伏邪蕴湿，逗留膜原，少阳阳明为病。前进达原宣化不应，今拟柴葛解肌加味。

软柴胡八分　清水豆卷四钱　仙半夏一钱五分　六一散三钱（包）　粉葛根一钱五分　赤苓三钱　六神曲三钱　泽泻一钱五分　甘露消毒丹四钱（包）

二诊：服药两剂，身热较前大减，胸脘不舒，纳减少寐，余邪湿热未除，胃不和则卧不安也。脉濡滑，苔薄腻微黄。今拟芳香淡渗，以靖余氛，更当避风节食，不致反复为要。

清水豆卷四钱　佩兰叶一钱五分　仙半夏一钱五分　炒枳壳一钱　广藿香一钱五分　赤茯苓三钱　炒秫米三钱　炒麦芽四钱　通草八分　益元散三钱（包）　佛手八分　甘露消毒丹四钱（包）（丁甘仁医案）

（2）温疟案

陆左。间日疟先战寒而后壮热，热盛之时，烦躁胸闷谵语，自午后至夜半，得汗而解，已发七八次，纳少神疲，脉弦滑而数，苔薄腻而黄。伏邪痰湿互阻阳明为病，营卫循序失司。拟桂枝白虎汤加味，疏解肌邪，而清阳明。

川桂枝八分　陈皮一钱　熟石膏四钱（打）　生甘草一钱　炒谷芽四钱　仙半夏三钱　川象贝各二钱　煨草果八分　肥知母一钱五分　佩兰一钱五分　生姜二片　红枣四枚　甘露消毒丹四钱（荷叶包煎）

二诊：服桂枝白虎汤三剂，间日寒热已减大半，发时谵语亦止，唯胸闷纳少，神疲乏力，脉弦滑不静，苔薄腻，夜不安寐。伏邪痰湿未除，胃不和则卧不安也。前法既效，率由旧章。

川桂枝六分　仙半夏三钱　熟石膏二钱（打）　生甘草四分　陈皮一钱　茯神三钱（朱砂拌）　川象贝各二钱　北秫米三钱（包）　炙远志一钱　佩兰一钱五分　生姜二片　红枣四枚（丁甘仁医案）

（3）黄疸案

陈左。喉痧之后，滋阴太早，致伏温未发，蕴湿逗留募原，着于内而现于外，遂致遍体发黄，目珠黄，溺短赤，身热晚甚，渴喜热饮，肢节酸疼，举动不利，苔薄腻黄，脉濡数。温少湿多，互阻不解，缠绵之症也。姑拟清宣气分之温，驱逐募原之湿，俾温从外达，湿从下趋，始是病之去路。

清水豆卷八钱　忍冬藤三钱　连翘壳三钱　泽泻一钱五分　西茵陈一钱五分　黑山栀二钱　猪苓二钱　制苍术七分　粉葛根一钱五分　通草八分　鸡苏散三钱（包）　甘露消毒丹八钱（包）（丁甘仁医案）

（4）湿温案

劳男。病热一候，其热弛张无定，语言低沉。此与外感风寒者有别，乃温邪也。渴喜热饮，内有伏湿；手臂红点隐约，有入营之象。病之缠绵，为意中事。

鸡苏散9g（包煎），带叶佩兰9g，连翘12g，黄芩9g，青蒿9g，白薇12g，紫花地丁9g，甘露消毒丹9g（分3次吞）。（章次公医案）

（5）手足口病案

伍某，男，3岁半。2008年6月26日初诊。

其父代述：2天前患儿出现流涎、拒食，昨日发现口腔有疱疹。查体：体温37.8℃，口腔硬腭、颊部、齿龈及舌部多处小溃疡、疼痛。手足掌心部、臀部、腿部有米粒至绿豆大小的疱疹，分布稀疏，疹色红润，疹液明亮。小便短赤，大便干燥，舌质红苔黄腻，脉浮数。诊为手足口病。治以疏风解毒、清热化湿。方用甘露消毒丹加减。

处方：薄荷6g，荆芥6g，连翘10g，黄芩10g，藿香10g，茵陈10g，白豆蔻3g，石菖蒲3g，滑石12g，木通3g，赤芍6g，制大黄3g，板蓝根10g。

服药1剂后，热退，口腔溃疡缩小，手足、臀、腿部疱疹明显减退。小便清利，大便微溏。在上方的基础上减木通、石菖蒲、制大黄、荆芥，加淡竹叶9g，再服2剂而告愈。（马文红医案）

10. 蒿芩清胆汤

【出处】

蒿芩清胆汤出自俞根初《重订通俗伤寒论·六经方药·和解剂》。

蒿芩清胆汤，和解胆经法，俞氏经验方。

青蒿脑钱半至二钱　淡竹茹三钱　仙半夏钱半　赤茯苓三钱　青子芩钱半至三钱　生枳壳钱半　陈广皮钱半　碧玉散三钱（包）

此为和解胆经之良方，凡胸痞作呕，寒热如疟者，投无不效。（《重订通俗伤寒论·六经方药·和解剂》）

内经谓夏伤于暑，秋必疟。但暑必夹湿，当辨其暑重于湿者为暑疟……暑疟，先与蒿芩清胆汤清其暑。（《重订通俗伤寒论·伤寒兼疟·暑湿疟》）

此蕴伏膜原之暑湿，从中而作，固当辨其所传而药之，尤必辨其暑与湿孰轻孰重……传二肠则伏邪依附糟粕，即用枳实导滞汤，苦辛通降，从大便而解。解后，暂用蒿芩清胆汤。（《重订通俗伤寒论·伏暑伤寒·治》）

【临床应用】

本方主要用于治疗少阳湿热证，热重于湿者。证见寒热如疟，热重寒轻，午后热甚，入暮尤剧，心烦，口苦而渴，脘痞呕恶，两胁胀痛，小便黄少，胸腹灼热，舌红苔黄腻，脉弦数等。方中青蒿、黄芩为君，入少阳清邪热利枢机；竹茹、半夏燥湿化痰；陈皮、枳壳行气降逆；赤茯苓、碧玉散清热利湿。诸药配合有清泄少阳郁热，兼利湿理气之功。

本证与芩连二陈汤证相类，皆属湿热郁阻少阳，但芩连二陈汤证为湿热并重，郁于手少阳三焦；本证乃热重于湿，郁阻足少阳胆。故两方应用时应仔细鉴别。

若临证时见周身困重、苔厚腻者，可用蒿芩清胆汤加藿香、佩兰、薏苡仁、厚朴等以化湿浊；见小便赤涩淋痛者，可用上方加木通、栀子、车前子等以利水通淋；见湿热郁蒸发黄者，可用上方加茵陈、栀子等以利胆退黄。

【医案举例】

（1）系统性红斑狼疮案

马某，女，19岁。2010年1月20日初诊。

主诉及病史：乏力、低热2个月。2009年12月，患者因乏力、低热就诊。抗核抗体（＋），均质性1:1600，抗双链DNA抗体（＋）168IU/mL，IgG 1880mg/dL。库姆斯试验：红细胞IgG（＋）18.34%，IgM（＋）2.51%，补体C3 34.7mg/dL，补体C4 4.25mg/dL，血白细胞计数$2.13×10^9$/L，诊断为系统性红斑狼疮、自身免疫溶血性贫血，住院予泼尼松等药物治疗。现症：乏力嗜卧，低热间作，双腕、肘、膝关节疼痛，口苦，纳差，寐可，大便溏。舌质暗红，苔黄腻，脉滑数。

西医诊断：①系统性红斑狼疮；②自身免疫溶血性贫血。

中医诊断：痹证，湿热蕴毒证。

治法：清热利湿，解毒通络。

处方：蒿芩清胆汤加减。

青蒿30g（后下），黄芩20g，枳壳10g，竹茹10g，陈皮6g，半夏10g，茯苓20g，碧玉散10g（包煎），牡丹皮15g，赤芍20g，白花蛇舌草20g，薏苡仁20g，桑枝20g，甘草6g。7剂，日1剂，水煎服。

2010年1月27日二诊：无发热，晨起左侧耳后疼痛，淋巴结肿大，时右侧膝盖疼痛，可自行缓解，纳可，寐可，二便调。舌质暗红，苔白腻，脉弦细。青蒿30g（后下），黄芩20g，枳壳10g，竹茹10g，半夏10g，牡丹皮15g，赤芍20g，茯苓20g，白花蛇舌草30g，桑枝20g，牛膝10g，金银花30g，夏枯草15g，甘草6g。7剂，日1剂，水煎服。泼尼松50mg，1次/日，已服1个月余，建议45mg，1次/日。

2011年1月15日三诊：从2010年1月初诊至今，服中药随症加减1年，泼尼松逐渐递减，病情基本稳定，乏力症状消失，体温正常，已能上体育课，2天前活动后汗出当风又发低热，体温最高37.8℃，咽痛，咽干，关节疼痛，纳呆，二便正常。舌质红，苔黄腻，脉滑数。青蒿30g（后下），黄芩20g，枳壳10g，竹茹10g，陈皮6g，茯苓20g，碧玉散10g（包煎），牡丹皮20g，赤芍20g，金银花30g，连翘20g，麦冬20g，甘草6g。7剂，日1剂，水煎服。泼尼松5mg，1次/日。

2013 年 2 月 20 日四诊：背痛，腰痛，双膝蹲起不适，偶有咳嗽，少痰，活动后出黏汗，纳少，寐安，二便调。舌质偏红，苔薄黄，脉滑。青蒿 30g（后下），黄芩 20g，枳壳 10g，竹茹 10g，陈皮 6g，茯苓 20g，牡丹皮 15g，赤芍 20g，白花蛇舌草 20g，狗脊 15g，牛膝 10g，甘草 6g。7 剂，日 1 剂，水煎服。泼尼松 2.5mg，每 3 日 1 次。已服 1 年，建议停用。

2014 年 9 月 3 日复查：抗核抗体、抗双链 DNA 抗体等均转阴性；风湿三项：血沉 9mm/h，类风湿因子 < 11.1IU/mL，C 反应蛋白 < 3.44mg/L；免疫全项：IgG15.1g/L，IgA2.03g/L，IgM0.56g/L，补体 C3 1.21g/L，补体 C4 0.177g/L，IgE 996IU/mL；24 小时尿蛋白定量 0.26g/24h。

2015 年 5 月 4 日复查：抗核抗体、抗双链 DNA 抗体等均阴性；风湿三项：血沉 20mm/h，类风湿因子 < 10.2IU/mL，C 反应蛋白 < 3.28mg/L；免疫全项：IgG15.6g/L，IgA2.31g/L，IgM0.612g/L，补体 C3 1.21g/L，补体 C4 0.19g/L；24 小时尿蛋白定量 0.10g/24h。

定期复查，病情稳定。（《津沽中医名家学术要略（第 4 辑）》）

（2）湿温案

屠某，男，35 岁。

秋末起病，恶寒发热，头痛胸痛，骨节疼痛，呕吐。初以为感冒，服人参败毒散，汗出不恶寒，发热更甚，头重目眩，胸满肋痛，呕吐苦水。

诊视脉弦滑，苔灰白腻，诊断为湿温病。始恶寒，是湿遏卫外之阳。虽然汗出腠开，但湿郁化热，蕴结于胆胃，故目眩、胸胁满痛而呕苦。法当宣湿化热、利胆运枢。方用自定宣湿透表汤。

香青蒿 10g，淡黄芩 7g，姜半夏 7g，旋覆花 7g（包煎），鲜竹茹 10g，青皮、陈皮各 5g，西枳壳 7g，藿香梗 7g，制厚朴 5g，炒六神曲 7g，赤茯苓 10g，白豆蔻 3g。

二诊：眩晕、呕吐缓解，壮热汗出，骨节烦疼不减，两耳轰鸣，小便浑浊如白粉状。此浊邪害清，当化浊通阳。原方去六神曲，加益元散 12g（鲜荷叶包刺孔）入煎。

三诊：一剂呕止，苔转黑厚，热增渴甚，咳嗽气促，牵引肋痛更剧。湿浊从卫入气，痰热上逼，肺失清肃，当以芳香化浊、淡渗湿热为主。方中去半夏、白豆蔻，加广郁金 7g，大豆卷 10g。

四诊：服后咳引肋痛减轻，肺络聚结之痰热未化，再加瓜蒌 10g（捣碎）导涤痰热。

五诊：咳嗽、胸痛、口渴均见缓解。湿热分化，肺胃渐和。原方增减。香青蒿 7g，淡黄芩 7g，南杏仁 10g，瓜蒌仁 5g，赤茯苓 10g，广郁金 7g，大豆卷 10g，佩兰梗 7g，枇杷叶 10g，生谷芽 10g，粉甘草 3g。

服药后，热退，知饥纳食。（李聪甫医案）

（3）淋证案

黄某，女，48 岁。2012 年 10 月 22 日初诊。

近 1 个月来小便频数，尿道灼热感，时有刺痛，腰膝酸软，脘腹满闷，口干不多饮，舌质红，苔黄略腻，脉滑数。

尿检：红细胞（++），白细胞（+++）。

治法：清热化湿，利尿通淋。

处方：蒿芩清胆汤加减。

青蒿、黄芩各 12g，姜半夏 9g，茯苓、枳壳各 15g，碧玉散 30g（包煎），淡竹叶 9g，凤尾草 12g，鸭跖草 24g，牛膝 15g。5 剂，每日 1 剂，水煎服。

二诊：服药后诸症减轻，前方加白茅根 20g 再服 5 剂。药后诸症消失，尿检转阴。（沈元良医案）

11. 三仁汤

【出处】

三仁汤出自《温病条辨·上焦篇》。

头痛恶寒，身重疼痛，舌白不渴，脉弦细而濡，面色淡黄，胸闷不饥，午后身热，状若阴虚，病难速已，名曰湿温。汗之则神昏耳聋，甚则目瞑不欲言，下之则洞泄，润之则病深不解，长夏深秋冬日同法，三仁汤主之。

三仁汤方

杏仁五钱　滑石六钱　白通草二钱　白蔻仁二钱　竹叶二钱　厚朴二钱　生薏仁六钱　半夏五钱（《温病条辨·上焦篇》）

三仁汤，治湿温之轻者。苍苓白虎汤，治湿温之重者。当别见证而分治之。（《时病论·卷之六·备用成方》）

【临床应用】

本方主要用于治疗湿温初起，邪遏卫气，湿重于热者。证见恶寒、身热不扬、午后身热明显、头痛且重、面色淡黄、身重肢倦、胸脘痞闷、纳呆不饥、不欲渴饮、苔白腻、脉濡等。方中杏仁入上焦，开宣肺气；白豆蔻、厚朴、半夏苦辛温通、燥湿理气、芳香化浊、调畅中焦；生薏苡仁、滑石、白通草入下焦以淡渗利湿，并从湿中泄热；合用竹叶以轻清透热、甘淡利湿；生薏苡仁还兼健脾祛湿之力。诸药配伍，开上、畅中、渗下，能宣化表里之湿，使湿热从三焦分消。

若湿温初起卫分症状较著，可用三仁汤加藿香、香薷以解表化湿；若见寒热往来，可加草果、青蒿以和解化湿；舌苔黄腻者，宜加大薏苡仁用量；食欲不振较重者，可加山楂、麦芽、藿香、木香；周身关节疼痛者，可加独活、羌活、秦艽、五加皮、木瓜等。

【医案举例】

（1）湿温案

张某，男，1岁半。1964年5月3日初诊。

4月24日发热，咳嗽气急，体温39～40℃，住某医院确诊为腺病毒肺炎。用多种西药治疗未效，病情缠绵，其母心情焦急异常，经同道介绍前来求治。患儿迄今发热未退，烦躁多哭，烦躁时头额有汗，咳嗽尚甚，咳声不畅，不思食，不饮水，且拒食饮，大便溏软，腹不胀满，小便黄，脉沉滑，面黄，舌质淡，苔白黄腻带秽，因湿热郁闭，肺气不宣，治宜宣肺卫、化痰湿。

连皮茯苓二钱，法半夏二钱，杏仁一钱五分（去皮），薏苡仁四钱，冬瓜仁二钱，白豆蔻八分（打），芦根三钱，桑白皮一钱五分，麦芽一钱五分（炒），竹茹一钱，象贝母一钱，枇杷叶二钱（炙）。慢火煎30分钟，取30mL，每次服两匙，两剂。

1964年5月5日二诊：服上药两剂后，周身絷絷潮汗出，即思乳食。今日体温已平，烦躁亦除，精神活跃，面色转红润，唯咳嗽较频，食欲渐增，大便每日一行，夹有少量黏物，脉沉滑微数，舌正红，秽腻苔已退，郁闭已开，湿痰未净，宗前法加减。

处方：连皮茯苓二钱，法半夏一钱，橘红一钱，杏仁一钱五分，薏苡仁四钱，冬瓜仁二钱，象贝母一钱，桑白皮一钱五分，竹茹一钱，麦芽一钱五分，芦根三钱，枇杷叶二钱（炙）。两剂而愈。（蒲辅周医案）

（2）感冒误补益疾救误案

苏某，女，30岁。1986年10月19日初诊。

患者1个月前自觉咽干喉痛，发冷，易汗，疲困，经当地医院诊为感冒，内服加味小柴胡汤未效，遂住院治疗。入院查血、尿常规及肝功能等均无异常，拟诊气虚感冒，经注射参麦注射液，静滴复方氨基酸，内服补中益气汤加味、银翘解毒丸、速效伤风胶囊等治疗13天后，病情反而加重，自己要求出院，求余诊治。症见：全身厥胀，倦怠乏力，四肢不温，背凉怕冷，微汗稍舒，汗后冷甚，头昏沉闷，胃呆纳差，口干不饮，小便短赤，大便尚可，舌质淡润，苔心根部厚腻罩黄，脉沉濡略数。证属湿郁化热，波及三焦，气机壅滞，营卫失调。治宜宣通三焦、调和营卫。予三仁汤化裁。

药用：杏仁10g，半夏10g，厚朴10g，桂枝10g，通草10g，杭白芍10g，白豆蔻6g，竹叶15g，滑石12g，生薏苡仁30g。2剂，水煎服，日1剂。

10月21日二诊：药进2剂后，舌苔始化，诸症减半，原方加葛根12g，天花粉15g，继进3剂后，苔化脉缓，诸恙顿失。予桂枝甘草龙骨牡蛎汤加生黄芪、细辛、天花粉，连服5剂以善后。（郭维一医案）

（3）湿热内阻案

李某，女，3岁。1964年8月28日初诊。

主诉：发热4天，嗜睡2天。

住院检查摘要：神志尚清，微烦，转侧不安似有头痛。体温38.7℃，呼吸26次/分，脉搏126次/分，发育营养中等，心肺（−），腹软无压痛。神经系统检查：瞳孔对光反射存在，腹壁反射可引出，颈部微有抵抗，巴氏征（＋），克氏征（−）。脑脊液检查：潘迪试验（＋），糖1～5管（＋），细胞总数1038/mm³，白细胞计数114/mm³，氯化物628mg%，蛋白110mg%。血化验：白细胞计数18.6×10⁹/L，中性粒细胞百分比87%，淋巴细胞百分比12%。

临床诊断：流行性乙型脑炎（极重型）。

病程与治疗：患者于8月23日开始精神不振，呕吐，身热，第2日下午体温达39℃，再呕吐五六次，予退热剂，体温不减，第3日即见嗜睡，第4日入院。入院后，先予黄连、香薷，冲服紫雪散，第5日体温升高至40℃，加服牛黄抱龙丸，注射安乃近，第3日体温仍持续在40℃左右，但汗出较多，呼吸发憋，频率50次/分，脉搏130次/分，呈现半昏迷状态，瞳孔对光反应迟钝，腹壁、膝腱反射消失，前方加至宝散二分，分二次服，病情继续恶化。

请蒲辅周会诊：神志出现昏迷，不能吞咽，汗出不彻，两目上吊，双臂抖动，腹微满，大便日2次，足微凉，脉右浮数，左弦数，舌质淡红，苔白腻微黄，属暑湿内闭，营卫失和，清窍蒙蔽，治宜通阳开闭。

薏苡仁四钱，杏仁二钱，白豆蔻一钱，法半夏二钱，厚朴二钱五分，滑石四钱（包煎），白通草一钱五分，淡竹叶一钱五分，鲜藿香一钱，香木瓜一钱，局方至宝丹半丸（分冲）。水煎取250mL，每次服50mL，3小时服一次。

8月29日二诊：药后汗出较彻，次日体温下降至37.6℃，目珠转动灵活，上吊消失，吞咽动作恢复，神志渐清，可自行小便等，原方去藿香、竹叶，加酒芩八分，茵陈三钱，陈皮一钱五分，生谷芽四钱。

药后三天，全身潮汗未断，头身布满痱疹，双睑微肿，神志完全清醒，但仍嗜睡，舌苔渐化，二便正常，体温正常，神经反射亦正常。继以清热和胃调理善后，痊愈出院。（蒲辅周医案）

12. 宣清导浊汤

【出处】

宣清导浊汤出自《温病条辨·下焦篇》。

湿温久羁，三焦弥漫，神昏窍阻，少腹硬满，大便不下，宣清导浊汤主之。

宣清导浊汤（苦辛淡法）

猪苓五钱　茯苓六钱　寒水石六钱　晚蚕沙四钱　皂荚子三钱（去皮）(《温病条辨·下焦篇·五十五》)

如湿毒久羁三焦，气滞胸痹，神昏窍阻，少腹硬满，大便不下者，此必有浊痰黏涎胶结于内也，宜宣清导浊汤。(《重订广温热论·温热总论·论温热兼症疗法》)

气胀，多因于七情郁结，气道壅隔，上不得降，下不得升，胸腹胀满，四肢瘦削，《内经》所谓浊气在上，则生胀是也，治宜升清降浊，达郁宽中汤……先通其气以宽胀，继用宣清导浊汤加减。(《重订通俗伤寒论·伤寒夹证·夹胀伤寒》)

【临床应用】

本方主要用于治疗湿热久郁，肠道闭阻，弥漫三焦，传导失司者。证见少腹满硬而胀、大便不通、神志如蒙、苔垢腻等。方中晚蚕沙甘辛温，清化大肠湿浊；皂荚子辛温，性走窜，能燥湿开郁、宣畅气机，有通关利窍之效。茯苓健脾利湿；猪苓、寒水石利湿清热，使湿浊从小便而泄。诸药相配，使清气得升，浊气得降，腑气得通，大便得畅，故名"宣清导浊汤"。

本方证应注意与阳明腑实证鉴别。阳明腑实证为燥屎内结、腑气不通所致，以腹部硬满疼痛拒按、苔黄厚焦燥为特点；而本方证则是湿浊闭阻肠道，气机不通所致，腹部硬满而胀，疼痛不甚明显，苔垢腻。若因肠腑湿浊较甚而少腹胀满拘急者，可用本方加杏仁、瓜蒌、槟榔；若神志昏蒙较著者，可用本方送服苏合香丸。现代临床可用本方治疗鼓胀、水肿、病毒性肝炎、尿毒症等证属湿热秽浊郁闭大肠、弥漫三焦者。

【医案举例】

（1）湿证案

（蔡案）仲景云：小便不利者，为无血也；小便利者，血症谛也。此症是暑湿气蒸，三焦弥漫，以致神昏，乃诸窍阻塞之兆。至小腹硬满，大便不下，全是湿郁气结。彼夯医犹然以滋味呆钝滞药，与气分结邪相反极矣。议用甘露饮法。

猪苓、浙茯苓、寒水石、晚蚕沙、皂荚子（去皮）。(《临证指南医案》)

（2）水肿案

孙某，女，45岁。1998年4月15日初诊。

素有高血压病，体型肥胖，浮肿20余年，以下肢浮肿为重，大便秘结，腹胀。舌暗红，脉沉滑。从火郁水气不行论治，用大黄黄连泻心汤、黄连解毒汤合宣肺利水法。处方：黄连10g，黄芩10g，栀子10g，黄柏10g，大黄5g，车前子16g，白术12g，紫菀10g，枳壳10g，杏仁10g。7剂。

1998年4月22日二诊：服药后，浮肿有所减轻，但仍然周身浮肿，大便仍干结不通，汗出较多，口渴心烦，舌胖大暗红，苔厚腻，脉沉滑。从湿热郁阻下焦，窍闭不通考虑，改用宣清导浊汤加减。处方：茯苓30g，猪苓20g，泽泻20g，白术12g，滑石16g，寒水石10g，蚕沙10g（包煎），大黄6g，生石膏12g，炒皂角子10g。7剂。

1998年4月29日三诊：服药后浮肿大减，小便通利，大便通畅，每2日1次。腑气已通，改用桂苓甘露饮化裁善后。处方：猪苓20g，茯苓30g，泽泻20g，桂枝10g，白术10g，寒水石10g，滑石16g，生石膏18g。14剂。(张文选医案)

（3）便秘案

张某，女，28岁。1997年9月3日初诊。

患者大便秘结，历时7～8年之久，腹胀。舌红，苔白腻，脉沉弦。曾遍服各类通便泻下方，如大、小承气汤，滋阴通便方等，未见效。根据舌脉，从湿热阻闭三焦、下窍不通考虑，以宣清导浊汤加减。处方：炒皂荚子 10g，蚕沙 10g（包煎），茯苓 20g，泽泻 20g，杏仁 10g，薏苡仁 15g，白豆蔻 10g，滑石 16g，寒水石 10g，石膏 10g，枳壳 10g，桔梗 10g，苍术 10g。7 剂。

9 月 10 日二诊：服药后大便通畅，每日 1 次，白腻之苔变薄。用上方减苍术，7 剂。腹胀、大便秘结告愈。（张文选医案）

（4）湿温案

许某，男，30 岁，1997 年 6 月 23 日初诊。

患者 2 个月前下乡淋雨感湿。翌日全身困倦，不欲饮食，发热，体温在 38℃左右波动，肌注青霉素钠、复方奎宁，服中药银翘散、藿朴夏苓汤等，未效。刻诊：体温 38.2℃，微恶寒，四肢乏力，口涎胶黏，不欲食，面色萎黄，大便不畅，小便短涩，舌质淡红，苔白腻，脉弦滑。中医诊断为湿温，证属湿浊内蕴胃肠。治宜清热化湿、升清降浊。

方用宣清导浊汤加味：蚕沙 12g，泽兰 12g，茯苓 20g，猪苓 15g，皂荚子 10g，佩兰 10g，青蒿 12g，炒薏苡仁 30g，寒水石 30g。每日 1 剂，水煎服。

6 月 26 日二诊：2 剂热退，二便通调。上方去泽兰，继服 2 剂，诸症消失。（李鳌才医案）

（5）黄疸案（急性黄疸型肝炎）

王某，男，72 岁，离休干部。1984 年 9 月初诊。

2 个月前，无明显诱因而见恶寒发热，全身乏力，腹胀胁痛，恶心呕吐，曾用药不详。次日便见身目俱黄，小便黄褐似酱油色，经某医院检查诊断为急性黄疸型肝炎。住院治疗 2 个月，诸症减轻，唯黄疸指数持续在 20 个单位不降，故求治于余。证见：身目仍微黄，头晕重，胸闷泛恶，腹胀满胁痛，大便不下，尿黄短赤。诊断为黄疸。此乃湿遏热郁，熏蒸肝胆，蕴结大肠。治以清利肝胆湿热，佐以通腑泄热。方用茵陈、栀子、柴胡、大黄之类，服药 3 剂复诊，诸症未见起色，然药下便通，药停如故。余慎虑腹胀大便不下一症，当属湿热与气交阻，气机郁滞，加之患者年逾七旬，真阴亏耗，又受湿热病邪，更伤阴液，大肠传导失司所致，非同肠腑燥结之苦寒攻下之法所能解除。故另立治则宣通气机、清化湿热退黄，以润肠通便。方选吴鞠通宣清导浊汤合茵陈蒿汤去大黄加滋阴润肠之品。

处方：猪苓 15g，茯苓 15g，寒水石 20g，晚蚕沙 12g，皂荚子 9g，茵陈 30g，栀子 12g，蒲公英 30g，玄参 30g，生何首乌 30g，玉竹 20g，炒莱菔子 30g。3 剂。

服后复诊，大便畅，腹胀减，纳食较前馨香，舌苔转薄。此方共服 15 剂，自觉诸症悉除，身目黄染皆退，复查肝功能各项指标均属正常。年余随访，黄疸病未复发。（赵富春，马秀琴 . 运用吴鞠通方治疗顽症三则 [J] . 河南中医，1992，12（1）：28-29.）

13. 达原饮

【出处】

达原饮出自吴又可《温疫论·卷上》。

温疫初起，先憎寒而后发热，日后但热而无憎寒也。初得之二三日，其脉不浮不沉而数，昼夜发热，日晡益甚，头疼身痛。其时邪在伏脊之前，肠胃之后。虽有头疼身痛，此邪热浮越于经，不可认为伤寒表证，辄用麻黄、桂枝之类强发其汗。此邪不在经，汗之徒伤表气，热亦不减。又不可下，此邪不在里，下之徒伤胃气，其渴愈甚。宜达原饮。

达原饮

槟榔二钱　厚朴一钱　草果仁五分　知母一钱　芍药一钱　黄芩二钱　甘草五分（《温疫论·卷上·温疫初起》）

达原饮治疫疟壮热，多汗而渴……或问疫邪初犯募原，吴又可以达原饮为主方，详方中槟榔、草果、厚朴俱属清理肠胃之品，知母直泻少阴邪热，与募原何预而用之？答曰：募原虽附躯壳，贴近于里，为经络脏腑之交界，况湿土之邪，从窍而入，以类横连，未有不入犯中土者，所以清理肠胃为先……又可专攻瘟疫，历治有年，故立此为初犯募原之主方。（《张氏医通·卷十三专方·疟门》）

壮热神昏，舌苔白厚，此疫盛于中，从三阳而发疟，阖境相似，谓之疫疟。槟榔、厚朴疏利三焦，草果、甘草消滞和中，黄芩清蒸热之里，白芍敛热伤之营，知母清润存阴以除疫疟也……此疏利疫邪之剂，为疫疟疏利之方。（《医略六书·杂病证治》）

吴氏此方治瘟疫初起，属邪伏膜原，尚未传变之证。（《成方便读·卷一》）

【临床应用】

本方主要用于治疗瘟疫或疟疾之湿热秽浊，邪伏膜原者。证见寒热往来，寒甚热微，发无定时，头身疼痛，手足沉重，胸闷呕恶，舌苔垢腻或白厚浊如积粉，脉缓等。方中槟榔、厚朴、草果相配，苦温、辛温并用，辛香雄烈，能直达膜原、开郁燥湿、行气破结、逐邪外出，为方中主药。佐加白芍敛阴和血、知母清热滋阴，有防湿热化燥伤阴之效，并有反制槟榔、厚朴、草果燥烈之弊；黄芩苦寒而清热燥湿；甘草调和诸药。本方共奏开达膜原、辟秽化浊、清热解毒之功，使邪气溃散，速离膜原，故以"达原饮"名之。

临床应用时，本方可随症化裁。如《温疫论》原文所说："如胁痛耳聋，寒热，呕而口苦，此邪热溢于少阳经也，本方加柴胡一钱；如腰背项痛，此邪热溢于太阳经也，本方加羌活一钱；如目痛，眉棱骨痛，眼眶痛，鼻干不眠，此邪热溢于阳明经也，本方加葛根一钱。"如若患者兼有食积，可加山楂、麦芽、神曲；外感疫毒，咽喉肿痛者，可加金银花、连翘、山豆根、射干；咳嗽痰多者，加百部、紫菀、款冬花；鼻塞不通者，加苍耳子、辛夷、白芷等。

【医案举例】

（1）湿温案①

谢女。壮热一候，苔白腻满布，胸中窒闷异常，呻吟之声，不绝于耳。此温邪夹湿，交阻肠胃，非短时间所能取效，予达原饮加味。

葛根9g，柴胡4.5g，黄芩9g，知母9g，枳实9g，槟榔9g，煨草果4.5g，白芍9g，甘草15g，佛手9g。（章次公医案）

（2）湿温案②

李某，男，17岁。2016年10月16日初诊。

主诉：低热1个月余。

病史：患者1个月前出现发热，间断使用抗生素治疗，效果不明显。体温37.5℃左右，抗"O"阳性，血沉23mm/h。血常规：白细胞计数$6.8×10^9$/L，中性粒细胞百分比53%，淋巴细胞百分比23%，血小板$321×10^9$/L。胸片提示双肺纹理增粗。现每日发热，最高体温37.6℃，发热前微恶寒，纳差眠可，二便调，舌质红，苔厚腻，脉弦细。

辨证：湿温发热。

治法：辛温开结，清热燥湿。

处方：达原饮加味。

槟榔6g，川厚朴10g，草果8g，柴胡15g，知母10g，生白芍10g，黄芩9g，青蒿10g，佩兰10g，甘草8g。7剂，水煎服，日1剂。

10月23日二诊，服药后热势有所下降，上午8点至下午3点发热，体温37.2℃左右，复查抗"O"阴性，血沉14mm/h，舌质红，舌苔较前转薄，纳食一般。守上方加鸡内金10g，继服7剂。

三诊，体温已正常，现口干，咽部不适，舌红，苔薄黄，脉弦细。更方为竹叶石膏汤加减。

处方：麦冬 15g，太子参 10g，竹叶 10g，芦根 20g，薄荷 10g（后下），桔梗 10g，甘草 9g。7 剂，水煎服。服后诸症消失。（王立忠医案）

（3）流行性感冒案

余某，男，66 岁。2016 年 1 月 12 日初诊。

主诉：寒战，发热 1 周余。

病史：患者 1 周前因受寒出现发热，最高体温 39.3℃。发热前寒战，乏力，余无明显症状。时值流感季节，考虑流感，自服连花清瘟颗粒、柴胡口服液，体温稍有下降，但仍反复发热。查血常规：白细胞计数 5.6×10⁹/L，中性粒细胞百分比 62%，淋巴细胞百分比 19%，血小板 226×10⁹/L。C 反应蛋白 7g/L。胸片提示支气管炎征象。反复寒战、高热，应用退热栓或泰诺林可短暂退热数小时，药效过后仍寒战、发热，今晨又发热至 39.6℃来诊。大便二三天一行，干结难解，小便可，舌质红，苔白厚腻，脉弦。

辨证：邪伏膜原。

治法：宣通膜原，透邪外出。

处方：槟榔 6g，川厚朴 10g，草果 8g，柴胡 20g，知母 10g，生白芍 10g，黄芩 10g，生石膏 30g，大黄 6g（后下）。3 剂，水煎服，日 1 剂。

1 月 15 日复诊。服药 3 剂后，昨日最高体温 38.0℃，昨日至今体温正常，未再出现寒战、发热，大便稍干，现轻微咳嗽，少量白黏痰，觉气上冲而咳。守上方去大黄，加炙紫菀 10g，炙款冬花 10g，全瓜蒌 20g，炒苏子 12g，旋覆花 9g（包煎）。继服 3 剂。

服后诉诸症均愈，无明显不适。（王立忠医案）

（4）寒热如疟案

石某，女，44 岁。

病已 1 周，隔日发寒热一次，类似疟疾，经医院检查，未发现疟原虫，寒热发作时，头痛口干，周身酸楚，汗出甚多，倦怠无力。舌苔白，脉数大。

辨证：时届秋日，感受风寒，素体不健，正气不足以抗邪外出，致使营卫不调，表里失和，邪正互争，症发类似疟疾。

治法：和表里，调营卫。

处方：炒柴胡 3g，炒桂枝 3g，煨草果 5g，酒黄芩 10g，赤芍 6g，白芍 6g，肥知母 6g，桑寄生 15g，炒常山 5g，野党参 6g，嫩桑枝 15g，炒槟榔 10g，清半夏 10g，川厚朴 6g，炙甘草 3g。4 剂。

二诊：药后寒热发作已无规律，且症状减轻，胸闷、头痛、口渴仍存。

处方：炒桂枝 1.5g，北柴胡 3g，青皮 5g，赤芍 6g，白芍 6g，酒黄芩 10g，广陈皮 5g，煨草果 5g，野党参 6g，炒槟榔 6g，肥知母 6g，清半夏 10g，川厚朴 6g，酒川芎 5g，鲜生地黄 12g，天花粉 10g，炒蔓荆子 5g，鲜茅根 12g，甘草梢 3g。4 剂。（施今墨医案）

14. 黄芩滑石汤

【出处】

黄芩滑石汤出自《温病条辨·中焦篇》。

脉缓身痛，舌淡黄而滑，渴不多饮，或竟不渴，汗出热解，继而复热，内不能运水谷之湿，外复感时令之湿，发表攻里，两不可施，误认伤寒，必转坏证，徒清热则湿不退，徒祛湿则热愈炽，黄芩滑石汤主之。

黄芩滑石汤方（苦辛寒法）

黄芩三钱　滑石三钱　茯苓皮三钱　大腹皮二钱　白蔻仁一钱　通草一钱　猪苓三钱（《温病条辨·中焦篇》）

脉缓身痛，舌苔淡黄而滑，渴不多饮，或竟不渴，汗出热解，继而复热者，内外合邪，脾胃经络，兼困于湿也，黄芩滑石汤主之。（《温病指南·卷下·湿温中焦篇》）

舌苔黄浊，胸膈按痛，或自痛，或痞胀，此湿热混合，宜苦降辛通，如蒌贝温胆、小陷胸、半夏泻心、黄芩滑石汤之类。（《重订通俗伤寒论·伤寒诊法·看舌苔法》）

如饮热并重，湿热与气互结，舌苔黄腻，宜苦辛通降，佐以淡渗，如小陷胸汤、半夏泻心汤，去参、草、大枣，以姜汁炒芩、连代干姜，加通草、茯苓、瓜蒌皮、薤白等味；黄芩滑石汤、杏仁滑石汤、黄连温胆汤，均可选用。（《医原·卷中·湿气论》）

【临床应用】

本方主要用于治疗湿温之邪在中焦，湿热胶着，热重于湿者。证见：发热身痛，汗出热减，继而复热，渴不多饮或不渴，胸脘痞闷，便溏不爽，舌苔淡黄滑腻，脉濡缓。方中黄芩清热燥湿；滑石清热利湿；茯苓皮、通草、猪苓淡渗清利湿热；白豆蔻辛温芳香，有醒脾胃、开湿郁之功；大腹皮燥湿行气，使气行则湿易化。诸药相配，化湿清热、宣通气机，胶着之邪则可分消而解。

本方在临证应用时可结合症情灵活化裁。如热重者，可酌加黄连；湿重者，可酌加苍术、石菖蒲；胃脘满闷、嗳气吞酸者，可加麦芽、鸡内金、山楂；气滞腹痛者，可加川楝子、枳实、厚朴等。

【医案举例】

（1）湿证案

某　脉缓身痛，汗出热解，继而复热。此水谷之气不运，湿复阻气，郁而成病。仍议宣通气分。热自湿中来，徒进清热不应。

黄芩、滑石、茯苓皮、大腹皮、白蔻仁、通草、猪苓。（叶天士医案）

（2）湿温案

魏某，男，59岁，居民。1946年8月初诊。

患者冒雨发病，身热起伏，目眩欲吐，2日后竟卧床不起。前医按少阳病论治，连用小柴胡汤3剂，汗出而热不解，且愈觉胸脘痞闷，不思饮食。医者遂以为里有积滞，再进大柴胡汤2剂。药后不唯发热未退，且汗多尿少，神志昏蒙，喉间痰鸣。其家人见病势危笃，一面准备后事，一面前往急诊，以希万一。余询知其发病情况及治疗经过，诊得脉象濡缓，舌苔黄而不燥，知所患为湿温病。其苔黄而润，脉象濡缓，且身热起伏，不为汗解，知其病湿热留连，仍在气分。叶天士《外感温热篇》说："温热虽久，在一经不移。"即指此等湿温病而言，以湿性黏滞故也。其神志昏溃、喉间痰鸣等症，皆由湿热酿成浊痰，蒙蔽清窍所致，虽见神昏，亦不可作热入营血论治。乃选用黄芩滑石汤，加郁金、石菖蒲。辛开苦泄，淡渗利湿，使气化则温化，小便利而热自退矣。

处方：石菖蒲3g，白豆蔻3g，郁金9g，大腹皮9g，黄芩9g，滑石9g，茯苓皮9g，猪苓9g，通草3g。

二诊：服上方1剂后，其家属来告，虽仍发热汗出，但神志稍清，喉间未闻痰鸣，且小便增多，思饮热水。乃令其按原方再服1剂，2日后患者家属又来相告，喜形于色，说患者发热已退，神志清楚，渐能进食，仅觉肢体困倦乏力，特来邀请再诊一次。

见其脉静身凉，唯小便尚微黄，乃改用三加减正气散调脾胃、清余热而善其后。（李斯炽医案）

（3）脘腹胀案

王某，男，49岁。2005年3月5日初诊。

有乙肝病史。近1个月来，胃脘满闷，左侧腹部胀满，自觉气从左腹往上顶，口黏腻、心烦异常，对任何事情均无兴趣。舌质嫩红，舌苔黄白相兼，偏厚而腻且水滑，脉弦滑。

辨证：湿热郁蕴。

处方：黄芩10g，白豆蔻8g，滑石15g，茯苓15g，猪苓10g，通草3g，大腹皮10g，厚朴12g，半夏10g，生栀子10g。6剂。

3月12日二诊：服药后脘腹胀、心烦诸症顿消，心情舒畅。改用清肝活络、化湿清热法治疗乙肝。（张文选医案）

（4）恶露不绝案

苏某，女，26岁。1988年8月3日初诊。

患者于今年7月15日人流后，阴道出血，时多时少，至今19天不净。服生化汤、四逆散加味6剂未效。诊时阴道出血较多，小腹微痛，腰酸，口渴，舌红，苔黄腻，脉弦软滑。妇科检查：可见血液由宫内流出，子宫后位，大小正常，轻触痛，双侧附件（－）。B超提示：宫腔积血。

辨证：冲任损伤，复感时邪，湿热入血之恶露不绝。

治法：清热利湿止血。

处方：黄芩滑石汤加减。

黄芩、猪苓、茯苓皮、苍术、黄柏、牛膝各9g，滑石30g，白豆蔻、通草各6g，贯众炭15g。3剂，水煎，日1剂，分2次服。

8月6日复诊：昨日血止，今日仅感小腹隐痛，舌红，苔黄厚腻转薄，脉弦软。遂以清热利湿、疏肝活血之剂调治旬余，月经来潮，量中等，5天净。净后妇检和B超复查，子宫及双侧附件未见异常。（刘云鹏医案）

（5）肝硬化案（湿热蕴结型）

赵某，男，42岁。2005年3月29日初诊。

主诉：右胁疼痛不适伴纳差3个月余，加重1周。

现病史：3个月前无明显原因出现右胁肋疼痛，纳差，口苦，曾服中西药治疗，效差，1周前上述症状逐渐加重。症见：右胁肋疼痛，纳差，厌食油腻，口干苦，大便干，小便短赤。查体：脉弦稍数，舌质红，苔黄厚腻。面色略暗，可见肝掌、蜘蛛痣，肝于剑突下4cm、锁中肋下2.5cm可触及，脾在肋下4cm，中等硬度。查肝功能：总胆红素26.3μmol/L，丙氨酸氨基转移酶96U/L，门冬氨酸氨基转移酶102U/L，白蛋白37.1g/L，球蛋白32.5g/L。彩超示肝硬化，脾大（49mm），门静脉内径14mm。

中医诊断：肝积（湿热蕴结型）。

西医诊断：肝硬化、脾大。

中医治法：清热化湿，兼以解毒。

处方：黄芩滑石汤加减。

嫩黄芩15g，滑石粉15g（包煎），重楼30g，薏苡仁30g，土茯苓30g，制香附10g，广郁金12g，广藿香12g，佩兰叶12g，大腹皮15g，半枝莲30g，金银花30g，净连翘30g。6剂，每日1剂，水煎服，分2次温服。

4月4日二诊：患者口干苦、大便干症状稍减轻，右胁肋疼痛好转，舌质红，苔白厚腻，脉弦。上方去藿香、佩兰、金银花、净连翘，加太子参40g，制鳖甲30g，败龟甲30g，醋青皮9g，白花蛇舌草30g。

以上方为主稍有出入，连续治疗5个月至2005年9月16日。患者仍偶有右胁肋部疼痛，余症消失，脉弦缓，舌质淡红，苔薄白。复查肝功能：总胆红素14.7μmol/L，丙氨酸氨基转移酶28U/L，门冬氨酸氨基转移酶26U/L，白蛋白40.2g/L，球蛋白25.4g/L。彩超示肝实质性损伤，脾大（41mm），门静脉内径12mm。上方加紫丹参、京赤芍等软坚化瘀之品，断续服用约年许。

直至2006年10月26日又诊，患者胁痛、纳差均消，食量增多，体重增加，舌质淡红，舌苔薄白，脉小滑，复查肝功能正常。彩超示轻度脂肪肝，脾厚（38mm），门静脉内径11mm。随访数年肝功能及超声检查均正常。（刘学勤医案）

15. 承气汤类方

（1）宣白承气汤

【出处】

宣白承气汤出自《温病条辨·中焦篇》。

阳明温病，下之不通，其证有五……喘促不宁，痰涎壅滞，右寸实大，肺气不降者，宣白承气汤主之……

宣白承气汤（苦辛淡法）

生石膏（五钱）　生大黄（三钱）　杏仁粉（二钱）　瓜蒌皮（一钱五分）（《温病条辨·中焦篇》）

痰涎壅滞，右寸实大者，肺气不降里证又实也，宣白承气汤主之。（《温病指南·风温中焦篇》）

【临床应用】

本方主要用于治疗邪热痰邪盘踞肺脏，同时伴有阳明腑实之证。症状表现为咳喘，呼吸急促，痰涎辘辘，大便秘结，脉象实大，舌质黄，苔厚。肺气不降是由于痰热结聚于肺，肺宣肃功能失常；阳明邪热腑实，结于大肠，大肠的传导功能依赖于肺气的下降作用，肺失肃降，不能行使正常的功能，故用常规的下法药物不能起作用。宣白即宣发肺痹，恢复肺的宣肃功能；承气即泄热攻腑。本方采用杏仁苦味降泄，宣肺气之痹，同时止喘；石膏辛寒降泄，清热祛痰，瓜蒌皮性寒味苦，化痰清热，两药合用一则去除痰涎实邪，二则清热理气以宽胸；大黄苦寒，泻下腑实。诸药合用共奏清热化痰、宽胸理气泻下的作用，同时又是"脏腑合治""肺肠同治"的代表方。

对于痰涎壅滞较重者可加白芥子、礞石化痰逐涎；咳喘严重者加紫苏子、桑白皮下气止咳平喘；口渴甚者加天花粉、麦冬以清热生津止渴；腹胀者加厚朴行气宽腹。

【医案举例】

1）高热昏迷案

患者高热，喘，昏迷，用抗生素输液10多天高热不退，乃延请中医会诊。诊见腹部硬，问之知数天未大便，苔黄腻，右寸脉实大，诊为肺热腑实，治以宣肺化痰、泄热攻下，方用宣白承气汤。一剂之后，大便通，患者清醒，热逐渐退。再用一剂，体温恢复到正常温度，痊愈出院。（刘景源医案）

2）肺热腑实案

盛某，男，52岁。1980年12月初诊。

主诉：发热，伴咳嗽胸痛，住院已17天。发热，汗出，咳嗽，胸痛，咽红，恶心呕吐，腹痛便结，舌红苔黄腻，脉滑数。

西医诊断：大叶性肺炎。

中医诊断：风温（肺热腑实证）。

治法：宣上通下，脏腑同治，以利邪热外达。

处方：宣白承气汤加减。

生石膏45g，瓜蒌30g，大黄5g，杏仁10g，知母15g，苍术10g，赤芍15g，柴胡10g，前胡10g，芦根30g。

2剂后体温降至36.5℃，诸症均减。继进4剂，症状消失。（《当代名医临证精华·温病卷》）

（2）导赤承气汤

【出处】

导赤承气汤出自《温病条辨·中焦篇》。

阳明温病，下之不通，其证有五……左尺牢坚，小便赤痛，时烦渴甚，导赤承气汤主之。

导赤承气汤

赤芍（三钱）细生地（五钱）生大黄（三钱）黄连（二钱）黄柏（二钱）芒硝（一钱）

其因火腑不通，左尺必现牢坚之脉（左尺，小肠脉也，俗候于左寸者非，细考《内经》自知），小肠热盛，下注膀胱，小便必涓滴赤且痛也，则以导赤去淡通之阳药，加连、柏之苦通火腑，大黄、芒硝承胃气而通大肠，此二肠同治法也。（《温病条辨·中焦篇》）

【临床应用】

本方主要用于治疗阳明里实、心火内郁、大肠秘结、小肠实热之证。阳明腑实，应苦寒导泻，但需轻用防苦燥伤津或使津液偏走大肠；小肠热盛，虽应利水，但需注意滋阴，防津液再伤。方中重用生地黄滋阴，辅以黄连、黄柏之苦以通火腑；大黄、芒硝承胃气而通大肠；赤芍、生地黄清热滋阴。诸药相伍，既能清热滋阴利尿，解膀胱水热互结，又能攻下胃肠结热，乃双解大小肠热结之良方。

导赤承气汤兼具导赤散中清小肠热和调胃承气汤中解阳明燥热之功，具有清热滋阴的作用。若小便赤色有血，可加墨旱莲、白茅根、小蓟等凉血止血；口渴甚者，加玄参、芦根、天花粉；溺时疼痛急频者，可加蒲公英、海金沙、石韦等利尿通淋止痛；腰胁疼痛较剧者，可加柴胡、白芍等缓急止痛。

【医案举例】

1）尿路结石案

陆某，男，49岁。1979年9月29日初诊。

病史摘要：患者小溲频急，茎中热涩刺痛，点滴难解，头汗淋漓，偶尔血尿。既往类似症状发作2次。患者畏惧手术治疗，求治于中医。视其形气俱实，舌质红苔黄腻，脉沉实有力，少腹拒按，是时大便5日不解。检查：B超提示膀胱尿道结石。

诊断：尿路结石。

辨证：湿热蕴结下焦，壅阻水道，不通则痛。

治则：通腑排石。

处方：导赤承气汤。

生大黄、芒硝粉各9g（冲服），赤芍12g，生地黄20g，黄柏10g，金钱草30g，木通5g，六一散20g（包煎），石韦、冬葵子、茯苓各15g。

服 2 剂，大便通，小溲剧痛难忍，辗转翻滚不安。须臾，排出瘀血 2 块，内夹蚕矢大小砂粒 2 粒，溲利，痛止血停，追访迄今未复发。（张淑人，吴永彤，陈耘 . 五承气汤治疗急症举隅 [J]. 安徽中医学院学报，1995（2）：12）

2）急性肾盂肾炎案

祁某，女，34 岁。1983 年 6 月 25 日初诊。

病史摘要：患者自觉不适 1 周，尿频且急，溺时疼痛，尿色红赤，身热口渴，腹部胀满，大便干结 5 日未行，苔黄燥，脉弦数，左尺牢坚。尿常规：红细胞（+++），白细胞（+++），中段尿细菌培养：副大肠杆菌＞ 10 万 /mL。

辨证：阳明腑实，小肠热盛。

治则：通阳明之结，泄小肠之热。

处方：导赤承气汤加减。

细生地黄 15g，京赤芍 12g，黄连 6g，黄柏 9g，生大黄 9g（后下），芒硝 10g（冲），石韦 15g，凤尾草、白花蛇舌草各 30g。

服上方 2 剂，腑通、尿畅、痛解，后以养阴清利剂，调治半月，尿常规正常。尿培养 2 次均无菌生长。（周宁 .《温病条辨》"五承气汤"运用辨析 [J]. 江苏中医杂志，1987（8）：5–7）

（3）牛黄承气汤

【出处】

牛黄承气汤出自《温病条辨·中焦篇》。

阳明温病，下之不通，其证有五……邪闭心包，神昏舌短，内窍不通，饮不解渴者，牛黄承气汤主之。

牛黄承气汤方

即用前安宫牛黄丸二丸，化开，调生大黄末三钱，先服一半，不知，再服。（《温病条辨·中焦篇》）

【临床应用】

本方主要用于治疗热入心包，阳明腑实，证见大便秘结，腹部按之硬痛，神昏，舌短，口渴喜饮而不解，舌绛苔黄燥，脉数沉实。安宫牛黄丸以麝香、冰片、郁金开窍醒神，黄连、黄芩、栀子、犀角（水牛角代）泻火解毒，牛黄、雄黄豁痰开窍，朱砂、金箔、珍珠重坠劫痰而镇固。全方芳香化秽浊而利诸窍，咸寒保肾水而安心体，苦寒通火腑而泻心。以苦寒降泄之生大黄末煎汤送服安宫牛黄丸，或直接以大黄末与化开之安宫牛黄丸同服用，清心开窍、攻下腑实。

《温病条辨·中焦篇》第 5 条中"阳明温病，无汗，小便不利，谵语者，先与牛黄丸；不大便，再与调胃承气汤"提到"先与牛黄丸，再与承气"之法。同样都是阳明温病，本条（第 17 条）较之相比，下之不通，神昏舌短可见闭之甚，饮不解渴则消亦甚，较第 5 条之"谵语"则更紧急，有闭脱之虞。阳明大实不通有消亡肾液之虞。故以牛黄丸开手少阴之闭，以苦寒降泄之生大黄末煎汤送服安宫牛黄丸，或直接以大黄末与化开之安宫牛黄丸同服用，急泄阳明，救足少阴之消，共奏清心开窍、攻下腑实之功，即"两少阴同治法"。

【医案举例】

高热昏迷案

陈某，男，80 岁。

病史摘要：发热时轻时重，曾服治感冒之剂，半月来未能好转，因其年老体衰，缠绵已 16 日。昨日高热昏迷，体温 38.9℃，大便四五日未行，诊两脉按之弦滑而数，关尺有力，舌苔老黄根厚，一派温热内陷、阳明腑实之象。虽年已杖朝而腑实内聚，日久津液已伤，必须通腑泄热、开郁展气，佐以生津之法，仿牛黄承气汤。

处方：僵蚕9g，蝉蜕6g，姜黄6g，前胡3g，杏仁9g，玄参24g，竹叶3g，生大黄粉1.5g（冲服）。分二次药送下，安宫牛黄丸一丸分化，2剂，以大便得通即停药。

二诊：连服2剂之后，昨日大便畅通一次，今晨小汗，身热已退至37.1℃，神志已清，小便短黄，夜寐甚安，两脉已起，中取弦滑，数象已退，舌苔黄而不老，质红较前有液，老年温病，阳明腑实，气机不通，连服牛黄承气汤，大便通而神志开，再以甘寒增液、益气通幽之法。细生地黄15g，玄参15g，沙参15g，麦冬9g，前胡3g，杏仁9g，瓜蒌24g，枳壳9g。2剂。

三诊：甘寒育阴增液之后，神志清爽，大便今日又通一次，连日夜寐甚安，脉象渐渐有神，舌苔已化，胃纳渐佳，体温正常，再以调理中焦为法。北沙参15g，麦冬9g，五味子9g，杭白芍24g，陈皮6g，鸡内金9g，生薏苡仁24g，焦麦芽9g。3剂。

药后家属前来告知患者已完全康复，问尚须服药否，遂嘱其进易消化食物，清淡为佳，以养胃气，即可无虞。（赵绍琴医案）

（4）增液承气汤

【出处】

增液承气汤出自《温病条辨·中焦篇》。

阳明温病，下之不通，其证有五……津液不足，无水舟停者，间服增液；再不下者，增液承气汤主之。（《温病条辨·中焦篇》）

【临床应用】

本方主要用于治疗阳明腑实，热结阴亏证，症见身热，便秘，腹满时痛，口干唇裂，舌苔焦燥，脉沉细者。方以玄参，苦咸微寒，养阴增液、软坚润下、泻火散结，麦冬甘寒质润，滋胃肠阴液，生地黄甘苦而寒，养阴润燥，三者合用，增水行舟，阳明下证偏于液干多而热结少者则用增液法；芒硝、大黄泄热软坚、攻下腑实。应用本方可达到泄热攻邪、养阴扶正的目的。

临床上，如邪热已微，仅为肠液不足而便秘者，用增液汤以润肠通便即可；如阳明腑实见于阴液素虚之体，可径用增液承气汤为宜，不必先用增液汤。如服本方后，大便虽通而热未退，或退而未尽，口燥咽干，舌苔干黄或金黄色，脉沉实有力，此为热邪复聚，可以本方去芒硝，加牡丹皮、知母撤其热。

【医案举例】

1）面痛案

孙某，女，67岁。

病史摘要：右侧面颊掣及颞颥作痛，难以忍受，哭叫之声闻于四邻。痛甚则以手掴其颊，然亦无济于事。因掣及牙齿作痛，患者牙齿几乎拔尽。血压190/120mmHg。问其大便，则称干燥难下，小便黄赤而短。切其脉两寸弦，关部滑大。舌红无苔。辨为胃燥伤津，肝胆郁火上犯经络。治以清泻胃燥，佐以养阴平肝之法。

处方：玄参30g，生地黄15g，麦冬30g，大黄6g，玄明粉6g（后下），牡丹皮10g，白芍12g，炙甘草6g。

服汤2剂，泻下黑色干粪球数块，面颊之疼痛见缓，夜间已能睡卧。转方减去玄明粉，另加羚羊角粉1g（冲服），石决明30g，夏枯草16g，以加重平肝潜阳之力。服至6剂，则疼痛全止，亦未再发，测血压160/90mmHg，诸症随之而愈。（刘渡舟医案）

2）春温案

宋某，女，65岁。

初春发病，身热20余日，体温38.5℃上下，形体消瘦，面色暗黑，舌干绛而有裂痕，苔垢厚焦黄，唇焦起皮，胃纳少思，脘腹胀满拒按，口干欲凉饮，咽红干痛，两脉沉细小滑，按之仍有力。素患肺结核十余年，经常夜间有汗，有时低热。近来感受温邪，屡投辛温解表，重亡津液，阴分过亏，津液大伤，蕴热腑实，便秘不通。阴愈亏而热愈炽，肠愈燥而阴愈耗，必须顾津液以润其燥，通腑实求其热除。本虚标实之证，急以增液承气汤治之。

玄参45g，生地黄30g，麦冬25g，白芍30g，川石斛25g，芒硝1.5g（冲服），大黄粉1.2g（冲服）。一剂。

二诊：药后昨夜大便通畅一次，初干如羊屎，后则少缓，肛门破裂，微带血渍。今日体温37.5℃，舌干绛而有裂痕，胃纳渐开，脘腹胀满已减。咽仍红，干痛已见缓和。两脉沉细小滑，力量稍逊。素体阴分不足，血虚热盛，患温病又复伤阴，大便秘结。此液枯肠燥，无水舟停，故先用增水行舟润肠通便法。今便已通热已减，再以甘寒润燥，以补药之体，作泄药之用，切不可再用硝黄。北沙参30g，生地黄25g，白芍25g，清阿胶15g（分两次烊化），黑木耳12g，炙鳖甲15g（先煎），麦冬15g。2剂。

三诊：身热已退尽，体温37℃，舌苔已化，质绛干裂，胃纳如常，大便又行一次，便下正常，腹不胀满，咽干痛已无，脉见细弦小滑，再以甘寒育阴，从本治疗。生地黄25g，北沙参25g，生白芍25g，生薏苡仁15g，生白扁豆25g，清阿胶12g（分两次烊化），天冬、麦冬各10g，鸡内金10g。5剂。

药后诸恙皆安，身热退净。饮食睡眠皆好，嘱平时忌用辛辣厚味，食以清淡为佳。（赵绍琴医案）

（5）新加黄龙汤

【出处】

新加黄龙汤出自《温病条辨·中焦篇》。

阳明温病，下之不通，其证有五：应下失下，正虚不能运药，不运药者死，新加黄龙汤主之。

新加黄龙汤（苦甘咸法）

细生地五钱　生甘草二钱　人参一钱五分　生大黄三钱　芒硝一钱　元参五钱　麦冬五钱，连心　当归一钱五分　海参二条，洗　姜汁六匙（《温病条辨·中焦篇》）

阳明温病，下之不通者，险证有五，应下失下正虚不能运药者，正气既虚邪气复实也，新加黄龙汤主之。（《温病指南·风温中焦篇》）

【临床应用】

本方主要用于温病热入阳明，与糟粕互结，应下失下，邪热久羁而致的大便秘结和气阴两伤证。症见大便秘结，腹中胀满，神倦少气，口干咽燥，舌苔焦黄或燥裂。方中使用苦寒降泄的大黄和芒硝泄热、攻滞和软坚；玄参苦寒清热滋阴散结，生地黄和麦冬滋阴，三药取增液汤之意，既能滋阴补液，又能泄热，同时佐以海参咸能化坚以助通便；人参、当归益气补虚，运药以利祛邪，其中当归是为"滋润通和之品，令阴气流通"；甘草益气顾护胃气，且能制约硝黄猛峻泄下之力；姜汁调和胃气。诸药配伍，泄中有补，正中阳明温病腑实带有正虚之证，攻补兼施以却病。正如吴鞠通在《温病条辨》谓此方为"邪正合治"法。

针对病情的虚实胜复情况可以进行药方的加减。腹部胀满较重，可加枳实、厚朴行气除满；正虚重者，可减少芒硝用量或去掉芒硝；气虚重者，可加党参、西洋参补气充津；渴者，加天花粉、葛根清热生津止渴。本病虚实夹杂，阴阳都是虚的，但尤以津液损伤较重，在处方时需注意保津。邪实和正虚两方面都是病情严重的因素，具体加减可从虚实两个方面进行考虑。

【医案举例】

正虚燥热内结便秘案

患者，男，63 岁，便秘 3 年，加重半月。3 年来，患者便秘反复发作，大便 3 ～ 5 日一行，大便偏干，排出不畅，排便时汗出明显，腹部胀满不适，便后自觉气短乏力，神疲懒言，伴口燥咽干，喜冷饮，口臭，潮热盗汗，心烦寐差，头晕耳鸣。自服麻仁润肠丸、通便灵等，症状未见明显好转。半月前因劳累后便秘加重，排便时努挣不出，腹部胀满而硬，口臭且时有呃逆，咽干，渴喜冷饮，睡眠差。脉细，沉取无力。舌淡少津有裂痕。

辨证：气阴两虚，燥热内结。

治法：补虚泻实，标本兼治。

处方：新加黄龙汤加减。

生地黄 15g，玄参 15g，麦冬 30g，西洋参 10g（另煎，兑服），生大黄 6g，芒硝 3g，当归 10g，川黄连 10g，生姜汁 2 匙（兑服），甘草 6g。上药水煎服，日 1 剂，分温 2 服。

服 3 剂后，大便得下，腹胀减，仍大便偏干，咽燥呃逆。予上方去芒硝，加玉竹 10g，沙参 10g，火麻仁 10g。再服 5 剂，大便通畅，腹胀缓解，但时有便后汗出、口舌干燥症状，此温病下后胃阴亏虚所致，宜予益胃汤加减服之，方药如下：沙参 10g，麦冬 30g，生地黄 15g，玉竹 10g，火麻仁 10g，川黄连 6g。上药水煎服，加冰糖 15g，日 1 剂，分温 2 服。5 剂后，患者诸症得解，复如常人。

16. 加减正气散类方

【出处】

三焦湿郁，升降失司，脘连腹胀，大便不爽，一加减正气散主之。

一加减正气散方

藿香梗二钱　浓朴二钱　杏仁二钱　茯苓皮二钱　广皮一钱　神曲一钱五分　麦芽一钱五分　绵茵陈二钱　大腹皮一钱（《温病条辨·中焦篇》）

湿郁三焦，脘闷，便溏，身痛，舌白，脉象模糊，二加减正气散主之。

二加减正气散方（苦辛淡法）

藿香梗三钱　广皮二钱　浓朴二钱　茯苓皮三钱　木防己三钱　大豆黄卷二钱　川通草一钱五分　薏苡仁三钱（《温病条辨·中焦篇》）

秽湿着里，舌黄脘闷，气机不宣，久则酿热，三加减正气散主之。

三加减正气散方（苦辛寒法）

藿香三钱（连梗叶）　茯苓皮三钱　浓朴二钱　广皮一钱五分　杏仁三钱　滑石五钱（《温病条辨·中焦篇》）

秽湿着里，邪阻气分，舌白滑，脉右缓，四加减正气散主之。

四加减正气散方（苦辛温法）

藿香梗三钱　浓朴二钱　茯苓三钱　广皮一钱五分　草果一钱　楂肉五钱（炒）　神曲二钱（《温病条辨·中焦篇》）

秽湿着里，脘闷便泄，五加减正气散主之。

五加减正气散方（苦辛温法）

藿香梗二钱　广皮一钱五分　茯苓块三钱　浓朴二钱　大腹皮一钱五分　谷芽一钱　苍术二

钱（《温病条辨·中焦篇》）

若舌苔白腻不燥，自觉闷极，属脾湿重，宜加减正气散、三仁汤之类。（《重订通俗伤寒论·伤寒诊法·看舌苔法》）

【临床应用】

上五个加减正气散方乃由《太平惠民和剂局方》之藿香正气散化裁而来。藿香正气散主治病证：外感风寒，内伤食滞，以及伤冷伤湿，疟疾中暑，霍乱吐泻，外感岚瘴不正之气等。吴鞠通对原方进行发挥，以治中焦湿温证。五个加减正气散均治疗湿郁三焦证，重在宣气化湿，尤以调畅中焦脾胃气机为要，其主症见胸脘胀闷，大便不爽或溏泄，身或重浊，口不渴或渴不欲饮，苔白滑或微黄，脉濡缓等。藿香梗、广陈皮、茯苓、厚朴乃为五方共同药物，皆是祛湿之常药。其中藿香辛散而不峻烈，微温而不燥热，外可开腠理、透毛窍，内可醒脾胃、化湿浊、辟秽恶；厚朴辛散苦燥，行气燥湿、消积除满。广陈皮辛散苦降，芳香醒脾、燥湿化痰，又善行肺经气滞。茯苓性平，利水渗湿、健脾宁心。以上四药合用，既辛开苦降，疏利三焦气机，又健脾醒胃、振奋脾胃功能，促使湿浊运化。

由于湿温病有湿热之轻重不同，亦有在脾、在胃、在肠、在经之区分，方剂加减亦随病机及兼证有所差别，因而五个加减正气散之治疗各有侧重。除上四味共药外，一加减正气散茯苓用皮以泄湿热之胜，另加杏仁、神曲、麦芽、茵陈、大腹皮以升降中焦、宣气导滞，适用于三焦湿郁而以湿在脾胃为主者，患者常兼食停胀满等；二加减正气散加木防己急宣经隧，通草、薏苡仁、大豆黄卷利小便、实大便，适用于三焦湿郁且湿邪偏重、湿在经络者，患者常兼"身痛舌白""脉象模糊"等；三加减正气散加杏仁、滑石增加清利宣化之功，适用于三焦湿郁且湿邪郁久化热者，患者常兼见较明显热象；四加减正气散加草果佐温开以通阳运脾，加神曲、山楂以消食导滞，适用于湿困脾阳者，患者常兼"舌白滑，脉右缓"等；五加减正气散加大腹皮、谷芽、苍术运脾气、升胃气，适用于湿伤脾胃阳气者，患者常兼洞泄腹痛、呕逆不食等。

【医案举例】

（1）湿证案

汪，三三，舌黄脘闷，秽湿内著，气机不宣，如久酿蒸，必化热气，即有身热之累。

杏仁、藿香、茯苓皮、滑石、厚朴、广皮白。（叶天士医案）

（2）温疫案

壬戌五月初三日　谢　三十四岁

酒客脉象模糊，苔如积粉，胸中郁闷，病势十分深重，再舌苔刮白，大便昼夜十数下，不唯温热，且兼浊湿，岂伤寒六经药可治。

连翘（钱半）　滑石（三钱）　郁金（二钱）　银花（二钱）　藿香（二钱）　生苡仁（三钱）　杏仁（三钱）　黄连（钱半）　豆豉（二钱）　薄荷（一钱）

今晚一帖，明早一帖。

初四日　温病始终以护津液为主，不比伤寒以通阳气为主。

连翘（三钱）　黄芩（二钱）　桑叶（三钱）　甘草（八分）　麦冬（五钱）　银花（三钱）　薄荷（一钱）　豆豉（二钱）　黄连（二钱）　滑石（三钱）

今晚一帖，明早一帖。

初五日　旧苔已退，新苔又出，邪之所藏者尚多。脉象之模糊者，较前稍觉光明。

连翘（三钱）　麦冬（四钱）　通草（八分）　银花（三钱）　薄荷（八分）　天花粉（三钱）　桑叶（二钱）　滑石（三钱）　黄芩（二钱）　杏仁（三钱）　藿香叶（八分）　黄连（二

钱）　鲜芦根（三钱）

初六日　脉洪，舌滑而中心灰黑，余皆刮白，湿中秽浊，须重用芳香。

连翘（三钱）　荷叶边（二钱）　豆豉（三钱）　银花（二钱）　通草（钱半）　郁金（三钱）　薄荷（一钱）　滑石（五钱）　藿香（三钱）　黄芩（二钱）　芦根（五钱）　黄连（三钱）

今晚一帖，明早一帖。

初七日　温病已有凉汗，但脉尚数而协热下利不止。议白头翁汤法。

白头翁（五钱）　生白芍（二钱）　秦皮（三钱）　黄芩（三钱）　黄连（三钱）

初八日　热邪虽退，而脉仍未静，尚有余热未清。大泄十余日，大汗一昼夜，津液丧亡已多，不可强责小便。再胃之上脘痛，有责之阳衰者，有责之痰饮者，有责之液伤者。兹当热邪大伤津液之后，脉尚未静，犹然自觉痰黏，断不得作阳衰论。且阳衰胸痹之痛，不必咽津而后痛也。与甘苦合化阴气法，既可以保胃汁，又可以蓄水之上源，得天水循环，水天一气，自然畅流。

麦冬（六钱）　炙草（三钱）　大生地（五钱）　火麻仁（三钱）　生牡蛎（五钱）　黄连（一钱）　炒黄芩（一钱）　沙参（三钱）　象贝母（二钱）

煮三碗，三次服。渣煮一碗，明早服。

初九日　即于前方内加：

丹皮（三钱）　赤芍（三钱）

初十日　肺脉独大，仍渴思凉。

连翘（三钱）　知母（二钱）　银花（三钱）　桑叶（三钱）　黄芩（二钱）　杏仁（三钱）　生甘草（一钱）　石膏（三钱）

今晚一帖，明早一帖。

十一日　左关独大，仍喜凉物，余热未清，小便赤，用苦甘法。

黄连（一钱）　知母（二钱）　黄芩（二钱）　生草（一钱）　丹皮（五钱）　细生地（二钱）　桑叶（三钱）　赤芍（二钱）　木通（二钱）　麦冬（二钱）

今晚一帖，明早一帖。（吴鞠通医案）

（3）肠易激综合征案

徐某，男，37岁。2005年4月5日初诊。

大便稀溏，黏滞不爽，每日二三次，肛门下坠，腹隐隐作痛。胃堵纳差，心情烦闷。舌红赤，苔黄白相间而腻，脉弦细滑略数。据舌苔、大便特点辨为一加减正气散证。

处方：藿香梗10g，厚朴15g，陈皮10g，茯苓20g，神曲10g，麦芽10g，茵陈10g，柴胡12g，白芍12g，枳实12g，炙甘草12g。7剂。

4月12日二诊：服药后大便成形，心情舒畅。上方加防风6g，7剂。便溏、腹痛痊愈。（张文选医案）

（4）脾虚腹泻案

张某，男，52岁。1963年6月18日初诊。

半个月来，大便稀，每日四五次，无腹痛，饮食不佳，睡眠一般，阴雨天关节痛。脉缓有力，舌淡苔白腻。属饮食不适，兼过度疲劳，以致脾湿不化。治宜调和脾胃、通阳利湿。

处方：炒苍术一钱半，厚朴一钱，陈皮一钱半，炙甘草五分，藿香梗二钱，大腹一钱半，白豆蔻一钱，茵陈二钱，扁豆皮二钱，炒麦芽二钱，神曲二钱。3剂，每剂2煎，共取200mL，早晚温服。

7月8日二诊：服药后大便已正常，但久坐则少腹胀较著，矢气后减轻。脉沉细微弦，舌光无苔。中虚湿滞，治宜益气和中、疏利湿热。

处方：生白术钱半，云茯苓三钱，泽泻钱半，厚朴钱半，大腹皮钱半，木香七分，陈皮钱半，白通草一钱，藿香梗钱半，茵陈二钱。4剂，隔日1剂。煎服法同前。药后症状消失。（蒲辅周医案）

17. 枳实导滞汤

【出处】

枳实导滞汤出自《重订通俗伤寒论·六经方药·攻下剂》。

枳实导滞汤，下滞通便法，俞氏经验方。

小枳实二钱　生锦纹钱半（酒洗）　净楂肉三钱　尖槟榔钱半　薄川朴钱半　小川连六分　六和曲三钱　青连翘钱半　老紫草三钱　细木通八分　生甘草五分（《重订通俗伤寒论·六经方药·攻下剂》）

伤寒夹食，十常七八。或先伤食而后感寒，或先受寒而后伤食……在肠宜下，枳实导滞汤主之。（《重订通俗伤寒论·伤寒夹证·夹食伤寒》）

枳实导滞汤治伤湿热之物，痞闷不安……此枳术丸合三黄汤，而兼五苓之制，以祛湿热宿滞也。（《张氏医通·专方·伤饮食门》）

胃脘坚痛，甚或有块，痛不可按者，属宿食阻气。初用神术汤加乳、没，温中疏滞以缓痛；继则枳实导滞汤加延胡，逐下宿滞以除根。（《重订通俗伤寒论·伤寒夹证·夹痛伤寒》）

【临床应用】

本方主要用于治疗湿热夹滞，搏结肠腑证。证见身热稽留，呕恶，胸腹灼热，脘痞腹胀，大便溏臭不爽，色黄如酱，舌苔黄腻，脉濡数。方中大黄、枳实、厚朴三药相配，即为小承气汤。再加入槟榔，四药能推荡积滞、清化湿热、行气通下，共成苦辛通降之剂。山楂、神曲消导化滞和中。黄连清热燥湿，连翘轻清透热，与紫草相配，共奏清热解毒之效。木通导湿热从小便而去，甘草调和诸药。

本方为导滞通下、清热化湿之方，与肠腑热结之大承气汤不同，并非峻下猛攻之剂，而为"轻法频下"之制，应用时强调制剂宜轻，力度宜缓，连续攻下，因势利导，务使滞留之湿热积滞清除殆尽，一般以大便由溏薄转成形为度。若临证见气滞甚而脘腹胀满、里急后重明显者，可加木香以行气除满；因热毒较甚而下利便脓血者，可加白头翁、金银花以清热解毒止利；呕吐甚者，系肠胃阻逆，可加半夏、生姜、代赭石等降逆止呕。

【医案举例】

（1）湿热结滞胃肠案

王某，男，25岁。1978年7月18日初诊。

发病10天，身热不解，恶心欲呕，胸脘痞闷，腹胀，不能纳谷，嗳腐吞酸，大便溏垢不爽，舌苔黄腻，脉濡或滑数。诊为湿热结滞胃肠，阻滞气机，脾胃升降失常。拟清化湿热、导滞通下之法。

处方：枳实5g，川大黄10g，槟榔15g，厚朴10g，焦神曲、焦麦芽、焦山楂各15g，连翘15g，木香10g，竹茹15g，甘草10g。3剂。

7月21日二诊：自述腹胀减轻，恶心减轻，但身热仍不退，在上方基础上加黄连10g，服3剂而愈。（刘仕昌医案）

（2）嗜睡案

许某，男，60岁，退休工人。1983年1月10日初诊。

1 个月前患感冒，经服解热类西药，其头痛、身困重等症减轻，但逐渐出现嗜睡，无论是正在进食、交谈或干家务时，只要睡意袭来即不可抑制，睡时可唤醒，或睡数十分钟或数小时自醒，醒后可继续做事。曾在本市某医院神经内科按发作性睡病以西药治之而无效，故介绍其服中药治疗。刻诊：嗜睡同前，伴乏力身困，脘痞腹胀，口苦纳呆，口角糜烂，矢气臭秽，舌红苔黄腻，脉弦滑。乃痰热与积滞交阻中脘，浊气上逆；清阳不升，神明失用。治以化痰清热开窍兼消积，佐以和胃降浊。

处方：枳实 18g，大黄 9g，黄芩 10g，黄连 6g，茯苓 15g，泽泻 15g，槟榔 12g，石菖蒲 15g，麦芽 20g，神曲 20g，白术 12g，荷叶 6g。日 1 剂，水煎服。

药后泻下大便甚多，痞胀口苦大减，睡眠较前少。原方减大黄为 6g，继服 3 剂，嗜睡基本消失，唯感身困乏力，时有呵欠，苔薄腻略黄，脉弦缓，改用健脾汤加减，7 剂后诸症失而病愈。随访半年无复发。（张海深医案）

（3）暑湿夹滞案

王某，女，52 岁，家庭妇女。1981 年 8 月 22 日初诊。

主诉：口腔糜烂，两颊黏膜及舌边溃疡，口气酸臭，小便短赤，烦热口苦，服西药月余不效，仍口中灼热，腹胀，连续投知柏地黄丸、甘露消毒饮加味十余剂，无好转。脘腹痞满渐增，不欲饮食，便如黄酱，滞而不爽，便后坠胀。经前医介绍，遂来求诊。患者体胖面红，平时少患疾病，入夏因外感发热咽痛，继而又伤生冷，治疗好转后口臭、口舌生疮一直不愈。现气促胸闷，脘腹作胀，小便黄少，大便日三四行，每次仅下溏垢少许，频频坠胀作痛，嗳气吞酸，口干苦，时觉五心烦热，舌质红，苔厚腻灰黄，脉濡数。

诊断：痞满。

辨证：湿热壅滞，郁阻气机。

治法：清化湿热，导滞通下。

处方：枳实导滞汤加减。

黄芩 10g，苍术 6g，黄连 4.5g，炒枳实 10g，瓜蒌 10g，木香 8g，槟榔 10g，酒大黄 4.5g，泽泻 10g，砂仁 6g，薤白 10g，甘草 1.5g。2 剂。

8 月 27 日二诊：便下溏垢甚多，脘腹胀满有减。仍滞涩后重，口中气臭，溺赤。

辨证：湿热壅滞，郁阻气机。

治法：导滞通便，清化湿热，兼利小便。

处方：枳实导滞汤加减。

黄芩 10g，生白术 10g，苍术 6g，厚朴 10g，黄连 6g，大黄 6g，枳壳 10g，槟榔 10g，法半夏 10g，大腹皮 10g，猪苓 10g，泽泻 10g，木香 6g，干姜 1.5g。3 剂。

8 月 31 日三诊：口糜好转，连日来每日下溏酱大便 2 次，饮食知味，口能咀嚼，厚苔转薄。但口仍酸臭，嗳气，矢气不爽。

辨证：湿热滞肠，蕴阻气机。

治法：导下通腑，清化湿热。

处方：枳实导滞汤加减。

炒枳实 10g，黄连 6g，黄芩 10g，瓜蒌仁 12g，槟榔 10g，厚朴 10g，大黄 6g，木香 6g，焦栀子 10g，薤白 10g，泽泻 10g，佛手 10g，甘草 3g。4 剂。

9 月 14 日四诊：口糜臭秽明显好转。饮食增加，大便日 1 次，仍不成形，胸脘已不觉胀痞，唯脐腹部硬满，口苦，小便不利。

辨证：湿热滞肠，蕴阻气机。

治法：导下通腑，清化湿热。

处方：枳实导滞汤加减。

黄连 6g，黄芩 10g，酒大黄 10g，槟榔 10g，枳实 10g，木香 6g，焦山楂 10g，枳壳 10g，苍术 10g，泽泻 10g，瓜蒌仁 12g，厚朴 6g。3 剂。

9 月 21 日五诊：大便由溏垢转艰涩，肛门灼热，后重作胀不减，小腹硬，小便不利，脚心发热。

辨证：湿热滞下，气机不宣。

治法：清宣下焦，通利闭塞。

处方：宣清导浊汤加味。

寒水石 15g，蚕沙 18g，猪苓 10g，茯苓 18g，皂角仁 10g，炒枳壳 10g，薤白 10g，瓜蒌仁 18g，滑石 12g，砂仁 4.5g。3 剂。

大便趋于正常，口糜口臭全消，小便通畅，余症均解。（宋鹭冰医案）

18. 清营汤

【出处】

脉虚夜寐不安，烦渴舌赤，时有谵语，目常开不闭，或喜闭不开，暑入手厥阴也。手厥阴暑温，清营汤主之；舌白滑者，不可与也。

清营汤方（咸寒苦甘法）

犀角三钱　生地五钱　元参三钱　竹叶心一钱　麦冬三钱　丹参二钱　黄连一钱五分　银花三钱　连翘二钱，连心用（《温病条辨·上焦篇》）

太阴温病，寸脉大，舌绛而干，法当渴，今反不渴者，热在营中也，清营汤去黄连主之。（《温病条辨·上焦篇》）

小儿暑温，身热，卒然痉厥，名曰暑痫，清营汤主之，亦可少与紫雪丹。（《温病条辨·上焦篇》）

阳明温病，舌黄燥，肉色绛，不渴者，邪在血分，清营汤主之。若滑者，不可与也，当于湿温中求之。（《温病条辨·中焦篇》）

清营汤：治暑温逼近心包，舌赤烦渴，不寐谵语。（《时病论·卷之四·备用成方》）

【临床应用】

本方主要用于治疗温病热入营分，营热阴伤证。证见身热夜甚，心烦躁扰，或时有谵语，或见斑疹隐隐，口干咽燥而反不甚渴饮，舌质红绛，脉细数等。方中犀角咸寒，主清心营之热；黄连苦寒，配竹叶心、连翘、金银花清心解毒，并透热于外，正合叶天士"入营犹可透热转气"之意，然黄连性燥，量不宜用多，以防其燥伤阴液；生地黄、玄参、麦冬三药相伍，甘寒与咸寒并用，养营阴而清营热，扶正而不留邪；丹参清热凉血，且能活血散瘀，以防瘀热互结。诸药配伍，共奏清营透热、养阴生津之效。

本方在临证应用时，以水牛角代犀角，用量常为犀角剂量的 5～10 倍。营热重时可加大青叶、紫草以清解营分热毒；痰热盛时可加竹沥、瓜蒌、贝母、天竺黄以清化热痰；若为气营两燔者，宜重用金银花、连翘、黄连等药，亦可加入石膏、知母，或方用加减玉女煎；若寸脉大，舌干较甚者，可去黄连，以免苦燥伤阴；神昏谵语较重者，可与安宫牛黄丸、紫雪丹合用；若营热动风者，可加钩藤、羚羊角以凉肝息风。

【医案举例】

（1）伏暑案

某 初病伏暑，伤于气分，微热渴饮，邪犯肺也。失治邪张，逆走膻中，遂舌绛缩，小便忽闭，鼻眉裂血，口疮耳聋，神呆，由气分之邪热蔓延于血分矣。夫肺主卫，心主营，营卫二气，昼夜行于经络之间，与邪相遇，或凉或热，今则入于络，津液被劫，必见昏痉，所谓内闭外脱。

鲜生地、连翘、玄参、犀角、石菖蒲、金银花。（叶天士医案）

（2）湿温案

陈男。湿温证中之烟煤舌，多见于2周之后，今七八日已如此，非轻恙也。高热灼手，神志有时迷蒙，予清营汤。

乌犀角0.9g（磨汁兑），带心麦冬9g，带心连翘15g，知母12g，天花粉9g，玄参12g，赤茯苓12g，鲜菖蒲9g，连心30粒，淡竹叶30片。（章次公医案）

（3）温邪入营案

唐某，男，2岁。1959年3月25日初诊。

主诉：发热而喘已10天。

住院检查摘要：咽培养：大肠杆菌；白细胞计数7×10⁹/L，中性粒细胞百分比75%，淋巴细胞百分比25%。体温39.4℃，肺部叩诊浊音及听诊有水泡音。

临床诊断：腺病毒肺炎。

病程与治疗：发病已10天，曾用青、链霉素，会诊时，发热无汗，时而烦躁，嗜睡，微咳，呼吸微，腹不满，下利为青绿色，四肢厥冷，齿干舌绛，苔老黄，中心黑，脉沉，此温邪内陷入营，正气已虚，已现厥逆，急防发痉，治宜甘凉养阴、辛凉泄热，虚实兼顾，以冀透营转气。

处方：玉竹三钱，麦冬一钱五分，金银花二钱，竹叶二钱，郁金一钱五分，石菖蒲一钱，生玳瑁三钱（先煎），天竺黄二钱，香豉三钱。

服2剂，微汗热退，已不烦躁，仍嗜睡，四肢厥回，舌由绛转红，黑苔已退，舌根苔黄，脉略缓，继宜养阴清热利痰。

处方：玉竹三钱，麦冬一钱五分，石斛三钱，蛤壳二钱，天竺黄二钱，石菖蒲一钱，郁金一钱五分，化橘红一钱，谷芽、麦芽各二钱。

再服二剂，肺部实化阴影吸收，叩诊听诊无异常，诸症皆平，原方去天竺黄，继进1剂而愈。（蒲辅周医案）

（4）暑温案

壬戌六月二十九日 甘，二十四岁，暑温邪传心包，谵语神昏，右脉洪大数实，势甚危险。

连翘六钱 生石膏一两 麦冬六钱 银花八钱 生地六钱 知母五钱 玄参六钱 甘草三钱 竹叶三钱

煮成三碗，分三次服。

牛黄丸二丸，紫雪丹三钱。另服。

七月初一日 温邪入心包络，神昏，痉厥，极重之症。

连翘三钱 生石膏六钱 麦冬五钱 银花五钱 生地五钱 知母二钱 丹皮三钱 甘草一钱五分 竹叶二钱

今晚二帖，明早一帖。

再服紫雪丹四钱。（吴鞠通医案）

（5）顽固性湿疹案

姜某，男，75岁。2001年5月28日初诊。

四肢、踝部及足背有红斑、丘疹、抓痕、血痂等，以右踝部及足部为重，伴有渗出、黄色结痂，剧烈瘙痒，反复发作2年多，曾先后就诊于各大西医院未获明显疗效，就诊前也曾就诊于中医院，亦收效不显，患者面部红赤，易手足心热，舌质红绛，有裂纹，舌苔薄黄，浮腻、剥落相间，脉弦数。

诊断：湿疹。

处方：玄参25g，麦冬20g，生地黄20g，白芍40g，川牛膝15g，茜草20g，紫草20g，牡丹皮15g，黄柏15g，竹叶10g，砂仁10g，生扁豆15g，生甘草10g，钩藤40g，珍珠母40g，炒泽泻15g，白芷10g，生姜7.5g。10剂，250mL水煎，日两次温服。

二诊：药后面红手足心热均减，四肢症状明显消退，右踝部及足背渗出亦明显减轻，瘙痒显著缓解，舌裂纹变浅。效不更方，原方10剂。

三诊：四肢皮疹已完全消退，右踝部及足部已无渗出，结痂基本消退，现仅偶有瘙痒，舌质变淡、裂纹基本消失，苔薄。继续服用两个月，疗效稳定，皮疹完全消退，对运动、饮酒和局部刺激耐受性增强。（肖倩倩，张晓光，张吉芳.温病经方清营汤辨证论治疑难杂病四则［J］.中医药通报，2011，10（2）：41-43）

19.犀角地黄汤

【出处】

犀角地黄汤首载于南北朝陈延之所撰《小品方》，名芍药地黄汤。

时欲漱口不欲咽，大便黑而易者，有瘀血也，犀角地黄汤主之。

犀角地黄汤方（甘咸微苦法）

干地黄一两　生白芍三钱　丹皮三钱　犀角三钱（《温病条辨·下焦篇》）

太阴温病，血从上溢者，犀角地黄汤合银翘散主之。（《温病条辨·上焦篇》）

【临床应用】

本方主要用于治疗热邪深入血分，扰乱心神，迫血妄行，证见灼热夜甚，燥扰不宁，且出现全身多部位出血者。叶天士言："入血就恐耗血动血，直须凉血散血"。方中犀角（现用水牛角代替）味咸入下焦血分以清热，善通心气，其色黑，亦能补肾水离中之虚；生地黄凉血，并能养阴生津，协犀角治热甚阴伤；牡丹皮能泻血中伏火，散瘀血而不动血，与芍药共用，去恶血以生新血。四药合用，共行凉血、活血、益阴之效，以奏叶氏"凉血散血"之法。

犀角地黄汤为温病治疗热入血分的代表方，临床上根据出血部位的不同，可相应地加减化裁。如吐血、衄血者，可加白茅根、黄芩、侧柏叶凉血止血；便血加地榆、槐花清肠止血；尿血加小蓟、白茅根凉血止血。

【医案举例】

（1）吐血鼻衄案

楮左，伤寒两感证已半月，叠投温经达邪，诸恙向安。昨忽吐血，鼻衄，牙龈舌衄俱见，昼夜不止，盈盏成盆，幸脉象濡中不洪，神志尚清，盖由七分大伤，邪热入营，逼血妄行，虽曰衄解，然尚在危险中也，今拟大剂育阴清营，以制炎上之火，未识能得挽回否？

西洋参（三钱），京玄参（三钱），大麦冬（三钱），大生地（一两），生白芍（三钱），犀角片（煎冲，四分），粉丹皮（二钱），侧柏叶（二钱），鲜藕（切片入煎，四两），鲜竹茹（三钱）。

二诊：服育阴清营之剂，诸衄已见轻减，原方去犀角，加川石斛（三钱）。

三诊：加清阿胶（三钱）。（丁甘仁医案）

（2）低热鼻衄案

孙某，男，20岁。1992年1月8日初诊。

患低热、鼻衄已4年之久，累服中、西药治疗无效。患者每于午后寒热往来，特征为先恶寒、头痛，继之发热，体温徘徊在37.5～38℃，随之鼻衄不止，衄后则头痛，发热随之减轻，面色萎黄，形体消瘦，纳差，口苦，问其二便尚可。舌边红，苔白腻，脉弦细。辨为少阳经郁热内伏，迫动营血，血热妄行之证。治宜和解少阳邪热、清火凉血止衄。

处方：柴胡15g，黄芩10g，水牛角15g，牡丹皮12g，白芍20g，生地黄30g。

服7剂，寒热不发，鼻衄亦止。唯口苦、脉弦仍在，又与小柴胡汤加白芍、牡丹皮而愈。（刘渡舟医案）

20.化斑汤

【出处】

太阴温病，不可发汗，发汗而汗不出者，必发斑疹，汗出过多者，必神昏谵语。发斑者，化斑汤主之。

化斑汤方

石膏（一两）　知母（四钱）　生甘草（三钱）　元参（三钱）　犀角（二钱）　白粳米（一合）（《温病条辨·上焦篇》）

阳明斑者，化斑汤主之。（《温病条辨·中焦篇》）

【临床应用】

本方主要用于治疗温病气血两燔之轻证，证见阳明气分热盛，兼夹斑疹隐隐者。方中石膏清肺胃之热，知母解阳明之热，生甘草清热解毒和中，粳米清胃生津，四药合拟白虎之意以清气分热盛；病现发斑，知热邪不独在气分，已有血分之变，玄参味苦属水，清血分热又补离中虚；犀角（现用水牛角代替）咸寒，主百毒蛊疰、邪鬼瘴气，清热凉血避秽，解血分热毒，合用两味凉血之品，以行解毒化斑之功。

化斑汤在临床运用时，如斑疹较为明显，可加赤芍、牡丹皮、丹参凉血活血；出现神昏谵语时，可加用"凉开三宝"。化斑汤现常用于治疗乙型脑炎、流行性脑脊髓膜炎、流行性出血热、过敏性紫癜等。

【医案举例】

周小农治温病案

陈席珍，年六十余，住无锡。

患者患温病。患者素体液亏无苔，花甲之年，肝失调畅为内因，丙午夏病温为外因。其身热自汗，渴不恶寒，神烦恶热，时时懊侬。脉左小数，右洪搏数，舌红而绛，遂断为温邪郁火交蒸，最宜防热盛动风，骤变痉厥。治法：用栀、翘、芦、竹、知、茹、郁、桔急疏清解为君，兼顾胃津，花粉、石斛以佐之。

处方：山栀子三钱，青连翘三钱，广郁金三钱，桔梗一钱，淡竹茹三钱，天花粉三钱，肥知母四钱，鲜石斛三钱。先用活水芦根二两、鲜淡竹叶四钱煎汤代水。

二诊：病势不衰，陈素信乩方，云：年周花甲，元阳大亏，若再投凉判，必致生机骤绝。乩示附子理中汤，高丽参、炮姜、附子均重用，陈不敢服。至三候遍发黑紫斑，大显温热明症，热恋伤阴，舌至绛紫而干。始同意复诊，因议大剂化斑，又清气营。

处方：生石膏一两（研细），肥知母五钱，生甘草八分，生粳米三钱（荷叶包），玄参五钱，犀角粉一钱（药汤调下）。

效果：继以甘凉频投，如吴氏五汁饮之类，至四候热退净而愈，然亦险矣。噫，治病最虞有人中伤，若假神妄评，更为阴刻也。

廉按：此治伏气温病之正法。凡温病有汗者，清热兼保胃津，当然之理，然犹病势不衰，必须大剂化斑清营，频投甘凉生津，至四候热退而愈。可见伏气温病与新感风温，其病势之轻重，治法之难易，迥不相同，但用银翘桑菊两方者，焉能济事，势必耽误而贻人夭殃也，噫！（周小农医案）

21. 沙参麦冬汤

【出处】

燥伤肺胃阴分，或热或咳者，沙参麦冬汤主之。

沙参麦冬汤（甘寒法）

沙参三钱　玉竹二钱　生甘草一钱　冬桑叶一钱五分　麦冬三钱　生扁豆一钱五分　花粉一钱五分（《温病条辨·上焦篇》）

【临床应用】

本方主要用于治疗燥伤肺胃阴分证，方中沙参、麦冬、天花粉甘寒入肺胃，可生津液、清燥热；桑叶辛凉而润，宣泄燥热；玉竹甘平，养阴润燥；生扁豆健脾以助运化，寓培土生金之义，生甘草清热和中、调和诸药。全方用药清养平和，润而不滞，养肺胃之力甚宏。

本方原为秋燥后期、肺胃阴液受损而设，现广泛用于内科各种杂病中肺胃阴伤的病证，若咳嗽较重，可加杏仁、贝母；阴虚咳血，可加仙鹤草、白及、阿胶等，现临床沙参麦冬汤常用于治疗肺炎、慢性支气管炎、慢性胃炎属肺胃阴伤者。

【医案举例】

（1）子嗽案

何某，女，25岁。2012年3月5日初诊。

患者自诉于妊娠初期即咳嗽，咳痰色白清稀，伴纳呆腹胀，近1个月加重。今咳嗽频作，痰少质黏，纳呆食少，五心烦热，口渴不欲饮，咳甚溺随即遗出，舌质红，少苔，脉细数。证属肺肾阴虚。治以补肺纳肾、益气化痰安胎。给予沙参麦冬汤加减。

处方：沙参15g，黄芪20g，枸杞子20g，麦冬15g，橘红8g，杏仁12g，阿胶8g（烊化），浙贝母12g，五味子8g，益智仁15g，黄芩12g，炙甘草6g。共5剂，水煎服，每日1剂。

3月10日二诊：患者咳嗽较前明显好转，无咳痰，仍诉食纳欠佳，在上方基础上去浙贝母、橘红，加白术、焦三仙各15g。3剂后痊愈。（朱名宸医案）

（2）失音案

王某，男，31岁。1999年11月10日初诊。

自诉11月初患风热感冒，发热、咽痛数天。经用药后诸症皆无，但11月9日出现音哑、发声困难、喉干感，咽喉部不痛不痒，说话声音变调、沙哑。脉弦，舌红，苔少。

诊断：慢性喉炎，失音。

辨证：外感风热，火热伤肺。

治法：清热解毒，养阴润肺。

处方：沙参麦冬汤化裁。

沙参20g，麦冬15g，山豆根15g，藏青果15g，蝉蜕6g，天花粉15g，生地黄15g，玉蝴蝶

6g，甘草6g。水煎服。服6剂后嗓音圆润，声音渐好，喉干消失。继服6剂，10月25日已愈。（《常见病中医效验方》）

22. 益胃汤

【出处】

益胃汤出自《温病条辨·中焦篇》。

阳明温病，下后汗出，当复其阴，益胃汤主之。

益胃汤方（甘凉法）

沙参三钱　麦冬五钱　冰糖一钱　细生地五钱　玉竹一钱五分，炒香《温病条辨·中焦篇》

夫伤寒传入阳明，首虑亡津液，而况温病传入阳明，更加汗、下后者乎？故虽邪解，胃中之津液枯槁已盛，若不急复其阴，恐将来液亏燥起，干咳身热等证有自来矣。阳明主津液，胃者五脏六腑之海。凡人之常气，皆禀于胃，胃中津液一枯，则脏腑皆失其润泽。故以一派甘寒润泽之品，使之饮入胃中，以复其阴，自然输精于脾，脾气散精，上输于肺，通调水道，下输膀胱，五经并行，津自生而形自复耳。《成方便读·润燥之剂》

【临床应用】

本方主治温病后期，胃阴亏虚之证，临床可见低热，或不发热，食欲不振，口干咽燥，舌红少苔，脉细数。温病易从热化伤津，热结腑实，应用泻下剂后，热结虽解，但胃阴损伤已甚，故食欲不振，口干咽燥。胃为水谷之海，十二经皆禀气于胃，胃阴复则气降能食。治以甘凉生津、养阴益胃为法。本方重用生地黄、麦冬为君，味甘性寒，功善养阴清热、生津润燥，为甘凉益胃之上品。北沙参、玉竹为臣，养阴生津，加强生地黄、麦冬益胃养阴之力。冰糖为使，濡养肺胃、调和诸药。

临床运用时，若伴见胃气上逆，时时泛恶可加姜半夏；兼有食滞者，加谷麦芽、神曲、鸡内金等；兼有肠燥便秘者，可酌加肉苁蓉、何首乌、火麻仁等；伴见干咳少痰、痰黏难咳者，可合用沙参麦冬汤。

【医案举例】

温毒案

张某，女，24岁。

该患者就诊时发热9天，体温波动于38.5～39℃，颌下有5cm×5cm大小之肿物，西医诊断为急性颌下淋巴结炎，用青霉素、四环素效果不佳。现患者发热不退，仍觉恶寒，面色暗黄，颌下有一包块，大如鸡卵，质地坚硬，按之疼痛，皮肤不红，抚之亦不灼手，咽喉红肿而痛，纳谷不甘，大便3天未解，脉沉弦而数，按之有力，舌红苔白根腻。此属火郁三焦，少阳枢机不利，气血壅滞而成，拟升降散加散。白僵蚕3g（为末，冲服），蝉蜕6g，片姜黄10g，生大黄6g，柴胡6g，金银花10g，皂角刺5g，黄芩10g，苦桔梗6g，生甘草6g。3剂。

二诊：药后热退身凉，诸症霍然，颌下肿物仅有枣核大小，唯食纳不甘，乏力。以竹叶石膏汤、益胃汤加减收功。（赵绍琴医案）

23. 薛氏五叶芦根汤

【出处】

薛氏五叶芦根汤出自《湿热病篇》。

湿热证，数日后，脘中微闷，知饥不食，湿邪蒙绕三焦，宜藿香叶、薄荷叶、鲜荷叶、枇杷叶、佩兰叶、芦尖、冬瓜仁等味。

此湿热已解，余邪蒙蔽清阳，胃气不舒。宜用极轻清之品，以宣上焦气机。若投味重之剂，

是与病情不相涉矣。(《湿热病篇》)

或间湿热盛时，疫气流行，当服何药预为消弭？余谓叶讷人《医案存真》，载其高祖天士先生案云：天气郁勃泛潮，常以枇杷叶拭去毛，净锅炒香，泡汤饮之，取芳香不燥，不为秽浊所侵，可免夏秋时令之病。余则建兰叶、竹、冬瓜、芦根，皆主清肃肺气，故为温热暑湿之要药。肺清降，邪自不容矣。(《温热经纬·薛生白湿热病篇》)

【临床应用】

本方用以治疗湿温病后期，余邪未净，蒙蔽清阳，脾胃失健之证，如头目不清、耳聋、鼻塞等或脘中微闷，知饥不食，身有微热，食少或食入即吐，或大便溏薄，苔薄腻，脉缓。方中藿香叶、佩兰叶、鲜荷叶芳香化湿、醒脾舒胃；薄荷叶、枇杷叶轻清透泄余热，总以五叶香散轻扬为君，轻清宣气、芳香醒胃、流气化湿，宣上焦以疏中气；佐以芦根、瓜仁轻清甘淡，淡渗余湿。

本方冬瓜仁可改用冬瓜皮，因其皮祛湿之力更佳。若周身酸楚，头昏面黄，胸闷不饥，小便黄，大便干，舌苔白而微腻，脉濡，应在本方基础上加杏仁、薏苡仁、川厚朴、通草、白豆蔻、半夏等药；若寒湿较盛，困倦乏力，加苍术、茯苓；呕恶，加豆蔻壳、苏梗；便溏，食欲不振，加白扁豆、薏苡仁、大豆黄卷、炒麦芽等。

【医案举例】

(1) 吐血案

陈(左)，屡次失血，渐致呛咳咽痒，气从上升，而痰中时仍带红，痰稠而浓，脉细弦数。是肾水不足，木火上凌损肺，遂令络血外溢，血去阴伤，气不收摄，出纳因而失常。恐入损门。予冬瓜子四钱，生薏苡仁四钱，炙桑白皮二钱，车前子三钱，青芦尖一两，光杏仁三钱，川贝母二钱，怀牛膝(盐水炒)三钱，茜草炭一钱五分，都气丸五钱。

二诊：血已止住，略能右卧，然仍咽痒呛咳，气从上升，脉细弦数，气口独大。血去既多，肾阴安得不伤，然上定未肃。再清其上。予冬瓜子四钱，生薏苡仁三钱，丝瓜络一分，炒瓜蒌仁三钱，鲜荷叶三钱，鲜桑叶络三钱，象贝母二钱，光杏仁三钱，炒栀子皮三钱，鲜枇杷叶(去毛)一两，活水芦根(去节)一两。

三诊：偏右能卧，气升大退。然呛咳不爽，痰不易出。肺气不克清肃。再清其上。予瓜蒌皮三钱，光杏仁三钱，炒苏子三钱，象贝母二钱，冬瓜子四钱，鲜桑叶络三钱，生薏苡仁四钱，盐水炒橘红一钱，白茯苓三钱，青芦尖八钱，枇杷叶露一两。

四诊：偏右虽能着卧，呛咳气升，减而不止，痰出不爽，日晡发热，肺热阴伤，再润肺清金。予瓜蒌仁三钱，炙桑叶一钱五分，生甘草五分，冬瓜子四钱，川贝母二钱，甜杏仁三钱，生薏苡仁三钱，北沙参三钱，山栀子皮三钱，青芦尖八钱，肺露一两(冲服)。

五诊：清金润肺，暮夜呛咳已定，而每晨咳甚，痰不爽出，色带青绿，脉数内热。血去过多，阴伤难复，阳升凌犯肺金。育阴以平阳气之逆。阿胶珠二钱(烊化)，生甘草五分，蛤黛散三钱，悉尼膏五钱，炙生地黄四钱，川贝母三钱，甜杏仁三钱。

六诊：呛咳时轻时重，气火之升降也。频渴欲饮，呕。肺胃阴伤难复，气火凌上不平。从肺胃清养。大天冬三钱，生甘草五分，炒瓜蒌皮三钱，冬瓜子三钱，川石斛三钱，川贝母二钱，黑山栀子皮三钱，琼玉膏五钱(冲服)。(张聿青医案)

(2) 耳聋案

沈某，男，53岁。1991年8月25日初诊。

自本月初外出旅游，因天气炎热，汗出较多，从第3天开始自觉发冷发热，两耳不聪，头目不清，曾服用藿香正气水无效，继而耳聋失听，西医诊断为病毒感染后遗症，神经性耳聋。刻诊时除耳聋外，伴有低热不退，头目眩晕，身重乏力，口干渴，不甚饮水，心烦急躁，舌质红，苔黄滑，脉滑数。证属暑湿郁热外袭，气机不畅。先以宣畅气机、清化湿热为法。

处方：藿香 10g（后下），佩兰 10g（后下），杏仁 10g（后下），枇杷叶 10g，竹茹 6g，炒枳壳 6g，晚蚕沙 10g，菖蒲 10g，郁金 10g，茅根、芦根各 10g，焦神曲、焦麦芽、焦山楂各 10g。

服药 7 剂，热退，耳聋减轻。后以上方加炒山栀子 6g，又服 7 剂，耳聋大减，头晕乏力消失，唯口干欲饮，舌红苔少，改用益气养阴方法。药用沙参 10g，麦冬 10g，黄芪 20g，五味子 10g，菖蒲 10g，郁金 10g，生牡蛎 30g，生石决明 30g，竹茹 6g，炒枳壳 6g，焦神曲、焦麦芽、焦山楂各 10g。

服药 7 剂，精神焕发，心情舒畅，饮食二便正常，耳聋消失，无其他不适。又以上方服药十余剂而告痊愈。（赵绍琴医案）

（3）尿血案

秦某，男，60 岁。1989 年 10 月 13 日初诊。

患者自 8 月初外出旅游，中途出现发热，并伴有尿频、尿痛、尿赤，按泌尿系感染治疗十余天，尿频、尿痛症状减轻，仍血尿时作，低热不退，又改换抗生素、中药等治疗月余疗效不明显，尿化验检查：尿蛋白（++），大量红细胞，潜血（+++）。后经膀胱镜检查确诊为膀胱癌，医院建议手术治疗。患者本人与家属决定先请赵绍琴医治，刻诊：身热恶寒，头目不清，急躁，眠不实，胸脘不舒，小便短赤，舌黄苔厚腻，有瘀斑，脉濡滑且数。证属暑湿郁热蕴郁于内，拟先用宣郁化湿方法。

处方：藿香 10g（后下），佩兰 10g（后下），杏仁 10g（后下），枇杷叶 10g，荆芥炭 10g，茅根、芦根各 10g，柴胡 6g，炒山栀子 6g，菖蒲 6g，郁金 6g，香附 10g，焦麦芽 10g。

服药 10 剂，身热恶寒消失，余症减轻，尿蛋白（-），红细胞 5～10/HP，尿潜血（+），舌红苔厚，脉滑数，湿郁渐化，气机渐舒，郁热未解，用凉血化瘀清热方法。药用：荆芥炭 10g，柴胡 6g，黄芩 6g，生地榆 10g，茜草 10g，炒山栀子 6g，丹参 10g，蝉蜕 6g，僵蚕 10g，片姜黄 6g，半枝莲 10g，白花蛇舌草 10g，大黄 1g，茅根、芦根各 10g。

服药二十余剂，血尿未作，尿检（-）。膀胱镜检查：膀胱黏膜白斑，未见其他异常。舌红白且干，脉弦滑，按之略数，血分郁热，改用清热凉血、甘寒育阴方法。药用：柴胡 6g，黄芩 6g，川楝子 6g，赤芍 10g，生地黄 10g，丹参 10g，茜草 10g，炒槐花 10g，沙参 10g，麦冬 10g，焦神曲、焦麦芽、焦山楂各 10g，茅根、芦根各 10g，白花蛇舌草 10g，半枝莲 10g。

以此方加减服药两月余，又去复查，原病灶区白斑均消失，未见其他异常。仍以前法进退，饮食当慎，防其复发。药用：凤尾草 10g，生地榆 10g，丹参 10g，茜草 10g，蝉蜕 6g，僵蚕 10g，片姜黄 6g，半枝莲 10g，白花蛇舌草 10g，焦神曲、焦麦芽、焦山楂各 10g，茅根、芦根各 10g，大黄 1g。每周 2～3 剂，继续服用。（赵绍琴医案）

24. 三甲散

【出处】

三甲散出自《温疫论·主客交》。

向有他病尪羸，或久疟，或内伤瘀血，或吐血、便血、咳血，男子遗精、白浊、精气枯涸，女子崩中带下、血枯经闭之类，以致肌肉消烁，邪火独存……此际稍感疫气……更加胸膈满闷，身疼发热，彻夜不寐……补之则邪火愈炽，泄之则损脾坏胃，滋之则胶邪愈固，散之则经络益虚，疏之则精气愈耗，守之则日削近死……所谓客邪胶固于血脉，主客交浑，最难得解，久而愈痼，治法当乘其大肉未消，真元未败，急用三甲散，多有得生者。

鳖甲、龟甲（并用酥炙黄为末各一钱，如无酥，各以醋炙代之）、穿山甲（土炒黄为末）五分，洗净炙干五分，僵蚕（白硬者切断生用五分），牡蛎（煅为末五分，咽燥者斟酌用），䗪虫三个（干者劈碎，鲜者捣烂和酒少许，取汁入汤药同服，其渣入诸药同煎），白芍药（酒炒七分），当归五分，甘草三分。

水二盅，煎八分，沥渣温服。（《温疫论·主客交》）

湿热证七八日，口不渴，声不出，与饮食亦不却，默默不语，神识昏迷，进辛香凉泄、芳香逐秽俱不效，此邪入厥阴，主客浑受，宜仿吴又可三甲散，醉地鳖虫、醋炒鳖甲、土炒穿山甲、生僵蚕、柴胡、桃仁泥等味。（《湿热病篇》）

【临床应用】

本方主治温病后期，气血耗伤、邪瘀互结、灵机不运所致身热、躯体烦痛、神思不清者。该方中鳖甲、龟甲等血肉有情之品，既逐阴分之邪，又可滋养精血；合穿山甲、地鳖虫、牡蛎、僵蚕以通络、搜邪、散结；当归、白芍、甘草以益气养血，共奏祛邪扶正之功。

临床运用时，若素有老疟或瘅疟者，加牛膝、何首乌；胃弱欲作泻者，宜九蒸九晒；若素有郁痰者，加贝母；有顽痰者，加瓜蒌霜五分；善呕者，勿用；若咽干作痒者，加天花粉、知母；若素燥咳者，加杏仁（捣烂）一钱五分；若素有内伤瘀血者，倍䗪虫，如无䗪虫，以干漆（炒烟尽为度，研末）及桃仁（捣烂）代之，服后病减半勿服，当尽调理法。

【医案举例】

（1）厌食案

张某，男，6岁。2001年12月4日初诊。

半年前因进食过多而出现食欲不振，见食不贪，伴脘腹胀满，食后嗳腐，喜俯卧，夜间龂齿，烦躁不安，舌尖红，苔白腻，脉滑数。证属饮食积滞，食积化热。治宜消积导滞、和胃清热，方以三甲散20g，消积散10g，分9包，每次1包，以芦根5g煎汤送服，每日3次。服药后，食欲增，腹胀消，龂齿除，夜寐宁，便微溏，后去清导散加白术散调理半个月，诸症悉除。[林宁.温病名方三甲散的源流探析.中医研究，2007，20（1）]

（2）胁痛案

黄某，男，63岁。1995年3月13日初诊。

自1993年行食道下段肿瘤切除术后，食眠均安，感觉良好。但近3个月来，夜间左胁疼痛，隐痛绵绵或如虫咬，致夜不安寐。曾到深圳、广州等地的医院做CT扫描及食道钡餐、胃肠透视等多项检查未见异常。现症见舌下静脉紫暗粗胀曲张，舌淡红，苔薄白，脉弦涩，肋间神经痛，症乃术后瘀血渐积，脉络瘀滞所致，拟三甲散加味。

处方：柴胡、桃仁、炒穿山甲、炒鳖甲、僵蚕各10g，土鳖虫5g，丹参30g，生甘草3g。服3剂疼痛大减，睡眠渐安，精神好转。再服3剂，疼痛消失，继投益气养阴法5剂善后而愈。（黄明志医案）

（3）痹证案

陈某，女，58岁，退休教师。1992年9月2日初诊。

反复右肩疼痛1年余。因1年前搬运家具用力过猛所致，自用追风膏及跌打药酒，可取一时之效。近2个月来，疼痛逐渐加重，夜卧尤著，体位不当，其痛犹如切肤穿骨。诊为肩周炎。曾服中西药及行穴位封闭治疗，当日痛减，越宿痛复如故而前来就诊。查右肩部压痛，主动、被动运动均障碍，舌红，舌下静脉粗胀，苔薄白，脉沉弦。症因负物过重，复感外邪，留着肩部脉络导致局部气血凝滞成瘀，时已逾载，恐非一般草木之品速能奏功，拟三甲散治之。

处方：柴胡、桃仁、炒穿山甲、僵蚕、白芥子、姜黄各10g，土鳖虫、炒鳖甲各5g，生甘草3g。5剂。药尽痛减，上举、外旋、外展等受阻见症均改善，守方续服5剂，诸症若失而愈，再以桂加黄芪合四物汤4剂善后，至今时已3载，其痛未作。（陈培城医案）

25. 安宫牛黄丸

【出处】

神昏谵语者，清宫汤主之，牛黄丸、紫雪丹、局方至宝丹亦主之。

安宫牛黄丸方

牛黄一两　郁金一两　犀角一两　黄连一两　朱砂一两　梅片二钱五分　麝香二钱五分　真珠五钱　山栀一两　雄黄一两　金箔衣　黄芩一两

上为极细末，炼老蜜为丸，每丸一钱，金箔为衣，蜡护。（《温病条辨·上焦篇》）

手厥阴暑温，身热不恶寒，清神不了了，时时谵语者，安宫牛黄丸主之，紫雪丹亦主之。（《温病条辨·上焦篇》）

阳明温病，斑疹温痘，温疮，温毒，发黄，神昏谵语者，安宫牛黄丸主之。（《温病条辨·中焦篇》）

兼秽，舌浊口气重者，安宫牛黄丸主之。（《温病条辨·上焦篇》）

吸受秽湿，三焦分布，热蒸头胀，身痛呕逆，小便不通，神识昏迷，舌白，渴不多饮，先宜芳香通神利窍，安宫牛黄丸。（《温病条辨·中焦篇》）

【临床应用】

本方主要用于治疗温病气分热盛，邪入心包，证见里热炽盛、神昏谵语者。方中牛黄苦凉，"通心主之神"，清心开窍、芳香辟秽；犀角咸寒，清营血分之深热，又主治百毒，善祛瘴毒邪气；郁金草之香，梅片木之香，雄黄石之香，麝香精血之香，四香合用，辛香芳透，使"闭固之邪热温毒深在厥阴之分者，一齐从内透出"；黄连、黄芩、栀子苦寒，清热解毒，以上中二焦为主；朱砂补心体、泻心用，珍珠通神明，均能重镇安神除烦，正如吴鞠通所言，此方为"芳香化秽浊而利诸窍，咸寒保肾水而安心体，苦寒通火腑而泻心用之方也"。

安宫牛黄丸为凉开的代表方剂，临床服用过程中当中病即止，切不可久服，服用方法中，吴鞠通言"脉虚者人参汤下，脉实者银花、薄荷煎汤下"，用人参补正，金银花、薄荷清透，以增强原丸药的功效。

【医案举例】

中风闭窍案

赵某，男，53岁。1999年3月15日初诊。

患急性脑血栓形成1个月余，右半身不遂，神志时清时寐，有时不能正常表达思想，词不达意，善忘，语言不利，吐字不清楚，舌头难以伸出口外，烦躁，血压180/110mmHg，大便干结。舌红赤，苔黄，脉弦滑数。辨为火中动风闭窍证，用三黄泻心汤加味。

处方：大黄6g，黄连10g，黄芩10g，山栀子10g。7剂，每日1剂。安宫牛黄丸2丸，每日1丸，冲服。

3月23日二诊：服药后大便通畅，头脑突然清楚，烦躁消失，血压160/100mmHg，言语较前清楚。守上法处方：大黄4g，黄连6g，黄芩10g，山栀子10g，白芍20g，生地黄20g，生石决明30g。7剂，每日1剂。安宫牛黄丸2丸，每日1丸，冲服。

3月29日三诊：服药后神志进一步清楚，言语障碍明显改善，血压160/95mmHg，用二诊方去安宫牛黄丸，继续调治。（刘渡舟医案）

26. 紫雪丹

【出处】

神昏谵语者，清宫汤主之，牛黄丸、紫雪丹、局方至宝丹亦主之。

紫雪丹方

滑石一斤　石膏一斤　寒水石一斤　磁石二斤　羚羊角五两　木香五两　犀角五两　沉香五两　丁香一两　升麻一斤　元参一斤　炙甘草半斤

以上八味，共捣锉，入前药汁中煎，去渣入后药。朴硝、硝石各二斤，提净，入前药汁中，微火煎，不住手将柳木搅，候汁欲凝，再加入后二味。

辰砂（研细，三两）　麝香（研细，一两二钱）

入煎药拌匀。合成退火气，冷水调服一二钱。（《温病条辨·上焦篇》）

小儿暑温，身热，卒然痉厥，名曰暑痫，清营汤主之，亦可少与紫雪丹。（《温病条辨·上焦篇》）

神识不清，热闭内窍者，先与紫雪丹，再与清宫汤。（《温病条辨·中焦篇》）

阳明温病，下利谵语，阳明脉实，或滑疾者，小承气汤主之；脉不实者，牛黄丸主之，紫雪丹亦主之。（《温病条辨·中焦篇》）

暑邪深入少阴消渴者，连梅汤主之，入厥阴麻痹者，连梅汤主之；心热烦躁神迷甚者，先与紫雪丹，再与连梅汤。（《温病条辨·下焦篇》）

【临床应用】

本方主要用于治疗邪闭心包，热盛动风，证见气分热盛而出现神昏谵语伴肢体痉厥者。方中犀角清心凉血，兼以解毒；羚羊角清热凉肝、息风止痉；升麻辛甘微寒，清热透邪、解毒达表；麝香、丁香、木香、沉香四香并行，辛香开窍、辟秽逐邪外出；石膏辛甘大寒、寒水石辛咸大寒、滑石甘淡而寒，三石合用，清热泻火，兼导气分热势从小便而出；朴硝、硝石性峻而易消，能泄热通腑，使热毒从大便而行；玄参入血分，清热凉血，兼以滋阴；朱砂、磁石镇心安神，朱砂又可清心解毒，磁石又能重镇潜阳；再予甘草，调和诸药。因本药如"霜雪紫色"，故方名紫雪。

本方为清热开窍解痉的常用方，临床针对不同证候应配合不同汤剂使用，发斑可配合化斑汤，热毒痢可配合白头翁汤，虚风内动可配合三甲复脉汤等，现代常用于流行性乙型脑炎、重症肺炎、小儿高热痉厥、精神分裂症等属于热陷心包兼热盛动风者。

【医案举例】

小儿高热惊厥案

王某，女，3岁8个月。

春三月，初日仅喷嚏流涕，微有温热，望能自愈而未治。次日即高热39.7℃，肌肤灼热无汗，烦躁哭吵，便结溺黄。查血常规白细胞计数 $12×10^9/L$，中性粒细胞百分比64%，淋巴细胞百分比36%。应用抗生素和物理降温对症处理不效，入夜体温40℃，时有抽搐惊厥，烦躁谵言，如见鬼神，面色潮红，鼻息气粗，口渴引饮，唇舌焦红，四末欠温。时已卫邪传入气分，有热极风动之势，急须泄热息风。以紫雪丹半粒温开水灌服，2小时后惊厥平息，续服半粒温开水灌服，黎明体温渐降。再以生石膏30g（先煎），玄参12g，金银花15g，竹叶6g煎汤服善后，再次日午后鼻衄少许，大便通，小便清，神清气爽，体温正常告愈。（罗秀娟医案）

27. 至宝丹

【出处】

神昏谵语者，清宫汤主之，牛黄丸、紫雪丹、局方至宝丹亦主之。

局方至宝丹

犀角一两　朱砂飞，一两　琥珀一两　玳瑁一两　牛黄五钱　麝香五钱

以安息重汤炖化，和诸药为丸一百丸，蜡护。(《温病条辨·上焦篇》)

湿温邪入心包，神昏肢逆，清宫汤去莲心、麦冬，加银花、赤小豆皮，煎送至宝丹，或紫雪丹亦可。(《温病条辨·上焦篇》)

卒中寒湿，内夹秽浊，眩冒欲绝，腹中绞痛，脉沉紧而迟，甚则伏，欲吐不得吐，欲利不得利，甚则转筋，四肢欲厥，俗名发痧，又名干霍乱，转筋者，俗名转筋火，古方书不载(不载者，不载上三条之俗名耳；若是证，当于《金匮》腹满、腹痛、心痛、寒疝诸条参看自得)，蜀椒救中汤主之，九痛丸亦可服；语乱者，先服至宝丹，再与汤药。(《温病条辨·中焦篇》)

延之数日，或平素心虚有痰，外热一陷，里络就闭，非菖蒲、郁金等所能开，须用牛黄丸、至宝丹之类以开其闭，恐其昏厥为痉也。(《温热经纬·叶香岩外感温热篇》)

【临床应用】

本方主要用于温病痰热内闭心包，证见神昏谵语、痰盛气粗者。犀角(现用水牛角代替)清心凉血解毒；麝香芳香走窜十二经；牛黄清热解毒、豁痰开窍；玳瑁、朱砂、琥珀皆质重而入心，合用以镇心安神，终以安息香重汤炖化增强其芳香辟秽之功，正如叶天士所言"中夹秽浊之气，急加芳香逐之"。

至宝丹为凉开常用方剂，从药性上分析"安宫牛黄丸最凉，紫雪次之，至宝又次之"，因至宝丹中芳香化浊之品较多，故以痰热尤盛者为宜，临床上为加强其清热解毒、芳香开窍的作用，可用菖蒲、金银花煎汤送服。

【医案举例】

(1)叶天士医案

某　湿为渐热之气，迷雾冐间，神机不发，三焦皆被邪侵，岂是小恙。视其舌伸缩如强，痰涎黏着，内闭之象已见。宣通膻中，望其少苏，无暇清至阴之热。

至宝丹四分　石菖蒲、金银花汤送下。(《临证指南医案》)

(2)麻疹案

李某，男，8岁。1957年8月14日初诊。

暑温已有4日。第1日晚上开始发热思睡；次日即有头痛、恶心呕吐；第3日发热更高，体温40℃，下肢微厥。今日高热，体温40℃，无汗，神志不清，皮肤灼热，唇干面赤，两眉紧皱，项背强直，协热下利，舌苔厚腻，脉浮而数。证属暑温兼湿，湿热内迫之候。亟宜清暑燥湿、凉解表里，佐以芳香搜邪。

葛根三钱，黄芩二钱，黄连一钱五分，甘草三钱，麻黄一钱五分，生石膏一两(研细)，杭白芍五钱，鲜菖蒲四钱，局方至宝丹一粒(分化)。

8月15日二诊：上方连投2剂，身有黏汗，体温下降到38.8℃，但仍协热下利，日行十余次，舌苔厚腻，两脉细数。此为暑邪稍解，而湿热偏重。仍宜清热去湿，不必过于凉解。

葛根三钱，黄芩二钱，黄连一钱五分，生甘草三钱，杭白芍五钱，鲜菖蒲三钱，鲜芦根一两，鲜茅根一两，茵陈五钱，金银花四钱，连翘二钱，大青叶三钱，局方至宝丹一粒(分化)。

8月16日三诊：服上方2剂后，身热减退，热利已止，神志时清醒。但仍然项背强直，牙关紧闭，唇齿干燥，舌苔黄腻，舌质尖红，两脉细数无力。此乃暑邪渐解，湿热未化，复因暑热伤阴，成阴虚兼湿之候。法宜育阴和阳，佐以芳香化浊。

麦冬四钱，细生地黄五钱，西洋参一钱五分，杭白芍三钱，生山药一两，生甘草二钱，广藿

香二钱，茵陈五钱。

服上方2剂之后，热退神清，能自进饮食。后以养阴增液法调理善后，先后以增液汤、复脉汤、三才汤加减治疗十余日，于9月9日痊愈出院。（汪逢春医案）

28. 黄连阿胶汤

【出处】

少阴病，得之两三日以上，心中烦，不得卧者，黄连阿胶汤主之。

黄连四两　黄芩二两　芍药二两　鸡子黄二枚　阿胶三两（《伤寒论》）

少阴温病，真阴欲竭，壮火复炽，心中烦，不得卧者，黄连阿胶汤主之。（《温病条辨·下焦篇》）

春温内陷下痢，最易厥脱，加减黄连阿胶汤主之。（《温病条辨·中焦篇》）

【临床应用】

本方主要用于治疗阴虚火旺，心神不安，证见心烦不寐、身热者。方名黄连阿胶汤，吴鞠通言其"取一刚以御外侮，一柔以护内主之义也"。方中黄连、黄芩苦寒，清热泻火，泻心火之有余；阿胶、白芍相合，滋补肝肾，补肾水之不足；鸡子黄其气焦臭，上能补心，其味甘咸，下能补肾，属血肉有情，为奠安中焦之圣品。诸药合用，使阴复火降，水火既济，心肾相交。

黄连阿胶汤有滋阴降火、养心安神之功，临床上若津液伤甚，加麦冬、玄参、石斛以养阴生津；心烦较甚，加栀子、莲子心清泻心火；寐而易醒者，加酸枣仁、夜交藤以养心安神。本方临床常用于治疗失眠、更年期综合征、神经衰弱、甲状腺功能亢进等疾病属心肾不交的证候。

【医案举例】

（1）心烦不眠案

吴某，女，34岁。1974年5月14日初诊。

其母代诉：患者于20天前顺产第3胎，恶露已净，因缺乳用生黄芪（累积量共500g）炖鸡。服后心烦失眠，自购甲丙氨酯内服不见好转，反见加重。近两日心迷神乱，昼夜翻来覆去，不能成寐，烦极，时如狂，语无伦次，无端小事亦能发怒。舌质红苔少，脉细数。

辨证为阴虚阳亢之不寐。乃因产后失血之体，过用益气升阳之药，耗伤阴气，心火游离所致。

处方：黄连9g，阿胶12g（烊化），白芍9g，黄芩9g，鸡子黄2枚（冲服）。试投1剂。

次晨来告，服药1剂后，昨晚入睡，今早神清。原方再进2剂而愈。（《伤寒论方医案选》）

（2）慢性痢疾伴目赤案

余某，男，33岁。

反复发作腹泻6年。有时粪带黏液脓血，日解3～6次，略有里急后重感，有时腹隐痛。精神较差，食纳尚可，两目红赤，生眵流泪，目干而痛，头昏作胀，口干不欲饮，睡眠差。脉细而弱，舌质红，少苔少津。大便检查曾数次发现阿米巴原虫。

脉症合参，乃久痢伤阴，虚火上炎而致目疾，兼肠中湿热未尽（西医曾分别诊为慢性菌痢、阿米巴痢疾、角膜炎、双目上眼睑结石、左泪道堵塞等症）。

处方：黄连6g，黄柏12g，生白芍24g，白头翁30g，阿胶12g（烊服），鸡子黄3枚（冲服）。十余服而愈。（《伤寒论方医案选》）

（3）溃疡案

崔某，男，60岁。2004年4月30日初诊。

自述口腔溃疡反复发作6年多，稍食辛辣食物则加重，严重时上下口唇内均有溃疡，疼痛难忍。曾间断服用维生素、黄连上清丸，并局部吹锡类散或西瓜霜喷剂，可暂时缓解，但不能根治。查见口腔内多处溃疡，周围红肿。询问患者平时喜食辛辣食物及饮酒，长期口干苦，喜冷饮，腰膝酸软，入夜心烦不寐，盗汗，食欲尚可，大便干，小便黄，舌细红少苔，脉细数。证属肝肾阴虚，心肾不交，心火亢盛上灼口舌。治宜育阴清热、清心凉血、交通心肾。方用黄连阿胶汤加减。

处方：黄连 6g，黄芩 10g，阿胶 15g（烊化），白芍 15g，生地黄 15g，竹叶 15g，金银花 15g，麦冬 15g，玄参 15g，莲子心 15g，木通 10g，大黄 10g（后下）。

上方服用 3 剂后大便通，口干苦及口腔灼痛减，夜能寐。以上方去大黄，加乌贼骨 15g，白及 15g，以生肌敛疮。服药 3 剂溃疡愈合。停药观察 1 年未复发。(《现代中医疫病理论与实践》)

（4）失眠案

患者，女，50 岁。2006 年 8 月初诊。

主诉失眠多梦已有 1 年，入睡困难或凌晨两三点早醒，甚至通宵失眠，为入睡每日服安眠药，白天精神不振，甚是痛苦。西医诊断为神经症。曾服养血安神片、天王补心丹、六味地黄丸等中成药，也按更年期综合征治疗过，效果皆不佳。时有面烘潮热，出汗，尤其遇热更甚，腰膝酸软，耳鸣，心烦易怒，情志异常，舌红苔少，脉细数。证属阴虚阳亢，心肾不交。方用黄连阿胶汤加味。

处方：黄连 12g，黄芩 8g，白芍 10g，阿胶 10g（烊化），鸡子黄 2 枚（冲服），酸枣仁 9g，知母 10g，煅牡蛎 15g（先煎），柴胡 9g。水煎服，服 5 剂。服药后睡眠改善，能睡眠 5～6 小时。继服药 10 剂，已能正常睡眠，舌脉复常，潮热、汗出、面烘热诸症均除。2 个月后又复发，照原方服药 10 剂，诸症悉愈。(《现代中医疫病理论与实践》)

29. 连梅汤

【出处】

暑邪深入少阴消渴者，连梅汤主之，入厥阴麻痹者，连梅汤主之；心热烦躁神迷甚者，先与紫雪丹，再与连梅汤。

连梅汤方（酸甘化阴酸苦泄热法）

云连二钱　乌梅三钱　麦冬三钱　生地三钱　阿胶二钱（《温病条辨·下焦篇》）

【临床应用】

本方主要用于治疗暑温后期，热耗肾阴，证见阴虚口渴、肢体麻痹者。本方由黄连阿胶汤去黄芩、芍药、鸡子黄，加乌梅、生地黄、麦冬而成。针对阴虚口渴，方中黄连清热泻火以防津竭，乌梅合生地黄、麦冬酸甘化阴以敛阴生津，阿胶色黑，合用共救肾水。又乌梅得木气之先，阿胶、麦冬、生地黄补阴津以柔木，黄连泻克水之火，诸药合用，麻痹可止也。

本方与黄连阿胶汤同属"泻南补北"，又充分体现暑温后期"终用酸泄酸敛"的治疗原则，临床上若心烦明显，加莲子心、竹叶心以清泻心火；心悸不宁，加茯神、柏子仁以安神定悸；头晕目眩，加天麻、白芍、何首乌以息风定眩。现临床上该方常用于糖尿病、胃炎、胆道蛔虫症等疾病属阴虚内热证者的治疗。

【医案举例】

（1）腹泻案

张某，女，9 个月。1995 年 5 月 17 日初诊。

患儿自出生以来常有腹泻，每日 3～4 次，时作时愈。近几日来，腹泻每日 5～6 次，薄糊状，伴少量黏液，大便常规阴性。形寒肢冷，面色少华，鼻流清涕，咽红，有咳嗽，无脱水状。

证属素体中焦虚寒，复感风邪。治拟温阳疏风。予连梅汤加防风炭 3g，苏梗 3g，苍术 10g。服药 3 剂后，大便正常。复诊去防风、苏梗，续服 3 剂，以固其效。（《现代中医疫病理论与实践》）

（2）月经先期案

唐某，女，30 岁。1995 年 7 月 4 日初诊。

近年来，月经超前七八日，有时 1 个月 2 次，量多色红。此次经血如注，服胶艾四物汤、断血流等，10 余日不已。头眩心悸，腰酸肢软，口干眠差，两颧色赤，五心烦热，小便短赤，舌质红，脉细数。此为阴虚火旺，心肾失交所致。治宜养阴清热、凉血止血。方用连梅汤加味。

处方：黄连 6g，乌梅 6g，牡丹皮 6g，黄芩 12g，白芍 12g，麦冬 12g，阿胶 12g（烊化），茜草 12g，炒酸枣仁 12g，生地黄 24g，龙骨 30g，牡蛎 30g。服药 3 剂血止，心烦眠差好转，后以六神汤（四君子汤加山药、扁豆）加生地黄、女贞子、旱莲草、枸杞子等健脾滋肾收功。（《现代中医疫病理论与实践》）

（3）心悸案

何某，男，58 岁。1986 年 4 月 16 日初诊。

患病毒性感冒，继发心悸，期前收缩，心前区隐痛。心电图检查 T 波压低，白细胞 12×10^9/L，诊断为病毒性心肌炎。临床表现胸闷心烦，口苦咽干，夜寐多梦，手足心灼热，下午低热（37.5℃），大便干结，舌红，苔少黄，脉细弦有结代。素体阴虚火旺，加之风热之邪助火损阴，治宜清心解毒、养阴泻火。予连梅汤加淡竹叶、牡丹皮各 10g，大黄 5g。服 5 剂后，心烦隐痛好转，低热亦退，口干、手足心灼热减轻；大便通畅，脉无结代。药证合拍，继用原方去乌梅、大黄，加五味子 6g，赤芍、白芍各 10g。续服 5 剂，诉无自觉症状，后用天王补心丸调治半月，复查心电图无异常发现。（《时方新用》）

30. 青蒿鳖甲汤

【出处】

夜热早凉，热退无汗，热自阴来者，青蒿鳖甲汤主之。

青蒿鳖甲汤方（辛凉合甘寒法）

青蒿二钱　鳖甲五钱　细生地四钱　知母二钱　丹皮三钱（《温病条辨·下焦篇》）

脉左弦，暮热早凉，汗解渴饮，少阳疟偏于热重者，青蒿鳖甲汤主之。（《温病条辨·中焦篇》）

【临床应用】

本方主要用于治疗温病后期，邪伏阴分之证。方效仲景小柴胡法，方中鳖甲咸寒，既可滋阴，又能直入阴络搜邪，以清阴分之热；青蒿辛苦，气味芳香，有清热透邪之能，两药合用，正如吴鞠通所言"有先入后出之妙，青蒿不能直入阴分，有鳖甲领之入也；鳖甲不能独出阳分，有青蒿领之出也"；生地黄、知母滋阴降火，助鳖甲养阴以退虚热，牡丹皮辛寒，可泻血分伏火，五药并含清、滋、透三法，以治阴分之伏火。

本方在治疗邪伏阴分时，若口渴明显，可加天花粉、雪梨汁生津止渴；肺阴不足干咳，可加沙参、百合等养阴清肺；阴虚火旺，可加地骨皮、石斛以退虚热。现临床上常用于治疗各种传染病恢复期低热、原因不明发热、慢性肾盂肾炎低热不退者。

【医案举例】

（1）低热案

董某，男，38 岁。2015 年 5 月 26 日初诊。

主诉：低热持续 10 个月。

现病史：患者 10 个月前出现不明原因的消瘦，发热，咳痰，痰中带血丝，诊断为肺结核。

经对症治疗后，肺结核已痊愈。唯剩低热之症不除。遂来就诊。现症见：晚上发热，早晨热退，热退无汗，能食形瘦，舌红少苔，脉数。

辨证分析：本证为正虚无力抗邪，致邪留伏阴分之证。邪热久留，损伤营阴，肌肤失于充养。

中医诊断：低热。

治则治法：滋阴清热透邪。

处方：青蒿 6g，鳖甲 30g，细生地黄 12g，知母 10g，牡丹皮 10g，白薇 10g，生甘草 5g。

5 月 29 日二诊：患者诉药后发热症状缓解，仍有夜热早凉，手足心热，形瘦，舌红少苔，脉细数。仍以滋阴清热、搜络透邪论治，依前方加减。

处方：青蒿 6g，鳖甲 30g，细生地黄 12g，知母 10g，牡丹皮 10g，太子参 12g，麦冬 10g，生甘草 5g。（王灿晖医案）

（2）午后发热案

1958 年秋，翟某，男，18 岁，患温病，午后发热，至晚尤甚。舌绛，脉沉数。《温病条辨》云夜热早凉，热退无汗，青蒿鳖甲汤主之。又云六七日以外，脉尚躁盛者，重与复脉汤。遂二方合用。

处方：青蒿 6g，生鳖甲 12g，生地黄 12g，知母 6g，牡丹皮 9g，炙甘草 18g，麦冬 15g，生白芍 18g，阿胶 9g（烊服），火麻仁 6g。

服一剂热即轻，继服数剂，热全退，脉转和缓而愈。（柳学洙医案）

（3）发热案

杜某，男，32 岁。1987 年 8 月 21 日初诊。

患者持续发热 18 日，每日傍晚发作，午夜增高，清晨热退后一如常人，发热前先寒战，饮食及大便尚可，小便黄。疑为肺结核，予异烟肼作诊断性治疗半月无效。观其面黄体瘦，精神疲惫。切其胸腹，无异常发现，询其 1 个月前有血吸虫疫水接触史，遂作皮内试验和粪便沉淀孵化法，报告均为阳性，诊断为急性血吸虫病。方用青蒿鳖甲汤：鲜青蒿 200g，鳖甲 15g，生地黄 15g，知母 10g，牡丹皮 10g。患者服完 2 剂则热瘥。而后继以吡喹酮根治病源而痊愈。（《现代中医疫病理论与实践》）

（4）夜间燥热案

陈某，男，67 岁。2007 年 9 月 30 日初诊。

自诉夜间燥热半年，经服多种药物治疗均无明显效果，近几日来夜间燥热较重，需揭被散热或下床行走片刻，方才缓解燥热症状。患者有糖尿病史 10 年，平素注射胰岛素控制血糖，无其他病史可询。刻诊：燥热每于夜间出现，或夜热早凉，热退无汗，伴有口干、口渴，善食易饥，夜寐不安，大便干燥，形体消瘦，舌红，苔薄少，脉沉细略数。中医辨证属阴虚夜热证。方用青蒿鳖甲汤加味。

处方：炙鳖甲 20g（打碎先煎），青蒿 15g，细生地黄 30g，牡丹皮 10g，天花粉 30g，山茱萸 10g，酸枣仁 15g，玄参 20g，麦冬 20g，地骨皮 20g，知母 20g，白芍 20g，五味子 10g。每日 1 剂，水煎 2 次分服，共服 3 剂。10 月 10 日复诊：患者感觉夜间燥热减去大半，其余病证均有明显好转。守原方再进药 5 剂，诸症消失。（《现代中医疫病理论与实践》）

各　论

第一节　古代温病名家

一、吴又可

（一）生平及著作简介

吴有性，字又可，江苏省吴县（今苏州）洞庭东山人，寓所曰淡淡斋，约生活于明万历十年至清顺治九年（1582—1652），一说生活于明嘉靖四十年至清顺治十八年（1561—1661），明代著名温疫学家。

吴氏生活于晚明战乱大疫之年，生平亲历多次温疫流行。据《明史》记载，从永乐六年（1408）至崇祯十六年（1643），发生大温疫达十九次之多，其间崇祯辛巳年（1641）温疫流行尤为严重，南北直隶、山东、浙江等地温疫猖獗，感染者尤多，或至阖门传染。时医多以伤寒法治之不效，医者彷徨无措，有延期失治而死者，有妄投补剂、攻补失序而死者，有急证缓药而死者，死者不可计数。《吴江县志》记载当时"一巷百余家，无一家仅免，一门数十口，无一口仅存者"。吴氏深感"守古法不合今病，以今病简古书，原无明论，是以投剂不效"，对医者之误痛心疾首，后深入疫区，诊病施药，促使吴氏努力探赜温疫的辨治规律。其静心穷理，推究病源、入侵门户、受病部位、传变规律，就所历验，于崇祯壬午年（1642）撰成《温疫论》。

《温疫论》全书除"原序"外，分上、下两卷，上卷论温疫的病因、特点、主要的证治等，下卷多侧重于理论方面的阐述，也论及一些病证、兼夹证、复证的治疗。吴氏在温疫学说方面作出了重大贡献，因吴氏之论与传统的外感热病学和其他一些温病学家的论述有较大的不同，形成了颇有影响的"温疫学派"，成为温病学学术体系的重要组成部分。《温疫论》问世后，研究温疫的医家和著作相继涌现，其中影响较大的如戴天章《广温疫论》、余师愚《疫疹一得》、刘松峰《松峰说疫》、熊立品《治疫全书》、陈耕道《疫痧草》、李炳《辨疫琐言》、汪期莲《温疫汇编》等。温疫学说对温病学的形成和发展起了重大的作用，后世也给予吴又可极高的评价，如刘松峰赞道："又可先生卓识伟论，真乃冠绝今古，独辟残丛，诚温疫门中字字金针，无可訾议。"但是，也有人提出吴氏在某些方面有矫枉过正之处，如郑重光说"时或意以执而遂偏，辞有略而不尽"，在学习时也应予注意。

（二）主要学术思想

吴又可的学术思想主要体现在以下四个方面。

1. 确立杂气是温疫的病因

吴又可《温疫论》中断然否定六淫可以引起疫病，同时批驳了王叔和等医家所谓"非其时有其气"而引起疫病发生的论点，认为杂气是导致疫病发生的病因，其中在杂气中致病力量特别强的，又称为"疠气"（戾气）。

吴氏通过对大量临床现象的观察，对杂气的性质和治病特点等进行了推测性的论述。首先对杂气的概念，吴氏指出杂气是许多致病因素的总称，各种杂气都具有不同的性质，即所谓"其气各异，故谓之杂气"。各种不同的杂气能分别引起不同的疾病，即"各随其气而为病""为病种种，是知气之不一也"。对于杂气的性质，认为杂气是自然界中一类"无形、无象、无声、无臭""其来也无时，其着无方"的致病物质。这种致病的杂气毒力大小是不相同的。有些杂气的毒力较强，所以引起的疾病病势较重，传染力亦强。而同一杂气在不同的情况下，其发病的缓急、病情的轻重、流行的大小等情况也可以有所不同，即《温疫论》中所说："其年疫气盛行，所患者重，最能传染，即童辈皆知言其疫；至于微疫，私觉无有，盖毒气所钟有厚薄也。"

需要特别指出的是，吴氏所说的杂气并不是专指疫病的病因，内、外科疾病中也有许多病是因杂气引起的，如疔疮、发背、痈疽、流注、流火、丹毒、痘疹、吐泻、疟、痢等。这一方面是因为吴氏已意识到这些疾病与疫病的某些本质有相似之处，所以推断其病因也必然有相似之处；另一方面是因为这些疾病的病因，如用传统的六淫来解释有一定的困难，而用杂气学说来解释较为有说服力。由此可见，吴氏所说的杂气揭示了传染性疾病和感染性疾病在病因上的一致性，实质上也就是西医学认识到的，这些疾病都是由病原微生物引起的。

2. 阐明疫病发病的特点

吴氏对疫病的发生有较深刻的认识。如杂气侵入人体的途径，吴氏在《温疫论》中明确地提出了病邪"从口鼻而入"，即包括了呼吸道和消化道两种感染途径。对于疫病的感邪和传染方式，吴氏提出有"天受"和"传染"之分，其中"天受"是指吸受了空气中的疫气而发病，"传染"是直接与疫病患者接触而发病。

吴氏还提出了杂气致病具有特异定位性、物种选择性和"感而后发"性。杂气的特异定位性指同一杂气所引起的疫病，在临床表现上大致是相同的，如《温疫论》谓"某气专入某脏腑某经络，专发为某病"。杂气的物种选择性指某些对禽兽能致病的杂气，对人不一定能致病，即《温疫论》中所说的："牛病而羊不病，鸡病而鸭不病，人病而禽兽不病。究其所伤不同，因其气各异也。"吴氏又提出了杂气在侵犯人体后，往往不立即发病，而要经过一段时间后才发病。即"时疫感而后发"的观点。这与传统所说的"伏邪"概念并不相同。《温疫论》中吴氏对传统的伏邪学说持鲜明的否定态度，如其谓："今冬时严寒所伤非细事也，反能藏伏过时而发耶？更问何等中而即病？何等中而不病……何况严寒杀厉之气，且感于皮肤最浅之处，反能容隐者耶？以此推之，必无其事也。"可见吴氏是反对伏邪学说的。而吴氏所说的"感而后发"，是指杂气侵袭人体后要经过一段时间后才发病，与现代传染性疾病的"潜伏期"概念相类似。吴氏认为杂气先伏于膜原，再从膜原发病。

3. 明辨温疫与伤寒的区别

吴氏在前人论述和自己长期临床观察的基础上，对温疫与伤寒的区别进行了系统、全面的论述，从而使温病的概念更加突出，开温病学形成与发展的先河。

首先，吴氏提出了在临床上，真正的伤寒较为少见，认为"温疫多于伤寒百倍"。同时，又详述了伤寒与温疫在临床表现方面的不同之处：在发病上，伤寒多有感受风寒史，如"单衣风露，或强力入水，或临风脱衣，或当檐出浴"，而温疫则无明显的发病原因，即所谓"无故自发者居多"，但也可能因"或饥饱劳碌，或焦思气郁"而促使发病。在传染性方面，伤寒不传染，温疫是传染的，甚至"病遍一方，逐门阖户"。在病情方面，伤寒为感受寒邪立即发病，初起表现为表寒证，如在病变过程中见发斑为病情转危笃之象，而温疫初起淹缠不著，过二三或五六日才加重，如见发斑是邪有出路之象，病多可随之而减轻。在治疗方面，伤寒初起因属表证，所以可用解表法，往往"一汗而解"，而温疫初起为邪在膜原，治疗应主以疏利透达，往往在战汗后方能得解。

在明辨温疫与伤寒区别之同时，吴氏也指出这二者并非截然不同，在异中也有相同之处。如在病情发展上，二者都能传入胃腑，即"其所同者，伤寒时疫皆能传胃，至是同归于一，故用承气汤辈，导邪而出。要知伤寒时疫，始异而终同也"。所以吴氏治疗温疫所用的方剂有很多也是来自《伤寒论》。同时，吴氏在论述"终同"之时又指出，伤寒与温疫在后期及出现阳明腑实证之后，虽然大体相同，但也有不同之处，如温疫的病情变化一般较之伤寒要复杂，伤寒在邪热传胃，用下法后"皆能脱然而愈"，而温疫下后"多有未能顿解"，续再通过"或斑或汗"才能得愈。所以吴氏又补充说："虽曰终同，及细较之，而终又不同矣。"由此可见，吴氏对温疫和伤寒的"同"和"异"有精辟的论述。

4. 发展了温疫的证治

吴氏对温疫病的诊断治疗有许多新的发现和见解，其中较为突出的是在诊断上对舌诊、汗、斑疹的认识和在治疗上对攻下和养阴的论述。

舌诊虽在《伤寒论》中已有记载，但其后甚少有专门论述者。吴氏则在《温疫论》中对温疫过程中的许多舌象及其病机治法进行了详细的记录。如在"应下诸证"中记录了多种舌象，在舌苔方面有白苔、黄苔、沉香色苔、老黄焦色苔、黑苔、白砂苔、白苔润泽、白苔如积粉等；在舌质方面有芒刺、舌裂、舌短、舌硬、舌卷等。汗出异常也是温疫病中一个常见的症状，在《温疫论》中对战汗、自汗、盗汗、狂汗等汗出异常的发生机制及相应的治疗方法等进行了较深入的论述。

吴氏对温疫的治疗方法体现在对攻下和养阴的论述中。吴氏在治疗疫病应"以逐邪为第一要义"思想的指导下，十分重视对病邪的攻逐。具体表现在两个方面：一是尽早祛除病邪，如其谓"大凡客邪贵乎早逐，乘人气血未乱，肌肉未消，津液未耗……早拔去病根为要耳"；二是对于胃腑的实邪应尽早使用下法，明确提出了"勿拘下不厌迟"之说，主张"急证急攻"。吴氏提出攻下法的主要作用是疏通表里三焦气机，通过攻下起到"一窍通诸窍皆通，大关通而百关尽通"的作用，所以运用攻下法可以治疗因里气壅滞而造成的汗不出、斑出不透、小便不通等病证。在对温疫病的治疗方面，吴氏还提出一个重要的观点，就是强调疫病易伤阴，所以治疗过程中应注意顾护阴液。《温疫论》中提出："疫乃热病也，邪气内郁，阳气不得宣布，积阳为火，阴血每为热搏。"所以吴氏在使用攻下法时有滋阴攻下一法，即大黄、芒硝与当归、生地黄、知母、白芍养阴药配合使用。吴氏对温疫治疗重养阴的观点，对后世温病学的发展和温病的治法有着重大影响。

（三）医案医话

【原文】

温疫初起，先憎寒而后发热，日后但热而无憎寒也。初得之二三日，其脉不浮不沉而数，昼夜发热，日晡益甚，头疼身痛。其时邪在夹脊之前，肠胃之后，虽有头疼身痛，此邪热浮越于经，不可认为伤寒表证，辄用麻黄桂枝之类强发其汗。此邪不在经，汗之徒伤表气，热亦不减。又不可下，此邪不在里，下之徒伤胃气，其渴愈甚。宜达原饮。

　　达原饮

　　槟榔二钱　厚朴一钱　草果仁五分　知母一钱　芍药一钱　黄芩一钱　甘草五分

　　上用水二盅，熬八分，午后温服。

【阐释】

　　本篇主要论述了温疫初起的证治，创制疫病名方达原饮，详辨感邪轻重及其传变，分别论治。

【原文】

　　温疫舌上白苔者，邪在膜原也。舌根渐黄至中央，乃邪渐入胃。设有三阳现证，用达原饮三阳加法。因有里证，复加大黄，名三消饮。三消者，消内、消外、消不内外也。此治疫之全剂，以毒邪表里分传，膜原尚有余结者宜之。

　　三消饮

　　槟榔　草果　厚朴　白芍　甘草　知母　黄芩　大黄　葛根　羌活　柴胡

　　姜、枣煎服。(《温疫论·表里分传》)

【阐释】

　　本条论述三消饮证。

【原文】

　　邪留血分，里气壅闭，则伏邪不得外透而为斑。若下之，内壅一通，则卫气亦从而疏畅，或出表为斑，则毒邪亦从而外解矣。若下后斑渐出，不可更大下，设有下证，少与承气缓缓下之。若复大下，中气不振，斑毒内陷则危，宜托里举斑汤。

　　托里举斑汤

　　白芍　当归各一钱　升麻五分　白芷　柴胡各七分　穿山甲二钱，炙黄

　　水姜煎服。下后斑渐出，复大下，斑毒复隐，反加循衣摸床，撮空理线，脉渐微者危，本方加人参一钱，补不及者死。若未下而先发斑者，设有下证，少与承气，须从缓下。(《温疫论·发斑》)

【阐释】

　　本条论述疫邪留于血分，宜用托里举斑汤治疗。

【原文】

　　温疫可下者，约三十余证，不必悉具，但见舌黄，心腹痞满，便于达原饮加大黄之下。设邪在膜原者，已有行动之机，欲离未离之际，得大黄促之而下，实为开门祛贼之法，即使未愈，邪亦不能久羁。二三日后，余邪入胃，仍用小承气彻其余毒。大凡客邪贵乎早逐，乘人气血未乱，肌肉未消，津液未耗，病人不至危殆，投剂不至掣肘，愈后亦易平复。欲为万全之策者，不过知邪之所在，早拔去病根为要耳。但要谅人之虚实，度邪之轻重，察病之缓急，揣邪气离膜原之多寡，然后药不空投，投药无太过不及之弊。是以仲景自大柴胡以下，立三承气，多与少与，自有轻重之殊，勿拘于下不厌迟之说，应下之证，见下无结粪，以为下之早，或以为不应下之证，误

投下药，殊不知承气本为逐邪而设，非专为结粪而设也。必俟其粪结，血液为热所搏，变证迭起，是犹养虎遗患，医之咎也。况多有溏粪失下，但蒸作极臭如败酱，或如藕泥，临死不结者，但得秽恶一去，邪毒从此而消，脉证从此而退，岂徒孜孜粪结而后行哉！假如经枯血燥之人，或老人血液衰少，多生燥结；或病后血气未复，亦多燥结。在经所谓不更衣十日无所苦，有何妨害？是知燥结不致损人，邪毒为之殒命也。要知因邪热致燥结，非燥结而致邪热也。但有病久失下，邪热结为之壅闭，瘀邪郁热，益难得泄，结粪一行，气通而邪热泄。此又前后之不同。总之邪为本，热为标，结粪又其标也。能早去其邪，安患燥结也。

假令滞下，本无结粪，初起质实，频数窘急者，宜芍药汤加大黄下之。此岂亦因结粪而然耶，乃为逐邪而设也。或曰得母为积滞而设与？余曰：非也。邪气客于下焦，气血壅滞泣而为积，若去积以为治，已成之积方去，未成之积复生，须用大黄逐去其邪，是乃断其生积之源，营卫流通，其积不治而自愈矣。更有虚痢，又非此论。

或问：脉证相同，其粪有结有不结者何也？曰：原其人病至大便当即不行，续得蕴热，益难得出，蒸而为结也。一者其人平素大便不实，虽胃家热甚，但蒸作极臭，状如黏胶，至死不结。应下之证，设引经论初硬后必溏不可攻之句，诚为千古之弊。

　　大承气汤

　　大黄五钱　　厚朴一钱　　枳实一钱　　芒硝三钱

　　水姜煎服，弱人减半，邪微者各复减半。

　　小承气汤

　　大黄五钱　　厚朴一钱　　枳实一钱

　　水姜煎服。

　　调胃承气汤

　　大黄五钱　　芒硝二钱五分　　甘草一钱

　　水姜煎服。

　　按：三承气汤功用仿佛。热邪传里，但上焦痞满者，宜小承气汤；中有坚结者，加芒硝软坚而润燥，病久失下，虽有结粪，然多黏腻极臭恶物，得芒硝则大黄有燥涤之能，设无痞满，惟存宿结，而有瘀热者，调胃承气宜之。三承气功效俱在大黄，余皆治标之品也。不耐汤药者，或呕或畏，当为细末蜜丸汤下。（《温疫论·注意逐邪勿拘结粪》）

【阐释】

本篇论述攻下法应注意的问题。疫邪传胃，当用下法，勿拘于下不厌迟，逐邪勿拘结粪，客邪贵乎早逐。

【原文】

温疫下后二三日，或一二日，舌上复生苔刺，邪未尽也。再下之，苔刺虽未去，已无锋芒而软，然热渴未除，更下之。热渴减，苔刺脱，日后更复热，又生苔刺，更宜下之。

余里周因之者，患疫月余，苔刺凡三换，计服大黄二十两，始得热不复作，其余脉证方退。所以凡下不以数计，有是证则投是药，医家见理不透，经历未到，中道生疑，往往遇此证，反致耽搁。但其中有间日一下者，有应连下三四日者，有应连下二日、间一日者。其中宽缓之间，有应用柴胡清燥汤者，有应用犀角地黄汤者。至投承气，某日应多与，某日应少与，其间不能得法，亦足以误事。此非可以言传，贵乎临时斟酌。

朱海畴者，年四十五岁，患疫得下证，四肢不举，身卧如塑，目闭口张，舌上苔刺，问其所苦不能答，因问其子，两三日所服何药？云进承气汤三剂，每剂投大黄两许，不效。更无他策，惟待日而已，但不忍坐视，更祈一诊。余诊得脉尚有神，下证悉具，病重药轻也。先投大黄一两五钱，目有时而小动。再投，舌刺无芒，口渐开能言。三剂舌苔少去，神思稍爽。四日服柴胡清燥汤。五日复生芒刺，烦热又加，再下之。七日又投承气养荣汤，热少退。八日仍用大承气，肢体自能少动。计半月，共服大黄十二两而愈。又数日，始进糜粥，调理两月平复。凡治千人，所遇此等，不过三四人而已。姑存案以备参酌耳。(《温疫论·因证数攻》)

【阐释】

本篇论述了下法的适用指征、运用特点及应注意的问题，附有医案说明。

【原文】

发黄疸是腑病，非经病也。疫邪传里，遗热下焦，小便不利，邪无输泄，经气郁滞，其传为疸，身目如金者，宜茵陈汤。

茵陈汤

茵陈一钱　山栀二钱　大黄五钱

水姜煎服。

按：茵陈为治疸退黄之专药，今以病证较之，黄因小便不利，故用山栀除小肠屈曲之火。瘀热既除，小便自利。当以发黄为标，小便不利为本。及论小便不利，病原不在膀胱，乃系胃家移热，又当以小便不利为标，胃实为本。是以大黄为专功，山栀次之，茵陈又其次也。设去大黄而服山栀、茵陈，是忘本治标，鲜有效矣。或用茵陈五苓，不惟不能退黄，小便间亦难利。

旧论发黄，有从湿热，有从阴寒者，是亦安生枝节，学者未免有多歧之惑矣。夫伤寒时疫，既以传里，皆热病也。爍万物者，莫过于火。是知大热之际，燥必随之，又何暇生寒生湿？譬若冰炭，岂容并处耶？既无其证，焉有其方？

古方有三承气证，便于三承气汤加茵陈、山栀，当随证施治，方为尽善。(《温疫论·发黄》)

【阐释】

本篇论述了黄疸属于腑病，胃实为本，用茵陈汤治之，以大黄为专功。

【原文】

大小便蓄血，便血，不论伤寒时疫，盖因失下，邪热久羁，无由以泄，血为热搏，留于经络，败为紫血，溢于肠胃，腐为黑血，便色如漆，大便反易者，虽结粪得瘀而润下，结粪虽行，真元已败，多至危殆。其有喜忘如狂者，此胃热波及于血分，血乃心之属，血中留火，延蔓心家，宜其有是证矣。仍从胃治。

发黄一证，胃实失下，表里壅闭，郁而为黄，热更不泄，搏血为瘀。凡热，经气不郁，不致发黄，热不干血分，不致蓄血，同受其邪，故发黄而兼蓄血，非蓄血而致发黄也。但蓄血一行，热随血泄，黄因随减。尝见发黄者，原无瘀血，有瘀血者，原不发黄。所以发黄，当咎在经瘀热，若专治瘀血误也。

胃移热于下焦气分，小便不利，热结膀胱也。移热于下焦血分，膀胱蓄血也。小腹硬满，疑其小便不利，今小便自利者，责之蓄血也。小便不利亦有蓄血者，非小便自利便为蓄血也。

胃实失下，至夜发热者，热留血分，更加失下，必致瘀血。

初则昼夜发热，日晡益甚，既投承气，昼日热减，至夜独热者，瘀血未行也，宜桃仁承气汤。服汤后热除为愈，或热时前后缩短，再服再短，蓄血尽而热亦尽。大势已去，亡血过多，余焰尚存者，宜犀角地黄汤调之。

至夜发热，亦有瘅疟，有热入血室，皆非蓄血，并未可下，宜审。

桃仁承气汤

大黄 芒硝 桃仁 当归 芍药 丹皮

照常煎服。

犀角地黄汤

地黄一两 白芍三钱 丹皮二钱 犀角二钱，研碎

上先将地黄温水润透，铜刀切作片，石臼内捣烂，再加水如糊，绞汁听用，其滓入药同煎，药成去滓，入前汁合服。

按：伤寒太阳病不解，从经传腑，热结膀胱，其人如狂，血自下者愈。血结不行者，宜抵当汤。今温疫起无表证，而惟胃实，故肠胃蓄血多，膀胱蓄血少。然抵当汤行瘀逐蓄之最者，无分前后二便，并可取用。然蓄血结甚者，在桃仁力所不及，宜抵当汤。盖非大毒猛厉之剂，不足以抵当，故名之。然抵当证，所遇亦少，此以备万一之用。

抵当汤

大黄五钱，虻虫二十枚，炙干，研末 桃仁五钱，研加酒 水蛭炙干为末，五分

照常煎服。（《温疫论·蓄血》）

【阐释】

本篇论述蓄血证轻证和重证的治疗，其邪在胃，其治在胃，方用桃仁承气汤和抵当汤，攻下瘀热，导邪而出。

【原文】

证本应下，耽搁失治。或为缓药羁迟，火毒壅闭，耗气搏血，精神殆尽，邪火独存，以致循衣摸床，撮空理线，筋惕肉瞤，肢体振战，目中不了了，皆缘应下失下之咎。邪热一毫未除，元神将脱，补之则邪毒愈甚，攻之则几微之气不胜其攻，攻不可，补不可，补泻不及，两无生理。不得已，勉用陶氏黄龙汤。此证下亦死，不下亦死，与其坐以待毙，莫如含药而亡，或有回生于万一者。读前论半，已不治矣，而用黄龙汤，有何益哉？然而虚不甚虚，实不甚实，乃用黄龙可也。

黄龙汤

大黄酒浸三钱 厚朴一钱五分 枳实一钱 芒硝二钱 人参钱半 地黄三钱 当归二钱

照常煎服。

按：前证实为庸医耽搁，及今投剂，补泻不及。然大虚不补，虚何由以回；大实不泻，邪何由以去？勉用参、地以回虚，承气以逐实，此补泻兼施之法也。或遇此证，纯用承气，下证稍减，神思稍苏，续得肢体振战，怔忡心悸，心内如人将捕之状，四肢反厥，眩晕郁冒，项背强直，并前循衣摸床撮空等证，此皆大虚之候，将危之证也，急用人参养荣汤。虚候少退，速可屏去。盖伤寒温疫俱系客邪，为火热燥证，人参固为益元气之神品，偏于益阳，有助火固邪之弊，当此又非良品也，不得已而用之。

人参养荣汤

人参八分 麦冬七分 辽五味一钱 地黄五分 归身八分 白芍药一钱五分 知母七分 陈皮六分 甘草五分

照常煎服。

如人方肉食而病适来，以致停积在胃，用大小承气连下，惟是臭水稀粪而已。于承气汤中但加人参一味服之，虽三四十日所停之完谷及完肉，于是方下。盖承气借人参之力，鼓舞胃气，宿物始动也。(《温疫论·补泻兼施》)

【阐释】

本篇论述温疫虚实夹证，补泻兼施，酌用人参助之。

【原文】

夫疫乃热病也，邪气内郁，阳气不得宣布，积阳为火，阴血为热搏。暴解之后，余焰尚在，阴血未复，大忌参、芪、白术。得之反助其壅郁，余邪留伏，不惟目下淹缠，日后必变生异证。或周身痛痹，或四肢挛急，或流火结痰，或遍身疮疡，或两腿攒痛，或劳嗽涌痰，或气毒流注，或痰核穿漏，皆骤补之为害也。凡有阴枯血燥者，宜清燥养荣汤。若素多痰，及少年平时肥盛者，投之恐有腻膈之弊，亦宜斟酌。大抵时疫愈后，调理之剂，投之不当，莫如静养节饮食为第一。

清燥养荣汤

知母　天花粉　当归身　白芍　地黄汁　陈皮　甘草

加灯心煎服。表有余热，宜柴胡养荣汤。

柴胡养荣汤

柴胡　黄芩　陈皮　甘草　当归　白芍　生地　知母　天花粉

姜、枣，煎服。里证未尽，宜承气养荣汤。

承气养荣汤

知母　当归　芍药　生地　大黄　枳实　厚朴

水、姜，煎服。痰涎涌甚，胸膈不清者，宜蒌贝养荣汤。

蒌贝养荣汤

知母　花粉　贝母　瓜蒌实　橘红　白芍　当归　紫苏子

水、姜，煎服。(《温疫论·解后宜养阴忌投参术》)

【阐释】

本篇论述温疫后期，疫邪暴解，余邪未尽，提出"宜养阴忌投参术"的治疗大法，创制一系列"养荣汤"，养阴祛邪，善后收功。

【原文】

凡人向有他病尪羸，或久疟，或内伤瘀血，或吐血、便血、咳血，男子遗精白浊、精气枯涸，女人崩漏带下、血枯经闭之类，以致肌肉消烁，邪火独存，故脉近于数也。此际稍感疫气，医家病家，见其谷食暴绝，更加胸膈痞闷，身疼发热，彻夜不寐，指为原病加重。误以绝谷为脾虚，以身痛为血虚，以不寐为神虚，遂投参、术、归、地、茯神、枣仁之类，愈进愈危。知者稍以疫法治之，发热减半，不时得睡，谷食稍进，但数脉不去，肢体时疼，胸胁锥痛，过期不愈。医以杂药频试，补之则邪火愈炽，泻之则损脾坏胃，滋之则胶邪愈固，散之则经络益虚，疏之则精气愈耗，守之则日削近死。盖但知其伏邪已溃，表里分传，里证虽除，不知正气衰微，不能托出表邪，留而不去，因与血脉合而为一，结为痼疾也。肢体时疼者，邪与荣气搏也；脉数身热不去者，邪火并郁也；胁下锥痛者，火邪结于膜膈也；过期不愈者，凡疫邪交卸，近在一七，远在二七，甚至三七。过此不愈者，因非其治，不为坏证即为痼疾也。夫痼疾者，所谓客邪胶固于血脉，主客交浑，最难得解，且愈久益固，治法当乘其大肉未消、真元未败，急用三甲散，多有得生者。更附加减法，随其平素而调之。

三甲散

鳖甲　龟甲并用酥炙黄为末，各一钱，如无酥，各以醋炙代之　穿山甲土炒黄为末，五分　蝉蜕洗净炙干，五分　僵蚕白硬者，切断，生用，五分　牡蛎煅为末，五分，咽燥者，斟酌用䗪虫三个，干者掰碎，鲜者捣烂和酒少许，取汁入汤药同服，其渣入诸药同煎　白芍药酒炒，七分　当归五分　甘草三分

水二钟，煎八分，滤渣温服。

若素有老疟或瘅疟者，加牛膝一钱，何首乌一钱；胃弱欲作泻者，宜九蒸九晒。

若素有郁痰者，加贝母一钱；有老痰者，加瓜蒌霜五分；善呕者勿用。

若咽干作痒者，加花粉、知母各五分。

若素燥咳者，加杏仁捣烂一钱五分。

若素有内伤瘀血者，倍䗪虫，如无䗪虫，以干漆炒烟尽为度，研末五分，及桃仁捣烂一钱代之。服后病减六七，余勿服，当尽调理法。（《温疫论·主客交》）

【阐释】

本篇论述在疫病传变过程中，因"客邪胶固于血脉，主客交浑"而结成痼疾，吴氏创制三甲散治之。

二、叶桂

（一）生平及著作简介

叶桂，字天士，号香岩，晚年号上津老人，生活于清康熙六年至清乾隆十一年（1667—1746），祖籍安徽歙县，生于江苏吴县（今苏州），是清代著名的温病大家。

叶桂生于医学世家，自幼随父修习岐黄，父殁后先后师从17位老师，博采众长，融会贯通，学识渊博，医术精湛，尤擅长于治疗温病、时疫、痧痘等证。然叶桂"贯彻古今医术，而鲜著述"。《四库全书总目提要》说叶天士"以医术鸣于时，然生平无所著述"，其著作"类多门人志录，不尽出先生之手"。据唐大烈《吴医汇讲》小引中所记，《温热论》为"先生游于洞庭山，门人顾景文随之舟中，以当时所语信笔录记"而成。世传的《温热论》有两种版本，一是由华岫云收载于《临证指南医案》中的《温热论》，称为"华本"；二是由唐大烈收载于《吴医汇讲》中的《温证论治》，称为"唐本"。两本内容基本相同，仅文字略有出入。后章虚谷、王孟英、周学海、吴坤安等医家对此著作多有注述。

《温热论》不仅是叶天士的代表著作，亦是温病学理论体系的奠基之作，是中医典籍中重要的专著之一。该著文辞简要，论述精辟，甚切实用。是叶氏在继承前人对温热病认识的基础上，结合自己的临床实践经验与体会而阐发并由门人记述完成的温病学著作。全书不分卷，后人将其原文列为37条条文，创造性地提出了温病的发生发展规律及卫气营血辨证纲领，同时提出了温病的诊断方法及妇人温病等内容，为温病学说的形成奠定了理论基础。《温热论》问世后，薛雪、吴瑭进一步丰富和完善了叶天士的温病学说，使之更为完整与系统化。至此，卫气营血和三焦辨证体系产生，温病学辨证论治体系确立，表明温病学从伤寒中脱离出来并形成一个新的学派，成为在治疗外感方面与伤寒并列的专门学说。正如章虚谷所说："邪之寒热不同，治法迥异，岂可混哉？两千年来，纷纷议论，不能剖析明白。我朝叶天士始辨其源流，明其变化，不独为后学指南，而实补仲景之残阙，厥功大矣。"

（二）主要学术思想

叶桂的学术思想主要体现在以下五个方面。

1. 阐明温病的发生发展规律

叶氏将温病的发生发展规律概述为"温邪上受，首先犯肺，逆传心包"。认为温病病因为感受温热之邪，突出了温病病因性属温热的特点。温邪是温病病因的总称，包括风热病邪、暑热病邪、湿热病邪、燥热病邪、温热病邪、疠气及温毒等多种病邪。其突破了前人关于温病是"伏寒化温"而致的定论，不仅对于温病病因学的发展作出了贡献，而且为后世温病的分类奠定了基础。

在吴又可"邪从口鼻而入"的基础上，明确提出温邪侵袭人体是通过"上受"的途径，即由口鼻而入侵犯人体，填补了传统"邪从皮毛而入"观点的空缺。对温邪感邪途径的认识，对临床有效预防温邪的侵袭，提高温病的防治效果有重要意义。

邪从口鼻而入后，因肺为华盖，其位最高，开窍于鼻，外合皮毛，宣发卫气，所以温邪外侵，多"首先犯肺"。吴鞠通在《温病条辨》中提出"凡病温者，始于上焦，在手太阴"正是继承了叶氏"温邪上受，首先犯肺"之说。温病初起邪犯肺卫，治疗及时，病邪即可外解。邪不外解，则可由肺卫而内陷心包，为病情恶化的表现，病势危重凶险，故称为"逆传"。以上内容指出了温病发生发展的一般传变规律和特殊情况。

2. 创立卫气营血辨证体系

叶氏提出"肺主气属卫，心主血属营"，此处卫气营血虽然主要指人体的生理，但也确立了卫气营血辨证的物质基础。在病理上，将温热病的发展过程划分为卫气营血四个不同阶段，每个阶段属于一个证候，有病位浅深、病情轻重及病程先后之别。一般来说，温病初起邪多在卫分，病情轻浅；继之表邪入里，传至气分，病情较重；进一步深入营分，病情更重；最后邪热内陷血分，病情最为深重。这是温病由表入里、由浅入深、由轻转重的演变过程。这种划分温病发展阶段的方法是切合临床实际的。

卫气营血不仅是疾病阶段与深浅层次的划分，叶氏还指出了卫气营血各阶段的治疗大法。提出"在卫汗之可也，到气才可清气，入营犹可透热转气……入血就恐耗血动血，直须凉血散血"的治则。其中卫分的治疗主以辛凉透达之剂，正所谓在表初用辛凉轻剂，不可过用寒凉；邪入气分方可清解气热，使邪有外透之机；邪入营分，病邪入里，仍可以采用凉血清热、滋养营阴等治法使邪气透转气分而解；进入血分，瘀热互结，治疗首当凉血，另外配合滋养阴血及凉血止血、活血化瘀的药物。

叶氏用卫气营血归类了温病不同阶段的证候，划分病机深浅层次，同时确定治则，成为温热病的辨证论治纲领，使外感热病的辨证论治内容得到进一步发展。

3. 明辨温病与伤寒的区别

伤寒与温病是外感病中的两大类，其发展传变均是由表入里、由浅入深的，临床表现及治疗既有区别又有联系。故叶氏在其著述中将之与伤寒进行了诸多比较。如"辨营卫气血虽与伤寒同，若论治法则与伤寒大异也"，指出了伤寒与温病的异同。所谓"同"，即在病邪传变上都是由表入里，由浅入深，有营卫气血的病机变化。但由于温病是感受温热之邪，伤寒是感受风寒之邪，病邪性质不同，所以在初起阶段，两者治法是大相径庭的，伤寒宜辛温解表，温病宜辛凉轻解。另外在传变方面，在起病之初，寒邪留恋在表，郁遏卫阳，必待寒郁化热后入里而成里热证候，其化热传变的过程较长；而温邪性质温热，热变最速，起病之初邪在肺卫即出现表热证候，并且能迅速传里呈现里热见症。

4. 丰富和发展温病诊断学内容

叶氏对察舌、验齿、辨斑疹白㾦诊断温病有独特的见解，并作了精辟的论述。通过观察舌质、舌苔的色泽、润枯和形态等变化，辨别卫气营血的深浅层次，判断津液的存亡、病情转归和预后好坏，为确立治疗大法提供依据，奠定了温病舌诊的基础。另外，叶氏提出"温热之病，看舌之后亦须验齿"。根据齿龈周围的血色辨别病之阴阳，根据牙齿的色泽润燥辨析温病热势轻重、津液之存亡及确定相应的治法。其丰富了辨斑疹、白㾦的内容，通过其成因、形态、色泽、分布情况辨别病情轻重浅深、病变性质、预后吉凶等。这些内容对温病诊断学的发展起了重要的作用。

5. 论述妇人温病证治特点

叶氏提出了妇人胎前、产后温病及妇人热入血室的证治。治疗胎前温病，提出保胎为第一要法，多遵循古人以四物汤之法养血以护胎元，并"看其邪之可解处"，辨清病邪所在的部位，根据其部位立法处方，给邪以出路。如热势严重时，要从根本上消除热邪对母体及胎儿的危害；治疗产后温病时，由于产后患者阴血大量耗损，阳气亦衰减，所以在应用耗液伤阴的苦寒类药物时，一定要慎重。又因为产后患者体质虚弱，虚处受邪则难治，所以在应用祛邪之药时应该注意勿损伤肝肾之阴，若不顾患者虚弱之体，而一味祛邪容易造成正气愈虚，应该中病即止，无犯虚虚实实之禁。对于妇人热入血室之证，叶氏提出温病热入血室与伤寒热入血室成因不同，伤寒热入血室证是邪热初陷且未深而且无血结。如果热邪内陷，与血相互搏结，应当用陶氏小柴胡汤加减。如果血结较甚而见少腹满痛者，轻者可刺期门，重者用小柴胡汤去掉原方中的参、枣、草等甘味药，加延胡索、当归尾、桃仁等活血散瘀药物，夹寒者加用肉桂心，兼有气滞者加香附、陈皮、枳壳等以行气。同时指出临证时要注意区分热入血室与阳明胃实见症的异同。

（三）医案医话

【原文】

盖伤寒之邪留恋在表，然后化热入里，温邪则热变最速，未传心包，邪尚在肺，肺主气，其合皮毛，故云在表，在表初用辛凉轻剂。挟风则加入薄荷、牛蒡之属，挟湿加芦根、滑石之流，或透风于热外，或渗湿于热下，不与热相搏，势必孤矣。（《温热论》）

【阐释】

本条主要论述温病与伤寒传变的区别，温邪初起"邪尚在肺"及其夹风、夹湿的不同治法。

【原文】

再舌苔白厚而干燥者，此胃燥气伤也，滋润药中加甘草，令甘守津还之意。舌白而薄者，外感风寒也，当疏散之。若白干薄者，肺津伤也，加麦冬、花露、芦根汁等轻清之品，为上者上之也；若白苔绛底者，湿遏热伏也，当先泄湿透热，防其就干也。勿忧之，再从里透于外，则变润矣。初病舌就干，神不昏者，急加养正透邪之药；若神已昏，此内匮矣，不可救药。（《温热论》）

【阐释】

本条论述白苔的薄、厚、干燥和白苔绛底，以及初病舌干的辨证治疗。

【原文】

春温一证，由冬令收藏未固。昔人以冬寒内伏，藏于少阴，入春发于少阳，以春木内应肝胆也。寒邪深伏，已经化热，昔贤以黄芩汤为主方，苦寒直清里热，热伏于阴，苦味坚阴，乃正治也。知温邪忌散，不与暴感门同法。若因外邪先受，引动在里伏热，必先辛凉以解新邪。自注：葱豉汤。继进苦寒以清里热。况热乃无形之气，时医多用消滞，攻治有形，胃汁先涸，阴液劫尽者多矣。

雄按：新邪引动伏邪者，初起微有恶寒之表证。

徐洄溪曰：皆正论也。

章虚谷曰：或云：人身受邪，无不即病，未有久伏过时而发者。其说甚似有理，浅陋者莫不遵信为然，不知其悖经义，又从而和之。夫人身内脏腑，外营卫，于中十二经，十五络，三百六十五孙络，六百五十七穴，细微幽奥，曲折难明。今以一郡一邑之地，匪类伏匿，犹且不能觉察，况人身经穴之渊邃隐微。而邪气如烟之渐熏，水之渐积，故如《内经》论诸痛诸积，皆由初感外邪，伏而不觉，以致渐侵入内所成者也。安可必谓其随感即病，而无伏邪者乎？又如人之痘毒，其未发时，全然不觉，何以又能伏耶？由是言之，则《素问》所言冬伤寒，春病温，非谰语矣。

雄按：藏于精者，春不病温。小儿之多温病何耶？良以冬暖而失闭藏耳！夫冬岂年年皆暖钦？因父母以姑息为心，惟恐其冻，往往衣被过厚，甚则戕之以裘帛（富家儿多夭者，半由此也），虽天令潜藏，而真气已暗为发泄矣。温病之多，不亦宜乎。此理不但幼科不知，即先贤亦从未道及也。汪按：惟洄溪尝略论及之耳。（《温热经纬·叶香岩三时伏气外感篇》）

【阐释】

本条主要论述后世医家对伏气温病的发病特点及病机，以及小儿温病的病因。

【原文】

气郁单胀，中空无物，卧则气塞，浊饮上冲，斩有不得安卧之象。问其起病之由，多是恼怒动肝，为肝木郁伤脾土，脾失健运，气阻成胀。延及百日，正气愈虚，浊更坚凝，逆走攻肺，上咳气逆欲喘，脘中蕴热，咳出脓血，病根固在肝脾，今已传及肺部。丹溪曰：养金制木，脾无贼邪之害。滋水制火．肺得清化之权。目下至要务在顺气，胸中开爽，寝食不废，便可从容论治。不然春分节近，更属难调矣。先用宣通上焦法。

紫菀　杏仁　蒌皮　郁金　厚朴　大腹皮　桑皮　茯苓皮　黑山栀

两剂后，早服肾气丸，晚服四君子汤（《三家医案合刻·叶天士医案》）

【阐释】

此案为肝脾及肺，宜先宣通上焦。恼怒动肝，木郁伤土，日久及肺，急则治其标，宜先顺气，宣通上焦，急症已去乃可缓缓图之，从容论治。

【原文】

张　病几一月，犹然耳聋，神识不慧，嗽甚痰黏，呼吸喉间有音。此非伤寒暴感，皆夏秋间暑湿热气内郁，新凉引动内伏之邪，当以轻剂清解三焦。奈何医者不晓伏气为病，但以发散消食寒凉清火为事，致胃汁消亡，真阴尽烁，舌边赤，齿板燥裂血，邪留营中，有内闭瘛疭厥逆之变。况右脉小数，左脉涩弱，热固在里，当此阴伤日久，下之再犯亡阴之戒。从来头面都是清窍，既为邪蒙，精华气血不肯流行，诸窍失司聪明矣。此轻清清解，断断然也。议清上焦气血之壅为先，不投重剂苦寒，正仿古人肥人之病，虑虚其阳耳。

连翘心　玄参　犀角　郁金　橘红（蜜水炒）　黑栀皮　川贝　鲜菖蒲根加竹沥

又　昨进清上焦法，诸症虽然略减，而神识犹未清爽。总由病久阴液内耗，阳津外伤，聪明智慧之气，俱被浊气蒙蔽，所以子后午前稍清，他时皆不清明，以阳盛时，人身应之也。拟进局方至宝丹，借其芳香，足以护阳逐邪，庶无内闭外脱之虞。

至宝丹每服三分，灯心、嫩竹叶汤送。

又 脉右缓大左弱，面垢色已减，痰嗽不爽，良由胃中津液为辛散温燥所伤。心营肺卫，悉受热焰蒸迫，致神呆，喘急，耳聋，清阳阻痹，九窍不利。首方宣解气血，继方芳香通窍。无形令其转旋，三焦自有专司，岂与俗医但晓邪滞攻击而已。今已获效，当与清养胃阴肺气。体素丰盛，阳弱不耐沉寒。然深秋冬交，天气降则上焦先受。试观霜露下垂，草木皆改容色。人在气交，法乎天地，兼参体质施治。

枇杷叶 炒黄川贝 橘红 郁金 茯苓 苡仁（《临证指南医案·卷五·暑》）

【阐释】

本案因其体素丰盛，虽病暑湿，叶氏"不投重剂苦寒，仿古人肥人之病，虑虚其阳耳"这种"兼参体质施治"的方法，体现了因人制宜的整体思想。

三、薛雪

（一）生平及著作简介

薛雪，字生白，号一瓢，又号槐云道人，晚年号牧牛老朽、扫叶老人。清代吴县（今苏州）人，家居南园俞家桥。生于清康熙二十年（1681），卒于清乾隆三十五年（1770），享年90岁。薛氏出身书香门第，自幼刻苦攻读。成年后博学多才，工画兰，攻于诗，善拳勇，尤其精通医学。少年学诗于同郡叶燮，"所著诗文甚富"（《吴医汇讲》）。乾隆初年曾举为鸿博，但他拒不应试，而以医为业。其对医理晓畅，治疗每奏奇效。《清史稿》载他"于医，时有独见，断人生死不爽，疗治多异迹""与叶天士先生齐名，然二公各有心得而不相下"。薛氏擅长湿热病的辨证治疗，著有《湿热病篇》，代表了其治疗湿热病的最高学术成就。其他医学著作有《医经原旨》《医案》（有收入于《三家医案合刻》及《扫叶庄医案》两种，后者收于《珍本医书集成》）及《自讲日记》等。其文学方面的著作《吾以吾集》《扫叶庄诗稿》《一瓢诗存》《诗话》等。

（二）主要学术思想

薛生白的学术思想主要体现在以下四个方面。

1. 详述湿热病的病因与发病途径

薛氏在《湿热病篇》中明确提出湿热病的病因是外界湿热之邪，其发病途径以从口鼻而入者为多，亦有病发于脾胃和膜原者。其在原文第一条自注中明确提出"湿热之邪，从表伤者，十之一二，由口鼻入者，十之八九"，发展了前人关于湿热从皮毛而入的论述。"邪由上受，直趋中道，故病多归膜原"，指出初起邪阻膜原证亦是湿热病的又一发病途径。薛氏提出湿热病的发病必内外合邪，如《湿热病篇》："太阴内伤，湿饮停聚，客邪再至，内外相引，故病湿热。此皆先有内伤，再感客邪。"认为其一方面是感受了外界的湿热之邪，另一方面是因为脾的运化功能受伤，脾不运化水湿，湿由内生，内外之邪相合而生湿热病。湿热的发病特点与伤寒不同，亦与"伏寒化温"所致的春温有别；伤寒"风寒必自表入"，春温则由少阴不藏，木火内燔，风邪外袭，表里相应而致；伤寒初病于太阳经，春温则为少阴兼表，即薛氏所说"少阴太阳同病"。

2. 阐发湿热病的病机演变规律

薛氏在论述了湿热病的病因与发病后，又系统阐述了湿热病的病机演变规律。其在《湿热病篇》中指出"阳明为水谷之海，太阴为湿土之脏，故多阳明太阴受病"。脾胃同属于中土，湿为土之气，湿土之气同气相求，故湿热之邪多犯于脾胃。进一步指出湿热病邪侵犯人体后，以脾胃为病变中心，充分反映了湿热与脾胃肠病变的内在关系。至于湿热病邪的进一步演变，则与患者的体质有很大的关系，即"中气实则病在阳明，中气虚则病在太阴"。素体中阳较偏盛者，邪从热化而病变偏于阳明胃，证为热重湿轻；素体中阳不足者，邪从湿化病变偏于太阴脾，证为湿重热轻。薛氏就湿热病的传变提出了湿热病的正局和变局之概念。湿热病邪在气分时称为"正局"，薛氏在《湿热病篇》中列六种症状为湿热病正局的见症，阐述了正局的病机，且补充了湿热病兼见之变局。薛氏在自注中曰："而提纲中不言及者，因以上诸症，皆湿热病兼见之变局，而非湿热病必见之正局也。"湿热在化燥化火后，深入营血，犯及心、肝、肾等脏腑，出现各种变证，称为湿热病的变局。

3. 完善了湿热三焦辨证体系

薛氏治疗湿热病，主要是按照病邪所在的上、中、下三焦不同部位而分别辨证论治的。

从湿热证的临床表现中抓住某些主症来辨察病邪所在部位，如见发热、恶寒、身重、头痛、关节疼痛、肌肉微疼者，属邪在肌表；见寒热如疟者，属湿热阻遏膜原；见脘闷、懊侬者，属湿热蒸郁胸膈；见胸痞满闷、食减干呕者，属湿热困阻中焦；见初起即胸闷不知人、瞀乱大叫者，属湿热闭阻上中二焦；见自利、溺赤者，属湿热流注下焦；见壮热、斑疹、昏痉、上下失血或汗血者，属湿热化燥内迫营血等。由于湿热之邪以病在气分阶段表现为主，所以薛氏对湿热在气分之证论述尤为详尽，其中包括湿热蕴结胸膈、暑湿滞于肺络、湿滞阳明、邪热闭结肠胃、浊邪蒙闭上焦、湿伏中焦、湿热闭阻中上二焦、湿流下焦、湿邪蒙绕三焦等。

薛氏精辟地概括了湿热病邪"蒙上、流下、上闭、下壅"及闭阻三焦的致病特点，形成了后世"湿热三焦辨证"体系，其内涵与吴鞠通的三焦辨证不同，二者与卫气营血辨证同为温病辨证体系，临床可根据邪气性质有侧重地选择应用。

4. 遣方用药分治三焦

基于对湿热三焦辨证理论的认识，薛氏在治疗上强调三焦分治的方法。三焦为水湿之通道，湿热为患每涉及三焦，但上中下三焦的功能各异，故其治法亦有别。如邪在上焦，主要影响其宣发功能，故可见身热、胸痞、懊侬等症，薛氏治以轻清透邪、宣开上焦法，用枳壳、桔梗、淡豆豉、生山栀子。如邪在中焦，主要影响其运化转输功能，故可见脘痞、呕恶等症，但具体区分则有湿热偏重之别，其中有湿浊偏盛而未化热的湿滞阳明证，治以辛开，用厚朴、草果、半夏、菖蒲等；有湿热交蒸而湿重热轻的湿伏中焦证，治以芳化轻宣，用藿梗、豆蔻、杏仁、枳壳、桔梗、郁金、苍术、厚朴、草果、半夏、菖蒲、佩兰叶、六一散等；有湿渐化热而余湿犹滞的湿热参半证，治以辛泄佐清热，用白豆蔻、半夏、菖蒲、大豆黄卷、连翘、绿豆衣、六一散等；如阳明之热盛而兼太阴之湿，则属热多湿少之证，治以清热化湿，用白虎汤加苍术等。若邪在下焦，则致大肠与膀胱功能失常，故见自利、溺赤，治疗主以分利，用滑石、猪苓、茯苓、泽泻、萆薢、通草等。薛氏在依据湿热在三焦之不同部位而设治法的同时，精心遣方用药，师古而不泥古。既有前代医家之成方，而更多的是自己的灵活用药，无固定之方名；在味数方面，少则一味，多则十余味；对重证用药不惜猛攻、多味并用，如犀角、羚羊角、金汁、大黄等；对轻证则用药轻清，以轻可去实；在用量方面，有时小剂投用，如治疗呕恶不止，用川黄连三四分、苏叶二三分煎服；治疗暑湿郁闭肌腠理、胸痞发热、肌肉微痛而无汗者，只用六一散一两、薄荷三四分泡汤调下，但有时则用量较大。

（三）医案医话

【原文】

湿热证，始恶寒，后但热不寒。汗出胸痞，舌白，口渴不引饮。

自注：此条乃湿热证之提纲也。湿热病属阳明太阴经者居多，中气实则病在阳明，中气虚则病在太阴。病在二经之表者，多兼少阳三焦；病在二经之里者，每兼厥阴风木。以少阳厥阴同司相火，阳明太阴湿热内郁，郁甚则少火皆成壮火，而表里上下充斥肆逆，故是证最易耳聋、干呕、发痉、发厥。而提纲中不言及者，因以上诸症，皆湿热病兼见之变局，而非湿热病必见之正局也。始恶寒者，阳为湿遏而恶寒，终非若寒伤于表之恶寒，后但热不寒，则郁而成热，反恶热矣。热盛阳明则汗出，湿蔽清阳则胸痞，湿邪内盛则舌白，湿热交蒸则舌黄，热则液不升而口渴，湿则饮内留而不引饮。然所云表者，乃太阴阳明之表，而非太阳之表。太阴之表四肢也，阳明之表肌肉也，胸中也。故胸痞为湿热必有之证，四肢倦怠，肌肉烦疼，亦必并见。其所以不干太阳者，以太阳为寒水之腑，主一身之表，风寒必自表入，故属太阳。湿热之邪，从表伤者，十之一二，由口鼻入者，十之八九。阳明为水谷之海，太阴为湿土之脏，故多阳明太阴受病。膜原者，外通肌肉，内近胃腑，即三焦之门户，实一身之半表半里也。邪由上受，直趋中道，故病多归膜原。要之湿热之病，不独与伤寒不同，且与温病大异。温病乃少阴太阳同病，湿热乃阳明太阴同病也。而提纲中不言及脉者，以湿热之证，脉无定体，或洪或缓，或伏或细，各随证见，不拘一格，故难以一定之脉，拘定后人眼目也。

湿热之证，阳明必兼太阴者，徒知脏腑相连，湿土同气，而不知当与温病之必兼少阴比例。少阴不藏，木火内燔，风邪外袭，表里相应，故为温病。太阴内伤，湿饮停聚，客邪再至，内外相引，故病湿热。此皆先有内伤，再感客邪，非由腑及脏之谓。若湿热之证，不挟内伤，中气实者，其病必微，或有先因于湿，再因饥劳而病者，亦属内伤挟湿，标本同病。然劳倦伤脾为不足，湿饮停聚为有余，所以内伤外感孰多孰少，孰实孰虚，又在临证时权衡矣。（《湿热论》）

【阐释】

本节为湿热病的提纲，列举了湿热病初起的典型症状。而自注从以下多方面分析了湿热病的发生发展规律及病变特点。

薛氏首先指出脾胃为湿热病之病变中心，"湿热病属阳明太阴者居多"。其次提出病邪的入侵途径、发病特点及正局变局。湿热病邪十之八九由口鼻而入，十之一二由肌表而入，邪阻膜原可作为湿热病初起的又一种形式。湿热病的发病特点：多由脾胃内伤，再感客邪，内外之邪相合而发病；条文所列六种症状为湿热病正局的见证，自注阐释了正局见证的病机，且补充了湿热病兼见之变局。再次提出了湿热病与温病、伤寒的区别，湿热病的表证乃太阴阳明之表，即四肢、肌肉与胸中，所以湿热病初起必见四肢倦怠、肌肉烦疼、胸痞等脾胃病变。而伤寒为寒邪束表，表现为太阳表寒证。薛氏又以伏气温病的春温为例论及其与湿热病的区别，认为春温为少阴太阳同病，湿热为太阴阳明同病，临床表现明显不同。故薛氏说"要之湿热之病，不独与伤寒不同，且与温病大异"，通过寒、温、湿辨异，使湿热病自成体系，从而为温病明确分为温热、湿热两大类奠定了基础。

【原文】

湿热证，七八日，口不渴，声不出，与饮食亦不却，默默不语，神识昏迷，进辛开凉泄，芳香逐秽，俱不效。此邪入厥阴，主客浑受，宜仿吴又可三甲散，醉地鳖虫、醋炒鳖甲、土炒穿山甲、生僵蚕、柴胡、桃仁泥等味。

自注：暑热先伤阳分，然病久不解，必反于阴。阴阳两困，气钝血滞而暑湿不得外泄，遂深入厥阴，络脉凝瘀，使一阳不能萌动，生气有降无升，心主阻遏，灵气不通，所以神不清而昏迷默默也。破滞通瘀，斯络脉通而邪得解矣。（《湿热论》）

【阐释】

本条论述湿热病后期络脉凝瘀，气血呆滞，灵机不运的证治。

【原文】

暑热时邪，病经二十日，诸法具备，何必问途于蹇足。既承触暑相招，勉尔挥汗撰方。（《三家医案合刻·薛生白医案》）

川连　半夏　淡芩　生甘草　茯苓　生姜

【阐释】

本案薛氏论述甚简，仅以感受暑热病邪，言及时长，不必问及其治疗不顺之过程。以方测证可知，该案符合暑多夹湿之证。故采辛开苦降之思路，方中用黄连、黄芩、半夏、生姜辛开脾湿、苦降里热，茯苓渗利，甘草和中，共奏祛湿清热之功。

四、吴瑭

（一）生平及著作简介

吴瑭，字鞠通、配珩，江苏淮阴县人，生卒年代为 1758—1836 年。初习儒，因哀其父及侄相继病故，而专心攻医。后至京师，参加《四库全书》校检，又获见《温疫论》，叹服其说，遂究心医术达十余年。乾隆五十八年（1793）京师大疫，世医多以伤寒之法疗治失效。吴氏以温病之法治之，竟获全活数十人，自始声名大震。吴氏著有《温病条辨》《吴瑭医案》《医医病书》等。

吴鞠通对叶天士尤为推崇，认为叶氏的理论"多南方证，又立论甚简，但有医案散见于杂证之中，人多忽之而不深究"。他在继承了叶天士理论的基础上参古博今，结合临证经验，撰写了《温病条辨》七卷，对丰富外感热病理论认识及治疗方剂有突出贡献。

（二）主要学术思想

吴鞠通的学术思想主要体现在以下六个方面。

1. 创立三焦辨治体系

吴氏沿用了《内经》《难经》三焦之名，参照三焦的生理功能和病理变化，借用《灵枢·营卫生会》《难经·三十一难》的三焦分部概念，把温病发病过程概括为上、中、下三种证候和由上及下的传变规律。吴氏指出："温病自口鼻而入，鼻气通于肺，口气通于胃。肺病逆传则为心包；上焦病不治，则传中焦胃与脾也；中焦病不治，则传下焦肝与肾也。始上焦，终下焦。"吴氏说："《伤寒论》六经，由表入里，由浅入深，须横看；本论论三焦，由上及下，亦由浅入深，须竖看，与《伤寒论》为对待文字，有一纵一横之妙。"

吴氏认为，三焦辨证首需辨别病位，即病在上焦属心包（心）肺，病在中焦属脾胃，病在下焦属肝肾，"治上焦如羽，非轻不举；治中焦如衡，非平不安；治下焦如权，非重不沉"，并告诫医者不可"治上犯中，治中犯下"。吴鞠通以"上焦如羽"来比喻温病初起，病位在肺，病位表浅像羽毛一样轻浮，故只要用辛散轻清的方药，祛邪外出，可以达到祛邪而不伤正。"治中焦如衡，非平不安"，衡是平衡的意思，病在中焦，说明邪已入里。中焦脾胃，具有升降、运纳、燥湿等不同的生理特点。治疗中焦的病证，首先要观察病位在脾还是在胃。其次要分析伤阴还是伤阳、湿重还是热重，然后对证施治，使其平衡。"治下焦如权，非重不沉"，权即称铊，非常沉重。其意是指下焦的病变，一般较重，多出现在温病的后期，病位在肝肾，此时往往阴精内劫，虚多实少，所以重用滋阴养血重镇的药物，在厥脱时重用温肾救逆的药物。以上治则，不仅是治疗热病必须遵循的原则，同样对杂病的治疗具有重要的指导意义。

2. 创立养阴诸法

在热病的治疗方面，吴氏较全面地总结了前人的学术经验，强调"温热，阳邪也，阳盛则伤人阴也"，故温病始终以保津救阴为主。吴氏吸取前贤的经验，结合自己的临床实践，遵《内经》"风淫于内，治以辛凉，佐以苦甘；热淫于内，治以咸寒，佐以甘苦"之训，指出上焦主以辛凉，中焦主以甘寒，下焦主以咸寒。吴氏认为"温病最善伤精，三阴实当其冲""故喜辛凉、甘寒、甘咸，以救其阴"。其所谓"三阴"，指手太阴肺、足厥阴肝和足少阴肾。

上焦温病，吴氏以益气阴为治。如白虎加人参汤，以"白虎退邪阳，人参固正阳，使阳能生阴，乃救化源欲绝之妙法也"。中焦温病，吴氏则擅长运用甘寒、甘凉诸方来滋养肺胃。如"燥伤肺胃阴分，或热或咳者，沙参麦冬汤主之"。这些以甘寒、甘凉药物组成的方剂，具有滋养肺胃的疗效。下焦温病，每因热邪深入，导致肝肾阴液涸竭，吴氏则主以咸寒，以育阴救阴为急务，属填补肝肾之治。

3. 创制温病新方

吴氏善于借鉴前贤的经验，结合临床实践而创制新方。如桑菊饮、银翘散、化斑汤、清营汤等，都是叶氏治温的经验药，后经吴氏临床采用，并为之确定方名。又如承气及复脉辈变方，悉宗仲景，又依据自己的临床经验而加减化裁。至于甘寒诸方，则更是源于孙思邈、朱丹溪、缪仲淳等的治疗经验。正如吴氏所说："用古法而不拘用古方，医者之化裁也。"总之，吴氏在温病学方面取得了很大的成就，但他认为这些都是在前人学验的基础上发展起来的，"诸贤如木工钻眼，已至九分，瑭特透此一分，作圆满会耳，非敢谓高过前贤也"。这种虚心谦逊和实事求是的治学态度，值得认真学习。

4. 详述温病治疗禁忌

吴氏深刻总结了温病误治的教训，提出涉及治法、方剂、剂量、煎法、服法、饮食等诸方面的禁忌，用以"济病者之苦，医医士之病"。

吴氏提出温病发汗之禁、白虎之禁、湿温三禁、斑疹治疗禁忌等十种治疗禁忌。主张温病忌汗，忌用辛温之剂发温热之邪；若见到脉浮弦或沉，则是邪在表，或在半表半里，或属阴虚血少，或为热结于里，须禁用白虎汤；对湿温初起，禁"汗、下、润"三法；治疗温病斑疹，不可用升提和壅补之法；温病小便不利者禁投淡渗利水药；温热病禁用苦寒化燥之药；攻下之后，如热结已去应给予养阴生津以增水行舟，不可贸然再用承气汤之类；少阴的耳聋当用滋阴补肾的复脉汤，不能用柴胡法；下焦病证，壮火尚盛者不宜过用滋腻之品，邪少虚多者不宜过用苦燥之品，阴虚欲痉者，不宜用搜剔少阳、芳香透络之品；热时断不可食，热退须少食，不可骤进。

5. 重视舌诊的临床指导价值

《温病条辨》共有255条，涉及舌诊内容的有66条，用以分析温病属性、辨别三焦病位、指导治疗用药、观测预后转归等。吴氏在《温病条辨》中首先命名"胎"为"苔"，形象地道出了苔生原理、形态特征。病在上焦、中焦，多邪盛正实，易聚而成苔，多有苔色的变化；病在下焦，多邪少正虚，易致舌质变化。三焦病变中，病性温热、湿热者，又分别有不同的舌象表现。

温为阳邪，易耗津液，故热在上焦，多苔黄；在中焦，苔多老黄、金黄，或干黑起刺；在下焦，舌多见干绛而少苔，舌体可出现强、短、痿等。舌象的变化，多为疾病的外在表现，吴氏论治温病多依据"方因舌移"的原则，绝不见症治症。如"夜寐不安，烦渴，舌质……清营汤主之。舌白滑者，不可与也"。

6. 辨析温病伤寒之异

吴氏认为，宋元以来诸名家皆不知温病伤寒之辨。伤寒和温病实有水火之别。伤寒本原于水，为寒邪之患，是水之气，膀胱者水之腑，寒邪先伤足太阳膀胱经，是以水腑病水；伤寒伤人身之阳，故喜辛温、甘温、苦热，以救其阳。温病本原于火，为温邪之患，是火之气，肺者金之脏，温热先伤手太阴肺经，是火乘金；温病伤人身之阴，故喜辛凉、甘寒、甘咸，以救其阴。伤寒与温病是迥然不同的两类外感热病。他继承吴又可、叶天士的学说，力辨二者在病因、受邪途径、病性、病位、传变、治疗等方面的诸多不同。

（三）医案医话

【原文】

太阴温病，血从上溢者，犀角地黄汤合银翘散主之。其中焦病者，以中焦法治之。若吐粉红血水者，死不治；血从上溢，脉七、八至以上，面反黑者，死不治，可用清络育阴法。

血从上溢，温邪逼迫血液上走清道，循清窍而出，故以银翘散败温毒，以犀角地黄清血分之伏热，而救水即所以救金也。至粉红水非血非液，实血与液交迫而出，有燎原之势，化源速绝。血从上溢，而脉至七、八至，面反黑，火极而似水，反兼胜己之化也，亦燎原之势莫制，下焦津液亏极，不能上济君火，君火反与温热之邪合德，肺金其何以堪，故皆主死。化源绝，乃温病第一死法也。仲子曰：敢问死？孔子曰：未知生，焉知死。瑭以为医者不知死，焉能救生。细按温病死状百端，大纲不越五条。在上焦有二：一曰肺之化源绝者死；二曰心神内闭，内闭外脱者死。在中焦亦有二：一曰阳明太实，土克水者死；二曰脾郁发黄，黄极则诸窍为闭，秽浊塞窍者死。在下焦则无非热邪深入，消铄津液，涸尽而死也。（《温病条辨·上焦篇》）

【阐释】

本论提出了温病的五种死证及其原因。

【原文】

阳明温病，下后汗出，当复其阴，益胃汤主之。

温热本伤阴之病，下后邪解汗出，汗亦津液之化，阴液受伤，不待言矣，故云当复其阴。此阴指胃阴而言，盖十二经皆禀气于胃，胃阴复而气降得食，则十二经之阴皆可复矣。欲复其阴，非甘凉不可。汤名益胃者，胃体阳而用阴，取益胃用之义也。下后急议复阴者，恐将来液亏燥起，而成干咳身热之怯证也。

益胃汤方（甘凉法）

沙参（三钱）　麦冬（五钱）　冰糖（一钱）　细生地（五钱）　玉竹（炒香，一钱五分）

水五杯，煮取二杯，分二次服，渣再煮一杯服。（《温病条辨·中焦篇》）

【阐释】

本论根据温热病最易耗伤阴液的特点，在使用攻下法后，随着病邪的外解可见有出汗，而大量汗出必然会加重阴液的损伤，故治疗"当复其阴"。

【原文】

夜热早凉，热退无汗，热自阴来者，青蒿鳖甲汤主之。

夜行阴分而热，日行阳分而凉，邪气深伏阴分可知，热退无汗，邪不出表而仍归阴分，更可知矣，故曰热自阴分而来，非上中焦之阳热也。邪气深伏阴分，混处气血之中，不能纯用养阴，又非壮火，更不得任用苦燥。故以鳖甲蠕动之物，入肝经至阴之分，既能养阴，又能入络搜邪；以青蒿芳香透络，从少阳领邪外出；细生地清阴络之热，丹皮泻血中之伏火；知母者，知病之母也，佐鳖甲、青蒿而成搜剔之功焉。再此方有先入后出之妙，青蒿不能直入阴分，有鳖甲领之入也；鳖甲不能独出阳分，有青蒿领之出也。

青蒿鳖甲汤方（辛凉合甘寒法）

青蒿（二钱） 鳖甲（五钱） 细生地（四钱） 知母（二钱） 丹皮（三钱）

水五杯，煮取二杯，日再服。（《温病条辨·下焦篇》）

【阐释】

本论发热具有夜热早凉，且热退无汗的特点，说明此时阴液已亏，余邪留伏阴分，往往病情迁延，久久不解，病虽不重，但余邪逐渐消耗阴血，而见形体消瘦、舌红苔少、脉沉细数等症。治疗宜滋阴透热。

【原文】

赵，二十六岁，六脉浮弦而数，弦则为风，浮为在表，数则为热，证现喉痛。卯酉终气，本有温病之明文。虽头痛身痛恶寒甚，不得误用辛温，宜辛凉芳香清上。盖上焦主表，表即上焦也。

桔梗（五钱） 豆豉（三钱） 银花（三钱） 人中黄（二钱） 牛蒡子（四钱） 连翘（三钱） 荆芥穗（五钱） 郁金（二钱） 芦根（五钱） 薄荷（五钱）

煮三饭碗，先服一碗，即饮百沸汤一碗，覆被令微汗佳。得汗后，第二、三碗不必饮汤。服一帖而表解，又服一帖而身热尽退。

初七日，身热虽退，喉痛未止，与代赈普济散。日三四服，三日后痊愈。（《吴鞠通医案》）

【阐释】

本为温病，误用辛温，乃火上浇油，遂用辛凉，后再饮百沸汤，并温覆取微汗，得汗后止后服，乃中病即止，后咽痛又现，遂用普济散清热凉血解毒而愈。

五、陈平伯

（一）生平及著作简介

陈平伯，字祖恭，号白衣居士，松滨人（今属上海），生于世医家庭，生卒不详，清代著名温病学家。陈氏性情散淡飘逸，诙谐风趣，心怀天下之志，遵范文正"不为良相，则为良医"之训，托志岐黄，有书斋名养浩轩。其平生著述颇丰，现仅存《温热病指南集》一卷，另撰有《医约》，仅有抄本存世。

《医约》现藏上海图书馆，为抄本，一册不分卷。因年代较久，已显破残，无封面，首页残损，后尾 10 余页有虫蛀。2011 年上海学者杨杏林报道了从清代手抄本《医约》中发现的《温热病指南集》的一个新版本《温热论条例》。杨氏研究认为，《温热论条例》关于湿热证的内容应是世传薛生白《湿热论》的原本，厘清了《温热病指南集》与世传《湿热论》的关系，为重新认识和评价《温热病指南集》与陈平伯学术思想奠定了基础。

《温热病指南集》清抄本藏于中国中医科学院。恭楷抄录。抄本书名作《温热指南集》，脱"病"字。抄录时间为清光绪十八年（1892）。卷首题署淞滨陈祖恭平伯父著，练水沈凤辉丹彩氏订定，云间胡占鳌大亨甫校正。内容尽录《温热病指南集》内容，但无嘉庆本"风温症条例"第1条之"先生曰：肺胃专司无二致，独开生面"一句，另附有治症赋。

（二）主要学术思想

陈平伯的学术思想主要体现在以下四个方面。

1. 重视新感温病，区分伤寒温病

陈氏提倡新感致病，摒弃伏气学说；注重外感内伤病因相合为病，强调正气不足在发病中的重要作用。陈氏在《温热病大意》一篇中仔细辨别了伤寒与温病的区别。他提出伤寒与温病在病因、病性、病机、感邪途径上等均表现为两种不同的疾病，"独是西北风高土燥，风寒之为病居多；东南地卑水湿，湿热之伤人独甚""夫温者，暖也，热也，非寒邪之可比也……纵有微寒之兼袭，不同栗烈之严威""盖风不兼寒，即为风火；湿虽化热，终属阴邪"，陈氏从而提出"治伤寒法，不可用以治温热也"的观点，对温热病的辨证施治彻底摆脱了伤寒的束缚。

2. 善用辛凉泄热，主张轻清透邪

陈氏提出温病的治法总则应为"发表宜辛凉，不宜辛热；清里宜泄热，不宜逐热"，反对以治伤寒法治疗温病，因"夫温者，暖也，热也，非寒邪之可比也。风邪外束，则曰风温；湿邪内侵，则曰湿温。纵有微寒之兼袭，不同栗烈之严威"。《风温症条例》中，陈氏治疗风热犯肺表证，常用薄荷、桑叶、杏仁、桔梗等轻清透表、轻宣肺气，而不用麻黄、桂枝等苦燥之药更伤肺阴；陈氏治疗风温病肺胃热盛而见壮热、口渴、神昏、谵语等表现者，则用川贝母、牛蒡子、青蒿、连翘、知母之属泄热，用麦冬、石斛、天花粉之属养阴，而不用硝黄之类逐热，防其耗伤胃阴，可见陈氏辨证用药以辛凉、泄热为主。

陈氏主张祛邪为主，强调轻提外透，少用或不用沉降苦寒之药物，认为外来之邪应从外而解。邪在肺胃，部位偏上，以透为祛邪之路。善用薄荷、荆芥、防风、升麻、柴胡、葛根、金银花、连翘、桔梗、青蒿等质地轻扬、气味轻薄之品。如风温初期邪在肺卫，用薄荷、桔梗、前胡、桑叶以轻清透表。中期邪在气分，如属风温夹下利证，陈氏认为病之本在肺，源清洁自流，治疗上用葛根升提，不任硝黄之下逐也。若属肺胃之气分轻证，治疗以牛蒡子、桑白皮、连翘、橘皮、竹叶等，辛凉清气、轻清外透；若风温毒邪入于阳明，出现气分重证时，陈氏认为此时应"乘其邪犯分，未入营阴，故可升散而愈"。用药以升麻、黄芩、犀角、金银花等，"升散热毒"，使热毒得以外透；对于风温外发斑疹、白㾦者，其治斑以葛根、犀角、牡丹皮、赤芍、连翘、紫草、人中黄等，以"解毒提斑"，其治㾦则选荆芥、防风、牛蒡子、连翘等以透邪为治，勿使内遏生变。极期邪窜包络，陈氏仍主张外透其邪，不仅用犀角、菖蒲、牛黄、至宝丹等泄热通络，还用连翘、青蒿等透邪外出。由上可见，陈氏的治疗紧扣肺胃病机而用药，其治法是在分清卫、气、营、血及脏腑之所属的同时，总以轻透为要旨。他的这一看法和前贤医家有所不同，如叶天士提出"入血就恐耗血、动血，直须凉血、散血"，说明病位较深，病情严重，就不宜用轻透之品。陈氏突破了前贤的认识，强调风温在各个不同阶段中，其病机中心离不开肺胃，故仍可用轻透之品。这一认识是陈氏的一大发挥，也体现了"轻可去实"的治疗特点。证之于临床，确有例证，如近世《蒲辅周医案》之中，用桑菊饮加减治疗一风温犯肺（腺病毒肺炎）的小儿患者，就不用苦寒之剂，而以轻剂取胜。

3. 完善风温病的证治认识

风温病多发于冬春两季，以肺胃为病变中心，肺居上焦，主一身之表，并宣卫阳。风热病邪从口鼻而入，必先侵犯肺卫，故"风属阳邪，阳邪从阳，必伤卫气"。风温外袭，卫气与邪抗争则发热，卫阳被郁不能外达则恶风寒，开阖失司故汗出，肺失宣肃其气上逆必咳嗽，因而风温初起即见一派肺卫症状。陈氏认为，本病发生与肺胃密不可分，因为胃居中焦，开窍于口，主受纳水谷化生精微而为卫气之本。风温袭卫必下及于胃，故言："人身之中，肺主卫，又胃为卫之本，是以风温外薄，肺胃内应，风温内袭，肺胃受病，其温邪之内外有异形，而肺胃之专司无二致。"陈氏论风温发病重胃之说颇合病机，对分析疾病演变机制、指导诊断治疗均有重大意义，实发前人之所未发。风温以"身热、口渴"为必具之症，以泄热和阴为基本治则，可按初、中、极三期辨证施治，其症、法、药俱备，堪称后世之典范，以祛邪强调清透凉泄、扶正顾护阴津为特色，丰富和发展了温病的护阴学说。

4. 丰富温病保津救阴治法

温病易伤阴津，治疗以保津为第一要义。故有"存得一分津液，便有一分生机"之谓。陈氏治疗津伤之法甚多，疏风透邪勿使伤津，凉泄里热以保其津，这是以祛邪达到护津之目的。陈氏在祛邪的同时，更注意直接滋养阴津，风温为燥热之病，燥则伤阴，热则伤津。泄热和阴又为风温一定之治法也。故陈氏常用麦冬、石斛、天花粉、玄参等清养肺胃。为避免养阴生津之滋腻，甚至使用温燥之药监制，如"清热散邪"法中，以金银花、连翘、荆芥、薄荷等祛邪为主，而酌加玄参以养津；在"解毒提斑"法中，合以玄参、麦冬养肺胃之阴；而在"泄热和阴"法的选药上，用羚羊角、青蒿、知母以清肺胃之热，并合麦冬、石斛、天花粉救护津液；在"泄热救津"法中，以石膏、知母、竹叶清泄阳明，合以麦冬存津液，为防麦冬之滋腻，加半夏温燥以监制；在"息风清热"法中，以麦冬合入凉肝息风剂中；在"泄热通络"法中，以麦冬、鲜石斛合入开窍药中。凡此种种，颇得用药之妙。由于病机以肺胃为中心，故养阴注重清养肺胃，所用之药体现了"上者上之"之旨，精心选药，与病情十分贴切。清热、生津是最基本的法则，清热强调轻提外透、避用苦寒沉降而与前贤医家不同，养阴以甘寒生津之品清养肺胃。

（三）医案医话

【原文】

风温证，身热，咳嗽，口渴，下利，苔黄，谵语，胸痞，脉数，此温邪由肺胃下注大肠，宜用黄芩、桔梗、煨葛、豆卷、橘皮、甘草之属，以升泄温邪。（《温热经纬·陈平伯外感温病篇》）

【阐释】

风热内迫肺胃，表里皆受，此证常见，尤以儿童为然，可用陈氏原方为基础，据其原文所列之证候加味，常收良效。

【原文】

风温证，身热咳嗽，自汗口渴，烦闷脉数，舌苔微黄者，热在肺胃也。当用川贝、牛蒡、桑皮、连翘、橘皮、竹叶之属，凉泄里热。（《温热经纬·陈平伯外感温病篇》）

【阐释】

此属温邪内袭，肺热则咳嗽汗泄，胃热则口渴烦闷。苔色转黄，风从火化，故以清泄肺胃为主，具体用药应根据肺胃邪热之偏盛而有侧重，以咳喘胸闷肺热为主者，注意禁用苦寒，以防败胃伤阳之弊。

【原文】

风温证，身热咳嗽，口渴胸痞，头目胀大，面发泡疮者，风毒上壅阳络。当用荆芥、薄荷、连翘、元参、牛蒡、马勃、青黛、银花之属，以清热散邪。（《温热经纬·陈平伯外感温病篇》）

【阐释】

此属风温极期，应在清泄肺胃的基础上，苦寒清热解毒、息风开窍、败毒宣络，自然邪解。

【原文】

风温证，身大热，口大渴，目赤唇肿，气粗烦躁，舌绛齿板，痰咳，甚至神昏谵语，下利黄水者，风温热毒，深入阳明营分，最为危候。用犀角、连翘、葛根、元参、赤芍、丹皮、麦冬、紫草、川贝、人中黄，解毒提斑，间有生者。（《温热经纬·陈平伯外感温病篇》）

【阐释】

风温热毒，内壅肺胃，深入阳明营分，当以解毒提斑。

六、邵登瀛

（一）生平及著作简介

邵登瀛，字步青，江苏无和县（今吴县）人，生活于乾隆嘉庆年间，生卒年代不详。为温病四大家薛雪之高足，时以医术闻名于吴。乾隆乙亥年间（1755），吴中大荒，途多饿殍，尸气绵亘。至次年丙子君相司令之际，遂起大疫，多有"阖家尽毙，无人收殓者"。邵亲身经历，并参与到了这次瘟疫的治疗当中，故感悟颇多，后著书《温毒病论》，载述了他对包括瘟疫在内的多类温病的见解。除《温毒病论》外，邵氏的著作还有《四时病机》和《女科歌诀》，均被后人收录至《邵氏医书三种》中。《温毒病论》主要论述瘟疫和发斑等病证，阐述相关发病机制和治疗法则，并记载了多种类型的瘟疫证治方药。《四时病机》一书共十四卷，内容丰富，涵盖了邵氏对春温、湿温、暑病、疟疾、伏暑、冬温等多种温病的理解。除此以外，邵氏还在书后附录了一些前人医案和个人治验，增强了该书临床性的特点。

（二）主要学术思想

邵步青学术思想主要体现在以下五个方面。

1.阐述温毒发斑的发病机制和治疗原则

邵氏认为温毒发斑，因热毒内攻不得散，蕴于胃腑而发出肌表，与后世章虚谷"斑从肌肉出而属胃"、陆子贤"斑为阳明热毒"的认识相同，并且指出"或失于汗下，或汗下不解，足冷耳聋，胸中烦闷咳嗽，呕逆躁热，起卧不安者，便是发斑之候"。对于温毒发斑的治疗，邵氏强调："发斑不可下，指伤寒时气而言；内实色紫者可微下，正指温毒而言。"根据有无热毒内结之候分为禁下、可下二类。并指出"伤寒时气发斑，发热而邪热内郁，因失汗则表邪不解，下失则里邪不解，下早则邪陷不解，下迟则火盛不解，或阳症误阴则热甚伤血，里实表虚，热邪乘虚蕴于肌肉而为斑也，轻者色红而赤，重者紫色而显，轻者细如蚊迹，只在四肢，重者成粒成丛，乃见胸腹。治宜透之、解之，毒气外宣，火威下抑，中州之祸解免。如元气虚者，当扶元气而兼化斑，若下之则热毒内陷，症反变剧，故禁下法。温毒发斑，不因失汗、失下，一起即脉浮沉俱盛，壮热烦躁，起卧不安，外或头面红肿、咽喉肿痛、吐脓血、面赤如锦纹、身痛如被杖，内则烦闷、呕逆、腹痛、狂乱、躁渴或狂言、下利，如是而发斑者，皆是毒气弥漫营卫，三焦壅闭，燔灼气血之病机，惟下之，内壅一通，邪气因有出路，斑毒亦从而外解矣"。换言之，发斑之治，伤寒时气发斑，只宜清解透邪，给病邪以出路，邪出而无热毒内结者不可下，误下之则邪毒内陷；温毒之斑，里热壅盛，燔灼气血，三焦壅闭而斑出不快者，则应下，里气通则斑易透。

2. 治疫当因势利导逐邪解毒

邵氏治疫思想，承吴又可《温疫论》"总是导引其邪从门户出，可为治疫之大纲"及喻嘉言的"上焦如雾，升逐解毒；中焦如沤，疏逐解毒；下焦如渎，决逐解毒"的观点，并提出既要解毒，又要逐邪外出，并根据情况灵活运用。邵氏评价刘完素创立防风通圣散、凉膈散二方：防风通圣散中防风、荆芥，解表药也，疫邪之浮越于经者，得之由汗而泄；薄荷、连翘，清上药也，疫邪之上蒸高巅者，得之由鼻而泄；大黄、芒硝，通利药也，疫毒之在于肠胃者，得之由后而泄；滑石、山栀子，水道药也，疫毒之在于决渎者，得之由溺而泄。热淫于膈，肺胃受邪，石膏、桔梗清肺胃也，而连翘、黄芩又所以祛诸经之游火也。其凉膈散中，上则薄荷、黄芩，从肺主卫者，散而解之；中则连翘、山栀子，从心主营者，清而解之；下则芒硝、大黄，从胃与大肠，下而解之。庶几燎原之场，顷刻为清虚之府，正所谓驱而逐之，由窍出也。予借用二方投之，无汗者得汗，或发斑疹，邪从外解，不从内陷矣。以上论述反映了邵氏的逐邪解毒之法，浮于经者汗以泄，塞于肠者通以达，居于水道者溺以通，留于内里者清以解。可知逐邪解毒非一定法，包含解表、清热、通利、攻下等诸法，皆意在因势利导以祛邪外出。更须强调的是，万不可认为逐邪解毒之法只是攻下，若盲目使用下法，定然峻损正气，不仅治效无功，更是坏病有过。

3. 顾护胃汁肾精，以祛疫邪

邵氏观点与"治温病宜时刻顾护阴液"相一致。温疫病过程中是否能够保护胃中水谷之津气及肾家阴精之气，对于临床的治疗结局十分重要。邵氏指出疫病毒归胃腑之证，早用承气下之，以祛热存津；如发斑实者清之，虚者救之，不令胃汁乏竭，不致亡阳绝谷而死；少阴不足之人，以黄连阿胶合犀、地清滋并行，以复脉汤去姜、桂，换北沙参、蔗浆以保下泉不竭，甚则用三才（人参、天冬、干地黄）以救垂绝之元阴，不令精气亏涸，邪乘虚陷而死。病则虽至二七、三七之期，仍得战汗而愈。如遇阳明邪实，吸引肾水而竭则勉以陶氏黄龙汤下之，十中亦可救治一二。不论是实证虚证，还是危证重证，邵氏均强调通过保护胃汁肾精，以达到扶持正气以祛邪外出的目的。战汗为正邪相争，正气奋起祛邪的反映，为疾病发展的转折点。邵氏认为凡疫病战汗，近在一七，远在二七，甚至三七，战或不战者，所关全在谷气精气。

4. 春温邪伏少阴，治宜滋肾达邪

关于春温邪伏少阴发于少阳的辨治，叶天士在《三时伏气外感篇》中曰"春温一证……藏于少阴，入春发于少阳"，并指出昔贤以黄芩汤为主方，苦寒直清里热，热伏于阴，苦味坚阴，为正治之法。叶氏所论实为伏邪已注于经，由阴而出之于阳，治以苦寒之黄芩汤，故为实证；然亦有肝肾素亏，伏邪内陷不出者，如陷伏于少阴，其人平素消瘦，兼以内郁之邪，灼其肾水，外观鼻煤舌黑，种种枯槁之象，治必益阴以救肾家将绝之水，水液既回，温邪得滋化而外达，宜仲景复脉汤去参、姜、桂加白芍，虚者不去人参。若热邪耗液，液涸风动，肢强口噤，温邪内陷危笃者，宜甘缓生津息风，宜仲景复脉汤去参、姜、桂、枣加入青甘蔗汁治之。邵氏认为，春温之邪入于少阴，损耗真阴而邪气已衰，故为虚证，治法重在滋阴以达邪，以甘咸寒之加减复脉汤。此与吴鞠通《温病条辨》所述温病邪入下焦，热灼肝肾之阴而风动，治用三甲复脉汤或大定风珠之类者相吻合。后世柳宝诒亦与邵氏观点相同，但主张用黄芩汤加豆豉、玄参方，"清、养、透"三法具备，柳氏之方药更合春温邪伏少阴，发于少阳之实中夹虚证。

5. 辨治伏暑，当分清气血

邵氏认为伏暑病脉多郁伏不起，或三部或六部脉俱伏，四肢逆冷，此系热深厥深所致，不要误认为系阴寒之证。照法用辛凉达解，伏邪从里透达，则脉自起。初起身微热，或壮热，口或渴或不渴，舌苔或黄、或白、或赤、或干、或湿，睡梦不宁，恶心胸闷，烦躁无奈，或吐或泻，小便短赤，但脉不浮，无汗，即使发热亦不恶寒，以此辨其非新感之病。唯察其舌白、脘闷、恶心、气闷者，为邪伏气分。在气者，散以辛苦温，佐以微凉。热郁甚而耗津者，纯以辛凉解散、开结除热，使脉伏者渐转浮大数，微热者渐至畅热，无汗者渐至屡汗，便赤者渐至清利，如是则伏邪渐化。若舌绛干光，闷瞀厥逆，日轻夜重，烦躁不宁者，是属邪伏血分。在血分者，须审热甚宜清热，伤津液者宜滋阴，昏闷者宜解开以宣膻中包络之热，心烦躁渴者，宜清上焦心肺之热，陷入者宜扶正以抗邪。由于伏暑温病致病特点的复杂性，分清在气在血，从而明辨各自不同的病机和人体气血与病邪之间的关系，辨证施治，这对于指导临床是十分重要的。

（三）医案医话

【原文】

古人治疫，全以解毒为要。尝考古方以解毒、消毒、败毒名，及以人中黄、生犀、大青、青黛、元参、黄连立方者凡几十首，皆解毒之品。可见感时邪天地之常气，故无毒；疫病感天地之厉气，故有大毒。盖疫起兵荒之后，道路死亡无虚日，以致千百一冢，埋藏不深。因天之风雨不时，地之湿浊蒸动，逐致死气、尸气、浊气、秽气随地气上升，混入苍天清净之气，而天地生物之气变为杀厉之气，无形无臭，从口鼻而入，直犯脏腑，正气闭塞，邪气充斥，顷刻云亡。故天下秽恶之气，至疫为毒极矣。善治者分三焦伤气、伤血、伤胃之殊，随机解逐。大抵毒轻者愈，毒化者亦愈，毒重者危，毒陷者死。何谓毒陷，即周禹载云：入脏者，不知人而死也。乾隆乙亥冬，吴中大荒，途多饿殍，尸气绵亘。至丙子君相司令之际，遂起大疫，沿门阖境，死者以累万计。予手历是病，故将经验笔之于下。

吴又可云：疫邪传外，自汗而解；疫邪传里，下之而解。又云：疫邪留于气分，解以战汗；留于血分，解以发斑，皆为寻常疫病毒轻者言之也。若丙子年之疫，初起无不微有自汗，汗出不解，继无不发斑，斑透不解，又无不下之，下之亦不即解，最后而得战汗、狂汗、自汗，乃稍解。然余邪达表，尚发白㾦如痦，一病而全备诸症，何哉？予细推之，是年之疫，乃毒气深重之大疫，不可以常法拘也。始无不自汗者，以手少阳三焦，是动则自汗出，气所生病也。气者属阳，阳主开泄，火邪侵入，扰乱阴气，则自汗出，故不解。继而气血两伤，斑见肌表，此毒邪固结，营卫俱剧之症也。以寒、凉两清气血，毒虽渐化，营卫尚未通行，故不得汗解。必以大黄通地道，芒硝破坚燥，从营卫所出之源，铲去邪毒之根。斯里气一通，表气亦顺，因而大汗得解，最后尚发白痦者，直达肌表，余邪毕散也。参观之而觉得如此。（《温毒病论》）

【阐释】

本篇主要论述大疫与常疫之别。包括古人治疫以解毒为要、疫毒病因、病机演变，并以丙子年之疫详细阐述了大疫与常疫治法的区别。

【原文】

伤寒邪在外廓，故一表即散；疫邪行在中道，故表之不散。伤寒邪入胃腑，则腹满便坚，故可攻下。疫邪在三焦，散漫不收，下之复合。治法：未病前预饮芳香正气药，则邪不能入，此为上也。邪既入，则以逐秽为第一义。上焦如雾，升而逐之，兼以解毒；中焦如沤，疏而逐之，兼以解毒；下焦如渎，决而逐之，兼以解毒。营卫既通，乘势追拔，勿使潜滋。

疫邪从口鼻直犯脏腑，正气闭塞，邪气充斥，顷刻不救。苦寒伤胃，温补助邪，如人中黄之类方为合法也。丹溪人中黄丸，补、降、散三法并施，《明医杂著》清热解毒汤内外兼治，乃古治疫之大略。

吴又可论寻常所有疫疠，喻嘉言论天地不正之大疫，各极快畅，不可执一。要知疫有伤气、伤血、伤胃之殊，故见症不同，治亦稍异。若入脏者，则必不知人而死矣。大法以症为则，毋专以脉为据也。（《温毒病论》）

【阐释】

本篇论述疫病与伤寒治法之异。伤寒邪在表，解表散寒；疫病走中道，表散不解；伤寒腑实证可攻下，疫病邪在三焦，下之复合。疫病邪未入防之，邪既入解毒逐之。并论述古之治疫大略及吴又可、喻嘉言所治疫之不同。

【原文】

治疫之法，大略与治痘相似。痘初见标，以解肌疏表，则毒松而易出。若疫病初起，热格于外，不达于表，凛凛恶寒，或咽痛喉痹，烦躁不宁，斯时不以轻凉解散之方达之外传，则毒未有不向里者，此疏解之与治痘相似也。及痘既发齐，以清凉解毒，则化成脓浆。若疫病当五六日，陡然大发，火毒炽盛，发斑发狂，使不以气血并清、寒、凉解毒之方，则瘟毒不化，渐至津亡液涸，神昏闭陷，此解毒之与治痘相似也。惟大黄抽薪之法，治痘用于火毒初萌之际，而治疫用于斑毒渐化之时，恐下早则斑毒内陷也。惟俟表热渐除，里热未去，斯时一大下之，火毒消散，炎熻顿为清凉，此则先后不同尔。然亦有一起表里俱急，阳邪怫郁者，用凉膈散、双解散治之，内不去硝黄也。（《温毒病论》）

【阐释】

本篇论述治疫略同治痘。痘之初起，以解肌疏表为主；疫之初起，亦以轻凉解散之方达外。痘齐之时，清凉解毒；疫之五六日，以气血并清、寒、凉解毒之方。唯大黄釜底抽薪之法，所治时段不同，痘用于火毒初萌之际，疫用于斑毒渐化之时，然亦有一起表里俱急，阳邪怫郁者，用凉膈散、双解散治之，内不去硝黄的特殊情况。

七、王士雄

（一）生平及著作简介

王士雄，字孟英，别号潜斋、半痴、梦影、随息居士。祖籍安化（甘肃省庆阳县），迁浙江盐官（海宁县盐官镇），又迁浙江钱塘（杭州）定居。约生活于清嘉庆十三年至清同治七年（1808—1868），清代著名温病学家。

王氏出身岐黄世家，曾祖王学权著《医学随笔》，祖父、父亲皆精通医学，其父殁后，立志继承父亲遗志，学医济世。王氏所生活的嘉庆、道光、咸丰、同治年间，时值清代中后期，国家内忧外患，江南本是人口稠密的富庶之地，也因灾馑、战争而瘟疫频发。成书于咸丰二年（1852）的《温热经纬》，为王氏代表作，总结了防治瘟疫、温病的临床经验，并阐发新见，是我国温病学说的重要著述。道光戊戌年（1838），江浙霍乱流行，王氏著成《霍乱论》。同治元年（1862）王氏避乱沪上，又逢上海霍乱大流行，经其精心治疗，全活甚众，因而重新修订《霍乱论》，更名为《随息居重订霍乱论》。

王氏著作中影响较大的首推《温热经纬》，编纂的初衷是为了更全面地弘扬叶氏学术思想，弥补吴瑭《温病条辨》之不足。该书共五卷，引用40余位注家治学之精华。本书收录113首方剂，50多首来自张仲景，其余则为后世医家方剂。方后汇集历代医家方论，并详加"雄按"，其中不乏真知灼见。本书不仅对前人温病学理论进行了较为全面、系统的整理总结，也充分表达了王孟英本人独到的学术见解，是一部非常有影响力的温病学著作。

（二）主要学术思想

王士雄的学术思想主要体现在以下六个方面。

1. 详察新感、伏邪病机治法之异

王氏明确提出温病有新感温病和伏气温病两类。提出伏气温病为内外因合病，尤重内因，传变方式上伏气温病是血分达于气分，自里而发，不同于新感温病由表入里，发病人群尤重小儿。"若伏气温病，自里出表，乃先从血分而后达于气分……不比外感温邪，由卫及气，自营而血也"。在治疗上，新感温病初起治以辛凉疏表、透邪于外。伏气温病，一开始便见伤阴，初起即可用甘寒，甚则甘寒养阴与苦寒清热并用。对伏邪兼新感而出现表证者，虽可兼顾新感，但总以清里热为主，佐以透表之法。

从伏气温病的病因病机、传变方式、着重小儿到治则治法，其观点不仅有创新之处，且均是从《内经》《伤寒论》及温病经典著作出发，并结合当时社会条件提出的，其敢于创新，为温病提供了更广泛的辨证论治思路，其治学思想值得进一步深究学习。

2. 辨明暑邪特性及暑病治法

王氏对中医六气学说有深入研究，尤其对暑邪的认识有独到发挥。他十分注重明辨寒暑，认为伤寒自是伤寒，温暑自是温暑，因证各别，治法不能混淆。有医家将暑分阴阳，王氏对此明确反对，从暑邪的特性和暑病的临床表现出发，认为暑为热，且纯阳无阴，暑分阴阳则易使寒热界限不清，影响临床正确用药，强调指出暑天伤于寒湿，不应以暑病名之，这些观点对于正确辨治暑证有实际意义。王氏明确提出暑多兼湿，而非暑必兼湿。认为暑为天之气，其性纯阳，湿为地之气，其性属阴，本为二气，绝非暑中本有湿，王氏"暑多兼湿"之说较"暑必兼湿"更为客观，符合临床实际情况，暑容易夹湿，但非必定夹湿，这一看法基本上澄清了暑与湿之关系。此外，王氏根据暑热易耗气伤津的致病特点，对李东垣的清暑益气汤提出异议，认为李氏清暑益气汤中药多辛燥，并不利于治疗暑证。在此基础上创制王氏清暑益气汤，主治暑热伤津耗气之证。王氏对暑邪的认识及治暑之法对后世影响较为深远。

3. 提出霍乱须辨寒热真假，注重防治

"霍乱"是中医病名，多指吐泻为表现的一类病证。自19世纪20年代真性霍乱的传入，两者概念常多混淆，王孟英主张明辨细析，区别施治。认为霍乱有时行的真性霍乱与寻常的吐泻霍乱之分，前者多属热霍乱，后者则属寒霍乱。霍乱虽有伤于风冷性质属寒的，有伤于臭毒性质属热的，但两者所现病证，往往寒热相混，虚实错杂，确非易识。王孟英主张通过辨别排泄物、转筋、舌脉及口渴与否，来区别病证。认为霍乱的主要病变部位在于中焦脾胃，治疗上主张祛除病邪，恢复脾胃升降功能，并创制蚕矢汤、黄芩定乱汤、解毒活血汤等治霍乱方剂。在预防方面，提倡在注意饮水卫生、环境卫生的同时，主张节饮食，忌厚味，戒醇酒，宜进清淡饮食，以保护脾胃功能，这对预防夏秋季胃肠道传染病，无疑是一项重要的措施。

4. 临证重调畅枢机，用药轻灵

王士雄认为"百病生于气"，破坏了"阴平阳秘"的状态，不论何种病证，都是整体气机失

调所致的。因此调整气化枢机，恢复"阴平阳秘"的正常状态，才能达到治疗的最终目的。"脾胃病，则出纳升降枢机失常，而诸病丛生"。治病必须调理"气化枢机"，而司"气化枢机"的主要脏腑是肺与胃。故王氏又着重调理肺、脾、胃，使机体逐步趋于阴平阳秘，达到治疗的目的。所谓"大气一转，其气乃散"。用药方面无论用清用补，皆不离"运枢机，通经络，调气化"而选用轻灵之品，每以轻药愈重病而获奇效。曹炳章称王孟英"裁方用药，无论用补用泻，皆不离运枢机、通经络，能以轻药愈重病，为自古名家所未达者"。

5. 阐明顺逆之理，分析传变病机

王氏阐明发挥了温病传变学说，对立论依据、顺传逆传机制、治疗原则及其预后宜禁等，都论述完备。王氏简明扼要地阐发了温病的传变机制："温邪始从上受，病在卫分，得从外解，则不传矣……不从外解，必致里结。是由上焦气分以及中下二焦者为顺传。""夫温热之邪，迥异风寒。其感人也，自口鼻入，先犯于肺，不从外解，则里结而顺传于胃。胃为阳土，宜降宜通，所谓腑以通为补也。"阐明了"顺传胃腑"之机制在于不从外解，而从里治。"肺开窍于鼻，吸入之邪先犯于肺，肺经不解，则传于胃，谓之顺传，不但脏病传腑为顺，而自上及中，顺流而下，其顺也有不待言者"。诠释了顺传的传变规律。王氏认为由肺传胃，由脏传腑，由上及中为顺传。"以邪从气分下行为顺，邪入营分内陷为逆也""若不下传于胃，而内陷于心包络，不但以脏传脏，其邪由气入营，更进一层矣，故曰逆传也"。王氏提出了病邪不经气分，直入营分也为逆传，使温病"逆传"的内容更加丰富。

6. 重视食疗养生

王孟英非常重视食疗，有专书问世，倡导药食同源理论，认为以食代药"处处皆有，人人可服，物异功优，久任无弊"，临证时以辨证为要，重调枢机，顾护阴津，倡轻质平淡之法，每收奇效。王孟英一生历经艰苦，至晚年不禁有"世味深尝，不禁有饮水思源"之惑及"食而不知其味，已为素餐，若饱食无教则近于禽兽"之叹，故著《随息居饮食谱》以省后人。该书内容分为水饮、谷食、调和、蔬食、果食、毛羽、鳞介七大类，共详列食物330余种，记载了各类饮食物功效、主治及禁忌，提倡应用食疗防治疾病，是其对前代饮食疗法及自己临证体会的总结，对中医食疗的发展起了很大的推动作用，弥补了前人对食疗方面记载的不足。汪曰桢对此书评价极高，称其远胜《食物本草》，并对书中介绍的食材进行了详细的补充。

此外王氏以《内经》为据，结合自己的临证体会，认为养生之道，首重饮食有节。主张节制饮食，保护脾胃运化功能，发挥人的抗病能力，以杜发病之内因。

（三）医案医话

【原文】

余纂《温热经纬》一书，详辨温热暑湿之异于正伤寒。因古人但以寒为肃杀之气，而于暑热甚略也。然严寒易御，酷暑难消，热地如炉，伤人最速。按徐后山《柳崖外编》云：乾隆甲子五六月间，都城大暑，冰至五百文一斤，热死者无算，九门出棬，日至千余。又余师愚《疫疹一得》云：乾隆戊子、丙午、壬子、癸丑等年，暑疫流行，率用大剂石膏，救全不少。纪文达公云：乾隆癸丑，京师大疫，以景岳法治者多死，以又可法治者亦不验。冯星实姬人呼吸将绝，桐城医士投大剂石膏药，应手而瘥，踵其法者，活人无算，盖即师愚也。道光间，毗陵庄制亭重刻其书，余已采入《经纬》而卷帙稍繁，未能授梓，且辨证处方非精于医者不可。今附暑疫大略于通俗方书，庶世人咸知暑患之烈，而医家治疫亦勿徒守又可之法为至当也。若王予中《太史白田集》内谓承气、白虎，孰非为即病之伤寒设，岂可以治暑？噫！太史虽深究于理学，殆未深究于医学乎？至石膏辨云：目击受石膏之害者甚多，深以缪仲淳、袁体庵为不可法，是亦书生之见也。夫停食不消，因而致死者多矣，岂可归罪于五谷，以为神农、后稷作俑，而令天下之人辟谷耶？况物性中和，莫如谷矣，而霍乱痧胀，一口米汤下咽，即难救治。故一病有一病之宜忌，不可舍病而但以药之纯驳为良毒也。补偏救弊，随时而中，贵于医者之识病耳。先议病，后议药，中病即是良药。况石膏无毒，甘淡而寒，善解暑火燥热无形之气，凡大热、大渴、大汗之证，不能舍此以图功。若兼胸闷腹胀者，须加辛通开泄之品以佐之。第读书以明理，明理以致用，苟食而不化，则粗庸偏谬，贻害无穷，非独石膏为然矣。搢绅先生博览之余，往往涉猎岐黄家言，或笔之于书，或参赞戚友之病，世人因信其知儒，遂并信其知医。孰知纸上谈兵，误人不浅，吕晚村是其尤者也。安得如徐洄溪者，一一而砭之哉！（《潜斋医话·论治暑热病用石膏》）

【阐释】

此条论暑乃纯阳之邪，伤人最速，列举众医家以石膏治暑之验，以告后学。

【原文】

戚媪者，年六十余矣。自幼佣食于黄莲泉家，忠勤敏干，老而弥甚。主仆之谊，胜于亲戚也。秋间患霍乱转筋，孟英视之，暑也。投自制蚕矢汤，两服而安。三日后，忽然倦卧不能反侧，气少不能语言，不饮不食。莲泉惶惧，不暇远致孟英，即邀济仁堂朱某诊之，以为霍乱皆属于寒，且昏沉欲脱，疏附子理中汤与焉。莲泉知药猛烈，不敢遽投，商之王安伯，安伯云：以予度之，且勿服也。若谓寒证，则前日之药，下咽即毙，吐泻安能渐止乎？莲泉闻之大悟，著人飞赶孟英至而切其脉曰：此高年之体，元气随泻而泄，固当补者。第余暑未清，热药在所禁耳。若在孟浪之家，必以前之凉药为未当，今日温补为极是。纵下咽不及救，亦惟归罪于前手寒凉之误也。设初起即误死于温补，而世人亦但知霍乱转筋是危险之证，从无一人能知此证有阴阳之异，治法有寒热之殊，而一正其得失者。此病之所以不易治，而医之所以不可为也。今君见姜附而生疑，安伯察病机之已转。好问者心虚，识机者智赡，二美相济，遂使病者跳出鬼门关，医者卸脱无妄罪。幸矣！幸矣！乃以高丽参、麦冬、知母、萎蕤、木瓜、扁豆、石斛、白芍、苡仁、茯苓、蒺藜为方，服六剂始能言动，渐进饮食，调理月余而健。（《王孟英医案·霍乱》）

【阐释】

本案乃热霍乱误作寒证，治以益气养阴、祛湿清热而病痊。

【原文】

潘红茶方伯之孙翼廷，馆于许双南家。酷热之时，啜冷石花一碗，遂致心下痞闷，四肢渐冷，而上过肘膝，脉伏自汗。方某诊谓阳虚阴暑，脱陷在即，疏大剂姜、附、丁、桂以回阳。双南在苏，其三郎杏书骇难主药，邀族人许芷卿诊而决之。芷卿云：此药断不可投。第证极危急，须逆孟英商之。时夜已半，孟英往视，曰：既受暑热，复为冷饮，冰伏胸中，大气不能转旋，是以肢冷脉伏，二便不行。速取六一散一两，以淡盐汤搅之，澄去滓，调下紫雪丹一钱。藉辛香以通冰伏之气，用意精妙。翼日再诊，脉见胸舒，溺行肢热，口干舌绛，暑象毕呈，化而为疟，与多剂白虎汤而愈。丙午举于乡。认证既确，治法又极精妙，真可谓万世法程。（《王孟英医案·暑》）

【阐释】

本案乃感受暑热而饮冷所致真热假寒案，误作阴暑治疗，幸得孟英诊治，疏以清暑泄热与辛香开窍之药而得转危为安。

八、石寿棠

（一）生平及著作简介

石寿棠，字芾南，安东人（今江苏涟水县），据《淮阴卫生志》载，其生于嘉庆末年（具体不详），卒于1869年。道光二十九年（1849）为举人，于淮北举孝廉。其家七代事医，自幼恪守父亲教诲，"朝儒夕医"，寒暑不移，终"才识既高，学术并茂"。其传世之作有三：《医原》《温病合编》《温热学讲义》。其中《医原》是其在倡办团练闲暇之余所作，该书分上、中、下三卷，共二十篇，内容述及阴阳五行、四诊之法、营卫功能、内伤外感、妇科儿科及燥湿之气等。多发古人之未发，寻流溯源。可谓"发岐伯之奥旨，解仲景之秘思"。该书于咸丰年间颇具盛名，并遗泽后世，影响斐然。《温病合编》的著述则由于其虑初学之士难免管中窥豹，顾此失彼。该书立意新颖，于序中明辨伤寒温病之别，使人了然。石氏还有很多观点被后世认可，包括外感六淫"皆关乎肺""使邪早有出路"及"湿热治肺"等。

（二）主要学术思想

石寿棠的学术思想主要体现在以下四个方面。

1. 外感皆关乎肺，治疗使邪早有出路

自仲景"六经辨证"出现以来，后世医家皆奉之为圭。直至针对温病的"三焦"和"卫气营血"的出现，这种格局才真正随之改变。石氏推崇仲景，亦博采叶、吴之说，提出外感之邪，虽有种种见症，而"皆关乎肺"。不仅契合《内经》有关"肺合皮毛"的理论，而且一定程度上破除了学界对温病与伤寒在侵犯人体时是先犯手太阴肺还是足太阳膀胱的争议。石氏认为由于肺合皮毛，肺通过宣发之能，布卫气于体表以行卫外之能，所以外感疾病初起不必皆具咳嗽、有痰、喉痒、鼻塞等肺经见症，但有表证，亦属"皆关乎肺"，治宜宣肺透表。

外感之邪的治疗，石氏提出"治外感之邪无他，使邪有出路而已，使邪早有出路而已""盖邪从外入，必从外去"及"毛窍是肺之合，口鼻是肺之窍，大肠、膀胱为在里之表，又肺胃之门户，攻邪从汗解为外解，邪从二便解，亦为外解"。另外石氏在《温病合编》序中说："人禀天地之气以生，即感天地之气以病。"由此可见，毛窍、口鼻及二阴既为沟通天地之门户，又为外感病邪之途径。故"邪从外入，必从外去"的观点对于临床治疗外感疾病的指导作用是客观存在的。除此之外，"使邪早有出路"中的"早"字，则提示，对于外感疾病要及早治疗，以防迟则内陷生变。

2. 鉴别温病与伤寒之异

温病学真正形成的阶段是在明清时期，在此之前，历代医家虽意识到温病与伤寒之异，然终挣扎于伤寒不得脱。而石氏在《温病合编》一书中针对历代医家对温病学发展所作的贡献略有点评。如其认为刘守真主三焦立论而不墨守伤寒六经；喻嘉言著《尚论篇》《医门法律》《寓意草》三书，其论温病主《内经》立说，直探本原，而部分内容竟混入伤寒少阴阴证；叶天士著《温热论》穷究入微，独超千古；吴鞠通其论证穷流溯源，详审精密，而所立清营汤、清宫汤又未能透邪外出等。最终，经过"尚论轩岐经旨，博考群贤议论"得出"伤寒，邪从毛窍入，由表传里；温热，邪从口鼻入，由里达表"的论断。并特别指出温病传变之时的用药原则："初传上焦手太阴、手厥阴，宜用清凉轻宣、芳香逐秽诸法；终传下焦足少阴、足厥阴，宜用救阴潜阳之法。"将温病伤寒从病因、病机、传变及治法等方面作出严格区分，使人一目了然，为后世医家在临床治疗外感疾病方面起到执简驭繁的作用。

3. 力主温病三焦立论

石氏所言温病应以三焦立论的说法实脱胎于刘河间、叶天士及吴鞠通的学术思想，而又推陈出新，其内容综合病邪传变、藏象学说、临床脉症及用药宜忌，内容新颖，结构条理清晰。石氏认为："初起，邪自口鼻而入，先干于肺，肺主周身之气，气窒不化，必然头痛、身痛、微恶寒。温邪内郁，必兼见烦躁、口渴、脉息动数或两寸独大、尺肤热、午后热甚。更有病邪在上，大便泻稀黄水，肺与大肠表里相应，亦由热迫下注耳。宜用辛凉轻剂解肌，轻扬向上，如银翘散去银花之类。最忌辛温发汗，致伤津液。亦忌阴柔滋腻，阻塞气机，不得开泄，反致脘闷内陷。若脉浮洪、恶热、舌黄、面赤、大渴、大汗，此邪在肺经气分，欲出表而未遂也，宜辛凉重剂退其邪热，保其津液，白虎汤主之。若舌微黄、寸脉盛、心烦懊侬、起卧不安、欲呕不得，无中焦证，此邪在上焦膈中也。在上者因而越之，宜栀子豉汤快涌膈中之热。若舌绛而干、口不渴，此热入营分也，倘兼见神识昏迷、痰涌、呛血，此邪入包络也，谓之内闭，乃温邪郁蒸，无形无质，用药徒攻肠胃不啻隔靴挠痒。欲宣窍闭必借芳香，牛黄、至宝辈，通神明之窍，驱热痰之结。若阴亏液耗者，必佐清空滑利之品，如芦根、竹叶、川贝、竹沥、姜汁、生地之类，以滋阴养液，以理温邪，可冀百中图一，此上焦肺与心包治法也，最忌一派寒凉，逼邪内陷，是邪闭而药又闭之矣。更有邪在上焦，未入胃腑，医误下之，余邪陷入，而成结胸之症，小陷胸汤主之。又有上焦未清，邪入中焦胃腑，大热、大渴、脉不浮而躁、舌苔燥黄、胸前拒按，阳明燥土，煎熬肾水，不下则阴液立见消亡，下则引上焦余邪，陷入而为结胸，承气合陷胸汤治之。若脉沉数有力，甚则脉体反小而实者，乃病纯在里，大承气汤主之。若发斑疹，则以透达清化为主。有里邪者清透之中仍佐攻下，银翘犀角合承气主之。此中焦阳明胃腑兼上焦的治法也。若邪入下焦，口干舌燥，甚则齿黑唇裂，脉实胸满者，仍当下之。更有热伏少阴，暮热早凉，热伤厥阴，神昏痉厥，又以甘凉育阴，加以介属潜阳，且蠕动之物能入络搜邪，如定风珠之类，此下焦肝肾治法也。"

石氏对温病的辨证施治，因时变通，为后人深入了解温病提供了必要的便利。

4. 详述下后温病见证

石氏在自己的著作中详细论述了下法的内容，包括下后脉浮、下后脉复沉、下后身反热、下后脉反数、数下亡阴、下前下后间服缓剂及用承气汤三弊等。每论则医理真、药法备。如针对下后脉浮指出"里证下后，无汗、脉浮而微数、身微热、神思或不爽，此邪气还表，里无壅滞也，银翘汤主之，增液为作汗之具，仍用连翘芳香解毒、轻宣表气，所谓随其性而宣泄之也。脉浮洪者，热气炽盛，津液立见消亡，虽无汗，宜白虎汤。脉浮洪而芤者，金受火克，元气不支，宜白虎加人参汤。除肌表散漫之热邪，助周身之血液，于是经络润泽，元气鼓舞，腠理开发，自得汗解"。

（三）医案医话

【原文】

温毒即温疫之秽浊最重者也，中物物死，中人人伤。尝见饥馑兵荒之岁，疫气盛行，大率春夏之交为甚。盖温热暑湿之气胶结互蒸，人在其中，无隙可避，举凡露雾之区，蛇龙之窟，监狱之内，乱冢之旁，燔柴掩席，委壑投崖，病气尸气，种种恶秽，上涸苍天清净之气，下败水土物产之气，人受之者，亲上亲下，病从其类。如世俗所称大头温者，头面腮颐肿，如瓜瓠是也；所称虾蟆温者，喉痹失音，颈筋肿痛是也；所谓瓜瓢温者，胸高胁起，呕汁如血是也；所称疙瘩温者，遍身红肿，发块如瘤是也；所称绞肠温者，腹痛干呕，水泄不通是也；所谓软脚温者，便清泄白，足重难移是也。（《温病合编·卷一·温毒大纲》）

【阐释】

本篇论述中石氏认为温毒为温疫之秽浊最重者，且指出了其病因与发病；同时介绍了大头瘟、虾蟆瘟、瓜瓤瘟、疙瘩瘟、绞肠瘟、软脚瘟的主症。

【原文】

伤寒非汗不解，最喜发汗；伤风非汗不解，最喜解肌；温病亦非汗不解，最忌麻、桂辛温发汗，汗伤津液，最喜辛平，辛凉解肌，导邪外出。若暑温则又不然，暑非汗不解，宜用香薷发之，汗后亦不可屡虚其表，致令厥脱也。若大汗不止，仍归白虎法，不比伤寒、伤风之漏汗不止，必用桂、附护阳实表也。若湿温着于经络，多身痛身热之候，医者误认伤寒而大汗之，遂成邪入心包神昏肢逆。仲景谓"湿家忌汗，发汗则病痉"，人可知所戒矣。更有粗工，稍知治温热法，一遇湿温，亦以治温热之法治之，较之误认温热与伤寒者，厥罪惟均。不知湿温二气杂感，浊阴弥漫，轻者宣之则愈；重者宣之不愈，往往用苦温之品助之化燥而后清，清而后愈，一为阳病，一为半阴半阳病，至鲁至道，难易较然。再按温热病，虑涸其阴，救阴为急，即愈后亦当以甘凉甘酸滋阴为法；惟平素阳虚，或寒凉过当，邪去正衰，不扶其阳则气立孤危，故又以益阳为急务。湿温虑伤其阳，温阳为急，即愈后亦当以甘温、辛甘扶阳为法。惟病后化燥，有当用凉润者，又不可拘。再按温热属阳，以阳从阳，故阳明燥土病居多；湿温属阴，以阴从阴，故太阴湿土病居多。暑兼湿热，故各居其半，审其湿热二气偏多偏少，则治疗不难矣。（《温病合编·卷二·治温病总论》）

【阐释】

本篇论述了风、寒、暑、湿、温热侵袭人体的治法，并通过比较详论了湿温之治法特点。伤寒、伤风非汗法不解，温病最忌辛温发散，而宜辛平、辛凉解肌；暑温宜用香薷汗解，且提醒医家汗后尤注表虚问题，大汗不止，则应以白虎汤之思路，可见石氏所述之暑温汗解法应适用于暑温夹寒证；湿温初起禁汗，亦不可寒凉太过，治法轻者宜宣之，重者兼用苦温之品以燥湿，继用寒凉之品以清热。温热时刻顾护阴液，但阳虚或寒凉太过又以益阳为急务；湿温乃半阴半阳病，愈后阳虚则扶阳，化燥则滋阴，须灵活变通。温热以阳明热病居多，湿温以太阴湿土居多，暑兼湿热，又亦审其湿热之偏重而论治。

【原文】

风温为阳邪，最易伤阴，大忌辛温发散、苦寒攻下劫烁津液。初起，头胀、汗出、身热、咳嗽必然并见，当与辛凉轻剂清解为先，重剂则过病所。化燥之时，当审其在气分、在血分。在气分则肺气不得舒转，周行气阻，身痛、脘闷、不饥、邪欲结痹，宜微苦以清降，微辛以宣通；在血分则热伏伤阴，日轻夜重，烦扰不宁，宜与甘凉养阴，仍须佐以疏达，俾邪有出路为是。若被苦寒沉降损伤胃口，阳明顿失循序之职，又有复脉、达中之类以治之。风温咳嗽虽系小病，常见误用辛温发汗，销烁肺液，骤变则为痉厥，缓变则为虚劳，学者宜加意焉。（《温病合编·卷一·风温大纲》）

【阐释】

本篇论述了风温的治法及禁忌。初起辛凉清解，化燥须分气血，在气宜微苦以清降，微辛以宣通；在血甘凉养阴，仍须佐以疏达。若被苦寒沉降损伤胃口，又有复脉、建中之类治之。风温最忌辛温发散，苦寒攻下劫燥津液。尤其风温咳嗽，误用辛温发汗则销烁肺液，骤变则为痉厥，缓变则为虚劳。

【原文】

经曰：阳明司天，燥淫所胜，民病善呕、心胁痛，不能转侧，治以苦温，《内经》治燥之正法也。盖以燥气寒化乃燥之正，本论多类及于寒湿、伏暑门中，如腹痛、呕吐之类，此因寒而化之燥也，当以辛润治之。若热化之燥，乃干燥不通之疾，内伤、外感宜分：外感者，由于天时风热过胜，或因深秋偏亢之邪，始必伤上焦手太阴气分，右脉数大，或热或咳。燥气化火，清窍不利，如耳鸣、目赤、龈肿、咽痛之类。其治法始用辛凉，桑杏汤是也；继用甘凉救肺胃之阴，喻氏清燥救肺汤，叶氏用玉竹、沙参、桑叶、梨皮之类及炙甘草汤诸法……要知是证，大忌者苦涩，最喜者甘柔。上燥者，津液结而为患，治气为主，必佐辛润流通之气味；下燥者，精血结而为患，治血为主，必借血肉之滋填。在表佐风药而成功，在腑以缓通为急务。若气分失治，则延及血分。下病失治，则祸及乎上。喘咳、痿厥、三消、噎膈之萌，总由于此。（《温病合编·卷一·秋燥大纲》）

【阐释】

本篇论述燥证的治法及禁忌。凉燥当以辛润治之；温燥当分外感内伤分而论之。石氏认为温燥外感者首伤上焦太阴气分，故始用辛凉，继用甘凉，津液结者，治气为主，佐以辛润流通之品。下燥精血结者，治血为主，在表佐风药，在腑以缓通。气分失治，则延及血分；下病失治，则延及上焦。燥证大忌苦涩，最喜者甘柔。

九、叶霖

（一）生平及著作简介

叶霖，字子雨，号石林医隐，鹤寄轩，生卒年不详，晚清同治、光绪年间名医，江苏扬州人。

叶氏祖籍浙江绍兴，雍正年间迁徙扬州。叶霖幼年正值太平天国战乱，国家动荡不安，遂弃儒从商。在闲暇之时喜好诵读古文诗词，尽管无人教授相关知识，但叶霖天资聪颖，时间久了，亦能逐渐领会其中奥义。及中年之后，叶霖家境稍好，便常以诗酒自娱，恰逢家中有数人受庸医误治致死，遂发愤习医，广搜方书，经数年便通晓其大义，偶尔为人诊病，总能药到病除。其医德高尚，不愿与其余医者争利，故非重病不治，治病亦不收取费用，百姓皆感其恩德。叶霖中年成名，医理精深，传世著作甚多，有《难经正义》《金匮要略阐疑》《伏气解》《痧疹辑要》《脉说》等，并对《温病条辨》《温热经纬》均有批注，后又参考西医学说，互相发明，成为早期中西汇通医家之一。

《难经正义》为叶霖于1895年所著，共6卷。他认为《难经》"理趣深远，非浅学得窥堂奥"，于是潜心钻研，考究经文，参考历代名医名家对《难经》的注疏，以《内经》原文逐一对比，诠释发挥，核其异同，寻其意旨，并杂采西医之说为诠释脏腑的佐证，以《内经》为医学之根本。书中辩论精要，考证颇详，叶霖学习接纳西医知识，以西医的解剖学、生理学等印证中医的古典医理，以彼之长，补己之不足，开创了近代中西医结合的先河。《脉说》现可见于《中国医学大成》诊断针灸分册，上卷选取《内经》《难经》《脉经》等有关论脉部分加以阐释，结合临床实际，阐发脉机，每有新义，涉及妇人脉法、幼儿诊法、奇经八脉及石芾南脉色兼察之说等。下卷列举分析30种脉象，末附清脉、浊脉。

《伏气解》是叶霖撰于1897年的专论伏气病的一部著作。叶氏依据《素问·生气通天论》等有关伏气致病的理论，阐析各种伏气病的病因、病理、证候和治法。强调运气与发病的关系，对于某些病证，相信"干支生克"的理论，亦不免过于机械。

《增批温病条辨》（又名为《叶氏增评温病条辨》）是系统批注《温病条辨》的第一部著作。叶氏行医多年，在临证中"每见温热时疫伏气，邪由内发，而误于银翘、桑菊者不知凡几，尤可异者，暑入心包，烦闷炽热，用香薷而去黄连，谓是鞠通之法，先解上焦之表，不可用中焦里药，以致焦头烂额而不可救，此虽庸工不善读书之祸，而谓非鞠通界划三焦，混分表里作俑之过可乎？目击心伤，不容缄默"。所以取《温病条辨》逐条批注，"俾后学可得此书之用，而不为此书所误"，从而撰成《增批温病条辨》一书。此书识见独具，富于雄辩，议论大多中肯，批评合乎事实，是一很有学术价值的争鸣性专著。

（二）主要学术思想

1. 评释脉理，独具真知

叶氏论脉谈理，每有真知灼见。如长短二脉，古人论治已详，但叶氏从脉形体和脉韵意处详析长脉，从病主虚实不同处精解短脉。叶氏谈脉，切中病理病势，常从脉诊中推求病势机转，其推求之法常从"表里上下五行生克初诊久按"十二字入手，探寻病理机转，运用色脉合参之法论病，总结独到的脉法心悟。叶氏著《脉说》一书，不仅言脉理之论，且于书中夹叙其脉法实践的体会，对一些疾病的脉法研究透彻，皆发前人所未言。

2. 伏气温病所伏为热，非寒所化

关于伏气温病，《内经》记载"冬伤于寒，春必病温"，历代《内经》注家多认为由于冬天感受寒邪，伏而化温，至春发为温病，故所伏为寒。叶霖则认为是由于伏热所致，其始终存在，并且发病与人体阴阳失和密切相关。他说"天之六气伤人，由人之阴阳不固……然而伏气之为病，固有阴阳互根，上下相乘之变，而尤重于重阴必阳，重阳必阴"，"冬至后一阳生，人身所伏之阳热，被冬日严寒杀厉之气所折伏，藏于肌骨之间，至春夏间，或为风热逗引，或为情欲所伤，感而触发，谓之病温"，并多次指出"伏寒变热为谰语"。近代章太炎更明确指出："伏气为病，如冬伤于寒，至春病温是也。本以冬时强力，热欲外宣，而寒气束之，热苑于内，遭春东风解冻，其热始达，名曰伏寒，实是伏热耳。"伏气温病一般病势较重，变证较多，病程长，难于速愈，医家的思维既要缜密如丝，又要灵活多变。叶氏强调，"伏气者，随天时人事阴阳气化以感召，故曰人与天地参也"，因此临证时若机圆法活，"不容出诸规矩以外，又不得囿于方圆之中，是深得轩岐、仲景之心者矣"。

（三）医案医话

【原文】

缪希雍治案云：贺知忍少子病痧疹，家人不知，尚以肉饭与之。余适至，惊曰：此痧疹之极重者，何易视之。以西河柳两许，杂以玄参三钱，知母五钱，贝母三钱，麦门冬两许，石膏两半，竹叶七十片，二剂而痧尽。现遍体皆赤，连进四剂，薄暮矣。知忍曰：儿今无恙乎？余曰：痧虽出尽，烦躁不止，尚不可保。再以石膏三两，知母一两，麦门冬三两，加黄芩、黄连、黄柏各五钱，西河柳一两，竹叶二百片，浓煎饮之，烦躁遂定而瘳。

霖按：缪氏西河柳用如许之多，独不虑其温升太过乎？每用辄以石膏监制，殆即仲景麻黄、石膏同用之意也。虽然，遇禀赋怯弱之儿，险矣。（《痧疹辑要·卷四·选案》）

【阐释】

痧疹之证，大抵斑出阳明，疹出太阴，病位在于肺胃，治宜松透，一切温燥发散升提或补益

之剂，不可莽用。此痧疹病患，与肉饭是谓温补，与西河柳是谓温燥升提，霖按缪氏妙用石膏监制，故痧尽病愈。

【原文】

夫春温一证，本属水亏火炽，加以冬至阳生，井泉温，有习坎之义。乃天人之阳热，为严寒所遏而成，喻氏之温经通阳固属大谬。若赵养葵、程郊倩辈，先不启发，惟从事于滋阴壮水，亦非所宜，惟叶香岩用肘后葱豉汤，庶乎近之，然亦不可泥也。且伏气之因，不仅乎春温证，四时伏气之治，当于《内经》中求之，活法运乎一心，又未可囿于一偏之见也。医岂易言哉！（《伏气解·解一》）

【阐释】

叶氏认为春温病为人体伏热为冬日严寒所遏，至春夏有所感而发，其治疗单纯滋阴清热并不适合，叶天士用葱豉汤治疗是可取之法，但亦不可拘泥，临证时当本于《内经》圆机活法。

十、娄杰

（一）生平及著作简介

娄杰，字受之，清代浙江山阴县人。生平不详。

娄氏精勤医道，崇尚叶、薛、吴、王诸家。他认为温病与伤寒，"犹水火冰炭之不相入也"，世袭治伤寒法以治温，如抱薪救火。至叶天士、薛生白遵《内经》风热淫于内，治以辛凉、咸寒之旨，立三焦分治之法；淮安吴鞠通复取两贤绪论，触类引申，著为《温病条辨》，穷源竟委，纲举目张，至此而治温之法始完备。而叶氏《临证指南医案》言辞简略，吴氏《温病条辨》虽条分缕析，但卷帙繁重，习医者惮于研索，致诸家之作未能遍布海内。每遇温病，每有时医仍以伤寒法治温病，药与病乖，枉死者颇多。娄氏有感于此，以吴鞠通《温病条辨》为蓝本，参以《临证指南医案》《医效秘传》《湿热病篇》等先贤之说，汇集诸家，取其精华，提纲挈领，别辑简编，并由门人萧吉甫博采旁搜，反复考订，辑成《温病指南》一书。

全书共两卷六篇十八则。娄氏以风温、湿温立论，因证立方，一方一论，以温邪不兼湿者统归风温类，列为上卷，共55方证；温邪之兼湿者统归湿温类，列为下卷，共47方证，每卷之中又各按三焦分为三篇，分门别类，一目了然。娄杰的温病分类方法简明扼要，便于临床应用。因此，后世温病学家广为采用，并正式易名为"湿热温病"和"温热温病"两大类。书末附有温病治法要略十八则，举白舌、黄舌、黑舌、绛舌、自汗、战汗、疟、痢、痹及各种复证等共十八证辨证要点和论治法则，以示温病诸证变化甚多，临床辨治务须细致审慎。《温病指南》以证立方，简明易学，为习医者研读叶、吴诸家温病理论开启了点悟之门，其后医家遵其书辨寒温了如指掌，按法施治，应手而效者众多。

（二）主要学术思想

娄杰的学术思想主要体现在以下三个方面。

1. 以风温湿温立论，奠定温病学分类基础

娄氏认为古书所列风温、温热、暑温、湿温、冬温、温疫、温毒等温病各证，名目甚繁，而究其治法，只须细审温邪之兼湿与否及湿、温二邪孰多孰少，以为用药之差别。故仿叶天士《温热论》、薛生白《湿热病篇》以风、湿对而立论，以温邪不兼湿者归为风温类，列为上卷，包括风温、温热、冬温、温毒，治法几近相同，惟温毒稍兼解毒。温邪之兼湿者统归湿温类，列为下卷，包括湿温、暑温，根据湿、热多少用药稍有区别，不必拘定夏秋时令。每卷之中又各按三焦分为三篇，如此分门别类，一目了然。至于温疫，娄氏认为"乃一时厉气流行，或兼湿，或不兼湿，初无一定，须临时察其如何见证，按两卷所列各条依法施治"，故在上、下两卷中均列其条目。近代医家谢仲墨对娄杰的温病分类方法甚为推崇，并提出"不兼湿的风温篇或称为温热篇，以与湿热篇相对"，至此，明确了现代温病学以温热、湿热立论的温病分类方法。辨清温病病因病类不仅有助于掌握不同类型温病的演变特点，而且对临床"审因论治"，确立合理的治则、方药具有重要的指导意义。

2. 详列伤寒温病初起因机证异

温病初起，每与伤寒相似，因古无治温专书，故往往认症不明，遗误匪浅。娄氏认为：温病与伤寒，犹水火冰炭之不相入也，二者病因、病机特点、证候表现各不相同。伤寒必在冬月，温病四时皆有。伤寒乃严寒之气从毛窍而入，始于足太阳，首郁遏太阳经之阳气，而为头痛、身热、项强脊痛等；温病为温热秽浊之气从经络及口鼻而入，始于手太阴，首郁遏太阴经中之阴气，而为咳嗽、自汗、口渴、头痛、身热等。如此从阴阳两大法门辨伤寒、温病，自了然于心。伤寒、温病初起尤以口渴之症和脉象差别最为明显：伤寒初起一二日必不渴，温病起病即口燥、咽干而渴；伤寒左脉必紧盛倍于右，温病右脉洪大倍于左。冬温初起头痛、恶风寒、身热、自汗，似与太阳中风无异，但其脉不缓不紧而动数，且不口渴，与伤寒截然不同。伤寒循六经传变，或汗或下，六经分治，邪退即愈；温病则传变不定，有得汗热退、得下里和，二三日复如前者，总由邪气未尽，当分上、中、下三焦及邪在气、在血之不同，随其见证，依法治之，方不致误。娄氏从病因、发病、病机和证候特点详述伤寒与温病初起的区别，医者展卷即明，早定方略，不再入以伤寒法治温病之歧途，或可"跻斯民于仁寿"。

3. 阐释发挥《温病条辨》方证

娄氏主要取吴鞠通《温病条辨》各方证，删繁就简，但言见何证用何方，因证立方，间简释病机，明白易晓。如辑上焦篇辛凉重剂白虎汤方证"太阴温病，脉浮洪，舌黄，大渴，大汗，面赤恶热者"，即释病机"邪热已深，逼烁津液，邪欲出而未遂也"，学者不必另研习《温病条辨》自注及方论即可领悟所辨之证、所用之法、所立之方。娄氏所辑各证及论治多遵鞠通之法，间结合自己的经验有所发挥。温病初起，风寒外搏之恶风寒、头痛、身热、口渴症，娄氏倡用杏苏散微温以解表，反对吴鞠通用桂枝汤等辛温发散峻剂，防其更伤阴液。温病发疹证，吴氏宗"太阴风热"而以加减银翘散宣肺达邪、凉营透疹，娄氏认为此方过凉，易遏气机，往往不能透发，至若升柴又升散太过，非温病发疹所宜，当取葛根解肌汤微温凉散，透疹而无助热，清热而无凉遏，为治温病发疹证开辟了新的方法。中焦阳明温病数日不大便者，娄氏力荐首服增液汤，因其通便生津而不伤气，不可遽用承气。尤其大承气汤等峻下之剂，必脉证与书中一一相符方可应用。若脉浮、脉沉，或恶寒，或小便清长，或舌黄黑而薄润，或平素阴虚胃弱者均不可轻用，防邪去正伤之弊。另有湿温神昏谵语证，娄氏根据湿热蒙蔽包络气分、湿热化燥伤阴闭窍之不同分别以杏仁芥子汤、金蒲汤论治，相较于《温病条辨》清宫汤加减送服至宝丹或紫雪丹的单一治法更灵活而切中病机。

综上所述，娄杰从温热、湿热立论，以证立方，重辑《温病条辨》，确立了现代温病学的分类方法，为习医者研读温病学理论打开了方便之门，其对温病某些证候的辨治思想对现代医家临床应用具有重要的指导意义。

（三）医案医话

【原文】

温疫盛行之时，陡然得病，憎寒壮热，头痛身痛，若不可支，午后益甚，舌苔白腻如积粉，板贴不松，脉象极数，或沉伏者，疫毒由人传染，自口鼻而入踞募原也，达原饮主之。体弱者，先以银翘散透解，如不效，再用达原饮。（《温病指南·卷下·湿温上焦篇》）

【阐释】

温病中确有邪踞募原证，然必细审病情舌色，确系湿浊郁闭募原，方可用达原饮，不可一概滥投。

【原文】

温病发斑（如云片无颗粒为斑）者，邪郁肌表也，化斑汤主之；发疹（有颗粒为疹）者，邪郁血络也，葛根解肌汤主之。

化斑汤

石膏三钱　知母一钱五分　生甘草一钱　元参一钱　犀角七分　白粳米半合

水煎服。

葛根解肌汤（吴鞠通用加减银翘散治疹，药味过凉，往往不能透发，不如此方稳妥。至升、柴等品，升散太过，实非温疹所宜也。）

葛根一钱五分　前胡一钱五分　荆芥一钱五分　牛蒡二钱　连翘一钱　赤芍二钱　木通七分　蝉蜕二钱　甘草一钱　竹叶一钱　苦桔梗一钱　鲜芦根三钱

水煎服。（《温病指南·卷上·风温上焦篇》）

【阐释】

温病发疹，吴鞠通以银翘散去豆豉，加细生地黄、牡丹皮、大青叶，倍玄参方治疗，娄氏认为其过于寒凉，恐凉遏而不能透发，用葛根解肌汤治之更胜一筹。

【原文】

湿温神昏谵语，舌苔黄腻者，湿热盘踞气分，内蒙包络也。杏仁芥子汤主之。

杏仁芥子汤

杏仁三钱　白芥子一钱五分　木通一钱五分，姜水炒　黄连八分，盐水炒　连翘二钱　栀子一钱五分　滑石三钱　芦根一钱五分　竹叶一钱　茯苓三钱　半夏二钱

水煎服。

湿温神昏、谵语、舌赤无苔者，邪传心包，化燥伤阴，内窍将闭也。金蒲汤主之。（最忌阴寒柔腻之品）

金蒲汤

犀角一钱五分　郁金一钱五分　连翘三钱　银花三钱　鲜石斛三钱　鲜菖蒲二钱　鲜生地二钱　鲜竹叶一钱五分　芦根汁三钱，冲　竹沥二钱，冲　生姜汁一滴，冲

水煎服。（《温病指南·卷下·湿温上焦篇》）

【阐释】

湿温神昏谵语当根据其在气、在营及湿热多少分证论治，舌象是辨证的关键。舌苔黄腻提示湿热并重，在包络气分，故以杏仁芥子汤治疗；舌赤无苔提示湿热化燥伤阴，几无湿而闭窍，

故以金蒲汤治疗。

十一、刘恒瑞

（一）生平及著作简介

刘恒瑞，字丙生，又名刘吉人，京口（今江苏镇江）人，生平履贯欠详，清末民初医家。幼多疾病，弃儒业医。精研《内经》，中西合参，勇于实践，于伏邪为病颇有研究，著有《伏邪新书》一卷（1898），曾刊于《三三医书》第二集中，后曹炳章先生恐其年久失传，予以校订评注。书中提出伏邪有伏燥、伏寒、伏风、伏湿、伏暑、伏热之分。又将六淫分为六大门径，集成《六淫直径》，以六淫统述伤寒与温病，意欲借此为桥梁，沟通中医与西医。又将临证三十余年经验所得，著为《察舌辨症新法》一卷，于宣统庚戌年（1910）连载于《医学扶轮报》，现存《中国医学大成》中，编有《外科学讲义》（1911），并选录校正有《丹溪脉诀指掌》（1923）等书。另撰《经历杂论》一卷，刊行于世。

（二）主要学术思想

刘恒瑞的学术思想主要体现在以下三个方面。

1. 精研舌象倡导"看舌八法"

《察舌辨症新法》为舌诊研究专著，为刘氏依据临证三十多年察舌辨证的心得编撰而成，原为授徒所用，主要论述伤寒病舌象，也有温病和杂病舌象，书中图文并茂，观察入微，有较高的医学价值。书中提出了"看舌八法"。即一看苔色，二看舌质（质亦有色，又有大小；湿热之证舌质胀大满口，边有齿印；血热之证质色紫），三看舌尖（白苔满舌尖，有红刺，勿用温燥之药），四看舌心，五看润燥，六看舌边，七看舌根，八看变换。

2. 重新阐发伏邪理论

刘氏以《内经》伏邪发病的理论为依据，著成《伏邪新书》。书中对伏邪的概念、种类、发病、治疗原则等作了详细阐释。如"感六淫而即发病者，轻者谓之伤，重者谓之中。感六淫而不即病，过后方发者，总谓之曰伏邪。已发者而治不得法，病情隐伏，亦谓之曰伏邪。有初感治不得法，正气内伤，邪气内陷，暂时假愈，后仍复作者，亦谓之曰伏邪。有已发治愈，而未能除尽病根，遗邪内伏，后又复发，亦谓之曰伏邪"。并在自序中指出："内有伏邪为病者，十居六七，其本脏自生之病，不兼内伏六淫，十仅三四。"书中提出"夫伏邪有伏燥、有伏寒、有伏风、有伏湿、有伏暑、有伏热"。对每种伏邪发病特征都进行了详细的论述并列出了不同的治疗方法，扩大伏气学说的范围。本书无论是在伏气理论方面还是在临床应用方面都有较高的实用价值。

3. 力畅寒温融合

刘氏强调寒温融和的重要意义，著有《六淫直径》，书中不仅在内容上力主寒温融合，而且在书名和论述上，避开了"伤寒"或"温病"的称谓，以免引起病因上"伤于寒"或"伤于温"的歧义，这种现象也是寒温融合的一个重要方面。

（三）医案医话

【原文】

感六淫而即发病者，轻者谓之伤，重者谓之中。感六淫而不即病，过后方发者，总谓之曰伏邪。已发者而治不得法，病情隐伏，亦谓之曰伏邪。有初感治不得法，正气内伤，邪气内陷，暂时假愈，后仍复作者，亦谓之曰伏邪。有已发治愈，而未能除尽病根，遗邪内伏，后又复发，亦谓之曰伏邪。夫伏邪有伏燥、有伏寒、有伏风、有伏湿、有伏暑、有伏热。（《伏邪新书》）

【阐释】

本条论述了伏邪的概念内涵及分类。

【原文】

燥金之症，与七情抑郁悲忧思症相似，以其同为秋气伤人，治法皆以春和生发之气解之（脉同一涩脉，而有长短浮沉之异，燥伤血，故脉沉而短。忧郁生于七情不适，善伤气，故脉浮涩而长细。金性沉着坚敛，易生燥屎，忧郁则无之，故忧郁用苏梗、制香附，温和行气、疏畅气机，伏燥用苏子、杏仁、归身，有油汁之品，温润血液）。而一由六淫燥气内伏，一由七情抑郁而生，学者当考其同中之异，分别用药以施治焉。又按：燥极反泽，口生涎沫，与热邪入营，口反不渴，津唾多，胃热则廉泉开，症相似（热症舌质多红紫，苔薄白如雪青杭绸色。燥症舌色不甚红紫，少有分别）。而热症可清，燥症不可清也。至于热症末传，阴液大伤，脉反小涩，燥症阴伤，脉亦小涩（热症小涩，然静中有动，多芤涩相兼者。燥症以涩为本脉，其人形症未久，未大伤阴津，即有涩脉，一为末传败象，一为初中传本脉，病之久暂深浅，其候不同，亦易变也）。学者亦当细心分别焉。盖燥即干也，一则是西风吹干，一则是火气炕干，其耗伤津液则同，一干燥而治法则大有不同，一宜清润，甘寒而润（火燥治法也），一则宜温和，甘平而润（燥金治法也）。（《伏邪新书》）

【阐释】

本条论述了伏燥证治。

十二、章楠

（一）生平及著作简介

章楠，字虚谷，会稽（今浙江绍兴）人，生卒年代不详，清乾隆后期、道光年间著名医学家。少羸多病，嗜岐黄之学，参儒释之理，潜心研究，溯流穷源二十余年。后又游历广东，河北、苏州等地，遇同业绩学者莫不趋访就正，遂精医术。章氏注重格理致知，认为"医理渊微，愈辨驳则愈明显"，既明于医经原旨，又见诸家偏伤流弊之害，冀有以补救，著有《医门棒喝》四卷，包括六气阴阳论、太极五行发挥等三十余篇医论、杂论医理、诊法及内儿科病证证治，并附医案。其医论颇有真知灼见，章氏是明确提出"辨证论治"一词的第一人，并提倡"每临一病，胸无成竹，惟审其虚实、阴阳、表里、寒热，设法制方，求其合病而止；药虽不同，古方法度，自然合古。如叶氏医案之所以为传仲景心印者，正因其善能变化而无丝毫执滞，仍不出圣道法度故也。学者必由是而学也，方为医道正宗，否则尽是旁门左道"。其学术思想深受叶天士、薛生白影响，于温病之辨证论治颇有发挥；对刘河间、李东垣、朱震亨、张景岳等说，善于撷取精粹，且能提出中肯评论。参考明代方有执《伤寒论条辨》予以重编，以"风伤卫、寒伤营、风寒两伤营卫"为纲，阐述各经病证，撰《伤寒论本旨》九卷。又注解《温热论》作为外感温病治法，注释《湿热条辨》作为暑病治法，以补《伤寒论》之不足。

（二）主要学术思想

章楠的学术思想主要体现在以下四个方面。

1. 论述温病与伤寒之别

清代一些医家由于深受尊经崇古的思想影响，对温病学理论体系的确立和治法抱有门户之见，导致了寒温两大学派激烈论争。如与章氏同朝的伤寒学派医家陆九芝，力辟温病学说，其认为"温热之病本隶于《伤寒论》中，而治温病之方并不在伤寒之外者"。而章氏认为温病的致病原因、邪入途径、病变部位、病机变化等均与伤寒不同，概念不容混淆，治疗必须严格区分。伤寒与温病由于感邪性质不同，其演变发展也有所区别，治疗上亦不同。伤寒为感受寒邪，其初起在表，表证自应解表，即寒郁于表则宜温散；温病虽有伏气温病与外感温病之别，但其治疗均应以清热之法为治疗原则之一。

章氏认为《伤寒论》中所论的外感，只有风寒暑湿，论温病也只有伏气而没有谈到外感的温热，并用以药测证之法，指出"既用黄芩、白虎必非伤寒合病，实为内发之温热也"。对于寒温治法之别，章氏书中数次又着重提及"若温热阳邪伤人之阴，故初病即宜凉解，与伤寒初起治法冰炭不同矣"。此论重在避免临床误治，防止病情剧变。温病与伤寒，初起的证候表现和治疗方法虽有明显区别，但病邪一旦由表入里，治疗方法又大多相同，因此章氏云"是以温病初起，治法与伤寒迥异；伤寒传里，变为热邪，则治法与温病大同"，如伤寒之邪传里化热之后，在治疗上也应凉解泄热，所以有"伤寒与温病始异而终同"之说。

2. 辨识外感病病因

章氏对外感六淫作为病因有自己独到的见解。如古代医家对外感六淫之暑邪的概念向来存在分歧，有暑热夹湿与暑中固有湿邪两种不同学术观点的学术争鸣，而章氏坚持湿与热搏而为暑之观点，其定义暑的概念是"长夏湿土司令，湿土与相火合气，乃名为暑"。章氏认为湿热病邪"热为湿遏，不能宣达，湿因热蒸，蕴酿胶黏，故最淹缠难愈"。章氏认为外感风邪有风从寒化、热化之论，认为寒温同是外感，风因寒冷而使人成伤寒，风因温暖而使人成温病，"风邪伤人，在冬令成伤寒病，春夏时成风温病，此邪随时令阴阳而变也"。伏邪与新感是温病发病类型中的两个重要的概念，是从临床出发，从不同的角度来描述提示了病因与发病情况的复杂性，两者都有力地推动了温病学的蓬勃发展。对于伏邪所藏部位，章氏认为有肌肤与少阴，并举例证之，"余方悟冬伤寒之邪，藏于肌肤之言为确，而辛苦之人尤多"，同雷丰之"肾虚之体，邪气伏藏于少阴，劳苦体实之人，邪气伏藏于肌肤"之论颇有相同之处。至于伏邪所藏部位，虽章氏均举例说明有之，但均属于思辨而来，为一猜想耳。而章氏在书中"附论伏暑"中提及伏邪治疗经验，后人亦可参阅。

3. 辨别风温与瘟疫

温病分类随着温病学的发展而逐渐趋于成熟，如吴鞠通将温病分为九种（兼附疟、痢、疸、痹），而章氏在书中对温病的分类及治疗有新的阐述，"兹细辨温病源流，当辨别而分治者有五：一曰春温，二曰风温，三曰暑湿，四曰湿温，五曰瘟疫"，评吴鞠通风温、瘟疫不分，伏气一证亦不分而论，指出吴鞠通将风温、温热、瘟疫、冬温并为一类，不知瘟疫与风温见证大异，已属"辨证未清"。值得一提的是，章氏对风温的因、证、脉、治都作了一定的阐述和补充。风温为感受风热病邪之温病，其发于冬季的又称为冬温。章氏认为不论发于春季或冬季，盖可称为风温，"风温者，冬至一阳来复，则阳进阴退，立春以后，阳气渐旺，由热而温"。此亦说明了风温之为病，因气候变迁人感温和之候而成温病；有因外感之邪无不兼风，故风温之病较三时为多。此种论说也为现代温病学教科书采用。

4. 独特的体质观

章氏对体质差异、体质分类、发病中的体质因素都有论述。其在《医门棒喝》中明确提出：

"人之体质，或偏于阴，或偏于阳，原非一定，岂可谓之常乎？"认识到人们的体质特点存在明显差异。并进一步指出人的禀质有偏胜强弱之殊、有南北之不同，东南木火之方，则多热，西北金水之方，则多寒。临床诊疗和遣方用药都注重患者体质，明确提出"以人体质不一，受邪虽同而病变不同""治病之要首察人体质之阴阳强弱，而后方能调之使安"。不同体质的人，不论在发病或是病机转化方面，都不尽相同，邪气侵犯人体，其发病类型取决于体质特征，"盖邪气伤人，随人禀体而化"，并进一步举例，"人感暑邪，若禀体多火，则暑随火而化燥，禀体多寒，则暑随寒而化湿"。在探讨暑病源流时，指出："人身阳气旺，邪随火化而阳暑病；人身阳气虚，邪随湿化而成阴暑病也。"因此章氏主张临床诊治中既要考虑邪气的性质及强弱，更应顾及体质的偏颇。章氏依据营卫气血及脏腑经络的功能状态将常见体质分为阳胜阴虚之质、阴阳俱胜之质、阴胜阳虚之质和阴阳两弱之质，且将其在临床中的具体应用进行了阐述，如"假如形瘦色苍，中气足而脉多弦，目有精彩，饮食不多，却能任劳，此阳旺阴虚之质也。每病多火，须用滋阴清火"。此论对于温病及内伤杂病治疗颇有借鉴之意。在温暑治案中其指出："温暑之邪，必用凉解。若其人体盛色白，或不白而肌松者，本质阳虚，凡感热邪，往往凉药不效。"总之，章氏的"一药治众病，一病不拘一药"的观点，非常符合"异病同治、同病异治"理论。章氏虽重体质，但不泥于此，"凡感温热，终是阳邪，故虽阳虚之人，亦须凉药清解"。总以临床实际出发，随证加减。

（三）医案医话

【原文】

吴门尤在泾先生，集《伤寒贯珠集》一书，将仲景之论，分为正治、权变、斡旋等法。其太阳经伤寒正治法内，列有合病六条。前三条用麻、葛等方，自是伤寒正治之法；乃第四条，太少合病自下利，而用黄芩汤；第五条，三阳合病，而用白虎汤；第六条，三阳合病，有证无方。考本论中，原有柴胡桂枝汤、麻桂各半汤、葛根汤等方，正治阳经合病之法，从表解散。乃不此之用，而反用黄芩、白虎，岂不畏表邪陷入生变耶。此等疑义，注家从未剖析，后学莫识其端。国初张路玉先生，集《伤寒缵论》，独谓此数条，是仲景论温热病证治，注家不辨，混入伤寒例中。此语洵足振聋启瞆，暗室一灯。缘伤寒之邪，自表入里，有一分表邪未尽，即有一分恶寒。故虽兼里证，仍当温散，先解其表。若表已解，而邪入于胃，寒化为热，则不恶寒而反恶热，方用白虎、承气等法，以清其里，是表寒为致病之本，里热为传变之标。若温病，由伏气者，邪自内发，未病时，已郁而成热，一旦触发，势如燎原。故急清其里，则表热亦除，是内热为发病之本，表热为传变之标。即或非伏气蕴酿，凡感温热，终是阳邪。故虽阳虚之人，亦须凉药清解，则与伤寒之邪，标本不同，阴阳迥异，岂可稍容牵混哉。（《医门棒喝·卷二·辨〈贯珠集〉温病伤寒搀混之误》）

【阐释】

伤寒之邪，自表入里，虽兼里证，仍当温散，先解其表。凡感温热，终是阳邪。故虽阳虚之人，亦须凉药清解。

【原文】

丁亥六月，城中东桑桥，周小梅先生夫人感暑邪。身热五日，始延李先生，服疏散药一剂，次日热更甚。病者疑焉，另换别医。问得大便数日不解，即用大黄数钱，鲜生地尤重，同柴胡、厚朴等服之，便下两次，病人自觉爽快，惟晡时发冷，黄昏发热，直至天明方休，彻夜不寐。其令郎书源兄，邀余诊视。述知病由，余曰：暑为火湿合化，湿系阴邪，遏热不达。李先生用疏散，则湿开热透，并不错误，乃反误投下剂，使邪陷入阴，故夜热而昼不热，则病势重矣。邪既入阴，欲其转阳甚难。只可转其机枢，兼从阴分清其邪热。乃用草果、苍术、厚朴，醒脾开湿，以透膜原；柴胡转少阳之枢；青蒿、鳖甲、知母、黄柏清阴分之热。服两日不效。其脉虚软无力，口甚渴，饮茶不绝，腹满，大小便皆不利，粒米不进，稍饮米汤，口即作酸。此中气大伤，乃于前方去知母、黄柏，加党参。又服两日，小便稍利，诸证不减，脉软少神。余曰：不进谷食，已十二日矣，再延数日，胃气绝，则不可救。因其脾肾两伤，元气无权，三焦气化失司，邪反内闭。盖肾伤无开阖之力则便阻；脾伤而转运不前，则腹满；阳既委顿，则津液不升，故渴甚。非用附子、干姜，大助其阳，则邪终不化。乃用党参、草果、苍术、厚朴、附子、干姜、生姜、乌梅、白芍，稍加黄连。服两日，腹满减，而便下溏粪如胶浆，略进稀粥。又服两日，腹满消而粥食大进，小溲亦长。惟夜热如故，冷则无矣。余曰：此湿已化，但有热邪。乃于前方去附子、乌梅，加知母三钱，生石膏五钱，服两日其热全退，即用清补调理而安。当余用姜、附时，见者莫不惊怪。幸病家明理，信而服之，果得向安。而不知余从仲景泻心汤、乌梅丸等法，变化而来。审证既明，其效如神，庸俗不识仲景妙旨，反以为怪。此医道之不可问，凡病涉疑难，鲜有不死矣。故拙集所记治案，皆疑难而非庸俗所能辨治者，余则不录也。（《医门棒喝·卷一·伤寒传经论》）

【阐释】

此患者经误下后邪陷入阴，后用泻心汤、乌梅丸等法才挽救于万一，其用干姜、附子之时，确实需要胆识，医者意也，故审证既明，效如桴鼓。

【原文】

又前在粤东，有陈姓妇人，年未三十，怀妊六个月，腹满及胸，饮食不进，大便艰燥，小便不利，左胯间与小腹掣痛如锥刺，日夜坐不能寐。医者谓系湿邪，用五苓散法。又邀余诊视，左脉弦强关尤甚，右关弦滞。余曰：凡湿邪，脉必濡细，今脉象如是，为血少，肝气犯脾胃也。彼以小便不利，故认作湿邪，而不知《经》云：肝主遗溺癃闭，此肝火郁结之癃闭也。肝为风木，风火煽动，故胯间刺痛。若用利水药，反伤津液，其燥愈甚，必致痉厥之变。乃重用大生地为君，佐当归、白芍、黄芩、香附、紫苏、生甘草，稍加厚朴、木香等。服两剂，脉稍和，满略减，惟小便仍涩，犹有刺痛。即于前方加黄柏、车前。服两剂，小便畅行，其痛若失。乃去黄柏、紫苏，又服两剂，胸宽食进，夜则安睡，惟云腹满，不能全消。余令其夫问之，腹皮有无亮光。答云：白而光亮。余思既有亮光，确系水邪，但小便已畅，何以水邪不去，深疑不解。然眠食已安，脉亦平和，姑且听之。而病人安睡至第三夜，于睡梦中，忽闻震响一声，落下死胎一个，满床皆水。余闻之，始悟水蓄胞中，其胎早经泡死。幸得母体安和，气血运化，死胎方得自下。因其平素血少，肝气不和，脾胃受制，水谷不能输化。汤饮一切由脐带渗入胞中，水在胞中而脏腑反燥，利水之药断不能泄胞中之水，反耗其阴，必致痉厥而死。方知病情变幻，有非常理所能测者，自古未闻之奇证也。故特记之。

同时有余族侄女，亦患如此证。为医者用利水药而致痉厥。又妄认为中寒，用附子理中汤一剂，乃致阴阳离脱。余用大剂滋阴摄阳之药，昼夜急进，竟不能救，延三日而卒。呜呼！此有幸不幸之命也夫。（《医门棒喝·卷一·伤寒传经论》）

【阐释】

水蓄胞中，其胎早亡，利水之药断反耗其阴，却不能泄胞中之水，以昼夜急进大剂滋阴摄阳之药救治。

十三、周扬俊

（一）生平及著作简介

周扬俊，清代著名医家，字禹载。苏州府（治今江苏苏州）人，生卒年代不详。少攻举子业，年近四十时改习医，钻研张仲景之学十余年。康熙十年（1671）至京师，颇有医名。撰《温热暑疫全书》四卷（1679），依次论温、热、暑、疫诸病，选辑《伤寒论》《温疫论》原文，详加阐释。尝谓"事不师古，其法不立；师古而不师圣人，其理不精"，故尤潜心于阐发张仲景及前贤精论。著有《温热暑疫全书》四卷、《金匮玉函经二注》二十二卷、《十药神书注》一卷，并著有《伤寒论三注》十六卷。周氏在伤寒和温病方面均有较深的造诣。

（二）主要学术思想

周扬俊的学术思想主要体现在以下四个方面。

1. 辨别伤寒与温病，补充中医外感病认识

晋唐以后的许多医家认为伤寒是严重威胁人体健康的疾病。如王叔和在《伤寒例》中提到"以伤寒为毒者，以其最成杀厉之气也"。周氏著有《伤寒论三注》十六卷，此书对六经病的编次，基本仿效方有执和喻昌，所不同者，一是在具体条文的排列上稍有更移。如"太阳之为病，脉浮、头项强痛而恶寒"条，方喻均依叔和之旧，列为太阳篇首条，本书则将"病有发热恶寒者，发于阳也；无热恶寒者，发于阴也"置于首条，并把此条作为六经辨证的总纲。二是本书在每经篇首均论述该经环周之理，从而为其立说打下基础，且在篇目的编次上，均将六经主证与变证、坏证、杂证分而论注，严格区别，给人以条分缕析之感。故周氏治伤寒，志宗仲景，推崇方有执和喻嘉言，但又能突破方、喻之藩篱，扬其长而避其短，补其缺点，可见他对仲景之学颇有研究。周氏推测仲景成书时为外感病全书，温热病证散失者尤多，故至今的《伤寒论》大部分叙述风寒之邪形成的病证，略载温热病证。周氏采先贤论温热病之精华，如增补疫病篇，集喻昌、吴又可等温疫之论，并立足临床证候进行评价。周氏曰："按吴又可皆论寻常所有疫疡，喻嘉言止论天地不正之大疫，各极快畅，不可执一，要知疫有伤气、伤血、伤胃之殊，故见证不同，治亦稍异。若入脏者，则必不知人而死矣，大法以证为则，毋专以脉为据也。"其评价确切中肯。

周氏通过实践感到伤寒为病固然严重，而温病中温热暑疫为病则危害更甚。因此他在《温热暑疫全书·自序》中指出："凡病，伤寒最重，温热尤烈，伤寒仅在一时，温热暑疫，每发三季，为时既久，病者益多。"并在《温热暑疫全书·温病方论卷一》中提到温病与伤寒发病初起的区别："温病由伏邪自内发出，一达于外，表里俱热，热势既壮，郁邪耗液，故发而即渴，其表本无邪郁，内方喜寒，故不恶寒……与伤寒之先表后里者大异。"并提出脉象在伏气温病中的重要性："假令旧有伏气，当须脉之，若脉微弱，当喉中痛似伤，非喉痹也。"他还主张温热病与伤寒应分清源流，方可不致误治，因此强调"苟不明其源，溯流不得清也；不辨其类，疗治不得当也。则温热暑疫皆热证也。燎原之下，竟乏清凉一滴"。周氏极力反对当时医者用温热药治温病。并在《温热暑疫全书·自序》中指出："自晋以来，疑鬼疑蜮，陋沿无已。如崔文行解温，用白术、乌头、细辛、桔梗四味，更加附子，名老君神明散，更加萤火，名务成子萤火丸。热药相投，以火济火，谁其辨诸？""迨刘完素《伤寒直格》，于热病每多入理深谈，然混在正伤寒中，在人眼光采择，不免金屑杂于泥沙者欤"及"张凤逵治暑书，申明理蕴，精确不磨"。这些论述对汲取前代医家经验、指导当时临床实践很有裨益。

2. 阐发温病的发生与证治

周氏对温病发病持伏邪之说，并遵从"伏寒化温"的观点，提出温病的发生为温邪自内而发。其在《温热暑疫全书·热病方论卷二之夏热病论》中提出："热病即伏寒也。彼冬伤于寒，发于春为温病，发于夏为热病。"他还指出："所病者温也，所伏者少阴也，所发者少阳也，故病必有阳而无阴，药必用寒而远热，黄芩汤其主治也。"这对后人所述春温初起的证治有很大启发。《三时伏气外感篇》中载："春温一证，由冬令收藏未固，昔人以冬寒内伏，藏于少阴，入春发于少阳，以春木内应肝胆也。寒邪深伏，已经化热，昔贤以黄芩汤为主方，苦寒直清里热，热伏于阴，苦味坚阴，乃正治也。"另外，周氏对《伤寒论》中所论温病、风温、太阳与少阳合病、三阳合病及少阴病篇中的方证有新的阐发。他认为《伤寒论》中的甘草汤证、桔梗汤证、黄连阿胶汤证等均属于伏气温病；脉滑而厥、三阳合病、白虎汤证、白虎加人参汤证等均属于伏气热病。这种分法虽未必确当，但对温病的多种证候和治疗方法研究具有积极意义。

3. 总结温病危候脉证

周氏通过临床实践总结出温病危候脉证17条。他精研《内经》热病理论并结合临床实践，在《温热暑疫全书》中对温病危候脉证逐一论述，并总结春温危重脉证6条：病温者，死不治，虽为入阴，不过十日死；温病发于三阴，脉微足冷者难治；温病大热，脉反细小，手足逆冷者死；温病初起大热，目昏谵语，脉小足冷，五六日而脉反躁急，呕吐昏沉，失血痉搐，舌本焦黑，脉促结代沉小者皆死；温病汗后反热，脉反盛者死；温病误发汗，狂言不能食，脉躁盛者皆不治。此外他还总结了夏热病危候11条。至于其所论及的"死证死脉"并非一定是死证，但一定是预后较差的危候。这种脉证结合的临床思维方式，较好地把握了温热暑疫危候的病变规律，医者应予以足够的重视。他还指出温热暑疫邪盛而正虚者预后较差，其中有邪盛而气虚，或热盛而肾虚，或热盛而中气败绝，或阳热盛而阴液涸竭者，均属凶险之象。这些认识对温病预后的判断很有参考意义。

4. 细辨热病与暑病之异同

周氏认为，热病与暑病病因不同，但其证治却基本一致。并在《温热暑疫全书》中分论"热病方论卷二"和"暑病方论卷三"两卷，详析二者之异同。他强调《金匮要略》中的"太阳中暍""太阳中热"即是暑病，暑病与热病均发于夏季，但其致病原因并不相同，其证治则基本一致。其在《温热暑疫全书》中指出，暑病"恐人误认为热病，故言暍自外来而渴，热由内伏而发，实为两途。然暑为夏火之令，伤人之气，脉虚、身热，遂令人大渴、齿燥，汗出而喘，与伏发无异，并治以白虎汤"。若发病之初新感之暑病可有表证或兼有湿邪，治疗亦会有所差异。周氏对于正确使用祛暑药香薷还作了专门阐述："今人以香薷一味，谓伤暑必用之药，不知乘凉饮冷，遏抑阳气，或致霍乱者宜之。若强力作劳，内伤重者，清暑益气，庶几近之，苟用香薷，是重虚其虚矣。"对于香薷适应证与禁忌证的论述，在今天仍具有临床指导价值。

（三）医案医话

【原文】

成化二十一年，新野疫疠大作，死者无虚日。邻人樊滋夫妇，卧床数日矣，余自学来，闻其家人如杀羊声，急往视之，见数人用绵被覆其妇，床下置火一盆，令出汗，其妇面赤声哑几绝。余叱曰：急放手，不然死矣。众犹不从，乃强拽去被，其妇跃起倚壁坐，口不能言。问曰：饮凉水否？颔之，与水一碗，一饮而尽，始能言。又索水，仍与之，饮毕汗出如洗，明日愈。或问其故，曰：彼发热数日，且不饮食，肠中枯涸矣，以火蒸之，速死而已，何得有汗？今因其热极，投之以水，所谓水火既济也，得无汗乎？观以火燃枯鼎，虽赤而气不升，注之以水，则气自来矣。遇此等证者，不可不知。（《温热暑疫全书·卷四·疫病方论·软脚瘟》）

【阐释】

阳加于阴谓之汗，今无作汗之源，安能有汗出？汗不出邪气从何而出，因数日棉被覆与火盆烤，其已热极，故欲饮凉水，汗出则愈。

【原文】

虞恒德治一妇，年二十九，三月间患瘟疫证，病三日，经水适来，发热愈甚，至七八日病剧，胸中气筑作痛，莫能卧，众医技穷，入夜迎虞治。病者以绵花袋盛托背而坐于床，令婢摩胸不息，六脉俱微数而无伦次，又若虾游状。虞问曰：恐下早成结胸耳。主人曰：未也。虞曰：三日而经水行，致中气虚与下同。乃用黄龙汤、四物汤、小陷胸汤，共为一剂，加姜、枣煎服。主人曰：此药何名？虞曰：三合汤也。一服诸证悉减，遂能卧，再服热退病安。又因食粥太多，复病热作内伤，治用补中益气汤，出入加减，调理而愈。（《温热暑疫全书·卷四·疫病方论·软脚瘟》）

【阐释】

此以大黄、黄连、生地黄、人参同用为治热病之常法。

【原文】

壶仙翁治文学张微伯，病风热不解。时瘟疫大行，他医诊其脉，两手俱伏，曰：此阳证见阴不治，欲用阳毒升麻汤升提之，翁曰：此风热之极，火盛则伏，非阴脉也，升之则死矣，卒用连翘凉膈之剂一服而解。（《温热暑疫全书·卷四·疫病方论·软脚瘟》）

【阐释】

此条论述了温疫病以证为则，勿专以脉为唯一凭据。

【原文】

江篁南治给事中游让溪，嘉靖壬子正月，忽感大头风症，始自颈肿，时师以为外感，而误表之。继以为内伤，而误补之。面发赤，太阳俱肿，头顶如裂，身多汗，寐则谵语，绵延三日，喘咳势急，其亲汪子际，以竹茹橘皮汤，继以川芎茶调散，合白虎汤，去人参服一剂而减，次日用前方，去寒峻药，至晚渐定。耳轮发水泡数个，余肿渐消，独耳后及左颊，久而不散。又次日以当归六黄汤为主，加散毒之药，延及两旬，顶巅有块如鸡子大，突起未平，及面颊余肿未消，有时头疼，大便稀溏。时二月中旬，江至诊得左脉浮小而驶，右脉大近快，有勃勃之势，江按脉症，当从火治。以生黄芪八分，白术、薏苡各一钱半，茯苓、片芩各八分，生甘草三分，煎加童便服，次日脉稍平，然两颊尚赤，早间或觉头痛，盖余火未全杀也。黄芪加作一钱二分，薏苡加作二钱，顶块渐消，以后加生芪二钱，更饮绿豆汤、童溲，五剂而愈。（《温热暑疫全书·卷四·疫病方论·软脚瘟》）

【阐释】

论阳明邪热，兼少阳相火为病，当随经处治。

十四、戴天章

（一）生平及著作简介

戴天章，字麟郊，晚号北山。生于顺治元年（1644），一说生于康熙元年（1662），卒于康熙六十一年（1722），江苏上元（今江宁县）人。

戴氏少习举子业，为上元县庠生，博学多才，对天文、地理、琴棋书画无不深析，尤精于医理。据《上元县志》载："少师林青雷，习举子业，好学强记，所读经史，能通部逆背，如瓶泻水状。谓时文干禄，不足为研求有用之学，自天文、地理、射弋，以及书画琴弈之类，无不探微极要，尤精医理，博览沉思，活人无算。"其对温病的诊治颇具心得，生平著述除《广瘟疫论》流传于世外，另有《咳论注》《疟论注》等，惜未刊行。

戴氏深感刘河间、李东垣等前人只备治疫之方而少专论，对吴又可《温疫论》极为赞赏，称其"独辟鸿蒙，揭日月于中天"。但在戴氏所处的时期，人们对瘟疫的治疗常墨守旧法，故虽口称"时证"，而"手则仍用伤寒之方，拘伤寒之法"，其根源在于"知其名而未得其辨证之法"。因而，戴氏着意于伤寒、瘟疫之辨证，强调医者当"辨瘟疫之体异于伤寒，而尤慎辨于见证之始"，方可施治无误。故取吴又可《温疫论》，或注释，或增订，或删改，结合自己的经验，著成《广瘟疫论》。此书不仅为后世认识伤寒温病的诊治奠定了"经典要法"的范本，而且为温病学理论从伤寒中脱颖而出、自立门户奠定了坚实的基础。

（二）主要学术思想

戴天章的学术思想主要体现在以下五个方面。

1. 细辨瘟疫与风寒之差异

戴氏主要从所受邪气性质、感邪途径、邪气传经变化等方面详尽论述瘟疫与风寒的区别。

关于所受邪气性质，其认为风寒二气虽有不同，然皆冷而不热，其中人也，郁而不宣，初受在表，均宜温散；瘟疫由伏气而成，热而不冷，其伤人也，热蒸而腐败，初起即宜凉解。二者性质各异，施治不能有误。如以解热之剂治风寒，轻者寒中呕利，重者阳陷厥逆；以散寒之剂治温热，轻者衄渴谵妄，重者枯竭亡阴。因而辨明病邪的性质，对于指导辨证至关重要。

关于感邪途径与发病趋势，其认为风寒从表入里，故汗不厌早，下不厌迟，以其病因性质属凉，必待入里化热，方可攻下凉解，否则虚其里气，反引表邪内陷而成结胸、痞、利诸证；瘟疫由里出表，虽出表而里未必全无邪恋，故下不厌早，汗不厌迟，以其性质属热，若误用温散，始则引热毒燎原而为斑、衄、狂、喘，进而伤其真阴而为枯槁、昏沉、厥逆诸危候。

关于传经变化，其认为瘟疫与风寒不同，风寒从表入里，故多从太阳而阳明而少阳入里；瘟疫之邪热本从里出表，故见表证时，未有不兼见里证者；有里证下之而其邪不尽，仍可出表者；有谵妄昏沉之后，病愈数日，复见头痛、发热，复从汗解者；更有下证全具，用下药后，里气通而表亦达，头痛、发热得汗而解，胸闷、心烦暂从斑疹而解，移时复见舌黑、胸闷、腹痛、谵妄，仍待大下而后愈者。凡此所谓表而再表，里而再里的传经变化，在风寒必无如此情况。

2. 首提辨别伤寒瘟疫五法

戴氏认为瘟疫与伤寒的鉴别"尤甚于见证之始"，并着意从瘟疫的气、色、舌、神、脉五个方面进行辨证，丰富了瘟疫的诊断内容，对温热病初起与风寒外感的辨别具有重要的临床意义。

辨气：即辨别患者呼吸、分泌及排泄物所散发出的气味。瘟疫邪热从里蒸达于外，里热熏蒸，最易出现异常的气味，轻则盈于床帐，重者蒸然一室。不同的气味与病证性质密切相关：酸臭是湿热交蒸；口气臭秽喷人，多属阳明腑热浊气上冲；血腥之气多见于热入血分迫血妄行；尸气多是热毒极盛秽气外发而成。伤寒之邪从外收敛入内，故病初无臭气，待数日后转入阳明腑证，间或有臭气。若病初即有臭气，知为温热而非风寒，则虽有头痛、发热诸表证，也不得误用辛温发散；如闻有臭气，同时又有诸种里热见症，则当清当下，不得迟延不决。

辨色：即面部望诊。伤寒与瘟疫，病因各异，性质不同，故患者面色也有所异。风寒初起由于寒性收引而无里热蒸腾，故面色多绷急而光亮。瘟疫因里热蒸腾，面色多松缓而垢晦。面色黄滞多为湿热熏蒸，气机郁阻；面色红赤，午后尤甚为阳明实热；邪热深入下焦而见面赤，则为热劫肾阴；头目之间每多垢腻，或如烟熏，是疫热熏蒸津液上溢于面所致。据面色辨风寒抑或瘟疫，对确定外感病的治疗措施，具有一定的意义，故戴氏指出：外感病见面色垢滞者，虽有头痛、发热等表证，亦不宜用辛热发散，而应予凉解；如伴见舌黄、烦渴等里证，则为里热之据，治疗应予苦寒之剂以泄其郁热。

辨舌：主要是辨舌苔。戴天章认为伤寒与瘟疫的舌苔在初期即有不同。风寒在表，舌多无苔，即使有白苔，亦薄而滑。若渐传入里，则始由白而黄，由黄而燥，由燥变黑。瘟疫则初起便有白苔，或厚而不滑，或色兼淡黄，或粗如积粉，与伤寒迥异。瘟疫传至胃后，可出现黑苔，说明疫热极盛，急需攻下。一般疫邪传入胃经，舌苔多兼二三色，而颇似伤寒。戴氏辨瘟疫之舌苔，对瘟疫病的早期诊断具有十分重要的临床意义，也是辨别伤寒的重要依据之一。

辨神：神志不清之证，伤寒、瘟疫均有，但出现迟早不同。伤寒初期，风寒之邪伤人，其气不昏人神清，人知所苦而神自清，传至阳明胃腑，或可出现神昏谵语之症。瘟疫初起即可出现神情异常，甚则不清，患者"烦躁者居多，或如痴如醉，扰乱惊悸"，或"有神清而能自主者，亦多梦寐不安，闭目即有所见"，这是谵妄的前兆。

辨脉：辨风寒与瘟疫初起脉象之别。瘟疫与伤寒虽同为外感，但由于病因病机不同，故脉象不一，不可不辨。戴天章认为瘟疫之脉，传变后与风寒颇同，初起时与风寒迥异。风寒自皮毛而入，初起脉象多浮，或兼见紧、缓、洪脉象。至传变入里，始不见浮象，但其至数清楚而不模糊。瘟疫之邪自里出表，初起脉象多沉，也可见沉迟。沉为邪在于里，迟则邪在阴分，但此非阴寒，迨其自里达表，脉始不浮不沉而数，或兼弦大，其至数每模糊不清。瘟疫由于热蒸气散，故脉不鼓指，虽数而无力，不可误作虚治。

戴氏所论瘟疫"五辨"为瘟疫辨证之关键，也是瘟疫与伤寒初起的鉴别要点。

3. 辨治瘟疫之兼夹证

戴天章对于瘟疫兼夹证的辨证论治尤其重视，总结出五兼十夹，并提出了相应的治疗原则与方药。五兼，即兼寒、兼风、兼暑、兼疟、兼痢。"凡言兼者，疫邪兼他邪，二者自外而入也"。其治疗原则是以疫邪为重，他邪为轻，略兼治他邪而病即解。十夹，即夹痰水、夹食、夹郁、夹血、夹脾虚、夹肾虚、夹亡血、夹疝、夹心胃痛、夹哮喘。"凡言夹者，疫邪夹内病，内外夹发者也"。对于十夹的治则，大体可分为三类：一是夹痰水、食积、血瘀、气郁等实邪，其治当以夹邪为先，疫邪为后，清其夹邪而温热疫毒始得透达解散；二是夹脾虚、肾虚、亡血等虚证，其治疗以治疫邪为先，养正为辅，因疫邪最易伤正，故不可养正而遗邪；三是夹疝、哮喘、心胃痛等旧疾，其治则是但治疫邪则旧病自已，因旧病乃新邪所迫而发。戴氏对瘟疫五兼证、十夹证的辨证论治，实际上是强调临证时应根据温热病的复杂病变，分清其标本先后缓急而采取不同措施，进行不同处理，不失为临床辨治准绳。

4. 详述治疗瘟疫五法

对于瘟疫的治疗，《广瘟疫论》论述了汗、下、清、和、补五大治疗方法，并重点阐述了此五法在治疗中的特殊意义，并与伤寒治法进行对比，辨析二者的区别，从而使温热病的治疗原则进一步系统化，并趋于完善。

（1）汗法　戴天章认为运用汗法要有恰当的时机，主张"风寒汗不厌早，时疫汗不厌迟"；而且瘟疫汗法的目的，不专在乎升表，而在乎"通其郁闭，和其阴阳"。戴氏所论主要是里热郁蒸的瘟疫，在里热出表而邪郁肌表时，可用辛凉、辛寒之剂以清热透邪外达，并借以通其郁闭；而风寒外袭，闭其肌表，未至于里，可以辛温、辛热之品升表以宣阳，治表不犯里。若瘟疫仅是里热而无怫郁肌表见症，则只须清其里热而无须解表发汗，故"汗不厌迟"。此伤寒与瘟疫汗法之不同。

（2）下法　戴天章认为运用下法，瘟疫在于下其郁热，无论表邪有无，但兼里证即可下，故"下不厌早"；伤寒在于下其燥结，必待表证全罢方可议下，故"下不厌迟"。瘟疫为里热郁蒸，用苦寒下夺，釜底抽薪，使郁热有外泄之机。临证对于多数温热病及早使用下法，或与其他治法配合运用，确能起到通畅气机、下其郁热、排泄毒邪等作用，可以提高疗效，缩短病程。

（3）清法　戴天章认为瘟疫为热证，未有不当清者。针对热郁气分或热郁化火证，取用辛寒苦寒之品清热泻火解毒。清法运用之要，在于视热邪在营卫、胸膈、胃肠、心包之浅深不同而分别采用清营透卫、清宣郁热、下而兼清或清心开窍等诸法。

（4）和法　戴氏所谓和法，是指调和之法，即两法并用及善后调理，如寒热并用、补泻合剂、表里双解、平其亢厉等。若瘟疫之热兼夹寒邪，以寒热并用法和之，如黄连与生姜同用、黄芩与半夏同用、石膏与苍术同用、知母与草果同用皆是。若瘟疫之邪气实见于正气虚者，用补泻合剂以和之，如参、芪、归、芍、硝、黄、枳、朴同用。若瘟疫既有表证又有里证，用表里双解法以和之，如麻、葛、羌、防、柴、前与硝、黄、栀、芩、苓、泽、枳、朴合用。若瘟疫之大势已去而余邪未解，用平其亢厉法以和之，如用下法而小其剂量、缓其时日，或用清法而变其汤剂易为丸散。戴氏所述和法，实寓有汗、下、清、补等法综合运用之意，并非和解少阳。

（5）补法　即补益正气之法。瘟疫为热证，伤阴者多，亦有因寒凉太过而致伤阳者，因此，补阴、补阳又当酌其轻重而不可偏废。如因患者素体亏虚或邪盛正衰而致亡阳厥脱，治须回阳固脱者亦不少。

5. 善用腹诊确定治法

戴氏在辨别温病证候时，十分善于运用腹诊。如他在分析烦躁、谵语、呃逆、舌燥、发黄、便血、渴、小便不利、昏沉、囊缩等属于里证之症状时，多根据腹诊选用适当的治疗方法。一般腹满而按之不痛者，病在气分，当治以清热疏散；痛而不满，拒按而软，即腹部压痛明显，但腹肌不紧张或摸不到硬块者，病在血分，治宜清热逐瘀法。满痛并见，拒按而无块者，在上、中焦多属陷胸证、大柴胡汤证；在下焦为水停膀胱，属四苓散、猪苓汤证。满痛拒按而有块者，块在心下为食结，宜清导；块在脐下或少腹为燥屎，当攻下。至于虚证，多表现病势沉重而胸腹按之无满痛，或痛而不拒按，甚或喜按，治宜补益。戴氏还根据腹诊结果了解用药后的效果，指导下一步用药及纠正误治。如呃逆，"下之不止，按其脐腹有硬痛拒按处，仍当下之"；如瘟疫热盛神昏，屡经汗下后，"胸胁仍有拒痛者，邪未尽也，仍宜清利"，若下后腹无拒痛，乃阴虚阳亢，宜养阴安神为主。

戴氏这种根据腹诊的客观指标来确定证候、指导遣方用药的方法，极大地发展了外感热病的诊断学和治疗学。

（三）医案医话

【原文】

时疫贵解其邪热，而邪热必有着落。方着落在肌表时，非汗则邪无出路，故汗法为治时疫之一大法也。但风寒汗不厌早，时疫汗不厌迟。风寒发汗，必兼辛温、辛热以宣阳；时疫发汗，必兼辛凉、辛寒以救阴。风寒发汗，治表不犯里；时疫发汗，治表必通里。其不同有如此，故方疫邪传变出表时，轻者亦可得表药而汗散，若重者，虽大剂麻黄、羌、葛，亦无汗也，以伏邪发而未尽之故。亦有不用表药而自汗淋漓，邪终不解者。盖此汗缘里热郁蒸而出，乃邪汗，非正汗也，必待伏邪尽发，表里全彻，然后或战汗，或狂汗而解，所谓汗不厌迟者，此也。辛凉发汗，则人参败毒散、荆防败毒散之类是；辛寒发汗，则大青龙、九味羌活、大羌活之类是；发表兼通里，则吴氏三消饮、六神通解散、防风通圣散之类是。

总之疫邪汗法，不专在乎升表，而在乎通其郁闭，和其阴阳。郁闭在表，辛凉、辛寒以通之；郁闭在里，苦寒攻利以通之。阳亢者，饮水以济其阴；阴竭者，滋润以回其燥。气滞者开导，血凝者消瘀。必察其表里无一毫阻滞，乃汗法之万全，此时疫汗法，理不同于风寒。（《广瘟疫论·卷四·汗法》）

【阐释】

本篇主要论述了瘟疫与伤寒运用汗法的区别，提出"风寒汗不厌早，时疫汗不厌迟"的观点，并强调瘟疫汗法的作用在于"通其郁闭，和其阴阳"，详述瘟疫汗法的运用及代表方剂。

【原文】

风寒在表，舌多无苔，即有白苔，亦薄而滑；渐传入里，方由白而黄，由黄而燥，由燥而黑。

瘟疫一见头痛、发热，舌上即有白苔，且厚而不滑；或色兼淡黄；或粗如积粉。若传经入胃则兼二三色，又有白苔即燥与至黑不燥者。大抵疫邪入胃，舌苔颇类风寒，以兼湿之故而不作燥耳。惟在表时，舌苔白厚，异于伤寒。能辨于在表时，不用辛温发散，入里时，而用清凉攻下，斯得矣。（《广瘟疫论·卷一·辨舌》）

【阐释】

本篇主要论述了瘟疫与伤寒舌苔的区别，强调唯在表时二者差异明显。

【原文】

饮入于胃，经蒸变而稠浊者为痰，未经蒸变而清稀者为水，痰与水，一物也。痰能作热，水能作冷，时疫属热证，故夹痰者，更增其热，脉证治法，无甚参差，但于治疫药中加瓜蒌、贝母，甚则加牛黄。夹水者，脉证往往相悖，治法则有不同，不可不细辨也。

时疫之脉必数，而夹水在胸膈，其脉多缓，甚则迟弦，此脉夹水之辨也。

时疫之舌，一经传里，即转黄、转燥、转黑。若有水在胸膈，则烦躁、谵妄、沉昏诸证备具，而舌色白润，间有转黄黑者，亦必仍有白苔；或满舌黄黑，半边夹一、二条白色；或舌尖、舌本俱黄，中夹一段白色，此舌夹水之辨也。

时疫胸满，心下硬痛，手不可按。一有水在胸膈，心下虽满痛，按之则软，略加揉按，则辘辘有声，此证夹水之辨也。

时疫见夹水脉证，虽有表，不宜纯用辛凉发散，纯用辛凉则表必不解而转见沉困；有里证不可遽用苦寒，早用苦寒必转加昏愦。此水气郁遏热邪，阳气受困，宜于发表清里药中加辛燥、利气、利水之品，以去水气。迨水气去，郁遏发，然后议攻、议凉，则无不效者矣。燥湿则半夏、苍术；利水则木通、苓、泽；利气则莱菔、草果、木香，甚至有须用大戟、芫花者。

在时疫虽属热邪，往往有投三承气、黄芩、白虎而不效，偶用温暖药收功者，遂相讼清热之非，不知热邪乃其本气，夹杂乃其间气也。(《广瘟疫论·卷一·夹痰水》)

【阐释】

本篇论述了瘟疫夹痰、夹水的区别，详述从舌、脉、胸满症状细辨夹水之证并立治法及用药。

十五、熊立品

（一）生平及著作简介

熊立品，字圣臣，晚号松园老人，新建（今属江西）人，清代著名温病学家。生卒年为1703—1780年，其生活的年代，正值明末清初温病学派开拓创新之际。

熊立品"自束发受书，即喜旁涉《灵枢》《素问》等集"。熊氏博学多才、博精医理、医术精湛，尤其对温疫的治疗最有心得，远近就诊者众，常施药济贫。有感于瘟疫痢疾、麻痘等疾病多传染致死，乃取吴又可治疫之书详加考订，益以喻嘉言等疫病理论，编成《治疫全书》六卷。又集古今文献有关痢疾泄泻之症，参以己验，撰成《痢疾纂要》八卷，概述疟病治法为发表、和中、攻逐、堵截、升提、温补诸法。另撰《麻痘绀珠》六卷。刊于乾隆年间的《瘟疫传症汇编》为《治疫全书》《痢疾纂要》《痘麻绀珠》三种著作的合刊本。

《治疫全书》取吴又可著作而"参之喻论，譬如日月合明，容光毕照"，为温病理论著作。全书共六卷。前三卷取《醒医六书》版本的《温疫论》，以加"品按"的方式略加阐释。卷四摘取喻嘉言《尚论篇》诸条，以喻氏论温之说，补充吴又可学术所未及者。在卷三、卷四篇末，熊氏分别撰写了"吴论总按""喻论总按"并加以评述。卷五中广泛收集散见于各书的疫病证治经验。最后，卷六中作者一反前篇"述而不作"之文风，采用质疑问难的形式，剖析了诸多治疫新说。卷六后半篇为"辨孔琐言"，吴又可著作专论天行时疫，对于"冬不藏精，春必病温"之旨未及阐明，该书采喻氏精论以补吴氏学说之不足，丰富了温病学术的内涵。《痢疾纂要》，系搜集古今有关文献结合作者个人经验体会编纂而成的。书中阐析诸疟诸痢，并附泄泻。对于疟病治法，总结了发表、和中、攻逐、堵截、升提、温补等法。《痘麻绀珠》，系选集前人有关麻、痘的论述并参以个人经验编撰而成的。内容介绍麻、痘诸证及合并症的证治，现存乾隆刻本。熊氏《温疫传症汇编》的防疫治疫之经验实为我们今人学习之圭臬。夏朝绅评价熊氏曰："治常症易，治危症难，治缓症易，出治急症难。瘟疫之症，危而急者也。姻兄圣臣熊先生，力学多才，博精医理。"

（二）主要学术思想

熊立品的学术思想主要体现在以下六个方面。

1. 补充并完善疫病理论

熊氏认为，疫邪之侵犯人体，内不在脏腑，外不在经络，而是停于膜原。胃为十二经之海，十二经皆都会于胃，故胃气能敷布于十二经中而荣养四肢百骸，毫发之间无所不至。凡邪在经为表，在胃为里，今邪在膜原，即半表半里。提出疫病兼风寒之新论，吴又可提出"温疫与伤寒感受有霄壤之隔"，熊氏亦同意其观点并提出"瘟疫不可照伤寒之法以为治者也"，但熊氏又在此基础上提出一种疫病临床表现为"初起时头痛、身热、节强、恶寒等皆伤寒见症之疫病"，认为是既感受疫气，又伤于风寒，或突感于风寒兼染及疫气，属寒疫二邪一时混合，在临症诊脉时应辨明，若以新中风寒为先，务必以发散之剂祛邪，风寒之邪去除则可渐除疫邪，故建议使用九味羌活汤、五积散、参苏饮、败毒散、防风通圣散等方剂。

熊氏又对几种常见疫病的症状进行了详细描述，如将大头瘟描述为"巅如火热，头面腮颐肿似瓜瓠者"；将蛤蟆瘟描述为"喉痹声哑，肚膨气促，颈筋胀大者"；将瓜瓤瘟描述为"胸高胁起，心腹绞疼，呕汁如血者"；将疙瘩瘟描述为"通身上下，结核成块，红肿如瘤者"；将绞肠瘟描述为"脐筑湫痛，腹鸣干呕，水泄不通者"；将软脚瘟描述为"膝胫冰冷，便清泄白，足重难移者"。

熊氏对疫病的预后研究颇深，提出疫病的预后临床有"劳复""食复"之说。所谓"劳复"系在疫邪去除但元气未复之时，若因梳洗沐浴或情志过于激动，或由于过度劳作所致真气亏伤而疫病复发者。"食复"即由于疫病初愈而恣意饮食，且多肥甘厚味，食积停于脾胃，加之感受外邪因而复发者。在两种疫病复发病情的治疗方面，熊氏提出，劳复之轻者，嘱患者静养即可痊愈，重者则需补气血，血气和真元之气乃足，则余火自消。食复之轻者，注意调节饮食，忌食油腻，宜清淡饮食，即可痊愈，重者宜先行消导之法，再行理气扶脾，气足脾气健运，则脾能统胃而疫病除。

2. 明确区分伤寒与瘟疫

熊氏指出，伤寒与瘟疫明显不同，他从症状与传变上对二者进行区分：伤寒症状表现为"恶风恶寒，头疼身痛，发热恶寒，脉浮紧无汗为伤寒，脉缓有汗为伤风"，时疫则"忽觉凛凛，以后但热不恶寒"。传变方面，"疫邪为病，有从战汗而解者，有从自汗、盗汗、狂汗而解者，有无汗竟传入胃者……此传变不常"。而"伤寒感邪在经，以经传经"。瘟疫伤寒相同点在于"伤寒时疫皆能传胃"。治疗上，对于伤寒而言，"伤于寒者用仲景麻黄汤汗之，伤于风者用仲景桂枝汤解之"，瘟疫则用"达原饮"治疗。熊氏指出"若用伤寒药发汗，不惟汗出而邪终不出，必使表气大伤，表气伤则中气不振，中气不振则内外俱虚……由此而成坏症"。即用治伤寒之法疗瘟疫则使邪陷愈深，预后不佳。

3. 主张杂气致病论

熊氏总结自然界中的致病之气除外六淫，还有一大类为杂气，其致病特点表现为以下几个方面：杂气的分类多，其致病也有多种，如大头瘟、蛤蟆瘟等；杂气所发无时；杂气所致方向不定。疫病之气属杂气之一，但又甚于他气，为病颇重，名为疠气，至于"瓜瓤瘟、疙瘩瘟"，病情缓者朝发夕死，病情急者顷刻而亡，此在诸瘟之中最重，属罕有之症，不与常瘟并论。至于"发颐咽痛、目赤斑疹"之类，如果偶有一二人罹患，其他不发病，但考证其症与某年某处众人所患之病相同，治法亦同，此即当年之杂气为病。熊氏认为，杂气为病最多，而举世皆误认为六气，误认为风者，如大麻风、鹤膝风、痛风、历节风、中风之类，用风药治之无效，实非风也，皆杂气之为病。又有误认为火者，如疔疮、发背痈、流注、流火、丹毒与发斑、痘疹之类。痛痒疮疡，皆属心火，治以芩、连、栀、柏无效，实非火也，亦杂气之所致。因此，熊氏强调"杂气为病，多于六气为病者百倍"。六气有限，推测容易，杂气无穷，推测困难。

4. 倡导养生预防疫病

熊立品提出疠气伤人避之之法为"时气大发，瘟疫盛行，循相传染之际，内则养定精神，外则加谨防范"。"若其人元气壮盛，精神强健，则正气充实，病气尸气无从侵入"。这与《素问·上古天真论》"精神内守，病安从来"的思想是协调统一的。同时熊氏对瘟疫的预防阐述得非常全面，提出内养精神，外谨防范，十四"毋"（毋犯房劳，毋妄动作，毋忍饥饿，毋伤饮食，毋食生冷，毋食肥甘、毋肆骂詈、鸣锣鼓，毋食凉坐卧湿地，毋冒雨感受风寒，毋近病人床榻染其污秽，毋凭吊死者尸棺触其臭恶，毋食病家时菜，毋拾死人衣物）。并以苍术、雄黄避秽，大蒜、酒祛邪，由此正气实而疫邪不能内侵。力主预防胜于治疗，在精神和饮食起居的谨慎防范下可以达到有效预防疫病的目的。

5. 运气学说有在天和在人之别

熊氏认同吴又可之"夫病不可以年气四时为拘"之说，认为既有在天之运气，亦有在人之运气。人身为一小天地，天以水火金木土为五运，而人有五脏以应之。地以风寒暑湿燥火为六气，而人有六腑以应之。且天之雨露风雷霜雪，即人之喜怒恐悲惊。地之山岳河海，即人之精神血脉。因此，人身之一毛一窍、一呼一吸，无一时一刻不与阴阳、天地相通。但强调治疗需"不按运气，按人身之形症"。"审形症"诊病法，细察脉理较按时令治病更为效验，若"照年气用药而药有不应，按时令治病而病有不除者，皆拘迂而鲜所通者也"。在治疗用药方面，其指出"凡疗治瘟疫，但按其人现在所患形症而专选对症之药，调其负以济其偏，虽不必侈谈运气，业已举五运六气生克制化，加临胜负之微妙"。

6. 总结了瘟疫的证治

熊氏不仅总结前人治疗瘟疫效验的方剂，列出其药物组成、适应证、临床加减情况，而且详细阐释了部分方剂立方时的疫情背景及应用情况。在瘟疫治法方面，熊氏详细地总结出包括"取吐法""搐鼻法"等19种治疫方法及其适应证和具体操作方法。在《治疫全书》中，选方130首，用药174味，其中甘草、芍药、当归、人参的使用体现熊氏重视扶助正气为本。其以黄芩、生地黄、石膏、黄连等清热解毒，认为扶正与祛邪对于疫病的治疗同等重要。

（三）医案医话

【原文】

瘟疫初起，其症每似伤寒。盖伤寒恶寒发热、头疼身痛，瘟疫亦憎寒发热、头疼身痛。然伤寒邪从皮毛而入，由皮毛而渐入肌肉脏腑，脉或浮紧、浮缓，一二日间未曾入里，口中不渴，舌上无苔，尚知食味，通身翕翕发热，昼夜如常。若夫瘟疫，感天地厉气，此气之来，无论老少强弱触之者即病，邪自口鼻而入，并不由皮毛肌肉，初则舍于伏脊之前，膜原之间，乃表里交界，稍遇感触，自内由中达外。初觉凛凛憎寒、蒸蒸发热，日后但热而不恶寒，日晡益甚，其脉不浮不沉而数，甚或头疼如劈、身痛若鞭、面红眼赤、咽干口渴、舌苔芒刺、人事惽惽、胸胁苦满、烦躁不宁。更有一种，初起之时一阵憎寒，一阵作热，时而寒热并作，谵妄如狂，不阴不阳，似疟非疟，饮食不思，语言不爽，头疼身痛，气喷如火，心中郁闷，体倦神疲，但觉惯惯，无奈医家无从捉摸，总不识其症为何症。凡斯二者，皆是瘟疫之情状，即今世俗称为天行时疫，延门阖境共相传染者也。（《治疫全书·卷一·瘟疫初起》）

【阐释】

本条主要论述瘟疫的病因、病位、初起的证候及与伤寒的区别。

【原文】

瘟疫之病证有多端，操医术者必须逐一审详，庶乎胸有成见。如大头、瓜瓢、探头、疙瘩四种，吴氏已曾论及，复查世俗所谓大头瘟者，巅如火热，头面腮颐肿似瓜瓠者是也。所谓蛤蟆瘟者，喉痹声哑，肚膨气促，颈筋胀大者是也。所谓瓜瓢瘟者，胸高胁起，心腹绞疼，呕汁如血者是也。所谓疙瘩瘟者，通身上下，结核成块，红肿如瘤者是也。所谓绞肠瘟者，脐筑湫痛，腹鸣干呕，水泄不通者是也。所谓软脚瘟者，膝胫冰冷，便清泄白，足重难移者是也。其症种种不同，究莫非病气之所酿。(《治疫全书·卷五·瘟疫辨症九条》)

【阐释】

本条主要论述了大头瘟、蛤蟆瘟、瓜瓤瘟、疙瘩瘟、绞肠瘟的症状表现。

十六、李炳

（一）生平及著作简介

李炳，字振声，号西垣。江苏仪徵县人。生于清雍正七年（1729），殁于嘉庆十年（1805），为清代名医。李炳年幼时，曾学习古代经典医书多年，但不能理解其中奥妙，故转而研习《易》，十年后终有所得，成为一代名医。常往来于吴越荆楚之间，临证数十年，经验丰富，治疗疑难杂症颇有奇效。创立了清气饮，以及用渍法、酿法、同煮、略煮诸法来用大黄，取其气而不取其味，用以治疗瘟疫。李炳为人正直，为贫苦民众疗疾而不贪图钱财。著《金匮要略注》二十二卷、《西垣诊籍》一卷，对吴又可《温疫论》提出异议，撰《辨疫琐言》以纠正。至今除《辨疫琐言》有被收录外，其余两书均未见有刊本。

（二）主要学术思想

李炳的主要学术思想主要体现在以下三个方面。

1. 辨析瘟疫和伤寒的区别

李炳在继承吴又可学术思想的基础上，逐步完善了对瘟疫的认识。提出疫病在性质、症状、感邪途径、病机等方面与伤寒有明显的区分。《辨疫琐言》曰："风寒暑湿燥火，天之六气。其中人也，皆发热恶寒，头疼身痛，其邪从皮毛而入，太阳经之所司也。疫为地所蕴郁之气，其中人也，亦发热恶寒，头疼身痛，其邪从口鼻而入，肺胃之所司也……六气之中，人初虽发热恶寒，头疼身痛，未尝便有胸满胁胀，舌苔、头目蒙沸诸里症。"李氏认为外感表证为天之六气，瘟疫为地所蕴郁之气，二者虽均出现恶寒发热、头疼身痛等症状，但外感六淫之邪多由皮毛而入；瘟疫之邪多由口鼻而入。且外感表证初期虽有发热恶寒、头疼身痛等类似瘟疫初期病证，但并无胸满胁胀、舌苔厚腻等湿重之象。同时李氏在著作中还详细阐述瘟疫恶寒的时间较短，一般为半日或一日，而后发热症状显著，少有恶寒的表现；而外感表证恶寒发热较瘟疫更加明显，且时间较长。瘟疫所感的头疼身痛是因邪阻遏于内，气机被遏所致；而外感表证的头身疼痛是因正邪相争于肌表，营卫不和，气机被遏，不通则痛所致。感受瘟疫，其肺胃症状较重，"口气通于脾，邪从口入，必先于胃，胃者脾之表也"，胃气以下行为顺，邪阻中焦，胃失和降，胃气上逆故胸满胁胀、恶心、呕哕；"鼻气通于肺，肺主气，以气干气，尤易受邪"，此为鼻气通于肺，肺主气，更易受疫邪侵袭、壅闭。

李炳对瘟疫与伤寒的鉴别，对后世影响深远，对瘟疫认识的补充，从现阶段看是有很大借鉴意义的。

2. 阐明了疫病脉象、治法之特点

脉象方面，李炳认为，患瘟疫者，其上中二焦气机壅滞，寸关之脉凝滞而有力。并提出"切脉之学，即察气之学也"，强调了脉诊对诊治疾病的重要性。总结出"初得一二日，寸关脉沉弦有力，往来凝滞，重按微数"；"三四日脉弦大有力，甚则弦数弦大，为壅遏之甚"；"五六日邪传愈深，脉难预料，或从正气之盈虚而变，或因治疗之寒热而更，要之往来凝滞之脉，始终自在也"。根据脉象上的变化对疾病的病程进展及病变脏腑进行了初步判断。

治法方面，李炳提出了治疗瘟疫应轻清开肺舒气、芳香以醒胃辟邪。瘟疫大多从口鼻而入，致使肺胃之气壅滞。邪气阻滞肺胃气机的同时也会熏蒸膈膜，使膈膜气结，应用芳香透膜的药物，如青荷叶、醒头草等。治疗时以芳香透膜、祛浊邪复清阳为重，并自创主方清气饮。此外，李炳还推崇大黄为治疫良药。肺与大肠相表里，肺气不通则大肠气闭，胃气也不得向下，应以通为用，临床应用大黄时应先审人之虚实，若属气闭则用大黄以通大肠，提出了大黄汤泡、略煎、同煎等方法，取其气而去其味。

同时，李炳还阐述了疫病斑疹的论治，根据自身在临床上的经验，指出"斑症仅见数人，疹症最多"的特点，"发斑一症，疫在气分者，得宣通而解疫，干营分者，必先发斑而解。发斑有斑、疹两宗，成块平塌者为斑，颗粒成点者为疹，斑色红为热，紫为热甚，紫而带青则不治"。对于红紫成块之斑，则以清气饮加减治疗。对于疹则提出了"寒热虚实均有之，大热疫邪发疹，为邪向外，顺其性而疏散之，自然得愈"的治疹思路。

此外，还指出"行疫之年，未必人人皆疫，亦有劳伤，以及里虚里寒，伤湿伤暑诸症，夹杂其中"，提醒后世医家须详细辨治。同时，李炳还提出疫病的寒热是由先天禀赋所决定，若素体阳虚，则感染疫气，多从寒化；素体阳旺，感染疫气，多从热化。

总之，由于对瘟疫的大量的研究，李炳对疫邪侵入人体的脉象、治法进行了详细论述，又在吴又可基础上完善了对瘟疫的认识。所创立的清气饮在当时有很大的影响，现今也有一定的参考价值。

3. 提出对《温疫论》不同见解

李炳肯定了吴又可《温疫论》在温病学上的贡献，但对其中的理论观点和组方配伍提出了自己的看法。他认为瘟疫的形成是由多种原因引起的，应当根据邪气入侵人体的途径、邪气强弱及人体正气充足与否仔细辨证，以此来确立组方用药，不可滥用药物，以防出现变证坏证。

李炳在《温疫论》的基础上补充了瘟疫由口鼻而入的理论。"《温疫论》只言口入，忘其鼻入"，"人有时不言，未有一刻不呼吸者"，其认为疫气多从鼻而入，由口而入者少，鼻气通于肺。在此理论基础上，其认为在治疗瘟疫时应该加入轻清开肺气之药物，补充了《温疫论》中的疏漏。

李炳认为用厚朴、槟榔、草果此类攻伐峻烈的药物来治疗温病不甚妥当，在临床的应用上须慎之又慎。并且指出疫气初侵入人体时，未必是化热的状态，若用达原饮直接治疗，其中黄芩、知母等清热药，太过攻伐，贸然使用势必损伤人体阳气，恐引起变证。若要应用达原饮等方剂，应先辨明人体正气充足与否及热象是否显著，不可妄用。

李炳批判吴又可错误引用仲景五苓散、桃仁承气汤及抵当汤治疗瘟疫。此三方原为仲景治疗邪气侵犯足太阳膀胱经所设，邪犯足太阳气分，见小便不利，故以五苓散利其小便；伤及血分，见少腹急结，故用桃核承气汤攻逐血分之邪；见瘀血凝结、少腹硬痛难忍，用抵当汤。然而瘟疫从口鼻而入，与膀胱经并无干涉却引用上述三方来治疗温病，不甚妥当。

李炳批判《温疫论》中妄用仲景承气汤类下法。吴又可认为"伤寒、时疫皆能传胃，至是同归于一，故用承气辈导邪而出"，伤寒、时疫始异而终同。李炳认为二者"其原不同，治法亦异"，伤寒之传胃，实为由"其人胃气素实，实者胃阳强，胃阴弱也"，故仲景用硝黄曰泻阳，实是救阴；况未必人人皆为胃实证，皆能传胃。而且今人虚多实少，寒多热少，温补养正而愈者，十中五六，不必投承气类。疫气是从口鼻而入，先以入胃，又何须是传胃，气以下行为顺，如需顺气可用大黄顺其气机，与承气汤证并非一种疾病。至于大黄的服用方法，李氏强调视患者虚实而采用汤泡（温汤泡、沸汤泡）、同煎、略煎等。

李炳批判《温疫论》中阴证少有的观点，李炳以自身的临床经验为证，"予临症数十年，三阴之病，无日无之"。而吴又可《温疫论》认为"温疫多于伤寒百倍"，故不曾为三阴证设方，实属错漏。

李炳批判《温疫论》对战汗者使用达原饮、三消饮、承气汤等。李炳认为战汗是因为人体正气虚弱，需待正气来复，邪正相争，若正气胜则可祛邪外出，与伤寒战汗的脉象及其他证候不同，但本质皆为正虚，故治疗应当滋培元气。而吴又可在治疗战汗时已然明了战汗之正虚，而仍妄用攻伐药物，实属自相矛盾。

李炳批判《温疫论》未对瘟疫及温病加以区分。李炳认为亢阳内发得温病，发热而渴不恶寒，与外感之瘟疫不同，温病需滋养阴液，与瘟疫治法不同，若不辨脉证直接以瘟疫治之，则误人病情、伤人性命。当然以现今观点看，李炳批判吴又可不分温病与瘟疫的观点也有失偏颇，须后学者详细辨之。

总之，李炳认为吴又可于瘟疫的认识存在错漏，也反驳了吴又可组方用药，以及阴证少有的观点，从温病学的角度来看，李炳对达原饮的批判不无道理，为临床使用达原饮明确了方向。李炳师古不泥古，没有局限于吴又可《温疫论》中对瘟疫的认识，在仲景思想的基础上提出了自己的观点。

（三）医案医话

【原文】

岁乙丑六月，余幼孙病。竟为此族人误药致死，越一月，余子廷琥病，每巳午未三时，则头面热如火蒸，两肺前穴烦扰不可耐，气促神躁，不大便，恶水不饮，溲短而黄，翁始以暑治之不应，温以姜术不应，面有红迹似疹，日益见。时闰六月二十五日，翁清晨至曰：君之孙已为医误，此子所关甚重，然病情稳曲，今终夜思之，前此非所治也，当由心阴伤而心阳上越，姑试以甘温。署甘草、大枣等令服，未服而身亦有疹大如戎豆色，且紫，他医议用快斑发疹之剂。翁又至曰：脉弦微而不渴，何敢用凉药，且未有疹出而躁若此者，是时躁甚，坐卧行立，皆不宁。翁曰：试以前药服之。服已而躁定。翁曰：未也。俟之良久，果又躁，且呼手足不仁，脐下亦不仁，渐及于胃脘间。翁曰：急矣，吾今日必愈此疾。乃去急治药，促煎之。跣足袒衣，自调其水火，诊脉凡七八次，药熟又诊脉，久之自持药令服曰。是矣，服之必愈。时正躁急，持其母手而呼，药既入，遂能卧，而诸苦顿失，面上之疹悉没，惟热蒸尚存。翁曰：肾气虚，虚则寒。昨所服者真武汤也。气分之寒消，而血分之寒未去，宜温血，服炮姜、当归、山萸、熟地黄、甘草。入口遂酣睡，蒸热悉除。越三日，便脓血，或曰：热药所致。翁闻之，急至曰：非澼也。少阴之寒，升于厥阴，用理中汤加吴茱萸服十剂，脓血自止。服之果然。余于此始恍然于忌之谤之者，真为庸医，而翁之医真能神也。方廷琥之服真武汤，而势始定。（《辨疫琐言·李翁医记上》）

【阐释】

本案论述了少阴病及其病证演变的过程，灵活运用真武汤、理中汤加吴茱萸。反映李炳能够在危急沉疴中能够力排众议，坚持己见，足见一代大医之精辟的医学知识。

【原文】

是秋，余在省病肠澼，阻风燕矶，日数十利，痛苦实甚。俟至扬迎翁诊之。余意用姜附，或曰宜大黄也。翁曰：此表证，何澼为，暑淫血分耳。一药可愈。用藿香、半夏之辈，加当归以入血，五谷虫以通大肠，一服而日夜之利尽除。惟鸡鸣后腹酸痛，连利数次，以告翁，翁以金银花治之，二服全已。(《辨疫琐言·李翁医记上》)

【阐释】

本案论述了暑入血分之肠澼的治疗。方中李炳虽未明言处方，但从以藿香解表祛湿、半夏燥湿降逆、当归以入血、五谷虫以通大肠等可知应为暑入血分之肠澼夹有积滞。

【原文】

余门人吴润之叔母，七月病寒热，服姜而昏，不知人。一医投大黄，一医投附子，昏益深，诸医皆曰：脉无根，中死法。翁诊之独曰：不中死法，脉弦而缓，非无根，病得之暑伤手少阴心，用大黄、附子皆死，用散药生。令服鲜紫苏汁，即能言，索饮食。他医明日诊之，皆曰：脉有根，不中死法。(《辨疫琐言·李翁医记下》)

【阐释】

本案论述了暑伤手少阴心经，用鲜紫苏汁治疗。弦缓无力，暑伤手少阴心经，正伤严重，故诸医家均误为无根之象。

【原文】

唐朴存孝廉，病暑不溲，利之清之，皆不效，势危笃。翁治以蝉蜕，即溲。病由暑气塞于上焦，上焦如雾，非风不驱，蝉性轻清，暑愈酷而愈鸣，用之为清风之吹也。(《辨疫琐言·李翁医记下》)

【阐释】

本案论述了用蝉蜕治疗暑气壅阻上焦之小便不利，药取蝉蜕轻清之性以提壶揭盖。

十七、周魁

(一) 生平及著作简介

周魁，清代医家，字杓元(一作芍园)，别号澹然子，别署静居氏，其堂号为药书草堂。生卒年月不详，江苏江宁(今南京)人。《江宁县志》载其工幼科，凡痘证未发之前，轻重死生，能预决之。长于温病，撰有《温证指归》一书(1799)，主张详温证之原，辨温证之始，治疗注重保元。本书虽然卷帙不大，但从书中记载医论医案的严谨周详角度审视，其书当是作者平生学力所粹。周氏遵《内经》之旨，收集历代医家有关温病的论述，尤其推崇吴又可、戴麟郊、张璐、杨栗山等诸名家，其中又以戴天章为重，如《温症指归》自序："吾乡戴麟郊先生广复其论……汇为一册。"周杓元所著《温证指归》即为集诸家精论而成。全书共4卷。卷一论述温病的基本理论，集孙真人至近代诸贤之大成，言温病所以与伤寒不同治者，计21篇。卷二详载温病的辨证要点，论温证之治，列证候变化，兼瘟疫重症，计61篇。卷三专论方剂，汇选温证应用之方，计正方115首，附方18首。卷四罗列作者治温验案，凡16例。该书第四卷第十四则彭姓病案署时"己未冬"，时唯清嘉庆四年(1799)。因此，多种书籍据此断定本书的成书年限为1799年。

(二) 主要学术思想

周魁的学术思想主要体现在以下三个方面。

1. 梳理温病学源流，区别温病与伤寒

周氏认为，自刘河间书出，对温病始有所宗，治疗温病多以河间双解为主要方法；元代王安道《医经溯洄集》对温病始有所鉴别，从根本上将温病与伤寒在概念、发病机制、治疗方法上进行辨别；至明代，吴又可撰写第一部温病学专著《温疫论》，为"治温证千古一人"，其后清代诸多医家对温病之理多有发明，且发仲景未发之理，如清代喻嘉言、戴麟郊、杨栗山等人的著作观点对温病学的发展有较大贡献。周氏在总结前人论述的基础上区别温疫与伤寒。其首先为温病正名，在《温证指归》中曰："汉张仲景专究伤寒，其书以伤寒立名，详列六经诸证，然后治法井然不乱，所谓名正言顺也。至温证，特附见其名，而未详论其治，以其书本为伤寒设，非为温证设也。后人不察，遂以温病为伤寒，因以伤寒之法治温病，其误久矣。"指出温病与伤寒断不可混治，并详述了伤寒和温病具体辨治的区别。

周氏深感世医因伤寒温病皆为外感病，而以伤寒法同治温病之误，指出了世医"皆混于象而不察其证，执其常而不观其变，概名之曰伤寒。孰知歧出多端，岂可一律论哉"。在传变方面，伤寒由太阳至阳明至少阳，次之三阴，七日传遍，不再传矣。而温热则变化无常，其发也不循经次，乘窦而作，亲上亲下，各从其类。在治疗方面，伤寒在表一汗而解，在里一下而解，在胸一吐而解，确有定期定证可据。而温病则"感受不觉，莫可寻思……即当细心详究"。感之轻者，即体虚之人，照常疫治之，亦随手而愈。受之重者，即强壮之辈，有似伤寒，而误以伤寒之法治之，强发其汗，反致津液枯竭，真阴内败，无生机也；其尤重者，有似虚寒，投以辛温之品，无不立毙；外寒内热者，治必须寒凉，若用辛温之品，皆为戈戟。寒为阴邪，治阴邪以阳胜，温属阳邪，治阳邪以阴胜，二证寒热不同，汗下各异。伤寒汗解在前，温证汗解在后。伤寒下不厌迟，温证下不厌早，伤寒之邪，中人肌表，可一汗而解。温毒之邪，中人内脏，不但汗不能解，即屡下尚不能敌其凶厉之锋。周氏从病机演变和治法上对温病与伤寒详加阐述，指出温病不得混称伤寒，同时赞誉吴又可能"辟千古之案，独开生面，自创自因，发明邪伏膜原，及论证剀切详明，治法井井，俾后世业医者得以问津，谓非千古一人？"对吴又可温病区别于伤寒的观点高度认同。

2. 崇尚实用、注重临床

周氏提倡临证应取其法度，加减变通，将温病理论与临床紧密结合，分条辨析发热、汗证、诸痛、诸肿等常见证候，阐述汗、吐、下、和、补等常见治法，并提出了"治温病不遗兼夹，治兼夹无妨温病"的治则。对治痘毒、羊毛瘟疹有独到见解。《温证指归》还体现了周氏借鉴温病学理论论治内伤杂病，如认为眩晕发病总因肾气虚弱，一遇大热，耗损真阴，使阴不摄纳而阳无所依，上蒙清窍而致；也可由热邪郁伏中焦，久而不去，扰动上焦清阳之位而发为眩晕。

其对诊法的论述对后世有较大参考价值，如对唇、鼻、舌常见症状及临床意义的论述。周氏在《温证指归》一书中运用舌苔、望色、切脉等方法，准确辨证温病。在前人辨治的基础上有所创新，且明晰温证多兼夹，可以更加全面地辨证分析。《舌苔论》中重点论述了黄苔、黑苔、白苔或有红点与温病进退的关系，认为"舌苔尤不可忽"，反映出温病过程中感邪性质、病位深浅、正气盛衰及转归预后。《温证指归·望色》中提出"有诸外必形于诸内，观其外可知其内"，据此可了解脏腑的虚实、气血的盛衰、病性的寒热、病情的轻重和预后等。正如《素问·阴阳应象大论》云"善诊者，察色按脉，先别阴阳"。《切脉论》中亦言"必得望其色，闻其声，问其情，而后参之以脉，方得病之真谛"，切脉虽为最末一道，亦须知所通变也，言明切脉的重要性和灵活性。周氏提出综合应用舌苔、望色、切诊，互为参照，以便准确判断病情。

3. 识病重视"天人合一"，治疗"以保元为要"

《温证指归》曰："故人生天地之间……是故天无一岁不寒暑，人无一日不忧喜。故有天行温疫病者，即天地变化之一气也……盖温厉之气，多行于岁火太过之年，流行一方，民病相似。"周氏在预防诊治疾病时，强调人与自然具有相通、相应的关系，自然各种变化都会对人体产生影响，而且疫气的流行受运气的影响，提出"故圣人虽有补天之极，参天之德，而不能废之。虽不能废之，而能以道御之。其次有贤人，善于摄生，能知搏节，与时推移，亦得保全"。强调在自然界中应顺应自然规律以求得自身平衡，一是遵循自然界正常的变化规律，二是慎防自然异常变化的影响。圣人与贤人运用天人合一的思想即可养生长寿。

周氏提出"邪盛之际而攻之，攻邪而不伤元气；邪衰之候而补之，补正无妨病邪"的万全之策，并分别举例了在正盛、正虚之体中的保元之意。如《治温证不急去邪胶执养阴贻误论》中详述攻邪而不伤正，温病初起邪盛宜攻逐。在《温证下不厌早有首尾宜下辩》中论证了前人言下不厌早，不必等到结粪时，强调了医者须对用药时机精准把握。在《治温邪首重凉下终或温补及不宜妄下过下论》中提出治温当辨明阴阳虚处，并定义"下之不当"为妄下，"下之不节"为过下，强调医者宜临证辨之。总之，保元含义包括正确把握攻补时机及合理用药。

（三）医案医话

【原文】

丙辰夏四月，有高姓之子，患温夹荤滞甚重，中宫堵塞，邪不易透，邀予诊之。初时病家颇不介意，予即嘱感邪极重，又夹荤滞，将来发作非轻。旋邀二医，公同商酌，先开里气，使邪有出路。其时已服过温燥散药数剂矣。而现在之证，神烦舌赤，苔黄口渴，遂以大剂双解迭进，五六日去宿粪以斗计。壅滞虽开，伏邪大作，舌黑苔刺，谵妄烦躁之势迭现。要之，此状因邪重夹食，初病又投温散，未治萌蘖，以致病势猖獗如此。再以增损大柴合犀、羚、梨汁、芦根等味，黑苔渐退，邪势向衰。予等医俱云：幸有生机。讵料病家信任不专，另延他医，潜言迭进。有云凉药太过者，拟理中法。有云失表者，拟达原法。不知所服何剂，而病势更加沉困，谵妄更增。而医又欲以凉下法治之。苦病家潜言已入胸臆，坚不肯服大黄。群药仍属大剂清凉解毒，拖延多日始安。要之，再得双解二三剂，则邪净病已，不致半途而废。又投温燥以致病势更重。在病家执潜言，只说前药之非，孰知后药之误。此子之得以生全者，天意也，非人力也。（《温病指归·卷四》）

【阐释】

本案属外感兼积滞，医家误投温燥散药，重伤阴液，周氏以大剂双解散开通壅塞之积滞，壅滞虽开，伏邪大作，本应以增损大柴胡汤合凉血息风滋阴之品，使黑苔退，邪势衰。奈病家信任不专，另延他医，周氏认为此子最终生全者，实乃天意。

【原文】

有林姓，患羊毛温疹半月，所服之药，初温散，继养阴，未曾攻下，亦未曾挑放。予诊时，见其发狂自笑，歌骂不休。诊其脉，则沉数。验其舌，则苔黑芒刺。予曰：此证失下，奈阴分已伤，难任攻逐。所幸者，得前药养阴，尚未枯竭。今据现证种种，悉属温邪困伏三焦，心包内闭，发狂自笑，最凶之候，治法当以逐邪为主，佐以养阴之味。古人原有黄龙一方，两得其妙，遂用之加牛黄、犀角等药，是日得解，自笑少止。外用挑法，得羊毛缕缕，胸次少宽。次日换方，仍用是药，令以荞麦面作团滚胸背间。后复诊一次，狂笑热势少轻，舌虽未净，脉亦少和，药用轻剂攻邪，佐以和法。病家见凶势已平，率皆大意，竟不延诊，熟知燎原之火虽去，而余焰犹未熄也。闻知数日不药，以致余邪猖獗而毙。可见余邪不尽一分，即为祸一分。俗云：星星之

火，能烧万顷之柴。吁！可畏哉！（《温病指归·卷四》）

【阐释】

本案例温证应下失下，误投温散虽又以补阴，但仍致邪热腑实积滞上扰心神。宜扶正攻下、开窍醒神。后又以轻剂攻下佐以和法，终至凶势已平。然而病家大意，停药后致星星之火成燎原之势，终成祸端。

【原文】

乙卯夏，有耿姓客，寓某行，患寒热身痛等证。一医用清散之药，越三日，热象颇加，人事昏迷，身痛不能转侧。行东延医诊视，医云：脉象数大，舌苔黄厚，作热邪伤阴治，以滋化之法，病势更重。时已六日矣，邀余诊之，余验舌色深黄，脉象数大，面垢神昏，壮热至夜更盛，胸高气促。种种危证，皆温邪深伏三焦，未经溃达。时已六日，病势益剧，阴分先伤，虽连得养阴之药，奈温邪不溃，若不早下以存阴，必致舌黑、苔刺、谵妄等变。但病者系异乡孤客，非一人可以当担，必得一二道中，同为斟酌，方能用药。伊即延一医诊视，亦主此法，用增损双解散，硝、黄四五钱，连服二剂，下败粪十余次，病势颇减。改用养阴，壮热如故。与双解数剂，苔色已退，脉和热轻。越二日，呃逆甚剧，舌苔白，舌本淡。与同视之医合商，医曰：邪势未尽，下之可乎？余曰：邪固未尽，但正虚呃逆，不可下也，宜归气饮消息之，服后呃止。又二日，呃复作，更盛于前，皆以为邪未尽之故。正虚不能再下，酌用和法，服二帖，呃全不止。余诊时，旁坐久听，呃声由胁而起，此必兼气郁。因订代赭旋覆汤合归气减丁香，一服即安。可见温邪盛时宜凉下，衰时有兼证，自当从兼治，不可拘于一格也。（《温病指归·卷四》）

【阐释】

温病下不厌早，应下失下势必伤阴，表里同病以增损双解散解表清里攻下，下法势必伤正，正虚兼有呃逆亦需细辨，体现周氏的"治温病不遗兼夹，治兼夹无妨温病"的思想。

【原文】

吴氏子患温邪之证，他医皆谓暑湿痰滞，药用发表温消之剂。迨至二旬外，诸证更剧，始延予诊视。予察其苔黑、唇焦、舌紫、鼻煤，身热未退，腹胀如鼓种种病邪，悉属温邪困郁未经宣泄。且从前所服之药，半属辛温。夫温邪本易灼阴，又加燥剂，阴分愈竭，邪伏更深，法在难治，不得已，拟大复苏饮滋培阴气，加味太极丸涤荡热邪。服后诸证少减，更以双解散加养阴之药下之，连投数剂，热象渐平，改用养阴化热之剂。越数日，肛门肿痛，大解欲便不能。予知其下焦热结，阴液亏结，不能滋润之故，遂易大剂润肠药，内加肉苁蓉四钱，峻补真阴，一剂下燥粪数十枚，腹胀渐消，竟获成功。此证设首用清解，何至此极，以见不明温热治法，误以风寒混治，其失有如此者。（《温病指归·卷四》）

【阐释】

温病伤寒本不得混治，本案属误用伤寒之法治温病的变证。温邪内伏，病本伤阴，先前医家又以辛温发表药加重阴伤，致阴分愈竭，邪伏更深。周氏以大复苏饮滋培阴气，加味太极丸涤荡热邪，双解散加养阴之药下之，使热势渐平。但下焦热结，阴液亏涸，不能滋润，终以润肠药加肉苁蓉，润肠兼峻补真阴，诸症消失。

十八、吕田

（一）生平及著作简介

吕田，字砚平，一字心斋，号春圃，河南新安县人。具体生卒年代不详，约生活在清乾隆、道光年间，清代医学家。

吕氏在治学之余，兼精于医，善治时病，学验俱丰。吕氏认为后人概以伤寒辨治瘟病，张冠李戴，误治匪浅。吴又可虽论瘟疫但拘泥于膜原之说，且对一切暴证、急证论述未备，治法缺如。而治瘟疫之方，莫如陈三锡《二分晰疑》一书中简当详明，而杨栗山《伤寒温疫条辨》在仲景论疫基础上，集后贤论疫之说，其寒瘟之辨良若列眉，发前人未发。故摘取陈、杨二家之言，辑成《瘟疫条辨摘要》。全书分二卷，卷一详列瘟病与伤寒根源、脉证及治法之不同，同时指出瘟疫不可发汗而可下之证最多。卷二详列治疗瘟疫及其杂证、愈后调治及备用之方，选用以升降散为首的治疫诸方，以期为后人辨治瘟疫提供参考。本书篇幅不大，简明扼要，但内容选择合理，对于临床瘟疫诊断与治疗有一定参考价值。

（二）主要学术思想

1. 详辨寒瘟，阐发病理

吕氏推崇杨栗山寒瘟有别的学术思想，于开篇首列"瘟病根源证治与伤寒不同辨"，指出"伤寒乃得天地之常气，冬寒之月，邪气外感，风寒外入，从肌肤入，自气分传于血分，治法以发表为第一义"，而"瘟病得天地之杂气，此邪从口鼻入，中于三焦，自血分发出气分，治法以涤秽为第一义"，此后又分别从病位、治法及脉证等多方面辨析二者之异同。关于瘟疫，吕氏认同吴又可的杂气论，并强调"大兵、大荒"等社会因素在瘟疫发病中的作用，尝谓"饿殍在野，骱骼之掩埋不厚，甚有死尸连床，魄汗之淋漓自充，遂使一切不正之气升降流行于上下之间，凡在气交中无可逃避"。

2. 瘟病辨治，首推下法

吕氏强调"瘟疫无正发汗之理惟下证最多"，此所谓"瘟病之邪，直行中道，初起阳明者十之八九"之故。强调临证时可从望目、望舌及问全身症状、二便等判断是否可用下法，足见其临床经验之丰富。后又详细摘录《伤寒温疫条辨》各条，并摘取吴又可所论瘟病与伤寒辨治之不同，分别从阴阳、表里、下后、常见证及妇人瘟病、小儿瘟病出发，详列可下之证及用药加减变化之旨，以令阅者了然于心。

3. 升降为主，通权达变

吕氏推崇杨栗山的治瘟主方升降散，该方以僵蚕为君、蝉蜕为臣、姜黄为佐、大黄为使、米酒为引、蜂蜜为导，补泻兼行，无偏胜之弊，寒热并用，轻重皆可酌用，察证切脉，斟酌得宜，病之变化，治病之随机应变。在升降散的基础上，病轻者，可用神解散、清化汤、芳香饮、大小清凉散、大小复苏饮、增损三黄石膏汤之类清之；病重者，可用增损大柴胡汤、增损双解散、加味凉膈散、加味六一顺气汤、增损普济消毒饮、解毒承气汤之类泻之。病之常者，以正治法，病之变者，需随机应变。吕氏认为病之变者"非属四损"，即属误治或耽延日久，故"凡遇此等，不可以常法正治。正治不愈者，损之至也"。故在升降散等方后又列治瘟病杂证诸方，共有犀角大青汤、犀角地黄汤、玉枢丹、柴胡养荣汤等 21 方，供医者随证抉择。

（三）医案医话

【原文】

凡伤寒冬月为正伤寒，足太阳膀胱经从头顶贯腰脊，故头痛，项强，身痛，发热，恶寒。然风寒常相因，寒则伤荣，头痛，恶寒，脉浮紧，无汗，麻黄汤主之，开发腠理以散寒，得汗而愈。风则伤卫，头痛，恶风，脉浮缓，有汗，桂枝汤主之，充塞腠理以消风，汗止而愈。若风寒并受，荣卫俱伤，头痛，发热，无汗，烦躁，大青龙汤主之。此三方者，冬月天寒腠密，非辛温不能发散，故宜用也。此言治冬月正伤寒表证，若用以治瘟病，未有不死者也。若夫春夏之瘟病。冬月患瘟病者有之，断未有春夏而为伤寒者，其杂气从口鼻而入，伏郁中焦，流布上下，一发则炎炎炽甚，表里枯涸。其阴气不荣，断不能汗，亦不可汗，邪不在表也，宜以辛凉苦寒清泻为妙。轻则清之，神解、清化、芳香之类；重则下之，增损双解、加味凉膈、升降之类消息治之。伤寒汗后热不退，此阴阳交而魂魄离也，证亦危矣。势稍缓者，宜更汗之。若反剧，烦躁者，必有夹食夹痰，兼有宿病，当寻其源而治之。若发热，烦躁，小便不利，为热入膀胱之本，五苓散主之。瘟病清后，烧热不退，脉洪滑数或沉伏，表里皆实，谵语狂越，此热在三焦也，加味六一汤、解毒承气汤大下之。伤寒传至阳明则身热，目痛，鼻干，不得卧，葛根汤；表里俱盛，口渴引饮，脉洪大，此在经之热也，宜白虎汤。传至少阳，为半表里之经，往来寒热，胁满口苦，耳聋，干呕，默默不欲食，小柴胡汤加减和之。若瘟疫见此证，宜增损大柴胡汤治之。过此不解，则入阳明之府。表证悉罢，名为传里。若瘟疫则邪热本在里，潮热谵语，唇焦舌燥，大便燥秘，脉沉实长洪。如痞、满、燥、实四证皆具，大承气汤主之；但见满、燥、实三证，邪在中焦，以调胃承气汤，不用枳、朴，恐伤上焦之气；若只见痞满二证，邪在上焦，以小承气汤，不用芒硝，恐伤下焦之血也。小腹急，大便黑，小便自利，喜忘如狂，蓄血也，桃仁承气汤、代抵当汤丸。湿热发黄，但头汗，茵陈汤。伤寒下后，烧热不退，胸中坚满不消，脉尚数实者，此为下之未尽，成下后二日复发喘满者，并可用大柴胡汤或六一顺气汤复下之。若下后仍不解，宜详虚实论治。如脉虚人弱，发热，口干舌燥，不可更下，小柴胡汤、参胡三白汤和之。瘟病下后，既不回，热仍盛不退者，危证也。如脉虚人弱，不可更下，黄连解毒汤、玉女煎清之，不能不下，黄龙汤主之。若停积已尽，邪热愈炽，脉微气微，法无可生。至此，下之死，不下亦死，用大复苏饮清补兼施，宣散蓄热，脉气渐复，或有得生者。《医贯》以六味地黄丸料大剂煎服以滋真阴，此亦有理。若伤寒腹满，嗌干，则知病在太阴也。口燥咽干而渴，则知病在少阴也。烦满囊缩而厥，则知病在厥阴也。邪至三阴，脉多见沉，倘沉有力，此从三阳传于三阴热证也，外虽有厥逆、自利、欲寝、舌卷囊缩等证，所谓阳极发厥，只该清之、下之，自是桂枝加大黄、承气、六一一派。若本是阳证，因汗下太过，阳气已脱，遂转为阴证，夫邪在三阳，其虚未甚，正气与邪气相搏而为实热之证；邪至三阴，久而生变，甚虚之证也。气血津液俱亡，不能胜其邪之伤，因之下陷而里寒之证作矣。此热变为寒之至理，脉必沉而无力，证见四肢厥逆，心悸惕晌，腹痛，吐利，畏寒战栗，引衣踡卧，急宜温之、补之。阳虚者，附子四逆；阴虚者，理阴补阴。伤寒多有此证，瘟病无阴证。热变为寒，百不一出，此辨瘟病与伤寒六经正治之要诀也。盖伤寒之邪，风寒外感，始中太阳者十八九；瘟病之邪，直行中道，初起阳明者十八九，信乎。治疗之宜早，而发表清里之宜谛当也。倘审之不当而误治之，即成坏病，可不慎与。此书本为瘟病而设，凡治伤寒方姑不具载。（《瘟疫条辨摘要·卷一》）

【阐释】

此条详论瘟疫与伤寒证治之不同。

【原文】

升降散一名二分散，一名陪赈散

升降散

白僵蚕酒炒，二钱　全蝉蜕去土，二钱　广姜黄去皮，三分，不用片的　川大黄生用，三钱

歌曰：升降散用白僵蚕，广姜黄与蝉蜕全，大黄生入为细末，蜜酒调服得安然。

上为细末，其合研匀，病轻者分四分，每服重一钱八分二厘五毫。用冷黄酒一杯、蜂蜜五钱调匀，冷服，中病即止。病重者分三分，每服二钱四分三厘三毫，酒杯半、蜜七钱五分，冷服；最重者分二分，每服三钱六分五厘，酒二杯、蜜一两调匀，冷服。如一二剂未愈，可再服之，热退即止，胎产亦不忌。炼蜜名太极丸，性稍缓，服必空心服。服后须忌半日，不可吃茶水、吃烟、吃饮食。不能忌，必不效。能遵禁忌，下咽即苏，半日而愈。若饱食后服此亦不效，愈后最忌饱食，只宜吃稀粥，四五分饱，永不再发。至于荤腥油腻，更要确实牢忌，万不可吃。凡患瘟疫，未曾服他药，或一二日，或七八日，或月余未愈，但服此药即愈。若先用他药不效，后用此药，亦间有不效者，以服药杂故也。

瘟疫正治诸方，条列于下，以便按病施治。轻则清之，神解散、清化汤、芳香饮、大小清凉散、大小复苏饮、增损三黄石膏汤之类；重则泻之，增损大柴胡汤、增损双解散、加味凉膈散、加味六一顺气汤、增损普济消毒饮、解毒承气汤之类，而升降其总方也。轻重皆可酌用，察证切脉，斟酌得宜，病之变化，治病之随机应变，神明则存乎人耳！《寒温条辨》云：处方必有君臣佐使而又兼引导，此良工之大法也。是方以僵蚕为君，蝉蜕为臣，姜黄为佐，大黄为使，米酒为引，蜂蜜为导，六法俱备而成全方。穷尝考诸本草而知僵蚕苦辛，气薄，喜燥恶湿，得天地清化之气，轻浮而升阳中之阳，故能胜风除湿，清热解郁，从膀胱相火引清气上朝于口，散逆浊结滞之痰也。其性属火，兼土与木，老得金水之化，僵而不腐。瘟病火炎土燥，焚木烁金，得秋分之金气而自衰，故能解一切怫郁之邪气。夫蚕必三眠三起。眠者，病也，合簿皆病而皆不食也；起者，愈也，合簿皆愈而皆能食也。用此而治合家之瘟疫病，所谓因其气相感而以意使之者也，故为君。夫蝉气寒无毒，味咸且甘，为清虚之品，出粪土之中，处极高之上，自甘风露而已，吸风得清阳之真气，所以能祛风而胜湿；饮露得太阴之精华，所以能涤热而解毒也。蜕者，退也。盖欲使人退其病，亦如蝉之蜕然无恙也，所谓因其气相感而以意使之者也，故为臣。姜黄味辛苦，大寒，无毒，蛮人生啖，喜其祛邪伐恶，行气散郁，能入心脾二经，建功辟疫，故为佐。大黄苦，大寒，无毒，上下通行，盖亢甚之阳非此莫抑。苦能泻火，苦能清热，一举而两得之。人但知建良将之大勋，而不知有良将之硕德也，故为使。米酒性大热，味辛苦而甘，令饮冷酒，欲其行迟传化以渐，上行头面，下达足膝，外周皮毛，内通脏腑经络，驱逐邪气，无处不到，如物在高巅，必奋飞冲举以取之，物在远方及深奥之处，更必迅速探索以取之，且喜其和血养气，伐邪辟恶，仍是华佗旧法，亦屠苏之义也，故为引。蜂蜜甘平无毒，其性大凉，主治丹毒，斑疹，腹内留热，呕吐，便秘，欲其清热润燥而自散瘟毒也，故为导。盖蚕食而不饮，有大便无小便，以清化而升阳；蝉饮而不食，有小便无大便，以清虚而散火。君明臣良，治化出焉。姜黄辟邪而靖疫，大黄定乱以致治，佐使同心，功绩建焉。酒引之，使上行，蜜润之，使下导，引导协力，远近通焉。补泻兼行，无偏胜之弊；寒热并用，得时中之宜。所谓天有覆物之功，人有代覆之能，其洵然哉！用治瘟病，百发百中，屡试屡验，万无一失。按：此方不知始于何时，自陈三锡略为变通，用治瘟热之病，杨栗山又从而表彰之，治人无数。（《瘟疫条辨摘要·卷二》）

【阐释】

本条详论升降散功效及组方特点。

【原文】

神解散 初觉憎寒，体重，壮热，头痛，四肢无力，遍身酸痛，口苦，咽干，胸腹满闷，此方主之

白僵蚕酒炒，一钱或二三钱 蝉蜕五个或用十个 神曲三钱 金银花二钱 木通一钱 前仁炒，一钱 生地二钱 黄芩酒洗，一钱 黄柏盐水炒用，一钱 桔梗一钱 黄连一钱

水煎，入冷黄酒、蜜三匙服。

歌曰：神解蚕蝉与神曲，银花生地芩连木，前仁黄柏兼桔梗，蜜酒冷调治瘟疫。(《瘟疫条辨摘要·卷二》)

【阐释】

本条论神解散功效及药物组成。

【原文】

清化汤 瘟病壮热，憎寒，体重，口干舌燥，上气喘急，咽喉不利，头面猝肿，目不能开者，此方治之

僵蚕酒炒，三钱 蝉蜕十个 金银花二钱 泽兰二钱 陈皮八分 玄参一钱 白附子火炮，五分 胆草酒炒，一钱 枯芩酒炒，二钱 黄连一钱 栀子炒，一钱 连翘一钱 桔梗一钱 甘草五分

大便实加大黄酒炒四钱，咽喉不利加大力炒研一钱，头面不肿去白附子。

水煎，入蜜、酒，冷服。

歌曰：清化蚕蝉橘兰花，胆草芩连栀翘加。玄参桔梗甘草附，蜜酒调服退无瑕。

清化者，以清邪中于上焦，而能化之以散其毒也。芩、连、栀、翘清心肺之火，玄参、橘、甘清气分之火，胆草清肝胆之火，而且沉阴下行以泻下焦之湿热，蚕、蝉散毒消肿，定喘出音，能使清阳上升，银花清热解毒，泽兰行气消毒，白附散头面风毒，桔梗清咽利膈，为诸药之舟楫，蜜润藏府，酒热而散，能引诸凉药至热处，以行内外上下，亦火就燥之意也。其中君明臣良，使佐同心，故诸证平矣。(《瘟疫条辨摘要·卷二》)

【阐释】

本条详论清化汤功效及配伍之旨。

十九、杨璿

（一）生平及著作简介

杨璿，字玉衡，晚号栗山，约生于清康熙四十四年（1705），卒年不详，也有人考证为1795年，中州夏邑（今河南省夏邑县）人，一说四川成都人，清代著名温病学家。

杨氏出身书香世家，曾涉仕途，因艰于及第而弃举子业，潜心医术，对温疫尤有研究。杨氏有鉴于"世之凶恶大病，死生人在反掌间者，尽属温病，而发于冬月之正伤寒，百不一二，仲景著书独详于彼而略于此"，而世之医者"无人不以温病为伤寒，无人不以伤寒方治温病，混淆不清，贻害无穷"，遂精研细讨，"集群言之粹，择千失之得，零星采揖，参以管见"，著成《伤寒温疫条辨》一书。

《伤寒温疫条辨》详细剖析温疫异于伤寒，认为温病与伤寒"各有病原，各有脉息，各有证候，各有治法，各有方论"，并条分缕析，一一辨别，使温病"不复搀入《伤寒论》中"；其对温

病的病因病机及以升降散为治温基础方的宣郁、泄热、解毒治疗方法有颇多创见。全书共分六卷,卷一总论温病与伤寒病原、脉证、治法,卷二、卷三为辨证,卷四、卷五为医方辨,卷六为本草辨。《伤寒温疫条辨》刊行后,世人盛赞其论"发千古未发之秘""分晰寒温,如快刀破竹,永断葛藤,如明镜取形,不隐毫发",其辨别伤寒与温病之异,从理论到实践,说理之精,辨析之细,前所未有,为丰富发展温病学说作出了重要贡献。

(二)主要学术思想

杨栗山的学术思想主要体现在以下四个方面。

1. 辨病因,崇吴又可杂气说

《伤寒温疫条辨》指出,"伤寒得天地之常气""温病得天地之杂气",二者"风马牛不相及"。并且分析"常气者,风寒暑湿燥火,天地四时错行之六气也;杂气者,非风非寒非暑非湿非燥非火,天地间另为一种,偶荒旱潦疵疠烟瘴之毒气也"。"毒雾之来也无端,烟瘴之出也无时,湿热熏蒸之恶秽,无穷无数,兼以饿莩在野,胔骼之掩埋不厚,甚有死尸连床,魄汗之淋漓自充,遂使一切不正之气,升降流行于上下之间,人在气交中无可逃避。虽童男室女,以无漏之体,富贵丰亨,以幽闲之志,且不能不共相染,而辛苦之人可知矣"。详细论述了杂气产生的根源,阐发了温疫发生的机制及其具有强烈传染性、流行性的特点。

杨氏对王叔和"非其时而有其气"的"时行之气"致疫观点持异议。他认为"非其时有其气,亦属天地之常,而杂气非其类也","时行之气,宜热而冷,宜冷而热,虽损益于其间,及其所感之病,岂能外乎四时之本气?"所谓风温、暑温、湿温、秋温诸四时不节之时气病,所感终不离本源,即风寒暑湿燥火之六气,与温病根源不同,进一步突出了杂气致病的观点,使吴又可的杂气学说更加丰富。

2. 辨病机,主三焦邪热怫郁内炽

杨氏深受《伤寒论》中"清邪中于上焦,浊邪中于下焦"和张璐《伤寒缵论》中"伤寒自气分而传入血分,温病由血分发出气分"的启发,提出"杂气由口鼻而入三焦,怫郁内炽"的病机说,认为"温病得天地之杂气由口鼻入,直行中道,流布三焦,散漫不收,走而复合,受病于血分,故郁久而发。一发则邪气充斥奔迫,形成脏腑经络、上下内外一切毒火之证"。对于温病的病位,杨氏并未附会吴又可的"膜原说",而是大胆地指出:"又可《温疫论》以温病本于杂气,彻底澄清,看到与伤寒判若云泥……独惜泥于邪在膜原半表半里,而创为表证九传之说,前后不答,自相矛盾,未免白圭之玷……"

杨氏对《内经》"伏寒化温"的观点亦持否定态度。王叔和阐释"冬伤于寒,春必病温"是由于"中而不即病,寒毒藏于肌肤,至春变为温病,至夏变为暑病",杨氏明确指出"温病另为一种,非寒毒藏至春夏变也"。但"冬不藏精,春必病温"确有道理,因肾虚人易为杂气所侵,而非伤于寒则为温病。

3. 辨证候,以脉为先

杨氏认为脉诊对伤寒、温病的临床辨析十分重要,若不识脉,如无目瞑行,动辄颠陨。因脉为气血之神,邪正之鉴,呼吸微芒间,死生关头,若能验证分明,指下了然,岂有差错?因此认真诊察发病初起脉象,可为辨别温病与伤寒提供可靠临床依据。杨氏认为:温病脉不浮不沉,中按洪长滑数,右手反盛于左手,此乃邪热怫郁于中所致,但热郁少阴则脉沉伏欲绝,这是阳邪闭遏所致,非阴脉。若左手脉盛或浮而紧,自是风寒感冒之病。根据辨脉的结果,可指导临床治疗,杨氏指出:凡伤寒自外之内,从气分入,始病发热恶寒,一二日不作烦渴,脉多浮紧,不传三阴，脉不见沉；温病由内达外，从血分出，始病不恶寒而发热，一热即口燥咽干而渴，脉多洪滑，甚则沉伏，此发表清里之所异。换言之，伤寒初起在表，所以治宜解表；温病初起邪在里，所以治宜清里。此外，应注意伤寒与温病的同脉异治，如伤寒、温病病程中均可出现沉脉，但其病机各异，治疗应有所区别。杨氏认为：凡伤寒始本太阳，发热头痛而脉沉者，虽曰太阳，实见少阴之脉，故用四逆汤温之；若温病始发，未尝不发热头痛，见脉沉涩而小急，此伏邪之毒滞于少阴，不能发出阳分，所以身大热而四肢不热者，此名厥，此杂气怫郁，火邪闭脉而伏，急以咸寒大苦之味，大清大泻之。伤寒少阴脉沉，因阳虚，多沉而微细；温病里热脉沉，因阳郁，必沉而有力。故同为沉脉，治法殊异。可见杨氏善于辨识脉象以指导治疗，但也并不唯脉是凭，而是强调四诊合参，如其所说："夫脉原不可一途而取，须以神气、形色、声音、证候彼此相参，以决死生安危，方为尽善。"

4. 立治法，主解毒逐秽、升清降浊

杨氏关于温病的治疗原则，既宗刘河间、喻嘉言、吴又可之说，具体方法又有创新发展。《伤寒温疫条辨》认为"温病是杂气非六气"，杂气有清有浊，具有充斥奔迫之性，从口鼻而入三焦，清邪中于上焦，浊邪趋于下焦，使三焦气机失畅，而致病种种不一。并强调温病皆毒火为患，治疗上在清热的同时，特别重视解毒逐秽和升清降浊。他主张急以逐秽为第一义：上焦如雾，升而逐之，兼以解毒；中焦如沤，疏而逐之，兼以解毒；下焦如渎，决而逐之，兼以解毒。恶秽既通，乘势追拔，勿使潜滋，所以温病非泻即清，非清即泻，原无多方，视其轻重缓急而救之。杨氏"温病多起阳明"和治疗重在清泻的观点，对其后陆九芝的影响最深，陆氏"阳明为成温之薮"、有白虎承气二法而"无不治之温病"的观点与杨氏一脉相承。

关于温病的具体治法，杨氏认为温病怫热在里，由内而达于外，故不恶寒而作渴，此内之郁热为重，外感为轻，若用辛温解表，是为抱薪救火，轻者必重，重者必死，唯用辛凉苦寒，如升降散之类，以开导其里热，里热除而表证自解。杨氏在前贤方论的基础上，结合自己的临床经验，化裁制定了治温十五方，分为清、泻两类。大抵温病轻则清之，包括神解散、清化汤、芳香饮、大清凉饮、小清凉饮、大复苏饮、小复苏饮、增损三黄石膏汤八方；重则泻之，包括增损大柴胡汤、增损双解散、加味凉膈散、加味六一顺气汤、增损普济消毒饮、解毒承气汤六方，而升降散为其总方。十五方均以僵蚕、蝉蜕为主药，清法诸方多配以黄芩、黄连、黄柏、栀子或龙胆草、金银花、知母等，以行清热解毒之功；泻法诸方常以芩、连、栀、柏等与大黄、芒硝并用，以攻里清热。其组方皆秉升清降浊之旨，代表方升降散虽药仅四味，但其升清降浊、泄热解毒之力甚优，多为后世医家所习用。

（三）医案医话

【原文】

升降散　温病亦杂气中之一也，表里三焦大热，其证治不可名状者，此方主之。如头痛眩运，胸膈胀闷，心腹疼痛，呕哕吐食者；如内烧作渴，上吐下泻，身不发热者；如憎寒壮热，一身骨节酸痛，饮水无度者；如四肢厥冷，身凉如冰而气喷如火，烦躁不宁者；如身热如火，烦渴引饮，头面猝肿，其大如斗者；如咽喉肿痛，痰涎壅盛，滴水不能下咽者；如遍身红肿，发块如瘤者；如斑疹杂出，有似丹毒风疮者；如胸高胁起胀痛，呕如血汁者；如血从口鼻出，或目出，或牙缝出，毛孔出者；如血从大便出，甚如烂瓜肉、屋漏水者；如小便涩淋如血，滴点作疼不可忍者；如小便不通，大便火泻无度，腹痛肠鸣如雷者；如便清泻白，足重难移者；如肉瞤筋惕者；如舌卷囊缩者；如舌出寸许，绞扰不住，音声不出者；如谵语狂乱，不省人事，如醉如痴者；如头疼如破，腰痛如折，满面红肿，目不能开者；如热盛神昏，形如醉人，哭笑无常，目不能闭者；如手舞足蹈，见神见鬼，似风癫狂祟者；如误服发汗之药，变为亡阳之证，而发狂叫跳，或昏不识人者，外证不同，受邪则一。凡未曾服过他药者，无论十日、半月、一月，但服此散，无不辄效。

白僵蚕酒炒，二钱　全蝉蜕去土，一钱　广姜黄去皮，三分　川大黄生，四钱

称准，上为细末，合研匀。病轻者，分四次服，每服重一钱八分二厘五毫，用黄酒一盅，蜂蜜五钱，调匀冷服，中病即止。病重者，分三次服，每服重二钱四分三厘三毫，黄酒盅半，蜜七钱五分，调匀冷服。最重者，分二次服，每服重三钱六分五厘，黄酒二盅，蜜一两，调匀冷服。一时无黄酒，稀熬酒亦可，断不可用蒸酒。胎产亦不忌。炼蜜丸，名太极丸，服法同前，轻重分服，用蜜、酒调匀送下。

按：温病总计十五方。轻则清之，神解散、清化汤、芳香饮、大小清凉散、大小复苏饮、增损三黄石膏汤八方；重则泻之，增损大柴胡汤、增损双解散、加味凉膈散、加味六一顺气汤、增损普济消毒饮、解毒承气汤六方；而升降散，其总方也，轻重皆可酌用。察证切脉，斟酌得宜，病之变化，治病之随机应变，又不可执方耳。按处方必有君、臣、佐、使，而又兼引导，此良工之大法也。是方以僵蚕为君，蝉蜕为臣，姜黄为佐，大黄为使，米酒为引，蜂蜜为导，六法俱备，而方乃成……盖取僵蚕、蝉蜕，升阳中之清阳；姜黄、大黄，降阴中之浊阴，一升一降，内外通和，而杂气之流毒顿消矣。(《伤寒温疫条辨·卷四·升降散》)

【阐释】

升降散为杨氏宗《内经》"火郁发之"之旨所创立的，主治温病"热郁三焦表里，阻碍阴阳不通"之证。方中四药寒温并用，升清降浊，通达内外，流通气血，共奏宣郁清热、调畅表里三焦气机、升降复常之功。后世医家根据杨氏的学术思想，阐其精华而有所发挥，治疗温病时多着眼于"郁热"，每多投之而取效。

【原文】

增损双解散　温病主方。温毒流注，无所不至，上干则头痛目眩耳聋，下流则腰痛足肿，注于皮肤则斑疹疮疡，壅于肠胃则毒利脓血，伤于阳明则腮脸肿痛，结于太阴则腹满呕吐，结于少阴则喉痹咽痛，结于厥阴则舌卷囊缩。此方解散阴阳内外之毒，无所不至矣。

白僵蚕酒炒，三钱　全蝉蜕十二枚　广姜黄七分　防风一钱　薄荷叶一钱　荆芥穗一钱　当归一钱　白芍一钱　黄连一钱　连翘去心，一钱　栀子一钱　黄芩二钱　桔梗二钱　石膏六钱　滑石三钱　甘草一钱　大黄酒浸，二钱　芒硝二钱

水煎去渣，冲芒硝；入蜜三匙，黄酒半酒杯，和匀冷服。

按：温病本末身凉不渴，小便不赤，脉不洪数者，未之有也。河间以伤寒为杂病，温病为大病，特立双解散以两解温病表里之热毒，以发明温病与伤寒异治之秘奥，其见高出千古，深得长沙不传之秘。且长沙以两感为不治之证，伤寒病两感者亦少，一部《伤寒论》仅见麻黄附子细辛汤一证，惟温病居多，以温病咸从三阴发出三阳，乃邪热亢极之证，即是两感，惜长沙温病方论散佚不传，幸存刺五十九穴一法。惟河间双解散，解郁散结，清热导滞，可以救之，必要以双解为第一方，信然。予加减数味，以治温病，较原方尤觉大验。(《伤寒温疫条辨·卷四·增损双解散》)

【阐释】

增损双解散是杨栗山根据刘河间之双解散加减而成。河间之双解散由麻黄、防风、荆芥、薄

荷、当归、川芎、白芍、白术、连翘、栀子、黄芩、桔梗、生石膏、滑石、大黄、芒硝、甘草组成，用以治疗"伤寒温病，表里实热"。而杨氏认为温病之表证皆为里热浮越于外，实无表邪，故易双解散之麻黄为僵蚕、蝉蜕以涤疫气、散结行经、升阳解毒；易白术、川芎为黄连、姜黄以辟邪除恶，全方具有疏表透邪、清热解毒、泻下利尿、调畅气机之功，主治温毒流注，无所不至诸症。后世医家常用其治疗温热病火毒壅盛之气分证、卫气同病证，均取得较好疗效。

【原文】

戊寅四月，商邑贡生刘兆平，年八旬，患温病，表里大热，气喷如火，舌黄口燥，谵语发狂，脉洪长滑数，予用原方治之，大汗不止，举家惊惶，急易大复苏饮一服汗止，但本证未退，改制增损双解散方，两剂而病痊。因悟麻黄春夏不可轻用，因悟古方今病不可过执也。所以许学士有云：读仲景之书，学仲景之法，不可执仲景之方，乃为得仲景之心也。旨哉斯言！河间双解、三黄俱用麻黄，仍是牵引叔和旧说。盖温病热郁，自里达表，亦宜解散，但以辛凉为妙。（《伤寒温疫条辨·卷四·增损双解散》）

【阐释】

此案为火毒内盛之证，杨氏先予河间双解散原方而大汗不止，后以增损双解散两剂病愈。盖麻黄辛温峻汗之品，为冬日正伤寒之要药；而温病郁热自内达于外，妄用麻黄助热疏表、伤阴亡阳之速也。故以增损双解散解郁散结、清热导滞、表里双解，方为正治之法。

【原文】

清化汤　温病壮热，憎寒体重，舌燥口干，上气喘吸，咽喉不利，头面猝肿，目不能开者，此方主之。

白僵蚕酒炒，三钱　蝉蜕十个　金银花二钱　泽兰叶二钱　广皮八分　黄芩二钱　黄连　炒栀　连翘去心　龙胆草　酒炒元参　桔梗各一钱　白附子炮　甘草各五分

大便实加酒大黄四钱；咽痛加牛蒡子炒研，一钱；头面不肿去白附子。

水煎去渣，入蜜、酒冷服。

其方名清化者，以清邪中于上焦，而能化之以散其毒也。芩、连、栀、翘清心肺之火，元参、橘、甘清气分之火，胆草清肝胆之火，而且沉阴下行，以泻下焦之湿热；僵蚕、蝉蜕散肿消毒，定喘出音，能使清阳上升；银花清热解毒；泽兰行气消毒；白附散头面风毒；桔梗清咽利膈，为药之舟楫；蜜润脏腑，酒性大热而散，能引诸凉药至热处，以行内外上下，亦火就燥之意也。其中君明臣良，而佐使同心，引导协力，自使诸证息平矣。（《伤寒温疫条辨·卷四·清化汤》）

【阐释】

清化汤具有清痰息风、解毒通经之用，主治清邪中于上焦之温病壮热，憎寒体重，舌燥口干，上气喘吸，咽喉不利，头面猝肿，目不能开者。杨氏治疗瘟疫亦主张重用苦寒之品祛除病邪，但在实际运用苦寒时，须注意人体的正气，此方于大量苦寒清热泻火药中加一味大热大辛的纯阳之白附子，去性存用，防止了苦寒郁阻气机，体现了杨氏对人体气机的保护。

二十、蒋宝素

（一）生平及著作简介

蒋宝素，字问斋，号帝书，江苏丹徒（今江苏镇江）人。约生活于清乾隆五十九年至清同治

十二年间（1794—1873），晚清著名医家。

蒋氏少时家贫，年十四始识字，聪慧明敏，勤奋好学。至十七岁时父突患风疾，病卧不起，因家境素贫，炊烟几断。宝素幡然悔悟，自悔失学。侍父病愈，乃取《素问》《灵枢》《难经》《伤寒杂病论》诸书，昼夜读之，始攻读岐黄之学。其文义晦涩处，则求教于名医潘曙东，历时七年，精悟医理。后又师事名医王九峰，医道益进，声名大振。善治疑难危症，求诊者络绎不绝。蒋宝素一生品性廉洁，好学不倦，谦虚谨慎，从不攀附富贵，贪图荣华。《盐城县志》卷十二载："蒋宝素，家无储粟，不取非分财。虽善属文，不为谀慕酬应之作。精长桑之术，寓沙沟时，为人疗治无所取，箪瓢屡空，晏如也。"这段县志记录忠实地反映了蒋宝素的崇高医德。

蒋氏学识渊博，在中年时期开始有著书立说的想法，而且对此十分勤奋，由于有着深厚的医学功底，又博学多识，擅长于经史子集，所以著述宏富。其所著医书有《医略十三篇》《医略稿》《证治主方》《医林约法三章》《问斋医案》等。然除《问斋医案》和《医略十三篇》外，其余著作均散佚而未见其貌。其中《问斋医案》乃蒋氏集平生 40 年经验而成，分门别类，以五脏为纲，以证为目，凡内外诸因之证悉备。全书共五卷，"分心、脾、肺、肾、肝五部，合火、土、金、水、木五行，共四十三门"，共载医案 802 则，治疗范围广泛。每案先正其名，而后论治，类聚诸家之说，参以经史子集之言，别是非，定从违，必符经旨而后已。书中所选医案，审证精细，理法圆通，方药配伍，颇有独到见解，治法大多采用仲景之方及其父蒋椿田所著《医话》中方，方药验且每多创见，议论明快，说理透彻，遣药允当，有较高的学术价值，值得临床中医工作者学习。

（二）主要学术思想

蒋宝素的学术思想主要体现在以下四个方面。

1. 深究伏邪之论，详论成因及治法

"伏邪"又称"伏气"，是温病理论乃至中医学理论体系的重要组成部分之一，在中医学发展史上具有重要的学术价值。《伤寒论·平脉法》载："师曰：伏气之病，以意候之，今月之内，欲有伏气。假令旧有伏气，当须脉之。"提出伏气之名，而伏邪之名，最早见于《温疫论》："此邪伏募原，即使汗之热不能解。必俟伏邪已溃，表气渐行于内，精元自内达表，此时表里相通，大汗淋漓，邪从外解，此名战汗，当即脉静身凉而愈。"蒋宝素在《医略十三篇·伏邪》中云："伏邪者本篇创立之名，本之《内经》，参之诸家，验之今世"，将"冬伤于寒，春必病温""夫精者，身之本也，故藏于精者，春不病温""百病之始期也，必生于风雨寒暑，循毫毛而入腠理，或复还，或留止"等经文作为自己的立论依据，并由此总结出伏邪致病的三个条件：一是本身正气亏虚，邪气能够入侵；二是风雨寒暑等邪气循皮肤毫毛进入体内；三是邪气留连于体内而未被及时清除，三者缺一不可。如此简明概要而提纲挈领的阐述是其他医家之所未有，包括如今对与伏邪病因的认识也无出其右。李经纬在《中国医学通史》中认为近代对伏邪研究较为深入者，首推蒋宝素。而在此之后，柳宝诒又有较为充分的发挥。

蒋宝素认为，伏邪温热诸证均由于冬时伏寒所致，论述伏邪温疫亦从六经辨治，而对于伏邪的诊断与治疗蒋宝素主要吸收了吴又可等明清医家的观点，崇尚"邪伏膜原说"，同时也总结了其父蒋椿田、业师王九峰及自己治疗伏邪的丰富经验，提出治伏邪大法，以攻邪为上策，辅正祛邪为中策，养阴固守为下策。而攻邪首推汗下二法，认为"伏邪赖腑气宣通""后阴为里之表，邪伏膜原，转入阳明，由大肠传送，变化出焉""伤寒汗出淋漓则病不除，伏邪汗出淋漓则病将解"。而由于伏邪病情变化迅速，医案的记录均是按病程逐日详细记述的，也为从事临床的医家提供了十分宝贵的参考资料。

2. 发挥痰饮治法，重视脾肾双补

蒋氏在前哲"痰为百病之母"的基础上，提出"奇病异疾，多属于痰"，且变幻莫测，无处不到，症状繁多，难以尽述。对痰饮的治法，蒋氏汲取了前人有益的经验，矫其偏颇，指出："痰本津液精血之所化，必使血液各守其乡，方为治痰大法，若但攻痰，旋攻旋化，势必攻尽血液脂膏而后已。"提出痰实为津液、精血所化，若一味将其视为病邪而攻逐，最终耗伤的恰恰是自己的津血。另外认为《内经》有饮症，无痰字。盖痰因病生，非病因痰致，治其所以生痰之源，则痰自清，若但从事于痰，任行攻击，恐违实实虚虚之旨"。这就不是见痰治痰，而是见病治源、治病求本的治疗思想。其认为痰饮证多呈虚实错杂之象，为达到"将化未化之痰"引之归正，"已成之痰"攻而去之的目的，他提出"十补一清""剿抚互用"的大法，而其中温肾法治疗痰饮对临床有很大的启发。蒋宝素认为，历代医家对痰饮的认识始于《金匮要略》，有支饮、伏饮、溢饮、悬饮之分，但这些都不离水湿，均系津液所化。"痰为津液，精血之源，肾实统之"。同时对"前哲以脾为生痰之源，肺为贮痰之器"论，提出了异议，提出"五液皆属于肾，化生于胃，当以脾肾为生痰之源，肺胃乃贮痰之器"。尤重肾气，认为肾处下焦，为真阴真阳之寓所，生生之本也。气化之动力，源于阴阳一气之消息，补肾以激发气化，既可排泄蓄积之水液，又可防饮证之复萌。正所谓"肾为先天，脾为后天，土为物母，水为物源，水土调平，脾肾强健，又何痰饮之有"。既然痰饮之作乃"肾水上泛，脾液倒行"所致，基于此，蒋氏认为治痰饮之法，以温肾为主，兼以健脾。调补脾肾才是探本穷源之治，盖病为因，痰为果。识得标本缓急，临证殊不致手忙脚乱。

3. 辨治妇人杂病，疏肝为本，水土双培

郁者，滞而不通。蒋氏承《素问·六元正纪大论》"木郁达之，火郁发之，土郁夺之，金郁泄之，水郁折之"之旨，认为郁则伤肝，郁证病起于肝，传之于脾，下关于肾，故治肝郁，当脾肾双培。治肝大法有二：壮水以生木，崇土以生木。譬植林木，先培其土，后灌其水，则根干敷荣，故前哲谓见肝之病，当先实脾，又宜补肾。盖土薄则木摇，水涸则木枯，木离土则不能独生，土无木则无用，木土虽有相克之机，亦有相生之意。如闭经，蒋氏认为乃"肝气之郁，土为木克，则脾不化血"，以致"经来不能应月盈亏"或"逐月渐少，由少至闭"。常用归脾汤以起崇土之功，间进壮水之剂，水能生木，土能安木，水土调平，云蒸雨化，则木欣欣向荣，不治肝则肝自治。亦用六味地黄汤、六君子汤，平调水土。

4. 临证处方师古不泥古，方药精简，剂型灵活

蒋氏临证时十分推崇《内经》《难经》及仲景学说，撷取各家，兼收并蓄。经常将经典理论与自己的临床经验总结相联系，以佐证自己的观点。或是将历代医家的观点与经典论述贯穿起来，以经典为宗并结合自己的临床经验对后世医家的观点进行思辨。其处方用药除家传之方或自己的经验方外，亦善用经方化裁。其用药精简，多则十余味，少则2～4味，很少有用药超过15味的处方。其中处方外感病和内伤杂病多用经方，温热病以时方为主，还有一部分是随证自拟方，常常与时方或家传自拟方结合应用，师古而不泥古。启示我们在学习前人的经验时，要学会博采众方，灵活运用，这是临床取效的根本保证。另外，蒋宝素在用药方面也是手段多样，不仅使用汤剂，还使用丸剂、代茶饮、外用药等方式，如九汁饮代茶饮、桃花丸等。这些灵活的用药方法，与蒋氏深刻理解经典医著及对生活的观察和思考是分不开的，这些都非常值得后人学习借鉴。

（三）医案医话

【原文】

蒋宝素曰：伤寒者，乃冬寒司令，从霜降以后至春分节前触冒霜露，体中寒邪即发之证，而为伏邪温热之原，正与夏暑司令，从谷雨后至秋分前触冒太阳君火，炎蒸亢热之气，即发之中暑，相对之证也。《素问·阴阳应象大论》曰：冬伤于寒，春必病温。又《热论》篇曰：今夫热病者，皆伤寒之类。此《内经》温热诸证乃冬时伤寒内伏所致。余因立伏邪门，专论温热。

张长沙《伤寒论》三百九十七法，一百一十三方，发尽伤寒奥旨，文多兹不选，言其要。一日太阳受病，太阳主气，其脉上连风府，循腰脊，故头项痛，腰脊强；二日阳明受病，阳明主肉，其脉挟鼻，络于目，故身热目疼，鼻干，不得卧；三日少阳受病，少阳主胆，其脉循胁，络于耳，故胸胁痛而耳聋。三阳经络皆受其病，未入于腑者，可汗而已。四日太阴受病，太阴脉布胃中，络于嗌，故腹满而嗌干；五日少阴受病，少阴脉贯肾，络于肺，系舌本，故口燥舌干而渴；六日厥阴受病，厥阴脉循阴器而络于肝，故烦满而囊缩。三阴经络皆受其病，已入于腑者可下而已。伤寒化热在数日之后，伏邪温热化热在数月之后，乃用承气下之则一也。六日为传经尽，则病当愈。不愈者，仍自太阳经来复。七日来复、至十三日再复，俗以十四日非是。此言传次之大体，非必如是也。有间经而传者，有越经而传者，有传至二三经而止者，有始终只在一经者，有自少阳阳明而入者，有初入太阳，不传阳明，遽入少阴，变成真阴证者。有直中三阴者，有二阳三阳合病者，有二阳并病者，有少阳倒入阳明胃府者。神而明之，存乎其人。然世转风移，近代正伤寒稀少。若大江以南，风气温和，正伤寒尤鲜，惟见伏邪温热诸证。然伏邪温热诸证，皆由冬时伏寒所致。或曰：人身营卫阴阳不失其常，虽微感风寒，病即随见，寒邪岂能伏于冬而发于春夏乎？曰：正邪可伏，贼邪不可伏，寒乃冬月之正邪也。《灵枢·邪气脏腑病形》篇曰：正邪之中人也微，先见于色，不知于身，若有若无，若亡若存，有形无形，莫知其情。《素问·八正神明论》曰：正邪者，身形若用力汗出，腠理开，逢风寒，其中人也微。故莫知其情，莫见邪形。盖冬三月，阳气闭藏于内，寒邪本不能伤。因逢肾气之亏，形体之劳，精摇于内，汗泄于外，寒氛得以乘之。同气相求，深入少阴之地，真阳复敛，进不能攻，腠理返密，退无归路，逡巡进退于其间，势必盘踞膜原之分。膜原者，脏腑之外，形骸之内是也。有形积聚，尚且能容，而况无形寒气，因春之温气而发，故名温。因夏之暑热而发，故名暑热，即伏邪也。由是言之，其人肾气不虚，腠理又密，而触冒严寒杀厉之气，寒邪不能入肾，直袭足太阳膀胱寒水之经，膀胱为肾之府，此为正伤寒，当从仲景《伤寒论》治。所以正伤寒罕见者，以今世之人，肾气多亏，形体多劳，而知避严寒杀厉之气故也。若肾虚之人，不避严寒杀厉之气，则为直中三阴危证。今三冬所见感寒之证，不过恶寒发热，头疼身痛而已，如《医案》之用九味羌活汤，南阳败毒散，《医话》新制十味羌防散之类，一汗而解，甚者二三剂即愈。未闻循日以传经，依经以见证，究非真正伤寒。其辛苦之人，形劳汗泄；鼎食之家，肾虚难免。形劳伤肾，肾劳伤精，虽不触冒严寒杀厉之气，正邪由是潜伏于中，为伏邪诸病。今人但知严寒之可避，不觉正邪之潜侵，乐于以欲竭其精，不解奉闭藏之令，病患故多藏于隐微，而发于人之所忽。前哲以春夏诸病总名伤寒者本此。此所以寒伏于冬，而蔓延于春夏及秋冬，为病滋甚也。兹故略于伤寒，而详于伏邪温热诸证。（《医略十三篇·卷三》）

【阐释】

本条乃论伤寒与伏邪在病因与发病的异同。

【原文】

伏邪者，本篇创立之名。本之《内经》，参之诸家，验之今世，即世人泛指伤寒、温疫、春邪、秋邪、时邪、温病、热病诸证之本原也。然所谓伏者，冬寒伏于膜原之间，化热伤阴，表里分传，多为热证。以始得病，溲即浑浊，或黄或赤为据。其证则溲赤而浑，神烦少寐，或洒洒振寒，或蒸蒸发热，或但热不寒，或汗出热不退，或潮热往来，或寒热如疟，或头疼身痛，或狂躁谵语，或渴或不渴，或反欲热饮，或有汗，或无汗，或汗不达下，舌苔或白或黄，或灰或黑，或滑或涩，或生芒刺，或反无苔而色紫赤，大便或秘或溏，或下利臭水，或如败酱，或带瘀血，或遇湿土司令，酿成湿温，则身痛异常，溲更浑浊，当与湿证门参治。然湿从土化，土无成位，湿无专证，但治伏邪为主，辅以温通治湿之意。其解或战汗自汗，躁汗狂汗，发斑发疹，其剧或发痉，或神昏如醉，或黑苔起刺，唇齿焦枯，或鼻煤舌裂，或呃逆从少腹上冲，或摇头，肢体振掉，或气急痰涌，其脉则忌紧涩细数而喜和缓滑大。其治或先用吴氏达原饮加减，从乎中治，然后或汗或下。如见三阳表证，加羌活、葛根、柴胡之类。见三阴里证，加大黄、芒硝之类。或先汗而后下，或先下而后汗，或汗而再汗，或下而再下，或但汗不下，或但下不汗，或养阴化邪，或补泻兼施。无为夹阴所惑，误服桂、附则死。察其证脉，表里虚实，老少强弱，风土寒暄，膏粱藜藿，参合为治。善后则宜和胃养阴，汗则九味羌活汤、活人败毒散、柴葛解肌汤、小柴胡汤、吴氏达原饮，加三阳表药，《医话》柴胡白虎汤之类。下则大小承气汤、调胃承气汤、桃仁承气汤、大柴胡汤、柴胡加芒硝汤、凉膈散、拔萃犀角地黄汤、吴氏达原饮加大黄，医话中承气汤、蒌贝二陈汤之类。养阴化邪则犀角地黄汤、医话柴胡生地汤之类。补泻兼施则陶氏黄龙汤、医话大黄人参汤，或半夏泻心汤、十味温胆汤之类。善后则医话归芍二陈汤，加谷芽、神曲之类。此其大略，神而明之，存乎其人。《灵枢·邪气脏腑病形》篇曰：正邪之中人也微，先见于色，不知于身，若有若无，若亡若存，有形无形，莫知其情。又《五变》篇曰：百病之始期也，必先生于风雨寒暑，循毫毛而入腠理，或复还，或留止。《素问·生气通天论》曰：冬伤于寒，春必病温。又《八正神明论》曰：正邪者，身形若用力汗出，腠理开，逢虚风，其中人也微，故莫知其情，莫见其形。又《热论》篇曰：今夫热病者，皆伤寒之类也。此《内经》诸篇，分明以正邪内伏，而后发为温疫。又《六元正纪大论》六经司天之气，气温草荣民康之际，温厉乃作，远近咸苦。此其先有伏邪可据。《难经》温病之脉，行在诸经，不知何经之动。此经中有伏气可知。《周礼》四时皆有疠疾。盖邪伏之深，亦可期年而发。《吕览》《礼记》以非时之气为疫，即伏邪因感而发。《史记》齐中御府长信，冬时堕水濡衣病热，伏寒化热可证。《金匮要略》百合病，必待日数足而后解，亦伏邪之类。《伤寒论·平脉篇》，直以伏气为病名。又《伤寒例》，以寒毒藏于肌肤，春变为温，夏变为暑。春时阳气发，于冬时伏寒。冬伤于寒，发为温病，本于经旨。又《太阳篇》，太阳病发热而渴，不恶寒者为温病，既不恶寒，邪非在表，而渴属内热伏气显然。又阳明篇诸下证，与伏邪入胃之意同。又《少阴篇》之自利，心下痛，《厥阴篇》之厥深热亦深，诸下证与伏邪化热伤阴之意同。《太平御览》七百四十二卷载曹植《说疫气》，致病悉被褐茹藿之子，荆室蓬户之人，若夫殿处鼎食之家，若是者鲜矣。此亦饥寒伤正，邪伏而后发。巢元方以疫疠与时气温热相类，盖不知由于一气所伏，而有轻重多寡之分耳。《通鉴·唐纪》：关中比岁饥馑，兵民率皆瘦黑，至是麦始熟，市有醉人，当时以为嘉瑞，人乍饱食，死者五之一。此人饱食，非受风寒，盖有伏邪内动。刘河间《宣明方》治疫疠不宜热药解表，而用白虎汤、凉膈散，明其伏热在内。李东垣《辨惑论》载壬辰改元，京师戒严，受敌半月，解围之后，都人之不病者，万无一二，既病而死者，继踵不绝，将近百万。岂俱感风寒？皆伏邪所致。《丹溪心法》瘟疫，众人一般病者是，治有三法，宜补，宜散，宜降，首用大黄、黄连、黄芩，先攻其里，亦见其内有伏邪。《丹溪心法附余》附《伤寒直格心要》论证治诸法治伏邪甚善，当与吴氏《温疫论》互阅。方约之谓温热之病，因外感内伤，触动郁火，自内而发之于外，此明指邪伏于中。《元史》耶律楚材，用大黄治士卒病疫，足见邪伏于里。王履《溯洄集》，温病热病发于天令暄热之时，怫热自内而达之于外。又云每见世人治温热病，虽误攻其里，亦无大害，误发其表，变不可言，足以明其热之自内达外矣。张景岳以温疫本即伤寒，多发于春夏，必待日数足，然后得汗而解，此与《金匮》百合病之义同，皆有内伏之邪故也。吴又可《温疫论》，治伏邪最切，而反以冬伤于寒，春必病温为非是，盖不知寒乃冬月之正邪，正邪之中人也微，先见于色，不知于身，若有若无，若亡若存，及身形若用力，汗出腠理开，逢虚风为正邪，可伏而后发也。《医案》《医话》诸方治得其中，切于时用，可谓备前人之未备。由是观之，伏邪所从来远矣。然人之强弱不同，攻守有异，大法有三，攻邪为上策，辅正祛邪为中策，养阴固守为下策。盖邪伏于中，犹祸起萧墙之内，邪正交争，势不两立，正气无亏，直攻其邪，邪退而正自复也。若正气有亏，不任攻邪，权宜辅正，且战且守，胜负未可知也。若正气大亏，不能敌邪，惟有养阴一法悉力固守，冀其邪氛自解，不已危乎？是以正气不虚，伏邪虽重，治得其宜，可奏全捷。惟正虚可畏，不知者反以攻邪太峻，乐用平稳之方，致使邪氛日进，正气日亏，正不胜邪，则轻者重，重者危，卒至不起，乃引为天数，岂不谬哉？（《医略十三篇·卷八》）

【阐释】

本条论述伏邪之病因证治。

【原文】

女子肝无不郁，如男子肾无不虚，乙癸同源故也。肝郁善怒，犯中扰胃克脾，胸脘胀痛，呕吐食减，经来不一，血色不华，默默寡言，忽忽不乐，是皆肝郁不伸之所致也。宜《医话》山鞠穷煎。

雀脑芎　茅山苍术　云南茯苓　四制香附　六和神曲　沙糖炒山楂　炒麦芽　制南星　法制半夏

长流水煎。（《问斋医案·妇人杂病》）

【阐释】

本案乃论妇人肝郁的证治。

【原文】

痰饮始于《金匮》，虽有支留伏溢悬诸名，不离水湿津液所化。昔肥今瘦，水走肠间，液沥有声，为痰饮。苓桂术甘汤主之。然莫若《医话》桃花丸为妙。

云茯苓　桂枝　冬白术　炙甘草

长流水煎送桃花丸三钱。

椿田《医话》桃花丸，统治痰饮，可常服。

桃花清明节采，不拘红白，单叶为妙，晒干。

制半夏　制南星　制苍术　冬白术　人参　云茯苓　陈橘皮　炙甘草　硼砂　大贝母　桔梗　白芥子　白僵蚕　煅蛤粉　煅蚌粉　海浮石　海螵蛸　朱砂

上十八味，各一两，为末，入桃花末四两，共十九味，水叠丸。每服三钱，滚水下。（《问斋医案·痰饮》）

【阐释】

本案指出痰饮之因及主治方药。

【原文】

伏邪乃冬伤于寒，春必病温，夏必病热，邪从中发，表里分传，即数月后化热之伤寒，非正伤寒数日后化热可比，既从热化，从无寒症，以溲赤为据。今第三日，苔黄溲赤，神烦不寐，身热有汗不透，六脉皆数，显是伏邪化热伤阴，有神糊呃逆之虑。《医话》双解饮为宜。

羌活　柴胡根　甘葛　黄芩　炙甘草　鸡心槟榔　川厚朴　枳壳　苦桔梗　赤芍药　生姜

第四日进双解饮，得大汗，热退，不静，舌苔转黑起刺，溲更浑赤，大便未解，夜烦谵语。邪入阳明胃府，热极亡阴之象。速宜下结存津，不致呃逆神昏为吉。

柴胡根　黄芩　赤芍　枳实　制半夏　生大黄　元明粉　炙甘草

第五日服下结存津法，大解三次，色如败酱，夜寐稍安，苔刺稍软，谵语虽止，神志未清，心下反觉拒按。伏邪传胃，化之不尽。宜复下之。

黑山栀　薄荷　连翘　黄芩　生大黄　元明粉　炙甘草

第六日复下，夜来大解颇多，中带痰涎汁沫，遂得大汗，发背沾衣，诸症如失。然脉犹带数，余氛未靖，养阴涤热主之。

犀角片　大生地　粉丹皮　白芍　黄芩　薄荷　黑山栀　连翘

第七日进养阴涤热之剂，数脉已缓，胃气亦醒，溲色澄清，阴阳未复，善后宜慎，食肉则复，多食则遗，此其禁也。

北沙参　大麦冬　五味子　君眉茶叶　生姜

滚水浸，代茶解渴。（《问斋医案·伏邪》）

【阐释】

本案乃伏邪化热所致溲赤案。蒋氏治以托透伏邪，处方灵活，精准把握病情。

二十一、朱增藉

（一）生平及著作简介

朱增藉，字兰台，号太廓子，湖南湘乡人。约生活于清同治至光绪年间，具体生卒年代不详，其学术思想以《伤寒论》《金匮要略》为圭臬，而于疫病独具匠心。

朱增藉著有《疫证治例》一书，首刊于1892年。全书共五卷，卷一为《疫病论》，卷二、卷三为《邪留中道治例》《三阳治例》《三阴治例》。前为证治，后为附方及名家论述。卷四治疫医案皆其生平治疗亲见效验者，卷五为六淫劳伤杂病方面的医案。朱氏论疫以张仲景六经为主，逐条论析。书中记述疫病、六经治例、瘟病治例，以及多种疫证、杂证等内容，并附若干医案。所载治疫医案皆其生平治疫亲见效验者，并附有若干六淫劳伤杂病方面的医案。作者融会诸家学说，参以己见和经验，以甘寒之芦根方易峻厉之达原饮来辨治疫病为其鲜明特色。此书统瘟疫于伤寒之中，详阐其诊治之异同，能补二家之不逮，是一部辨治疫病的临床参考书。

（二）主要学术思想

朱增藉的学术思想主要体现在以下三个方面。

1. 提出"六沴"乃疫病之因，从口鼻而入，治从六经

朱增藉认为疫病是由六沴导致的，提出"六沴"说，"风寒暑温燥火，六气失时，是谓六沴。沴，恶气，抑毒气也"。其认为风寒暑湿燥火六气失时皆可以产生不同病性的毒沴疫气，沴疠之气是具有传染性的一类恶毒之气的统称。其"口鼻受邪，直干肺胃，稽留气道，蕴蓄躯壳，病发

为疫"。虽然朱氏谓邪从口鼻而入，与叶天士、吴又可相似，但对病理的认识则回归六经。"叶天士以疫邪从口鼻而入，分布三焦，是也；谓与伤寒六经大不相同，则非，盖万病不出六经，舍六经而言治，则治非其治矣"。就邪气性质而言，朱氏认为"疹乃热邪，从热化者十之八九，从寒化者十之一二"，因此初病不能采用伤寒治法，但"及其传布六经，则一也"，总体上可用六经辨证来论治疫病。

2. 强调治疫需审证，初期宜透解，并创制新方

朱氏认为疫病初起，需审证准确，若审证不确，可按照一般常法治之，如败毒散、羌活汤、小柴胡汤之类疏散邪气。如果"不愈，乃以疫病方揆之，最为稳治"。其"自临证以来，凡遇疫病先行透解，不辄用寒凉，掩遏邪气。轻者随愈，重者必出此入彼。看邪在何经，按经用药，无不切中病情。此六经治例所由而作也"。同时朱氏结合自己的临床经验，于古今治疫名方中悟出用芦根方来治疫，直达疫所。药方由芦根、蝉蜕、僵蚕、金银花、生甘草、薄荷组成，并根据症状详列加减法。他认为此方"用之得当，药入口，表气即通，有从汗，或衄，或斑疹，或战汗而解者；有表气通而里气亦随之而通，或从小便黄赤，或大便溏，或下黑水，或下黑血而解者；有里气通而表气亦随之而通，郁热一下，登时发疹，或汗出而解者"。若病不解，则有两种可能：一是"疹气胶固中道"，用栀子豉汤、二黄汤、泻心汤、陷胸汤等，热重则用防风通圣散和凉膈散；二是邪溃于六经，"邪溃而传三阳经府，当按三阳经府证例治之"，如邪溃而传三阴，则分别按太阴、少阴、厥阴治之。

3. 尊古不泥古，方案完备

朱氏辨治疫病，仍以六经传变为辨治体系，明确提出"当要宗长沙六经之例以为治"，其所录诸方，皆为经方，但又不泥于经方，尚撷取前贤名方以治疫，并标注方剂来源，辑录方解时若全录前贤之说，亦注明原著者之名，后附己意，列为分明。临床使用时，全在临证时斟酌运用，灵活化裁。书后详载朱氏生平治疫医案，医案内容翔实，得失兼备，脉案、治疗经过完备，为后学提供了疫证临证的宝贵资料。此段建议补充实例说明用方的变通和方案齐备。

（三）医案医话

【原文】

风寒暑湿燥火六气失时，是谓六疹。疹恶气，抑毒气也。疹气之作，多值阴阳胜复，二五驳杂之候。晦雾蒙空，黄沙蔽天，虽平原旷野，与岭南之岚瘴同气。人在气交之中，呼吸吐纳，清浊混淆。中其毒者，率由口鼻入。口气通地，鼻气通天，口鼻受邪，直干肺胃，稽留气道，蕴蓄躯壳，病发为疫，证类伤寒。来路既异，初治与伤寒迥殊，及其传布六经则一也。伤寒邪自外入，由皮毛而肌肉而筋脉而脏腑。疫病邪自中作，或出而三阳三阴之经，或入而三阳之腑。三阴之脏，听邪气之出入以为出入，而邪气之出入，又每随人元气之厚薄、脏腑之寒热以为传化。医者当随邪气之传化以施治，不可泥古以疫为热邪，辄用寒凉，草营人命也。所创芦根方，随邪气之传化运用抽添，用之得当，药入口，表气即通。有从汗，或衄，或斑疹，或战汗而解者；有表气通而里气亦随之而通，或从小便黄赤，或大便溏，或下黑水，或下黑血而解者；有里气通而表气亦随之而通，郁热一下，登时发疹，或汗出而解者。盖以斯方透发疹毒，邪无附丽故也。其或疹邪胶固，缠绵中道，蕴蓄三焦，上极而下，下极而上，如胶投漆，莫之能离，如油入面，莫之能出，当从中道驱逐。邪结在上，栀豉、二黄汤辈；邪结上中，陷胸、泻心汤辈；邪结三焦，防风通圣散、三黄、石膏、犀角地黄汤辈，则不虑稽留中道之为害也。若服芦根方，中道疹毒虽藉透发，而邪溃而传三阳经府，当按三阳经府证例治之。邪溃而传三阴，出而太阴之经，桂枝加芍药汤；少阴之经，麻黄附子细辛汤、四逆散；厥阴之经，当归四逆汤辈。入而三阴之脏，则有寒有热，辨证最宜分晓。如其人元气素旺，随阳化热者，黄连阿胶、桂枝大黄、白头翁汤辈，按三阴热证例治之；如其人元气素衰，随阴化寒者，四逆理中、吴茱萸汤辈，按三阴寒证例治之。然治法如此，而奏效殊难。服四逆辈，正信邪诎，有溅然汗出还表而解者，有中气有权，秽恶随下还府而解者，有邪不服病，似小愈，过数日而又肆其虐者。盖渗虽随阴而化，终属热邪，四逆辈能扶阳不能祛渗，以渗邪滋蔓故也。当此之际，在视人之正气以匡救之。如正将复而邪盛者，间用清润之品，玄麦生地黄辈；或用攻于补，黄龙汤辈；用剿于招，附子泻心汤辈。俟邪稍退又当顾正。如正未复而邪盛者，当清补兼投，炙甘草汤、元麦地黄汤、玉女煎辈；或寒温并进，连理汤、黄连汤、乌梅丸、白通加猪胆汁汤辈，正复而邪亦徐服。此等治法，在旁观鲜不以为用药颠倒，而不知治疫而至三阴。医者非三折其肱不能随机应变，因病制方也。虽然邪之出入三阳三阴，与正伤寒小异而大同。若初起而审辨不确，鲜不以疫病误作伤寒者。辨之之法，一在色，伤寒初起面色光洁，疫病初起面色晦滞；一在舌，伤寒之舌在表色白，入里则黄，由黄而燥而黑，疫病之舌初起或白，或白厚，或白黄，或淡黄，或黑黄，甚至多有肿者，迨传入胃则燥黄而黑，然黑黄亦有随三阴寒化而见，尤宜参证审辨；一在神，伤寒初起神不昏迷，至传里入胃，始神昏谵语，疫病初起，神识不清，扰乱烦躁，如醉如痴，妄见妄言；一在气，伤寒初起室中有汗臭气，疫病初起另有一种秽气触人，鼻观善者入室便知；一在耳，伤寒邪传少阳，始有耳聋之证，疫病初起则气逼两耳，恍若瓮覆，甚者万籁交集，殊难耐过；一在热，伤寒初起发热、恶寒、头疼、体痛，疫病初起证类伤寒，或先憎寒而后壮热，或壮热微觉恶寒，沉沉默默，其热入暮更甚，无汗；一在头，伤寒初起头项强痛，疫病初起头颅紧箍，或痛，或眩晕；一在腹，伤寒入里乃腹满胀痛，疫病初起脐腹多板实不灵；一在觉，伤寒初起有无烦热疼痛确觉其处，疫病则内府挥霍撩乱，无可奈何，莫名其状，莫觉其所；一在脉，伤寒自外而入，初起脉多浮，或兼紧兼缓兼长，迨传入里始不见浮，至数清楚，疫病自中而作，初起脉多沉取，或中取，有数有迟，迨自中达表，其脉多中取而数，或兼弦兼紧，至数模糊。凡此数端，亦不必求备，但有三四确证，即以疫病方揆之，而自不至指鹿为马也。光绪戊子秋，小儿光馥染疫。当万难措手之时，细绎古今治疫名方，窃取其中药品之精粹者，名曰芦根方，投之立应。越二年庚寅，疫又盛行，检是方与人，无不应手取效。虽由一时冥悟，亦或鬼神通之，谨缕陈病原，胪列方治。若能寻余所集，纵疫邪变证百出，而规以中道六经，殊少剩义。至人乎法中，超乎法外，览吾言而筌蹄相忘，是所望于后之君子。（《疫证治例·卷一》）

【阐释】

本条详论疫病之因证治及与伤寒的鉴别之法。

【原文】

芦根方　征验脉证详前论中

芦根（鲜者）一二两，干者五六钱　全蝉蜕去泥土三钱　僵蚕三钱　金银花三钱　生甘草二钱　薄荷二钱

按：芦根甘寒，益胃清热，方书载为胃药者以甘也。吾以是物居污泥中而洁白如雪，中虚多节，又似肺管，以色以象，直入肺胃，解渗毒而不伤正气，故为肺胃要药。薄荷辛凉疏表，银草清热化毒。蚕食桑，桑乃东方神木，上应箕宿，蚕独食此，得气之清，虽因风而僵而又善于化。蝉胎于秽，关尹子云："蛹娘转丸，丸成而精思之。而有蠕白者存丸中，蛾去壳成蝉。"用此径入渗气中，同气相求，且性最清洁，出秽恶而不染，日吸风露而又善于脱。渗气伏留清道，得此二

味善脱善化之品，相解于无声无色之中，真有匠石斫鼻、庖丁解牛之妙。

释芦：芦生下湿陂泽之中，形似竹，中空色青，其大者高数丈，叶长似箬音弱，南人取管叶作笠及裹茶盐，包米粽，女人以衬鞋底。小者叶短似竹，皆抱茎而生。其花名蓬莪，葱蔚可爱，能止衄血。按：芦又名兼，名葭，名蒹，名萑，名苇，名荻，名菼，名乱。毛苌《诗疏》云：初生曰葭，未秀曰芦，长成曰苇，是葭苇即芦之别名也。《尔雅·兼蒹疏》云：苇之未成者为兼，一名蒹。陆玑《诗疏》云：蒹水草也，坚实，牛食令牛肥强。青徐人谓之蒹，是兼蒹即苇与芦之别名也。周官席用萑。注云兼如苇而细，诗八月萑苇。疏云：初生者为菼，长大为乱，成则为萑，是萑、菼、乱又苇与芦之别名也。《说文》荻萑也。《晋书》童谣官家养芦花为荻，是荻又苇与芦之别名也。总之，兼、葭、萑、苇、芦、荻、菼、乱，通为一物，不容区分。其根入药，性味皆同。所以异名之者，因其生长次第而别之也。用者必取水底味甘平者，其露出及浮水中者，并不堪用。又别有一种，植生围堑，名为岸芦。其枝干叶穗皆同，而其性迥别，不宜入药。盖惟下湿之芦，气味甘寒，乃可以之治热也。此物多生大江堤畔。我境僻处、山谷，惟溪涧、池沼间，间有生者。医者宜平常留意，以便临时认取。若或近处绝无，必在江畔预为采归，蓄诸药笼，值疫气流行之年，功用不小。（《疫证治例·卷一》）

【阐释】

本条详论芦根方之组成及芦根的药源药性。

【原文】

朱君倬云，庚寅四月十九日染病，经李君融峰调治。至五月初十日延余，诊之，脉中取带数，壮热无汗，微觉恶风，其热入暮更甚。精神困倦，舌边肉色暗晦，中心黄，两边黑。两耳气逼，若瀑布声，若雀噪声，若金鼓声，万籁交集，殊难耐过。细审此病，虽缠绵日久，沴邪犹在中道。壮热微觉恶风，是邪欲出表而未能。两耳气逼，是沴邪熏蒸三焦胆府，府受邪蒸，必循少阳脉道而上扰空窍，故有万籁交集，殊难而过之状。舌苔黄黑，在伤寒多属下证，而在疫病不足为凭。与李君商及小子光馥病状，欲进芦根方，李君称善。遂主芦根方，加人参、归、芍扶正，柴胡提邪。一服汗出发疹，二二服舌苔减，五六服热渐退，议用清补兼投以善后。余他往，得李君调理而安。（《疫证治例·卷四》）

【阐释】

本案乃疫病缠绵日久，服芦根方表气通汗出发疹渐愈。

【原文】

中寅壮抱病，诣余治，云初起发热恶寒，身体痛，服表剂后，身痛稍减，现头颅箍闷，内府挥霍撩乱，无可奈何。问其所苦，莫名其状，舌苔黄白。审的是疫，即主芦根方。兼口苦，咳嗽，加柴胡、黄芩、桔梗、花粉、麦冬。次日又诣余治，云病已愈，服一剂汗出，二剂五鼓时下黑血块极多，诸证皆除，今日请更方。余曰：不须更方？再服二三剂，以散余毒，自然体复。（《疫证治例·卷四》）

【阐释】

本案乃借通表气而使里邪外解，下血块而愈。

【原文】

童子静甫，族婿妇曾氏子也，八月初染病，证类伤寒。经门人筹斋调治，筹以任重，促令延余。诊之，脉浮数，舌白黄，壮热无汗，微恶风寒，头颅时痛时止，数日不更衣，是渗邪蕴蓄中道，证甚重。与筹议进芦根方，透发中道渗毒，俟邪汗出后，看证用药。连服二剂，是夜果臭汗淋漓。翌早又延方正至，诊之，热虽少退，而舌苔黄焦，邪溃表里分传，议用大柴胡汤。服一剂大便通，即转呕逆证。此虚热上逆，改用小柴胡合橘皮竹茹汤加麦冬，因发热额痛，证未全减，更加葛根。三四剂诸证皆退。余归，议清补兼调以善后。

橘皮竹茹汤

橘皮　竹茹　人参　甘草　生姜　大枣

水煎温服。（《疫证治例·卷四》）

【阐释】

本案论中道渗毒表里分传的治法。

二十二、余伯陶

（一）生平及著作简介

余伯陶，字德埙，号素庵，嘉定（今上海嘉定区）人。生活于清同治十一年至民国三十三年间（1872—1944），近代著名医学家。

余氏于清光绪十三年（1887年）赴苏州拜御医曹沧洲为师，并深受业师器重。光绪十七年（1891年）学成后，回嘉定开业。余氏潜心医道，学识渊博，精通内、外、妇科，尤擅内科，对热病及其调理等方面，成就尤为突出，为当时沪上三大著名中医师之一。余氏不仅医术精湛，而且在维护中医学方面可谓不遗余力。在目睹西医东渐，中医渐趋衰落后，其以振兴中医为己任。于光绪二十八年（1902年）联络李平书、陈莲舫、黄春圃等创设上海医学会，后复组建上海医务总会。1914年北洋政府排斥中医，余率先向全国中医界发出呼吁，联合19个省市代表组成"医药救亡请愿团"，迫使北洋政府收回成命。1916年，任上海神州医学会会长。1918年又在上海创办神州医药专门学校并亲任校长，创办《神州医药学报》，维持中医地位，提倡中医之改进、中药之发展。其著作主要有《鼠疫抉微》《疫证集说》等。

《鼠疫抉微》是一本较为全面的鼠疫专著。第三次世界鼠疫大流行，于中国南方形成一条鼠疫流行带，岭南中医短时间内诊治了大量鼠疫患者，从而对其疾病表现、转归、治疗、预后等各方面均有了深入认识，于理论及实践都有卓越建树，《鼠疫抉微》就是在这样的背景下于1910年成书，余氏在重新编次前人论述疫证的基础上，阐述了他对某些问题的注释、发挥、自身经验及不同意见，著成此书。全书共四卷，分别从鼠疫源流、病情、治法、方药及医案等方面进行了详细阐述，不仅是疫证临床研究的一本重要参考书，而且对于加强民众对鼠疫的认识及对鼠疫的防治亦有一定的普及与推广的作用。

（二）主要学术思想

余伯陶的学术思想主要有以下三个方面。

1. 详论鼠疫病因与诊断方法，用专方治疫

鼠疫一病古无此名，后世根据其发病的特点才命名为鼠疫。余伯陶认为："鼠疫者，疫之又一名，证之又一种，无鼠之疫，疫不及鼠，有鼠之疫，鼠先受疫。"其指出此病的流行与鼠的关系，有一定的局限性。在发病方面，余氏对吴宜崇的"地气说"进行了继承和发展，提出"时疫流行，每缘地气含有湿毒，鼠先受之而死，死鼠腐臭，与天时渗疬，往往酿而成疫，疫行而亡枕籍，并其屋舍器皿郁有秽气着于物而中于人，遂至传染流行弥漫无涯涘。"他强调环境因素在鼠疫发生中的重要性，揭示了由鼠类鼠疫到人间鼠疫的内在原因，较前人的认识更加深刻。在诊断方面，主要依据临床症状进行诊断，脉象诊断方面内容较少，提出要详审病情，精确辨证，避免误诊。"倘使医者不问病家之有无死鼠，不问病人之有无结核，辨证不得其要，必致非鼠疫而误指其为鼠疫，是鼠疫不知其为鼠疫，贻误良非鲜浅"。鼠疫"证显脉晦，而有时不得不舍脉从症者，盖热沸毒聚，瘀凝血壅络脉不宣，毫无定准"。在治法方面，强调应因人、因地制宜，因"三江与闽粤体质不同，气候亦异，治法不得不量为区别，而斟酌其轻重云"。推崇加减解毒活血汤为治鼠疫专方，根据病情轻重用此方加减变化，通过内外兼施辨治鼠疫。

2. 荟萃古今论疫文献，方便后学

余氏有感于"天下伤人之事物，孰有甚于疫哉"和当时"鼠疫之势东渐蔓延于全国，国家耗费不下千万两白银巨资，而危害民众之深之切，更不是能用银两可以计算"的现状，况"鼠疫者，不过疫之一端，其他足以杀人者，正复无穷"。因此，其将古往今来百多部论疫之书与治疫之方汇于一书，这样"不独鼠疫一端可以藉资趋避，凡属疫病，固无不概括矣"。同时附以己见，对疫证的病因、症状、防治、方药等进行抽丝剥茧、层层深入的论述。提出疫病之所以出现异同，乃地土方宜、患者体质不同使然。"虽运会有递变，疫病无定名，而往古来今，成法俱在，究其所以异同之故，神而明之，存乎其人"。明确提出人体抵抗力是患病与否的决定性因素。介绍预防疫病的方法，提出正气内存、饮食有节、保持空气流通、注意个人卫生和公共卫生，以及隔离消毒等预防为主的先进理念。所举例子，翔实而生动；所采方论，按时间顺序注名历朝历代医家姓名与书目，脉络清晰可辨，便于读者查阅；所列数据，具体而精确，令人信服。是疫证临床研究的一部颇有价值的参考书。

3. 积极捍卫中医，推广中医教育

北洋政府时期，当权有关部门于1912年颁发《中华民国教育新法令》。这一教育新法令把医类学科分为医学与药学两门，没有把中医药学科列入在内。这其实是北洋政府无视中医药、人为把中医药排斥于正规国民教育序列之外的表现。这一行为，激起了全国数十万中医人的悲愤，认为漏列中医是消灭中医药之举，中医药如果后继乏人，势必造成学术湮没无闻。于是余伯陶等人立即和各地医学团体联系，组织发起了"医药救亡请愿团"，提出组织医报、病院、学校等一系列诉求，要求国会同意。于1913年与全国中医药请愿团共同赴京请愿，北洋政府在舆论的压力下被迫承认中医教育的合法性，这为中医教育的发展奠定了基础。为了能让中医后继有人，以人才振兴中医，余氏在1918年与包识生在上海创办神州医药专门学校并亲任校长，培养学生甚众。

（三）医案医话

【原文】

鼠疫者，疫之又一名，症之又一种，无鼠之疫，疫不及鼠，有鼠之疫鼠先受疫，鼠疫又名核瘟，言是症之必见结核也。盖疫毒恶血凝结成核，核痛甚剧，审是则鼠疫之必夹核，核瘟之必夹瘀益明矣。然亦有鼠疫而核未即发现者，核瘟而未即见死鼠者，二者苟得其一，便是鼠疫之据。倘使医者不问病家之有无死鼠，不问病人之有无结核，辨证不得其要，必致非鼠疫而误指其为鼠疫，是鼠疫而不知其为鼠疫，贻误良非鲜浅。总之有鼠无鼠，有核无核，界限分明，乌可混视，安得不慎之又慎耶！（《鼠疫抉微·卷一》）

【阐释】

本条论鼠疫辨症诊断依据。

【原文】

此证坏人甚速，误药固死，误时亦死，无钱服药亦死。我村惟不忽人所忽，绝无怀疑，专信此方，非疫初起时，早晚必慎视小儿，详询婢仆，见有微核，身未热者，急用涂药，一二日愈矣。有核而头微痛，身微热者，急服涂兼施，亦一二日愈矣。故于初起时已十愈八九，间有重证，按证加药，照日夜连追法，亦二三日愈矣。即有一二危证，照即时连追法，亦四五日愈矣。贫贱复得所救，亦无传染。乙未陀村患病，虽有百数，而贻误曾无一人。（汇编）

凡毒盛证重，见核无热，内服外涂，照方三四剂愈。见核微热，日夜二服，五六剂愈。重证危证，照方加药。老弱用单剂连追法，石膏、大黄用三五钱均可。强壮用双剂连追法，石膏、大黄用七钱一二两余。外用布包药渣。温熨周身。或刮痧拈痧。或核肿大。放血更好。有三四服热渐退者，有五六七服热渐退者，初稍误时，有十余服热渐退者，热退未清，即缓服药，反复迁延，甚有三四十服然后痊愈者。强壮毒盛，合计石膏有服至七八两者，大黄有服至三四两者，羚羊、犀角有服至四五两者，西藏红花有服至二三两者，桃仁、红花有服至斤余、二斤者。强壮病重，乘其元气尚盛，三四日即服至十一二剂，虽至危重，约十余二十剂必愈。热清而核亦消，元气少损，愈后而人不弱。若迟缓服药必误事，即不误事，日久病深，服药必加，热清而核不消，元气渐损，愈后而人亦弱，初愈时必昏昏思睡数日。若初起误灸误参，必壮热昏愦，随见谵语，其死必速。救法急用双剂，加朴硝三四钱，大黄七钱一两，能加羚羊、犀角、西藏红花各二三钱更好。难取亦不必用，泻出瘀血涎沫，十可救七八，若不急下，百无一生。是年，本乡疫初起时，一日见十余证，医者不知，误灸五人，误参四人，次日皆死。后邻乡有误，教以重下多得生者。最可怜者，重危之证，少服未效，即行置手，以至于死，实可痛恨。有气服药，尚可救生，切勿置手。（同上）

鼠疫治法，皆予数年来详求博访，经验而得，故其中利弊，言之独详，亲用救人，不止千矣，传用救人，不止万矣！无知方初到处，人多疑之，夫已疑此方，必误用别方，所愿诸君于一误之后，不可再误，即宜及早回头，急依方照法以治之。所列稍轻稍重之证，可救十全，至重至危之证，可救七八。若医者任意更改，以逞神奇，病家率意煎调，以致焦灼。或中道改图，或半途即止，仍系自误，勿谓言之不早也。（同上）

以下所谓原方者，即鼠疫经验方也。所谓加者，加于原方之内也。并加者，加外又加也。照加者，照上加也。所谓轻加白虎者，石膏五钱、知母三钱也。重加者，石膏一两或两余，知母五钱也。桃仁、红花必重用，大黄、石膏有时亦必重用，至重危之证，必照方照法加重急追，尤以不误药不误时为要！（同上）

埙按：罗氏分别证治，规定治举，纲举目张，抉发靡遗，俾阅者一目了然。不患用药无着手处矣。（《鼠疫抉微·卷二》）

【阐释】

本条论治鼠疫之方，临证宜辨证加减灵活运用。

【原文】

疫病之来，时不分寒暑，地不分南北，人不分老幼，到处传染，病状一律，死亡之数，动以百千万计。六合之大，五洲之众，谈者色变，闻者心悸。诚为百病之元凶，生民之大厄也。《周礼》方相氏傩以逐疫，疫之名古时已有之宋以后又称疫为瘟，明季又称疫为瘟疫，间尝考之《素问遗篇》，详载五疫，曰金疫、木疫、水疫、火疫、土疫。木疫，亦名风疫；金疫，亦名杀疫。又有金疬、木疬、水疬、火疬、土疬诸名。汉张南阳论疫，只就六气之偏胜名之。如偏于寒者，即名寒疫；偏于热者，即名热疫。隋巢元方《病源论》疫疠类，有山瘴、殃注等名。宋庞安时《总病论》，更从四季定名：春有青筋牵，夏有赤脉攒，秋有白气狸，冬有黑骨瘟，四季有黄肉随症。陈无择《三因方》又有所谓狱瘟、场瘟、墓瘟、庙瘟、社瘟、山瘟、海瘟、家瘟、灶瘟、岁瘟、天瘟、地瘟等名。吴又可《温疫论》始将疫之形似者就病立名，所谓大头瘟、瓜瓤瘟、蛤蟆瘟、捻颈瘟、杨梅瘟、疙瘩瘟、绞肠瘟、软脚瘟是也。许浚《东医宝鉴》又有所谓瘴疫。吴震芳《谈往》又有所谓瘰瘟者。喻嘉言《医门法律》，由人及物，有猪、鸡等瘟，惜略而未详。张路玉《医通》又有所谓臭毒番沙者，陈惠民《证治要义》，以物方人。谓牛之胀胆瘟，行走不动，犹人之软脚瘟；马瘟遍身肿胀，犹人之大头瘟；猪瘟皮起小疱，犹人之疙瘩瘟；羊瘟肠变红黑而倒乱，犹人之绞肠瘟。郭右陶《痧胀玉衡》书，复将瘟痧并列，又有所谓刺螫瘟痧、地葡瘟痧。刘松峰《说疫》，更将方言收入，如葡萄瘟、鸬鹚瘟、龙须瘟、虾子瘟、芋艿瘟、版肠瘟、胁痛瘟、手足麻瘟、扣颈瘟，又有椅子翻、扁担翻、王瓜翻、狼掐翻、蚰蜒翻、白眼翻、绕脐翻、疙瘩翻，更有鹁鸽挣、乌鸦挣、兔儿挣、狐狸挣、猿猴挣、麻雀挣、乌沙挣、黄鹰挣、羊毛挣、长蛇挣、缠丝挣、哑叭挣、母猪挣、老鼠挣、奔牛挣、海青挣、眠羊挣。近又有杂疫二种，传染最烈，由人气、地气、死鼠、异气相郁而成。一名"喉痧"，即陈静岩《疫痧草》所谓"疫痧"、玉峰顾氏《丹痧经验阐解》所谓"丹痧"；一种即昊子存《鼠疫治法》所谓"鼠疫"，亦名"核瘟"。西医译"疫"，统名曰"泼来克"。总之，曰疠、曰注、曰瘴、曰瘟、曰毒、曰翻、曰挣、曰痧、曰泼来克，盖名称虽异，而其为疫则一也，即仲景所谓人人皆病之疫也。兹特汇录简端，以告阅者。（《疫证集说·卷一》）

【阐释】
本条详述历代疫病病名之变化及命名特点。

【原文】
丁酉夏五，汉珍家兄绾符惠安，其时适该县城乡患疫。医生处方，皆不对证，死者日以十数人计。余闻之戚戚焉，复以加减解毒活血汤方，刊刷广送，遍贴城乡，并制药施送，邑人赖活者甚众。己亥四月，余郡惠州城亦染是症。当鼠疫初作时，余有聘媳何氏年十龄患此证，余深知此方之验，商之瑞云亲家，拟以此方与服之。医者疑桃仁、红花过重，狃于偏执，避而不用。又误抽搐为内风，灸之以艾，越宿已不治矣。六月间，有堂弟年廿五，自外乡染病回，昏闷痹痛，起核数颗，屡投清凉剂，未能见效。越二日热懵颠狂，牙关紧闭，众谓不救。余以此方加剂合煎，撬而灌之，连服八剂而愈。盖吾乡初染是证时，病家多误听时医之言，以此方过重而不敢用，以致病者十不救二。才四阅月，计殁者千一百有奇，遂致医生束手，病者委命而已。伤心惨目，何以为情？余遂集同人，捐资备药施送。后之病者，服此辄瘥，于是郡县各乡，始坚信此方之效验，即医生亦佩服而不疑矣。藉此方治者二三千人。近年广东省城、香港、澳门各处，服此方活者亦亿万众。余去腊游幕南安，适馆时正值城乡患疫，余抄录各方，遍贴城乡，闻服者甚效。今秋于役溪尾，有邻居六岁小孩染疫起核，余赠以此方，两服即愈，足见此方之效，又奚止吾粤一省已哉！（《鼠疫抉微·卷四·医案篇·李雨山医案》）

【阐释】
本案介绍加减活血解毒汤治疫获效甚众之验案。

【原文】
一族叔荫庭，素业儒。婶患此证，初起微恶寒，腿旁结一小核，即延邻乡儒医来诊。服秦艽鳖甲散，恶寒罢，头汗出，热犹不解。继即服升麻、葛根，加银翘、淡竹，自朝至暮，舌强不转，腿核愈大，乃延余诊治。急疏本方，加白虎及银花、地丁之属，次晨大瘥，午后复起，继即项强背反，手足不舒，而又发微笑，不省人事。其证随起随重，药亦随起随加，加至调胃承气二剂，桃仁承气一剂，中间一剂，大黄用五钱，芒硝用三钱，病势渐减。此后用双剂连追法，日夜三剂，每剂加石膏二两，知母八钱，余药数品，每日夜服药觔余。服过五六日，势退，去柴、葛，又服三四日后，改用竹叶石膏汤去人参，加元参、丹参、蒌、贝等，以收全功。惟核未收口，亦敷精制膏药数帖而愈。同时荫庭叔之母，年近古稀，素有哮喘证，因媳妇抱病，不免劳苦，哮喘复作。其证但热不寒，神昏嗜卧，目不欲开，口不思食，而又无核。余思无非此气所染而成，遂以原方加竹、枳、蒌、贝一剂而平。次日复发，连服二剂而愈。此感疫无核之明征也。足见解毒活血汤神效异常。（《鼠疫抉微·卷四·医案篇·刘蔚立医案》）

【阐释】

本案以加减活血解毒汤合重剂白虎汤、承气汤、桃仁承气汤，日夜追服乃效。

二十三、柳宝诒

（一）生平及著作简介

柳宝诒，字谷孙，号冠群，又号惜余主人。江苏省江阴周庄人。其生于清道光二十二年（1842），卒于清光绪二十七年（1901），为晚清江南一代名医。柳宝诒幼时父母双亡，由祖母抚养成人，幼年习儒，好学能文，工书。清同治四年入贡，但深感朝廷腐败，遂弃儒习医，回归故里，潜心研究医理，善于诊治温热证，尤对伏气温病研究颇深，创立多首临床效验方，著成《温热逢源》。柳宝诒一生著作颇多，但是由于历史原因，大多遗失，现存遗著及后人整理而成的著作有八种：《温热逢源》《柳致和堂丸散膏丹释义》《惜余小舍医案》《柳选四家医案》《柳宝诒医案》《柳冠群医案》《惜余医案》《柳宝诒医论医案》。其中被人们熟知的有柳氏所著的《温热逢源》《柳选四家医案》，以及近年经上海张耀卿整理出版的《柳宝诒医案》等。这些著作，论医多精辟之见，文笔亦畅，均为脍炙人口之作。

（二）主要学术思想

柳宝诒的学术思想主要体现在以下四个方面。

1. 阐发温病有新感伏邪之别及伏气温病的病因发病机制

柳氏认为就温病言，有暴感与伏气两大端，如《温热逢源·评注灵枢素问伏气化温诸条》中曰："就温病言，亦有两证：有随时感受之温邪，如叶香岩、吴鞠通所论是也；有伏气内发之温邪，即《内经》所论者是也。"明确提出温病有新感伏邪之别，而纵观柳氏之作，其重点在论述伏邪温病的诊治。柳氏在《温热逢源·论伏气发温与暴感风温病原不同治法各异》曰："冬时伏邪郁伏，至春夏阳气内动，化热外达，此伏气所发之温病也。"又于《温热逢源·伏温从少阴初发证治》中言"原其邪之初受，盖以肾气先虚，故邪乃凑之而伏于少阴。"即指出冬寒内伏为邪伏外因，少阴肾虚为邪伏内因。冬不藏精、少阴肾虚，给冬寒内伏以可乘之机，使寒邪郁伏体内，至春夏而发为温病。其发病形式有二：可因春季体内阳气内动，寒邪郁而化热，病邪向外透达而发病，以里热炽盛为主；也可由春夏季节时令之邪所引发，初起见表里同病，如《温热逢源·伏温从少阴初发证治》："其发也，有因阳气内动而发者，亦有时邪外感引动而发者。"

《温热逢源·伏温由少阴外达三阳证治》中言"寒邪潜伏少阴，得阳气鼓动而化热。苟肾气不至虚馁，则邪不能容而外达。其最顺者，邪不留恋于阴而迳出于三阳，则见三阳经证"。伏藏于体内的病邪，在人体正气尚足时，必定能鼓邪外出，而其向外透出的途径以三阳经最为常见。伏温向外透达，在不同的经脉，临床表现各不相同，在太阳经，以恶寒发热、头项强痛、腰脊强直不适为特征；在阳明经，以壮热、鼻干、烦躁为特征；在少阳经，以寒热往来、口苦胁痛为特征，其病理变化及其预后亦较为良好。

而伏气温病邪不从三阳透出，留伏于少阴经之病证，是温病最为危重的证候变化。如《温热逢源·伏温化热郁于少阴不达于阳》中言"伏温之邪，冬时之寒邪也。其伤人也，本因肾气之虚始得入而据之。其乘春阳之气而外达也，亦以肾气暗动始能鼓邪化热而出。设其人肾阳虚馁，则邪机冰伏，每有半化半伏、欲达不达之证"。伏气温病病邪之侵入人体的根本原因在于人的肾气先有亏损，而病邪欲向外透达的条件亦在于人的肾气之强弱，肾气强盛则能祛邪，肾气虚弱则邪伏肾中不得解。若肾气虚而未衰，则病邪呈半透半伏之势，已透之邪从热而化，热势已炽，见到神昏、痉厥等危重症，深伏之邪依然在肾，损伤肾中阳气，亦使病情复杂多变。

2. 融贯伤寒温病，提倡寒温统一，重视六经辨证

伤寒与温病学说同为中医治疗外感病理论体系的组成部分，寒温之争始于金元，盛于明清。柳宝诒为主张寒温统一的代表人物之一。《温热逢源·论伏邪外发须辨六经形证》强调"况伤寒温热，为病不同，而六经之见证则同；用药不同，而六经之立法则同。治温病者，乌可舍六经而不讲者哉"。对"伏气温病"的发挥是柳宝诒"寒温统一"论的重要学术论据，对后世有着深远的影响。在温病治疗方面，柳宝诒更是力推六经辨证作为基础。《温热逢源·论伏邪外发须辨六经形证》曰："凡外感病，无论暴感、伏气，或由外而入内，则由三阳而传入三阴；或由内而达外，则由三阴而外出三阳。"在论述具体六经如何辨时，柳宝诒指出当依证而辨，曰"六经各有见证，即各有界限可凭。治病者指其见证，即可知其病之浅深。问其前见何证，今见何证，即可知病之传变"。

3. 发展了伏邪温病的证治

（1）注重泄热透邪　柳氏以"泄热以除邪"为治疗伏气温病中的首要治疗大法。伏气温病为伏寒化热、春夏阳气内动，由内而外发展，虽在外有表证，而主要以里热炽盛为主，主张泄热以祛邪的治疗总则。治疗上总体以"透邪"为第一要务，柳宝诒认为孙思邈、陆九芝、张璐、喻嘉言、叶天士所提出的阳旦汤、葛根芩连汤、小柴胡汤、麻黄附子细辛汤、银翘散、桑菊饮等方法，均偏重于一方而忽视其病根。柳氏选用黄芩汤加豆豉、玄参方治疗，集"清""养""透"三法兼备，被后世医家推崇为治疗春温初起，热郁少阳胆腑之代表方。

（2）重视攻下法的运用　《温热逢源·伏温热结胃腑证治》曰："故温热病，热结胃腑得攻下而解者，十居六七……温病早投攻下不为大害，前贤本有此论。"柳氏在继承前贤尤其吴又可攻下思想的基础上，提出温热病凡无形之邪热可以从三阳经外达，若中焦夹有形的食积、浊痰，则邪热与有形之邪相结而形成热结胃腑之证，故宜"温病早投攻下，不为大害"，对于温病热结胃腑的治疗仍主以承气法。

（3）强调顾护阴液　柳氏认为伏寒郁而化热，热为阳邪，最易灼阴，其治疗"当步步顾其阴液"。其在《温热逢源·伏温从少阴初发证治》中曰："其或邪已化热，则邪热燎原，最易灼伤阴液，阴液一伤，变证蜂起，故治伏温病，当步步顾其阴液。"因此"顾阴"与"泄热"是柳氏对伏气温病治疗原则的高度概括。阴液的盛衰关系温热病，尤其是伏气温病的预后及转归。

4. 重视中药炮制及用法

柳宝诒对药材要求很严格，因恐乡间药物不备或炮制草率，遂自设药店"柳致和堂"，不仅要求店员、药工严格按照中药炮制法规制药材，还常亲自监制，并将各种方药的修制、配合、治病之理——详释，汇编成《柳致和堂丸散膏丹释义》，供顾客按类查检，随证购用。柳氏提出许多创新性的炮制方法，使药物通过不同的炮制方法，改变药性、药用以提高疗效。如关于"吴茱萸汁炒细川连"，《柳致和堂丸散膏丹释义·香连丸》中指出："黄连苦以燥湿，寒能胜热，前人推为治痢之要药，制以吴萸，则黄连之性可以直达下焦。"此外，柳宝诒在患者体质需要长期调理或者疾病正虚需要长期用药之时，常会选择膏方进行治疗，体现了柳氏对方药运用的独特心得。

（三）医案医话

【原文】

朱，湿温病经两月，其热为痰浊所遏。迭经清化疏泄而邪机未能尽达，故热势虽退而呃逆未止。灰苔未净，中焦之湿热仍有留恋之象。近因坐蓐之后，寒热又作，脉象浮弦数急，而右手转细。肺胃之气为痰浊所阻，不得疏通也。齿垢唇焦而肿。舌根灰，尖白，干燥起刺，而色均晦白不红。面色黄浮，咳痰不爽，闷热昏倦，渴不多饮。种种见证，皆属热蕴痰蒙、湿遏津枯之象。清润则助浊，香燥则伤津。此证即非产后，亦属棘手。凡湿浊之属阳明者，其邪由腑而泄，出路较便；若内涉太阴，则缠绵日久，仍须得阳明之燥化，再由胃腑而外达。其间托化疏泄，层折最多。以病久正虚之体，又值新产之后，遇此邪机深曲不易外达之病，即使用药得手，亦有正气不足之虑，况未必能丝丝入扣乎！姑拟仿泻心法以泄浊降胃，参以化痰泄热，清肺养津。冀得胃气下行，浊热随降，仍有转机。处方：川连、黄芩、干姜、姜半夏、瓜蒌仁（元明粉同炒）、西洋参、菖蒲根、广郁金、枳实、杏仁、豆卷、竹二青。二诊：该方去干姜、洋参、菖蒲，加青蒿、茯苓皮、沙参、橘红、紫菀（《柳宝诒医案·湿温》）

【阐释】

柳氏本案论述了产后湿温病之热蕴痰蒙、湿遏津枯的见症。遵循古制"产后宜温"之说，然温又助长邪热，凉又有正气不足之虑，结合患者具体情况，仿辛开苦降之思路，集泄浊降胃、化痰泄热、清肺养津于一体，体现了柳氏用药的灵活变通。

【原文】

及门生金石如，戊戌三月初旬，患时感。初起恶寒发热，服疏散药一剂，未得汗解，而热势转淡，神情呆钝，倦卧耳聋，时或烦燥，足冷及膝，指尖耳边鼻准亦冷，两便不利，腰俞板硬，不能转侧，脉迟细而弱，呕恶不能纳水饮，惟嚼酱姜稍止，舌苔厚燥微灰。此由新感引动伏邪，而肾阳先馁，不能托邪化热，故邪机冰伏不出。其已化之热，内陷厥阴，欲作痉厥，证情极为险重。赵生静宜先往，用栀、豉、桂枝、羚羊角，合左金法，小便得通，足温呕止；余则证情如故，邪仍不动。议用麻、附，合洋参、生地等扶正托邪，而余适至，遂令赶紧煎服。两进之后，尺脉始弦，而神情之呆钝，腰脊之板痛仍尔也。拟用麻黄制豆豉，附子制大生地，桂枝制白芍，合人参、牛膝、元参、淡芩、羚羊、生牡蛎等味出入。三剂后，以舌苔灰厚而干，又加大黄。服后忽作寒栗战汗，而腰脊顿松，随得大解，而里热亦泄，神情爽朗，调理一月而愈。（《温热逢源·卷下·伏温化热郁于少阴不达于阳》）

【阐释】

柳氏在本案中自注"就邪之已动而化热者论之，则只宜清泄，何堪温燥：然脉情迟细，神呆形寒，经腑俱窒，若专用凉化，则少阴之伏邪不出，迁延数日，势必内溃，而为厥脱之证……不得已，取喻氏法以治其本，合清泄法以治其标，一面托邪，一面化热。幸赖少阴之气，得扶助而伸。凡经邪腑邪，以化未化之邪，乘肾气之动，一齐外达。故战汗一作，大便一行，而表里诸病若失也"。在本篇中论及"治当师其意而变其制，如用麻黄汁制豆豉，附子汁制生地，至凉肝息风治标之药，仍宜随症参入"。

【原文】

李，伏邪由少阳外达，未及胃腑，先犯厥阴。前数日神昏谵语，风动不已，即其征也。刻下舌苔渐见灰厚，邪热有入胃之兆。然大解溏泄稀水，胃气借此分泄，而不能崇聚。因此阴分留伏之邪，未能一起托出。神情脉象均躁扰不静。此三日间，势必渐燔及胃，始可与下。姑先托邪外达，候热势外扬再议。处方：鲜生地（豆豉打）、带心翘、元参、银花、丹皮、知母、羚羊角片、黑山栀、枳实、鲜石斛、茅根、竹叶心。二诊：便泄水多，而无渣滓，是热结旁流之候。病已及旬，邪势渐聚于胃。舌苔干黄，唇焦齿燥，脉象数实，晡热神糊，均属腑实可下之症。拟用承气法而小其制，缘一路溏泄，骤用重下，恐不能得力也。处方：锦纹、蒌仁（元明粉炒）、鲜生地（豆豉打）、枳实、鲜石斛、陈皮、甘草、郁金、带心翘、淡芩、茅根、淡竹叶。三诊：伏温之邪暂平复剧。刻下神昏错语，便泄多水，脉象弦数，舌苔灰浊近干，底边红绛，唇齿均燥。邪热渐聚于胃，其内蕴于阴者，尚未一律外透，惟腑热已急。姑与疏泄腑浊，俾得邪从外泄为佳。处方：生军、枳实、郁金、元参、赤苓、蒌仁（元明粉炒）、鲜石斛、丹皮、鲜生地（豆豉打）、带心翘、犀角尖、黑山栀、竹叶心。（《柳宝诒医案·伏温》）

【阐释】

本案里柳氏论述了少阳内伏之邪未及使用下法时仍以托邪外达为主，具备可下之证方可用下法，并时时顾护正气。

二十四、俞根初

（一）生平及著作简介

俞根初，名肇源，字根初，以字行世，人称俞三先生。浙江山阴（今绍兴市齐贤镇陶里村）人氏，"绍派伤寒"的创始人。生活于清雍正十二年至清嘉庆四年（1734—1799），清代著名医家。

俞根初出身医学世家，自幼修习《内经》《难经》，加之生性颖悟，虽无名师指点，但弱冠时即已名噪乡里。俞根初推崇仲景学说，曾被人评价"案上只一册仲景《伤寒论》"。事实上，俞根初涉猎广博，他自述撰写《通俗伤寒论》时，援引各家医书超过20部。好友何秀山称其"学识折衷仲景，参用朱氏南阳、方氏中行、陶氏节庵、吴氏又可、张氏景岳"。朱肱、方有执、陶华、张景岳都是伤寒学派，吴又可是温病学派，俞根初的学识兼具二派，这为他提倡寒温一统打下基础。

《通俗伤寒论》上承仲景之意，下参温病名家思想，同时结合俞根初自己的临床经验，在外感病的辨治体系及方药上均有所创新。该书约成稿于1774年，后经何秀山整理加按，初刻为七章，即"勘伤寒要诀""伤寒本证""伤寒兼证""伤寒夹证""伤寒坏证""伤寒变证""瘥后调理"。何廉臣增订后，综合了张仲景至近代的伤寒、温病学说经验，以及先师樊开周的医论，结合何氏40多年临床经验，对《通俗伤寒论》进行修订。曹炳章后补其缺漏，纳入"六经方药""表里寒热""气血虚实""伤寒诊法""伤寒脉舌"五章，根据平时与何氏朝夕讨论的经验学识为其撰补，之间有其临床心得则另列为"廉勘"，并更名为《增订通俗伤寒论》。1932年出版，1948年重版发行。徐荣斋先生根据自己的体会对每节进行补充加注，对原书亦作了一定的删减和修订，使内容益臻完善，更名为《重订通俗伤寒论》，1955 年出版，1956 年再版，此书得以广泛流传。重订后的全书共十二章，条理清晰，内容更为精湛详明，不仅有俞根初的学术思想和临床经验，也体现了何秀山、曹炳章、徐荣斋等人的学术观点。何炳元称之为"四时感证之诊疗全书"，具有较高的理论研究和临床应用价值，被誉为绍派伤寒的"不朽之作"。

（二）主要学术思想

俞根初的学术思想主要体现在以下六个方面。

1. 倡导六经钤百病

"伤寒，外感百病之总名也。有小证，有大证，有新感证，有伏气证，有兼证，有夹证，有坏证，有复证。传变不测，死生反掌，非杂病比"。"以六经钤百病，为确定之总诀；以三焦赅疫证，为变通之捷诀"。俞氏明确指出，伤寒是一切外感病之总名，并把伤寒划分为八个基本类型，虽以"伤寒"冠名本书和病名，实则包括伤寒和温病两大类。俞氏辨治外感病时，宗仲景，兼参诸家学说结合六淫致病理论，以六经疏摄三焦、气血辨证从表里寒热论治外感病，既不同于伤寒学派，又异于温病学派，自成一家之言，为后世医家辨治外感病奠定了理论基础。

2. 创立"三化"学说

俞氏将气化学说与脏腑经络气血完整地结合在一起，在数十年临床实践中，悟出了"三化"学说，以阐明四时外感病证的演变规律。认为"伤寒一证，传变颇多，不越乎火化、水化、水火合化三端，从火化者，多少阳相火证、阳明燥金证、厥阴风热证；从水化者，多阳明水结证、太阴寒湿证、少阴虚寒证；水火合化者，多太阴湿热证、少阴厥阴寒热错杂证"。俞氏认为"三化"主要与脏腑及感邪之寒、热属性，以及体质阴阳有关，还与阳明胃关系十分密切，为其治伤寒重阳明的重要理论依据。"凡伤寒证，恶寒自罢，汗出而热不解，即转属阳明，无论风寒暑湿所感不同，而同归火化"。俞氏的"三化"学说将外感病与寒、热、寒热错杂病统一纳入六经气化辨证体系，同时也解释了病证的传变规律，完美地将寒温统一于六经气化辨证体系之中，开创了寒温统一之学术特色，为中医的外感及杂病等的辨证治疗作出不可估量的贡献。

3. 设立六经正治大法，尤重阳明之治

对外感病的治疗，俞氏根据临床经验提出了"太阳宜汗，少阳宜和，阳明宜下，太阴宜温，少阴宜补，厥阴宜清。太阳、太阴、少阴，大旨宜温；少阳、阳明、厥阴，大旨宜清"。在六经病证常用治法方面，制定了汗、和、下、温、清、补正治六法，每法之中，又详列若干细法，每法必附有一经验方，方方有法。俞氏还拓宽诸法适用范围，认为："发表不但一汗法，凡发疹、发斑、发瘖、发痘，使邪从表而出者，皆谓之发表；攻里亦不仅一下法，凡导痰、蠲饮、消食、去积、通瘀、杀虫、利小便、逐败精，使邪从里而出者，皆谓之攻里。"这些精辟的论述，大大扩展了发表攻里等祛邪手法。俞氏犹感不足，又博采众长，提出"六法为君，十法为佐"，治伤寒方无余蕴，可谓机圆法活，详备无遗。其中俞氏又注重因地治宜，认为"浙地卑湿，凡伤寒恒多挟湿"，故将感证分为寒湿、湿热两端，方药之中，每佐淡渗之品。此外，俞氏治病，六经中尤重视阳明，认为"伤寒证治，全藉阳明。邪在太阳，须藉胃汁以汗之；邪结阳明，须藉胃汁以下之；邪郁少阳，须藉胃汁以和之；太阴以温为主，救胃阳也；厥阴以清为主，救胃阴也。由太阴湿胜而伤及肾阳者，救胃阳以护肾阳；由厥阴风胜而伤及肾阴者，救胃阴以滋肾阴，皆不离阳明治也"。

4. 注重祛邪，强调透达

俞氏辨治外感重视祛邪、强调透达的思想贯穿始终。俞根初祛邪以发表、攻里为主，使邪去而有出路。他认为"医必求其所伤何邪，而先去其病。病去则虚者亦生，病留则实者亦死。虽在气血素虚者，既受邪气，如酷暑严寒，却为虚中夹实，但清其暑、散其寒以去邪，邪去则正自安"。俞氏则认为，伤寒为病，虽千变万化，但究其因不过是一气之通塞耳，塞则病，通则安。由此提出"凡伤寒病，均以开郁为先。如表郁而汗，里郁而下，寒湿而温，火燥而清，皆所以通其气之郁也。病变不同，一气之通塞耳。塞则病，通则安"。这一观点验之于临床，俞氏认为风邪自外而入，必先郁肺气，故治风宜以宣气泄卫药，轻则薄荷、荆芥，重则羌活、防风，而杏仁、白豆蔻、橘皮、桔梗尤为宣气之通用。寒邪之犯，除外寒宜汗、里寒宜温外，视其病变部位之不同，上焦佐荔仁、生姜，中焦佐草果、厚朴，或花椒、丁香，下焦佐沉香、小茴香，或乌药、吴茱萸，以辛香开郁。小柴胡汤方中加入益元散滑窍导癖，希冀邪从前阴而出。"为邪留出路"为外感病的重要治法。

5. 强调四诊合参，尤重目诊、腹诊

俞根初强调四诊合参，重望切二诊，尤以观目、腹诊按胸腹为要。俞氏谓"凡诊伤寒时病，须先观病人两目，此看口舌，已后以两手按其胸肮至小腹""凡病至危，必察两目，视其目色，以知病之存亡也，故观目为诊法之首要"。通过目诊，了解精气之存亡，判断疾病之预后，诊察疾病的"三化"传变情况，了解病邪对相关脏腑功能的影响。

俞氏把腹诊"推为诊法上第四要诀"，认为"胸腹为五脏六腑之宫城，阴阳气血之发源，若欲知其脏腑何如，则莫如按胸腹名曰腹诊"。在腹部按诊手法上，俞氏将其分为轻、中、重按法，书中以专篇加以阐发，内容系统完整，对诊断疾病有很高的参考价值。

6. 遣方用药轻清灵动

《通俗伤寒论》中共载方101首，创制了68首新方，其中不少方广为流传，成为传世名方。方药宣通透达，祛邪应根据邪气不同而区别应用治法方药，但总以轻清灵动、宣通透达为特点。在其所制方中，如蒿芩清胆汤、葱豉桔梗汤、柴胡达原饮等，多具开通宣透的特色。方中多见清化之品，芳香透散，以条达气机，用药质地轻清，如甘草梢、桂枝尖、川厚朴等。用方剂量不大，认为只要用药灵巧得当，轻药亦可起沉疴，还善用鲜品、鲜汁，所用鲜品常见的如鲜生地黄、鲜生姜、鲜贯众、鲜葱白等，鲜汁类药物如槟榔汁、沉香汁、郁金汁、梨汁、生姜汁、犀角汁、鲜生地黄汁、鲜藕汁等。

（三）医案医话

【原文】

伤寒，外感百病之总名也。有小证，有大证，有新感证，有伏气证，有兼证，有夹证，有坏证，有复证。传变不测，死生反掌，非杂病比。奈扁鹊《难经》但言伤寒有五：一曰中风，二曰伤寒，三曰湿温，四曰热病，五曰温病。仅载脉候之异同，并无证治之陈列，语焉不详，后学何所依据？惟中风自是中风，伤寒自是伤寒，湿温自是湿温，温热自是温热，已可概见。然皆列入伤寒门中者，因后汉张仲景著《伤寒杂病论》，当时不传于世，至晋王叔和，以断简残编，补方造论，混名曰《伤寒论》，而不名曰《四时感证论》，从此一切感证，通称伤寒，从古亦从俗也。予亦从俗，名曰《通俗伤寒论》。人皆谓百病莫难于伤寒。予谓治伤寒何难？治伤寒兼证稍难，治伤寒夹证较难，治伤寒复证更难，治伤寒坏证最难。盖其间寒热杂感，湿燥互见，虚实混淆，阴阳疑似，非富于经验而手敏心灵，随机应变者，决不足当此重任。日与伤寒证战，谚云：熟读王叔和，不如临证多。非谓临证多者不必读书也，亦谓临证多者乃为读书耳。国初喻嘉言尝云：读书无眼，病患无命。旨哉言乎！予业伤寒专科，四十余年矣，姑以心得者历言其要。（《重订通

俗伤寒论·伤寒要义》）

【阐释】

本条提出伤寒六经钤百病的观点。

【原文】

因：大病瘥后，血气津液未平复，余热未尽。若因劳动，再发热为劳复。孙真人云：新瘥后，当静卧以养血气，慎勿早起梳洗，以劳其体，亦不可多言语用心，使意劳烦。凡此皆令劳复。喻嘉言云：劳复乃起居作劳，复生余热之病。

症：舌红淡，或微有白苔。身发热，肢体疲倦，懒于言语或自汗出，神志虽清，沉迷欲睡，饮食无味。陶氏云：劳役使血气沸腾，而邪热遂还于经络而发热也，谓之遗热。

脉：凡劳后发热，在表脉浮，在里脉沉，气弱脉细。

治：大凡热在表者，脉浮，宜汗解。热在里者，脉沉，宜下解。小柴胡汤，随证增损和解之，或濈然汗出而解。或战而汗解，气弱脉细而复者，补中益气汤。劳神而复者，宜归脾汤……杨仁斋云：《千金》治劳复，以麦门冬汤（麦冬、甘草、粳米、人参、黄芪、当归、柴胡、知母、姜、枣，水煎服），若身热食少无力，以柴胡三白汤（人参、茯苓、白芍、白术、柴胡、姜、枣，水煎服）。心烦不安者，加麦冬、五味；口渴加花粉、知母；阴火动，加黄柏、知母；走精，加牡蛎；心烦、口苦、痞满，加枳实、黄连；不眠，加远志、竹茹、辰砂。吴又可云：劳复者，大病后因劳碌而复。复则复热，诸症复起，惟脉不沉实为辨。轻者静养自愈，重者必大补。以调其营卫，待其表里融和方愈。误用攻下清凉，必致不救，安神养血汤（茯神、枣仁、当归、远志、桔梗、甘草、地黄、陈皮、龙眼肉引）。若身热虚烦不寐，或食少无力，用参胡温胆汤（人参、柴胡、茯苓、枳实、橘红、半夏、甘草、姜、枣）加枣仁、远志；气虚烦呕，竹叶石膏汤；渴甚，去半夏、加知母，倍花粉；若虚热不止者，《千金》麦冬汤（方见前）。（《重订通俗伤寒论·伤寒复证·伤寒劳复》）

【阐释】

本条阐述劳复之证治。

【原文】

因：先受湿，继受暑，复感暴寒而触发。亦有外感暑湿，内伤生冷而得者。夏月最多，初秋亦有。

症：暑湿兼外寒者，初起即头痛、发热、恶寒无汗，身重而痛，四肢倦怠，手足逆冷，小便已，洒洒然毛耸。但前板齿燥，气粗心烦，甚则喘而嘘气，继则寒热似疟。湿重则寒多热少，暑重则热多寒少。胃不欲食，胸腹痞满，便溏或泄，溺短黄热，舌苔先白后黄，带腻或糙。暑湿兼内寒者，一起即头痛身重，凛凛畏寒，神烦而躁，肢懈胸满，腹痛吐泻，甚则手足俱冷。或两胫逆冷，小便不利，或短涩热，舌苔白滑，或灰滑，甚则黑滑，或淡白。

脉：左弦细而紧，右迟而滞者。此由避暑纳凉，暑反为寒与湿所遏，周身阳气不得伸越，张洁古所谓静而得之，因暑自致之病也。若脉沉紧，甚则沉弦而细者，此由引饮过多及恣食瓜果生冷，脾胃为寒湿所伤，张路玉所谓因热伤冷，而为夏月之内伤寒病也。

治：暑湿兼外寒，法当辛温解表，芳淡疏里，藿香正气汤加西香薷（钱半）、光杏仁（三钱）为主。微汗出，外寒解，即以大橘皮汤温化其湿，湿去则暑无所依而去矣。若犹余暑未净者，前方去苍术、官桂，加山栀、连翘、青蒿等肃清之。暑湿兼内寒，法当温化生冷，辛淡渗湿。胃苓汤加公丁香（九支）、广木香（磨汁、两匙冲）为主。寒水去，吐泻止，即以香砂二陈汤温运胃阳，阳和而暑湿渐从火化，改用大橘皮汤去桂、术，加山栀、黄芩、茵陈、青蒿子等清化之。（《重订通俗伤寒论·伤寒兼证·暑湿伤寒》）

【阐释】

本条论暑湿伤寒的因症脉治。

【原文】

因：伤寒夹食，十常七八。或先伤食而后感寒，或先受寒而后伤食，或病势少间，强与饮食，重复发热，变证百出。

症：头痛身热，恶寒无汗，胸痞恶心，嗳腐吞酸，甚或呕吐泄泻，或脘闷腹痛，剧则昏厥不语，舌苔白厚，或兼淡黄，或兼灰腻。

脉：左右俱紧盛有力，沉涩似伏者，食填膈上，仲景所谓宿食在上脘者，当吐之是也。右数而滑者，食积胃肠，仲景所谓下利不欲食者，有宿食故，脉反滑，当有所去，下之乃愈是也。紧如转索无常者，宿食中结，仲景所谓脉紧头痛有风寒，腹中有宿食不化也。

治：先去外邪，春、冬香苏葱豉汤加生枳壳（一钱或钱半）、苦桔梗（八分）。夏、秋藿香正气汤加枳、桔。继除里实，在胃宜消，消导二陈汤主之（生枳壳钱半、六和曲三钱、炒楂肉二钱、真川朴一钱、仙半夏二钱、广皮红一钱、焦苍术八分、童桑枝一两）。急则先用吐法，姜盐汤探吐最稳（生姜末五分、拌炒食盐五钱、开水冲一汤碗。顿服后，以鸡毛掀其咽喉，于不透风处吐之）。在肠宜下，枳实导滞汤主之。不应，可用大承气汤急下之，若因冷食固结者，大黄必须姜炒，略加附子行经，庶免下利稀水之弊。总以舌干口燥，大便不通，手按胸胁脐腹，硬满而痛，手不可近，频转矢气，方是急下之证。前哲谓发表未除，不可攻里；上盛未除，不可下夺，真先后缓急之定例也。（《重订通俗伤寒论·伤寒夹证·夹食伤寒》）

【阐释】

本条论夹食伤寒的因症脉治。

【原文】

因：素有脾虚泄泻，或肝邪侮脾作泻，或寒邪先中太阴而为泄泻，或先伤食物，欲泻不畅，再感风寒而犯太阳证者。

症：头痛身热，胸闷或不闷，溲短，大便泄泻，舌苔白，为中寒泄泻。舌黄而厚，胸满腹痛，头痛身热，口黏而秽，为宿食化泻。若舌淡红，苔青白色，脘闷腹满，鸣响作痛而泄泻，得泻则腹满痛、鸣响皆瘥，为肝邪侮脾化泻。再新受外感，亦头痛发热。

脉：左脉濡数，右脉沉弱，为寒泻。若左弦坚或弦劲，右软弱或沉缓，肝强脾弱，为肝邪侮脾。

治：中寒感邪，用葱豉胃苓汤（即胃苓汤去甘草加葱豉）。夹食化泻，身热，用楂曲平胃散加豆豉、藿香、薄荷、猪苓、茯苓、泽泻之类。肝邪侮脾，腹鸣痛泻，用扶土抑木煎（炒白芍六钱、炒白术三钱、煨防风钱半、新会皮一钱、炒黄芩二钱、煨葛根一钱）加豆豉、焦栀之类。（《重订通俗伤寒论·伤寒夹证·夹泻伤寒》）

【阐释】

本条论夹泻伤寒的因症脉治。

二十五、雷少逸

（一）生平及著作简介

雷少逸，名丰，字松存，号少逸，别号率菊，祖籍福建浦城县，后随父亲移居衢州（浙江三衢）。先从儒学，后弃举子业，改习医学。约生活于清道光十三年（1833）（一说1837）至光绪十四年（1888），清末著名医家。

据民国《衢县志》，雷丰"其父逸仙，自闽浦来衢，即悬壶于市。丰幼承父训，天资聪颖，诗书画皆擅长，时有三绝之誉。以医道盛行于时，研究医理益精，有《时病论》及《医家四要》之作，盖所以教其及门江、程二生也"。雷少逸自幼继承父业，跟随习医，也爱好诗书画，文人气十足，雅号闲章展示于《时病论》每一卷的卷端。《时病论》"临证治案"体现出其行医范围基本是在江浙闽赣徽五省，最北达到江宁府城（金陵）。清咸丰十一年（1861）太平军之乱，衢州士绅程大廉的父亲创办同善局，周济难民，雷丰曾积极参与。雷氏认为"为时医必识时令，因时令而知时病，治时病而用时方，且防何时而变，诀何时而解，随时斟酌"，其所著《时病论》一书八卷，以论四时温病为主，并兼及疟痢泄泻诸证，每病之后又附有个人验案，为后世时病的发展和完善作出了突出的贡献。

（二）主要学术思想

雷少逸的学术思想主要体现在以下四个方面。

1. 细察时令，以时分证

雷氏对时病的辨认和治疗十分强调知时，认为"医者之难也，而其最难者莫甚于知时论证……设不明辨精确，妄为投剂，鲜不误人。是为时医必识时令，因时令而治病"。明确指出知时令是识病之关键、论治之前提。强调"不得乎时令，则不得为医"。雷氏又曰："时医必识时令，因时令而治时病，宜乎先究运气。"

"必按四时五运六气而分治之"，是故雷氏论时病，必紧紧把握时令节气。雷氏时病思想的核心和基础是知时，所谓知时就是要正确掌握一年四季温热凉寒的变化、二十四节气的更换及五运六气的流转运行规律等。如《内经》有"秋伤于湿，冬生咳嗽"之训，喻嘉言等疑湿字乃燥字之讹，逐改作秋伤于燥。但临床上冬日伏邪之咳嗽，既有痰嗽，又有干嗽。究竟是缘于秋伤于湿，还是秋伤于燥？雷氏认为《内经》论湿，指立秋、处暑、白露为湿土主气之时；喻氏论燥，认为秋分、寒露、霜降为燥气当令之候。因此，秋伤于湿不即发者，湿气内酿成痰，痰阻于肺而作嗽，名曰痰嗽，治宜理脾为主、渗湿为佐；秋末伤燥不即发者，燥气内侵于肺，肺失清肃而作咳，名曰干咳，治之清宣理肺为主，润燥为佐。雷氏从临床实际出发，结合四时主气，其论述对后世在临床治疗时令疾病方面颇有启发。

2. 阐发伏气，自成一体

伏气学说源于《内经》，后世医家多有阐发。雷氏以《素问·阴阳应象大论》中"冬伤于寒，春必病温；春伤于风，夏生飧泄；夏伤于暑，秋必痎疟；秋伤于湿，冬生咳嗽"为纲，认为这四句话的前半句言新感，后半句言伏气。并独树一帜，认为伏气为病应分成二类：一为冬受寒气，伏而不发，郁久化热，待来年春分之后，阳气弛张，伏气自内达表；二为六气袭人，伏而不发，随四时六气之更替，再感新邪，引动伏气而发，总较邪伏之时晚一季节，对邪伏部位有较明确的阐述：春伤于风，风邪留连肝木，郁而克土；夏微伤于暑，暑邪内舍营分；初秋伤湿，湿气内郁于脾，酿痰袭肺；深秋伤燥，燥气内应于肺；冬微伤于寒，劳苦者，寒邪伏于肌肤，不藏精者，寒邪伏于少阴。雷氏在临床中观察到，新感"病势由渐而加"，伏气则"一病津液即伤，变证迭出"，指出"凡治时病者，新感伏气，切要分明，庶不至千里毫厘之失"，确为经验之谈。

3. 注意病位，辨别轻重

雷氏对时病的辨证治疗注重以病位浅深判断病情的轻重。他认为发生在同一季节，感受同一时邪的病证，由于邪犯部位的浅深不同，其病情轻重悬殊。这一特性在新感时病中表现尤为明显。雷氏《时病论》将每一类新感时病划分为"冒""伤""中"三类，凡言"冒"者感邪微而病位浅，在肌表，病情轻；凡言"中"者感邪最重则病位最深，多为直中于里；介于两者之间者则称为"伤"。故大凡病证"轻为冒，重为伤，又重则为中"。又如"春伤于风"的病变，冒风乃"风邪初冒皮毛"但尚未"传经入里"，仅见鼻塞咳嗽等症；伤风为风邪伤卫、营卫不和之证，故见"寒热有汗"等全身症状，较冒风稍重；而"中风之病，如矢石之中人，骤然而至"，常"突然昏倒，不省人事"，发病急、病情重。余如"夏伤于暑""秋伤于湿"等病证亦可按"冒""伤""中"三级划分。

4. 首重辨证，以法命方

雷氏指出，临证"当审其虚实"，要善别兼夹之证，"通其活法，则不但治时病可以融会，即治杂病亦有贯通之妙耳"。在疾病治疗的过程中要注重辨证灵活用药。如春温初起，风寒、寒疫、阴暑、秋凉凡见寒热无汗、头身疼痛等症，辛温解表法皆可用之；又如"见有舌绛齿燥，伤于阴者，清热保津法可通用之"。雷氏选方用药的又一特点是随证治之，不论治常证还是治变证，都应根据病机变化灵活掌握，而不能拘泥定法。如时病初起解肌散表法治疗因于风者，用辛温解表法治疗因于寒者，用清凉涤暑法治疗因于暑者，用苦温干燥法治疗因于湿者，用清凉透邪法治疗因于火者，虽为治疗六气常证的通用之法，但临床使用时还须随证加减，增损用药。雷氏指出"方不在多而在损益""古方而医今病只能将其意而化裁用之"。损益之法全在于医者"谅体之虚实"临证权衡。这种随证而变、灵活用药的观点对临床实践具有重要的现实指导意义。

雷氏将临床诊疗过程概括为"论证、立法、成方、治案"四个步骤。他认为立法最为重要，反复强调"不可拘于某病用某方，某方治某病"，提倡"用法而不用方，以法统方"。雷氏指出"医家不可执古书而不读今书，亦不可执今书而不读古书"。因此《时病论》以法代方，灵活化裁古方，如辛温解表法是以葱豉汤为基础加防风、桔梗、杏仁、陈皮化裁而成，清热解表法与祛热息风法分别是从增液汤与羚角钩藤汤化裁而来。雷氏所拟诸法，谨守方剂君、臣、佐、使的组成原则，配伍严格。纵观所拟诸法，以法代方，方法合一，即"方使人规矩，法令人巧"。

（三）医案医话

【原文】

东乡刘某，来舍就医，面目浮肿，肌肤隐黄，胸痞脘闷，时欲寒热，舌苔黄腻，脉来濡缓而滞。丰曰：此感时令之湿热也，必因连日务农，值此入霉之候，乍雨乍晴之天，湿热之邪，固所不免。病者曰然。丰用芳香化浊法，加白芷、茵陈、黄芩、神曲治之，服五贴，遂向愈也。（《时病论·临证治案四》）

【阐释】

本篇主要论述了芳香化浊法治疗霉湿时病。

【原文】

城南程某，平素略知医理，于立夏后一日，腹痛而泻，完谷不化，自疑日昨因饼所伤，又执治泻利小便之说，辄用五苓加消食之品，未效。来邀丰诊，诊得两关，一强一弱，气口之脉不紧。乃曰：非伤食也，是飧泄也，此因伏气致病，即《内经》所谓春伤于风，夏生飧泄之候。消食利湿，益使中虚，理当扶土泻木。即用理中汤加黄芩、白芍、煨葛、防风，连服三煎遂愈。（《时病论·临证治案三》）

【阐释】

本篇主要论述扶土泻木法治疗夏季飧泄证。

【原文】

城西马某之母，望八高年，素常轻健，霎时暴蹶，口眼㖞斜，左部偏枯，形神若塑，切其脉端直而长，左三部皆兼涩象。丰曰：此血气本衰，风邪乘虚中络，当遵古人治风须治血，血行风自灭之法。于是遂以活血祛风法，加首乌、阿胶、天麻、红枣治之，连服旬余，稍为中窍。复诊脉象，不甚弦而小涩，左肢略见活动，口眼如常，神气亦清爽矣，惟连宵少寐，睡觉满口焦干，据病势已衰大半，但肝血肾液与心神，皆已累亏，姑守旧方，除去秦艽、桑叶、白芍、天麻，加入枸杞、苁蓉、地黄、龙眼，又服十数剂，精神日复，起居若旧矣。

大秦艽汤

治中风手足不能运掉，舌强不能言语，风邪散见，不拘一经者。

秦艽　石膏　当归　白芍　茯苓　甘草　黄芩　防风　羌活　独活　白芷　细辛

水煎，温服。（《时病论·临证治案二》）

【阐释】

本案主要论述以活血祛风法，施以大秦艽汤治疗风邪中络、口眼㖞斜、肌肤不仁。病情好转后除去秦艽、桑叶、白芍、天麻，加入枸杞子、肉苁蓉、地黄、龙眼等药物。

【原文】

建德孙某之妻，怀胎五月，忽发温毒之病，延丰诊之，已发斑矣。前医有用辛温发散，有用补养安胎，不知温毒得辛温愈炽，得补养弥盛，是以毒势益张，壅滞肌肉而发为斑。（误于辛温，复误于补养，故毒甚而发紫斑）。其色紫者，胃热盛也，脉数身热，苔黄而焦，此宜解毒清斑，不宜专用安补。遂以石膏、芦根，透阳明之热；黄芩、鲜地，清受灼之胎；佐连翘、甘草以解毒，荷叶以升提。（此为清凉透斑之加减法，因有孕，与常人不同也）。服一帖，身热稍清，斑色退淡，惟脉象依然数至，舌苔未见津回，仍守旧章，重入麦冬，少增参叶。继服二帖，诸恙尽退。后用清补之法，母子俱安。（《时病论·临证治案一》）

【阐释】

本案主要论述了妊娠温毒发斑病的治疗。

二十六、吴坤安

（一）生平及著作简介

吴贞，字坤安，浙江归安（今吴兴县）人，生于清乾隆、嘉庆年间，清代著名医家。吴少时多疾，遂究心于医，以求卫生之道，上自《灵枢》《素问》，下迄金元明清诸家之书，无不悉心研究，尤对清以前之伤寒学著作见解颇深，深得书中要旨，并有所发挥。不仅如此，吴氏还亲受于叶、薛两大名家，于温病造诣不浅，故深得伤寒、温病两大派之精要。其著作《伤寒指掌》就是在融会伤寒、温病两大派之核心思想的基础之上创作而成的。《伤寒指掌》成书于清嘉庆元年（1796），后由其弟友石于嘉庆十二年（1807）刊印于世，为现存最早的刻本。《伤寒指掌》刊刻后，经清代医家、吴贞的同乡邵根仙评点，再经何廉臣重订并加按语，更名为《感症宝筏》刊行于世。该书对伤寒、温热学说兼收并蓄，意在将正伤寒和类伤寒分清源流以辨治，为吴氏治疗外感病三十余年来的经验结晶。

（二）主要学术思想

吴坤安的学术思想主要体现在以下四个方面。

1. 以六经辨证论伤寒、叶薛诸法治温病

《伤寒指掌·类伤寒辨》曰"凡感四时六淫之邪，而病身热者……是伤寒者，热病之总名也。其因于寒者自是正病，若夫因暑因湿，因燥因风，因六淫之兼气，或非时之戾气，发为风温、湿温、温病、寒疫等症，皆类伤寒耳……且伤寒正病绝少，类症尤多"。因此，吴氏将一切外感热病皆归宗于《伤寒论》之六经辨证体系，其中狭义伤寒称为正伤寒，温病类外感疾病称为类伤寒。

其辨证施治以"六经述古"论述《伤寒论》的传统六经病，即正伤寒。如"太阳述古"主要论述麻、桂、大小青龙、葛根汤等诸凡风寒在表的证治；"阳明述古"主要论述栀豉、白虎、猪苓、三承气、茵陈蒿等诸里热的证治；余如少阳、太阴、少阴、厥阴述古，亦全系《伤寒论》之六经辨治。"六经新法"则系温热病的辨治，即类伤寒。如太阳兼经新法，即是温病邪客多经为病，其中太阳阳明之风热、风火；太阳少阳之风温……皆温病邪客于表而兼里热为病，治疗时不得以太阳正病治之。如阳明新法，若外感风温风热之邪由口鼻或皮毛而侵入人体，内外搏结，凝滞成毒，每多发斑发疹，若不辨明热邪与寒邪之异，概用太阳经药发表，则消铄胃中津液而成死症，治疗时宜清火解毒、宣通气血。其余的少阳、太阴、少阴、厥阴等各经亦是以此种新法的形式论述温病，在此不一一赘述。如吴氏在自序中说"新法则参叶、薛、张、周诸名家心得，酌古斟今，以求切用"。总之，吴氏的诸般医话，虽以六经辨证为主，然却多遵循叶、薛的寒凉清解之法。

2. 细辨"类伤寒"病因，强调湿邪为患

吴氏在《伤寒指掌》中明确指出："伤寒正病绝少，类症尤多……凡天时晴燥，温风过暖，感其气者，即是风温之邪。烦劳多欲之人，阴精久耗，适遇冬月非时之暖，感而即病者，冬温也。春时木火司令，天道温暖，新邪引动，温从内发者，春温也。夏令炎热，感之即病，壮热烦渴，而不恶寒者，热病也。"诸如此类，反映了吴氏对温病病因的深刻认识。

张司农谓暑邪之害甚于寒，而吴氏认为：湿邪之害更有甚于暑者……暑邪为病，骤而易见；湿邪为病，缓而难知……凡处泽国水乡者，于湿症尤宜加察焉。如外感之湿，着于肌表者，或从雨雾中而得，或从地气潮湿中而得，或上受，或下受，或遍体均受，皆当以解肌法微汗之。兼风者微微表散，兼寒者佐以温药，兼热者佐以清药，此外受湿邪之治也。如内生之湿，留于脏腑者，乃从饮食中得之。凡膏粱酒醴、甜腻厚味及嗜茶汤瓜果之类，皆致内湿。以具体证治而言，吴氏对湿痹、风湿、头中寒湿、表湿、中湿、破伤湿、湿热、寒湿、湿痰、湿着肌表、湿留气分、太阴湿伏、湿热内结、酒湿伤胃、湿兼痧秽、湿热为痹、三焦湿郁、湿温等病证，条分缕析，并提出具体治法，甚合临床实际。

3. 临证重视察舌辨目

吴氏曰："病之经络脏腑、营卫气血、表里阴阳、寒热虚实，毕形于舌，故辨症以舌为主，而以脉症兼参之，此要法也。"他继承薛生白"凭验舌以投剂，为临证时要诀"，赞同并发展清代沈月光《伤寒第一书》的观点及辨舌理论，如满舌属胃，中心亦属胃，舌尖属心，舌根属肾，两旁属肝胆，四畔属脾，（又）舌尖属上脘，舌中属中脘，舌根属下脘。吴氏《伤寒指掌》中的"察舌辨症歌"，系全书的精华部分，全书记载舌苔 80 种，其中以症状舌苔合论、从病势论舌苔、重视观察舌形为其舌诊特色，同时对叶天士的辨舌理论亦有新的阐发。

对察目之法，吴氏也颇多心得：如两目赤色，火症也，必兼舌燥口渴、六脉洪大有力，若目赤颧红、六脉沉细、手足指冷者，此少阴虚火上冒、假热真寒也，六脉洪大按之无力者亦是；患者目眵多结者，肝胆火盛也；患者目睛微定，暂时转动者，痰也；患者眼胞上下黑者，痰也；患者目色清白，宁静者，多非火症，不可妄用寒凉；患者目不识人，阳明实证可治，少阴虚证难治；凡目昏不知人，或戴眼上视，或目瞪直视，或眼胞陷下，皆属死证。同时还阐述《金匮要略》之黄疸证治，《温疫论》之瘀血发黄的桃仁承气汤证治等，这些反映了吴氏辨治重视察目之法的临证特色。

4. 评先贤之得失，论疫、暑之心得

吴氏曰"奈何仲景伤寒，书非全璧，止言温病热病，并无片言及疫，是以后人无善治之法。惟近世喻嘉言、吴又可、张景岳辈，可谓论切治详，发前人所未发。但景岳宜于汗，又可宜于下，嘉言又宜于芳香逐秽"。并具体分析了三人所论之疫的不同：张景岳所论之疫，其感同于伤寒，故每以伤寒并提，而以汗为主，欲尽汗法之妙；吴又可所论之疫，是热淫之气从口鼻吸入，伏于膜原……然又可所论之疫，即四时之常疫；俞嘉言所论之疫，乃由于兵荒之后，因病致死，病气、尸气混合天地不正之气，更兼春夏温热暑湿之邪交结互蒸，人在气交中，无隙可避，由是沿门阖境，传染无休，而为两间之大疫。主张疫病之治，当分天时寒暄燥湿，病者虚实劳逸，因事制宜，不可偏执。

关于暑病，张洁古谓"动而得之为中暍，静而得之为中暑"，张景岳则有"阴暑、阳暑"之分。吴氏认为，动静不过劳逸之分，既均受暑，治法不甚相远，在指出前贤正暑治法的同时，重点强调了"至于阴暑，尤宜速辨"。吴氏指出：若乃纳凉于水阁山房，或感冒微风，或静夜着凉，此外受阴寒，遏其周身阳气，以致头痛恶寒、肤热无汗等症者，当以辛温之剂微微表散，如苏、薄、藿、朴之类；至若浮瓜沉李，冷水寒冰，以伤胃中之阳，又当温中散寒，可用理中加藿、朴主之，此乃暑月感寒之症，不得以"阴暑"名之。此外，吴氏在《伤寒指掌·暑证》中条分缕析，详细论述了暑病的各种治法方药，反映了其对暑病的认识颇深。

（三）医案医话

【原文】

凡天时晴燥，温风过暖，感其气者即是风温之邪，阳气熏灼，先伤上焦。其为病也，身热汗出，头胀咳嗽，喉痛声浊，治宜辛凉轻剂解之，大忌辛温汗散。古人治风温，有葳蕤汤、知母葛根汤，内有麻黄、羌活等药，皆不可用。风温吸入，先伤太阴肺分，右寸脉独大，肺气不舒，身痛胸闷，头胀咳嗽，发热口渴，或发痧疹，主治在太阴气分，栀、豉、桑、杏、蒌皮、牛蒡、连翘、薄荷、枯芩、桔梗、桑叶之类，清之解之。痰嗽，加贝母；声浊不扬，加兜铃；火盛脉洪，加石膏；咽痛，加射干；饱闷，加川郁金、枳壳；干咳喉燥，加花粉、蔗浆、梨汁；咽喉锁痛，加莱菔汁。（《伤寒指掌·伤寒类症·风温》）

【阐释】

本篇论述了风温的病因、初起部位及治法。吴氏认为风温为感受风热病邪而发病，初起病在上焦，以肺卫表热证为主，治宜辛凉清解，大忌辛温发汗之品。继论邪入肺胃气分，灼伤肺胃之津的加减变化。

【原文】

按湿温症，因长夏每多阴雨，得日气煦照，则潮湿上蒸，袭人肌表，着于经络，则发热头胀，身痛，足胫痛，舌苔腻白等症。重者，兼感时邪不正之气，即为湿温疫症。

邪入气分：暑湿之邪阻于肺，必咽痛，发热，身痛，舌苔黄厚黏腻，烦渴不解。当清上焦，如连翘、桔梗、滑石、射干、米仁、马勃、通草、淡竹叶、银花、芦根之类。如见身发斑疹，舌黄燥厚，当凉膈疏斑，如连翘、薄荷、生栀、石膏、牛蒡、杏仁、枳实、黄芩之类。

邪乘胞络：湿温之邪乘于胞络，则神识昏呆，发热身痛，四肢不暖，舌苔鲜红燥刺者，宜解手厥阴之邪，如犀角尖、连翘、石菖蒲、川郁金、元参、赤小豆、西黄之属主之。

邪入营分：如湿温之邪入于血络，舌苔中黄边赤，发为赤斑丹疹，神昏谵语，宜清疏血分以透斑，佐芳香逐秽以开闭，犀角、连翘、赤芍、银花、牛蒡、菖蒲、郁金、元参、薄荷、人中黄之类。

邪阻上焦：病起发热头胀，渐至耳聋，喉痛欲闭，鼻中衄血，此邪混气之象。邪在上焦，空虚之所，非苦寒直达胃中之药可以治，病不能即解，即有昏痉之变，宜轻清理上为治，如连翘、马勃、牛蒡、银花、射干、白金汁。如见呃忒，加枇杷叶、竹茹。(《伤寒指掌·瘟疫九传·湿温》)

【阐释】

本篇论湿热邪气、暑湿邪气为患，初起及病在上焦气分、营分等不同阶段辨治。

【原文】

晚发者，夏受暑湿之邪，留伏于里，至秋新邪引动而发也。其症与疟疾相似，但寒热模糊，脉象沉滞，舌苔黏腻，脘痞烦闷，午后更热，天明汗解，或无汗，清晨稍解，此暑湿之邪留着于里，最难骤愈，治法不外三焦主治。在上焦，则舌苔白腻，头胀身痛，肢疼胸闷，咽干溺涩等症，当泄气分之热，宜连翘、杏仁、滑石、薄荷、橘红、通草、半夏、桔梗；热邪重，加黄芩、芦根；湿邪重，加白蔻、厚朴。在中焦，则舌苔微黄黏腻，痞闷胸满，或目黄舌白，口渴溺赤，宜湿热兼治，用泻心法，半夏、陈皮、赤苓、枳实、川连、通草之类。若湿邪重，则脾阳受伤，目黄腹胀，小溲不利或大便不实，又宜温中去湿，如茅术、厚朴、二苓、泽泻、木香、木瓜之类。湿甚，加干姜。湿热结于下焦气分，必兼小腹胀满，小便不利，宜茯苓、猪苓、滑石、寒水石、晚蚕沙、茵陈、泽泻之类，桂苓甘露饮亦可。若暑湿之邪入于营分，则口渴、心烦、舌赤，宜清营分之邪，犀角、鲜地、菖蒲、元参、连翘、银花之类。若舌苔中黄边绛，齿燥唇焦，脉左数右大，此暑邪内燔，气血两伤也，玉女煎。(《伤寒指掌·瘟疫九传·晚发》)

【阐释】

本篇论述了伏暑的病因发病、证候及治法。

【原文】

大头天行，初起憎寒壮热体重，次传头面大肿，目不能开，或咽喉不利，俗名大头伤寒是也。东垣谓阳明邪热太甚，挟少阳木火而生，阳明湿热甚为肿，少阳木火盛则痛。阳明之邪，首大肿；少阳之邪，肿于耳之前后也。治法不宜药峻，峻则药过其病，所谓上热未除，中寒复起，其死尤速。当少与，时时呷之。方用酒制芩连、人中黄以解毒，荆防、薄荷以去风，连翘、天虫、桔梗、牛蒡以散结。头痛、恶寒、无汗，加二活以散寒；阳明引经，加升麻、犀角水；少阳引经，加柴胡、花粉、普济消毒饮妙。十余日表症仍在者，亦用荆、防、薄荷，微散之。(《伤寒指掌·伤寒类症·疫邪兼六气入足经从表里汗下》)

【阐释】

本篇论述了大头瘟的病因、初起证候、证候分析及治法。

第二节　近现代中医名家

一、张聿青

(一)生平及著作简介

张聿青(1843—1905)，字乃修，号且休馆主，江苏无锡人，清末著名医家。张氏宗《内经》之旨，尊仲景之意，广采刘完素、李东垣、朱丹溪、薛己诸家之说，论病处方集众家之长。张氏遗世医案——《张聿青医案》，为其门人吴文涵辑录。全书共二十卷，包括外感、内伤、杂病及膏方和丸方。书中对疾病的病因病机论述简明扼要，突出了以脏腑气机升降理论为总纲的辨证方法，治法则突出整体观念，重视顾护胃气，审证求因，治病求本；处方用药构思精巧，条理分明，平中见奇。

(二)主要学术思想

张聿青的学术思想主要体现在以下四个方面。

1. 重视对腻苔的辨治

在外感病中，张聿青以腻苔判断是否夹湿。多采用化湿燥湿之品，药如陈皮、半夏、白术、薏苡仁、瓜蒌、枳实、菖蒲、广郁金、胆南星等，或配用三仁汤。张氏提出腻苔除多主湿、痰外，还与气虚不化湿有关，常选条参、人参须、炙甘草、炒谷芽、炒麦芽、炒秫米、焦秫米等甘淡益气养胃之品，配以佩兰叶、玫瑰花等芳香醒脾之品。若腻苔经久不化，则不能一味以化湿为主，可虑其是否因胃阴虚，湿浊不化，胃中秽浊随虚火升浮所致。其指出阴虚不能化气者，应予育阴化气法，首选熟地黄，"然气不足不能推送，液不足不能滑利，张介宾谓熟地为化痰之灵药，即此意也"，临床多以砂仁炒熟地黄来避其滋腻之性。

2. 治湿温重气化

湿温初起，身热不扬，背微恶寒，汗不得畅，胸闷肢困，苔白不渴，"乃阳气不能敷布，阳何以不布，湿阻之也"。单用健脾化湿无效，"为敌助粮，引虎自卫"。因此宜坚壁清野，勿犯谷气为先，方选杏仁、郁金、藿香、砂仁、白豆蔻、半夏、桔梗、滑石、薏苡仁、通草等使邪与湿分，气行汗畅而愈。

湿温中期，湿困上中二焦，"其所以淹淹者，邪轻于湿，湿重于邪也。湿蕴肺胃，胃气不降，所以饮汤入口，似有噎塞之状，并作恶心。热蒸则口渴，而湿究内踞，所以仍不欲饮。湿为水属，得暖则开，所以喜进热饮。大便一日数次，皆是稀水，《内经》所谓湿胜则濡泄也"。方选杏仁、豆豉、菖蒲开宣上焦，白豆蔻、薏苡仁畅通中焦，滑石、猪苓渗利下焦，配以半夏、干姜辛开苦降。

3. 调治脾胃，顾护肾阴，贯穿始终

温热之邪最易伤津劫液，致脾胃气虚。张聿青调治脾胃之法大致有三：①甘药益脾。太阴湿土，得阳始运；阳明燥土，得阴始安。故调治脾胃，需益脾气、补胃阴。每取黄芪、人参、茯苓、白术等以补益脾气；石斛、芦根、扁豆衣、西洋参等以养胃阴。②升清降浊。升降出入，无器不有，脾胃为后天之本，又是气机升降枢纽。脾胃气虚，升降失常，则诸疾由生。常选用枳实、刀豆、谷麦芽、竹茹等降胃气，以黄芪、麦芽、升麻、柴胡等升脾气。③调畅气机。健脾同时，加木香、川朴、枳壳等行气。

除注重调治脾胃外，张氏亦重视补肾，曾曰："金为水母，养肺必先益肾，中气下根于肾，治脾胃亦必先治肾也。"因此，亦重视补肾一法。其法有：①甘润滋肾，对肾阴亏虚，虚热内生之证，张氏主张以甘润滋肾之法，常选用生地黄、熟地黄、天冬、麦冬、山药、女贞子等。②甘温补肾阳，对肾阳亏损，下元虚寒之证，张氏主张以甘温益火之品，以助肾阳，常选用菟丝子、潼蒺藜、杜仲、山茱萸等。③肾阴肾阳同补，对于肾气不足，封藏失职之证，单用补益肾气法难以奏效，其主张补肾阴以摄肾气，常以左归丸、麦味地黄丸补肾阴方剂与胡桃肉、补骨脂、菟丝子、怀牛膝等补肾阳药同用。

4. 以邪有出路为第一要义

大凡祛邪，必使邪有出路，邪之出路不外三途：一曰汗，从肌表透散；二曰吐，从口中排出；三曰下，随二便而去。张聿青基于温病由表入里、由浅入深的传变特征，指出邪之出路，多用"透""托"之法，因势利导，引邪外出，祛邪而正不伤。如卫表不宣，多以桑叶、淡豆豉、杏仁、桔梗等疏风泄热，透邪外出。若正虚不能托邪外出，或因邪盛化火内陷，致疹发不透，或发喉痹者，急予山豆根、马勃、牛蒡子、荆芥、射干等发表透疹、清热利咽。湿困中下焦，以薏苡仁、滑石、通草淡渗下行。腹满矢气不通，津枯便燥，以槟榔、木香行气通便。

（三）医案医话

【原文】

潘（左）。舌红苔腻，痰多稠黏，甚至带出粉红，咽中作痛，迭投清化，痰渐转稀，粉红亦退。夫痰为胶浊，惟湿盛液滞者方得有此。继进育阴之剂，食饮如常，足见气行然后湿化，湿化然后痰消，不然清化之下，继以育阴，两者必有一失矣。今既和平，宜守育阴化气为法。

制洋参（炒）一两五钱，海蛤粉（水飞）一两五钱，桔梗五钱，海浮石一两五钱，川贝（炒黄）一两二钱，冬瓜子二两，广郁金一两，橘红（盐水炒）一两，生薏米二两，甜杏仁泥二两，生地炭三两，百合心二两，山药三两，云茯苓三两，法半夏一两五钱，福泽泻一两五钱。

上药如法研为细末，用二泉胶一两五钱溶化打糊为丸，每服二钱，渐增至三钱。（《张聿青医案·卷十八·丸方》）

【阐释】

咽痛、苔腻、痰中带血为湿滞肺络阴伤之象，养阴易恋湿，化湿宜伤阴，宜用育阴清化法。二泉胶有补血止血、滋阴润肺之效，海蛤粉、海浮石、川贝母能清热化痰，辅以生薏苡仁、山药、茯苓以健脾化痰湿。

【原文】

沈（左）。向有痰饮，兹于春夏之交，神情委顿，形体恶寒，胃呆少纳。右脉濡滑，舌苔滑润。此由湿痰蕴阻，脾阳不能鼓舞，所以阳气敷布不周。宜六君加味。

小兼条参（另煎冲）八分，上广皮一钱，茯苓三钱，淡干姜四分，炒於术一钱五分，制半夏一钱五分，炙草三钱，焦麦芽一钱。

二诊：中虚湿痰内阻，缠绵日久，胃气既虚，胃阴亦损。脾为阴土，胃为阳土，阴土固非阳不运，阳土则非阴不和。今不纳不饥，恶心欲吐，痰黏而稠。脉细弦，右部较大于左，左部略觉细软，且有数意，舌少苔，中心光红。良由病久胃气不复，胃阴亦虚，遂致阳明不和，失于通降。拟甘凉益胃法。

西洋参（元米炒）一钱五分，甜杏仁三钱，茯神三钱，半夏曲（盐水炒）二钱，金石斛三钱，生扁豆衣三钱，竹茹（盐水炒）一钱，活水芦根七钱。

师云：若浅视之，似人参益智、半夏泻心、橘皮竹茹之证，今舌见光红脉见弦数，胃阴之虚显然，故宜甘凉养胃矣。（《张聿青医案·卷七·痰湿痰气》）

【阐释】

一诊为中虚痰湿素蕴体质，以六君子汤加减健脾为主。二诊见恶心欲吐，何也？胃乃阳土反主升，脾为阴土反主降，胃失和降故也。舌光红脉弦数，非半夏泻心汤之寒热错杂，非橘皮、竹茹之胃虚有热，乃胃气阴两虚使然，法当甘以益胃、凉以生津。

【原文】

居（童）。先是口碎作痛，四日前忽然热起，势甚炽张，胸闷懊烦，鼻衄便泄，兹则咽中作痛，舌红苔白，脉数滑大。此风邪先袭于上，复以时令之邪与湿相合，致一阴一阳之火，俱结于上。病属风温，方在五日，邪势炽甚之际，当是易进难退之时也。

泡射干六分，广郁金六分（冲），马勃一钱五分，荆芥一钱，牛蒡子三钱，炒金银花一钱五分，连翘壳三钱半，玄参三钱，桔梗一钱，杏仁泥三钱，竹叶心十六片。代茶：竹叶心、桔梗。改方加黄芩（酒炒）、秦艽。

二诊：前进辛以散风，苦以泄热，汗出邪势从外而泄。而肺胃之热蕴结，痧疹并发而不少衰，痛不少减。脉数滑大，舌红边绛。喉关以内，白腐满布，喉肿关小微咳。此炉烟虽息，余烬复燃，肺胃之热，充斥于中，喉痧重证，出入极为迅速，恐火烁肺金，而致气喘。

郁金一钱五分，山豆根三钱，京玄参三钱，羚羊片（先煎）二钱，连翘三钱，大贝母三钱，桔梗一钱五分，生石膏七钱（打），牛蒡子三钱，射干七分，茅根去心一两，芦根去节一两，鲜荷叶七钱。（《张聿青医案·卷一·风温》）

【阐释】

一诊为风热夹湿上袭肺系，宜辛凉解表，予银翘散加减，辅以射干、马勃清热利咽，郁金既能清心，防邪热内传，又有苦寒化湿热之效，时令之邪与湿热之邪能共除。二诊为表解后有喉肿和痧疹，为肺胃热炽，喉痧重证，仿清瘟败毒饮之意，清热解毒、凉血泻火，令热从三焦分泄。

二、张锡纯

（一）生平及著作简介

张锡纯（1860—1933），字寿甫，河北盐山人。世代书香门第，少时习儒，读书涉猎经史百家。二十岁开始为人疏方治病，日后逐渐接触西医及理化、数学、机械等多种西学，受时代思潮的影响，萌发了衷中参西的思想，致力于医学研究与实践，勤求古训，博采众家，并结合自身体会融为一体，自成一家，为中西汇通学派的代表人物。张锡纯以毕生心血研究中西医学，著《医学衷中参西录》。原书于1918—1934年分七期陆续刊行，1957年又获其遗稿编为第八期。该书旨在"合中西而融贯为一"，书中结合中西医学理论和作者的医疗经验阐发医理，颇多独到见解，并创制了若干有效方剂，既反映了清末民国时中西融汇的时代特色，也体现了张锡纯的创新精神。除该医著之外，张锡纯尚撰有《代数鉴源》《易经图说》，另有诗作《种菊轩诗草》，曾附于《医学衷中参西录》第六期刊行。

（二）主要学术思想

张锡纯的学术思想主要体现在以下六个方面。

1. 伤寒温病"始异终同"论

张锡纯对伤寒、温病学说均有深入研究，针对伤寒学派与温病学派间的"寒温之争"，提出"伤寒与温病，始异而终同。为其始异也，故伤寒发表，可用温热，温病发表必须辛凉。为其终同也，故病传阳明之后，无论寒温，皆宜治以寒凉，而大忌温热"。在详细比较伤寒与温病发病特点、传变规律及治法异同后，进一步指出："《伤寒论》一书，原以中风、伤寒、温病平分三项，特于太阳首篇详悉言之，以示人以入手之正路。至后论治法之处，则三项中一切诸证皆可浑统于六经，但言某经所现之某种病宜治以某方，不复别其为中风、伤寒、温病，此乃纳繁于简之法，亦即提纲挈领之法也。"张锡纯认为温病传变路径与伤寒相似，只不过有寒热、迟速之别，虽初起治法与伤寒不同，但传为阳明实热证之后，则治法一如伤寒，主张以六经分证治疗温病。

2. 伏寒化温不足以概括温病之成因

医者论温病之成，多言由伏气化热。张锡纯提出"冬日所感之寒化热"为春日温病之病因的观点，尚有一定道理，若以为夏日、秋日之温病皆由"冬日所感之寒化热"所致则不确切。在《医学衷中参西录》中，张锡纯指出"伏气触发于外，感而成温，因肾脏虚损而窜入少阴也。《内经》谓'冬伤于寒，春必病温'，此言冬时所受之寒甚轻，不能实时成为伤寒，恒伏于三焦脂膜之中，阻塞气化的升降，暗生内热，至春阳萌动之时，其所生之热恒激发于春阳而成温，然此等温病未必入少阴也。《内经》又谓'冬不藏精，春必病温'，此言冬不藏精之人，因阴虚多生内热，至春令阳回，其内热必益加增，略为外感激发，即可成温病。而此等温病亦未必入少阴也。惟其人冬伤于寒又兼冬不藏精，其所伤之寒伏于三焦，随春阳而化热，恒因其素不藏精乘虚而窜入少阴"。张锡纯关于伏气温病的基本观点：伏邪温病是温病成因之一，不能以偏概全。伏邪伏藏部位为三焦脂膜，其发病诱因为春回阳生和外感。发病途径多为里陷阳明，亦有外出太阳者，致病除内有蕴热外，又常兼有阴虚，伏气也可乘肾脏之虚损而入少阴。

3. 提出温病大纲当分三端

张锡纯将温病分为三类，在《医学衷中参西录·医方·治温病方》中提出"知温病大纲，当分为三端"，即春温、风温、湿温，并拟定了相应的验方。一为春温，本病是因冬季感受外邪，当时未发，所受之邪伏于膜原之间，阻塞脉络，使气机不能宣通，暗生内热，迨至春季阳气生发之时，外感引触内蕴之热，陡然发病，表里俱热，即《内经》所谓"冬伤于寒，春必病温"之证，治宜凉解汤（薄荷叶三钱，蝉蜕二钱去足土，生石膏一两，甘草一钱五分）；二为风温，即《伤寒论》中所谓风温者。其时令已温，外感风热之气，故不称为伤寒、伤风，而名风温。其证有得之春初者，有得之春暮者，有得之夏秋者，辨证应根据发病气候的不同，参以脉象，而分别治之。若发于春初或秋末，时令在寒温之间，初得时虽不恶寒，脉但浮而无热象者，宜用清解汤（薄荷叶四钱，蝉蜕三钱去足土，生石膏六钱，甘草一钱五分）加麻黄一二钱，或用仲景大青龙汤；三为湿温，多发生于溽暑季节，其间阴雨连绵，湿气随呼吸传入上焦，窒塞胸中大气，而致营卫之气不相贯通，其表似外邪所束，实非所感。舌苔白而滑腻，微带灰色，当用解肌利小便之药，使湿邪由汗与小便而出，方用宣解汤（滑石一两，甘草二钱，连翘三钱，蝉蜕三钱去足土，生杭芍四钱）。此外，张氏认为内虚之人易受外感，其中阴虚体质尤易患温病。故无论风温、春温、兼阴虚者，在发表、清解、降下之时，皆宜佐以滋阴之品，如生山药、生地黄、玄参、阿胶、生鸡子黄之类均可酌情使用，或宜兼用补气之品，如白虎汤或竹叶石膏汤加人参之类，均以人参与凉润之药并用，气阴双补。

4. 力主中西汇通

张锡纯认为，医学以治病救人为宗旨，不宜有中西之界限。"夫愚之著书以衷中参西为名，原欲采西人之所长以补吾人之所短"，即以中医为本，西医为用，取长补短，共同促进中医学发展。

（1）西医之理多融于中医之中　张锡纯曰："年过三旬始见西人医书，颇喜其解新异多出中医之外。后又十余年，于医学研究功深，乃知西医新异之理原多在中医包括之中。"

（2）论中西之药原宜相助为理　张锡纯指出："自西药之入中国也，维新者趋之恐后，守旧者视之若浼，遂至互相抵牾，终难沟通，愚才不敏，而生平用药，多喜取西药之所长以济吾中药之所短，初无畛域之见存于其间。"张氏应用石膏得心应手，认为凡外感实热，放胆使用石膏直胜金丹。对石膏的药性机制，张氏有如下论述："石膏之质，中含硫氧，是以凉而能散，有透表解肌之力……为其含有硫氧氢所以有发散之力，煅之则硫氧氢之气飞腾，所余者惟钙。夫钙之性本敛而且涩。煅之则敛之力益甚，所以辛散者变为收敛也。"在此理论基础上，张氏认为石膏可与西药阿司匹林合用。对阿司匹林的药性功用，张氏也力图从中医角度进行阐发："阿司匹林，其原质为撒里矢尔酸及硝酸化合，故其味甚酸，其性最善发汗、散风、除热及风热着于关节作疼痛；其发表之力又善表痧疹；其退热之力若少用之又可治虚劳灼热、肺病结核。按……其性少用则凉，多用则热。"

（3）中西医结合论疾病机制　张氏在其著作中，常将中医观点与西医理论相结合，以西医理论释中医，试图将中医现代化。如对痿证，张氏以脑立论，分脑贫血致痿和脑充血致痿虚实两证，一虚一实病皆在脑。论及脑充血致痿的治疗，张氏主张先当重用牛膝、代赭石之重镇下引，后继以补气活血、畅达经络之法。谈及痢疾转肠溃疡的治疗，张氏善用鸦胆子、硫黄，鸦胆子性凉，为治血痢要药，并治二便下血，硫黄性温，为除阿米巴痢疾毒菌要药，二药并用，寒热相济，性归和平奏效当速也。

5. 变古方、立新方治伤寒温病

张氏临证敢于创新，治疗不拘一格，不仅能化裁古方，汲取各家精华，还能别出心裁，自立新方。对每张新方，张氏均对其用意及适用情况加以阐释。

（1）治伤寒之麻黄知母汤　麻黄知母汤由麻黄、桂枝尖、甘草、杏仁、知母组成，治伤寒无汗。加知母者，针对服此汤后间有汗出不解者，非因汗出未透，实为余热未清也，故佐以知母寓清热于发表之中。

（2）治温病之清解汤　清解汤由薄荷叶、蝉蜕、生石膏、甘草组成，治温病初得，头疼、周身骨节酸痛、肌肤壮热、背微恶寒无汗、脉浮滑者。本方源自麻杏石甘汤。麻杏甘石汤，应为治温病初得之方矣，而于发表药中不用麻黄，宜用薄荷、蝉蜕，或更加连翘，方能得清凉解热之汗。

（3）治伤寒温病同用之仙露汤　仙露汤由生石膏、玄参、连翘、半夏四味组成，用以治寒温

阳明证,表里俱热,心中热,嗜凉水,而不至燥渴,脉象洪滑,而不至甚实,舌苔白厚,或白而微黄,或有时背微恶寒者。本方系《伤寒论》白虎汤改良而来。白虎汤为阳明经病之方;此汤系主阳明之经,而兼治阳明腑病,故于白虎汤方中,以玄参之甘寒,易知母之苦寒,又去甘草,少加连翘,以其轻清之性善走经络,以解阳明在经之热也。

6. 完善多种治法

张氏将长年治疗瘀证、血证的心得凝练成"治瘀十法""治血十五法",丰富、完善了中医治疗。

治瘀十法:补气通瘀法、滋阴解瘀法、止血行瘀法、通经导瘀法、调和化瘀法、酒助散瘀法、温通积瘀法、行气破瘀法、祛痰逐瘀法、攻积下瘀法。

治血十五法:益气活血法、理气活血法、滋阴活血法、温阳活血法、活血安神法、解毒活血法、软坚活血法、活血止血法、活血止痛法、息风活血法、祛风活血法、燥湿活血法、涤痰活血法、利水活血法、攻下活血法。

(三)医案医话

【原文】

徐姓媪,五十九岁,居于天津。于中秋上旬得温病,带有伏气化热。

病因:从前原居他处,因迁居劳碌,天气燥热,有汗受风,于中秋上旬得温病,带有伏气化热。

症诊:晨起,觉周身微发热兼酸懒不舒,过午,陡觉表里大热,且其热渐增。及晚四点钟往视时,见其卧床闭目,精神昏昏,呻吟不止。诊其脉左部沉弦,右部洪实,数近六至。问其未病之前,曾有拂意之事乎?其家人曰:诚然,其禀性褊急,恒多忧思,且又易动肝火。欲见其舌苔,大声呼数次,始知启口,视其舌上似无苔而有肿胀之意,问其大便,言素恒干燥。

诊断:其左脉沉弦者,知其肝气郁滞不能条达,是以呻吟不止,此欲借呻吟以舒其气也。其右脉洪实者,知此证必有伏气化热,窜入阳明,不然则外感之温病,半日之间何至若斯之剧也。此当用白虎汤以清阳明之热,而以调气疏肝之药佐之。

处方:生石膏二两(捣细),知母八钱,生莱菔子三钱(捣碎),青连翘三钱,甘草二钱,粳米四钱。共煎汤两盅,分两次温服。

……

复诊:将药两次服完,周身得汗,热退十之七八,精神骤然清爽。左脉仍有弦象而不沉,右脉已无洪象而仍似有力,至数之数亦减。问其心中仍有觉热之时,且腹中知饥而懒于进食,此则再宜用凉润滋阴之品清其余热。

处方:玄参一两,沙参五钱,生杭芍四钱,生麦芽三钱,鲜茅根四钱,滑石三钱,甘草二钱。

共煎汤一大盅,温服。方中用滑石者,欲其余热自小便泻出也。将药连服两剂,大便通下,其热全消,能进饮食,脉象亦和平矣。而至数仍有数象,俾再用玄参半两、潞参三钱,煎服数剂以善其后。(《医学衷中参西录·医案·温病门》)

【阐释】

此案患者系感伏气温病,发病急剧,病势迅速化热入里,出现神昏之症。张氏善从脉象察知病情,测得患者阳明胃有实热,兼肝郁化火。方以白虎汤清阳明之热,并用莱菔子、连翘以化肝郁。关于莱菔子、连翘之药性功用,张氏指出莱菔子"性善升亦善降,炒用之降多于升,生用之升多于降"。凡肝气之郁者宜升，是以方中用生者；至于连翘，"原具有透表之力，而用于此方之中，不但取其能透表也，其性又善舒肝，凡肝气之郁而不舒者，连翘皆能舒之也"。因而本方中连翘一味，既可佐白虎以清热，更可辅莱菔子以开肝气之郁滞。

三、何廉臣

（一）生平及著作简介

何廉臣（1861—1929），名炳元，字廉臣，号印岩。浙江绍兴人，出身世医家庭，其父何秀山为绍派伤寒名家。先后任中国医学会副会长、绍兴医学会会长等。何廉臣与绍兴医界同仁创办《绍兴医药学报》，任副主编。

何廉臣先后编辑出版了《医药丛书》《国医百家》《重订广温热论》《感证宝筏》《湿温时疫治疗法》《增订通俗伤寒论》《新方歌诀》《何廉臣医案》《全国名医验案类编》等著作。其中《重订广温热论》《湿温时疫治疗法》和《全国名医验案类编》三部著作对于温病学的贡献堪称巨大。

（二）主要学术思想

何廉臣的学术思想主要体现在以下四个方面。

1. 重伏气温病，治从二纲四目

何廉臣认为伏气温病的病因是伏火，四时邪气皆可郁闭化火。鉴于伏气温病往往一开始即见烦渴、舌绛、尿赤、脉数等里热证候，通常卫分证候不明显的特点，在确立了病因和病机的基础上，何廉臣提出了"二纲四目"的辨证体系。所谓"二纲"，是指伏气温病可以分为湿火和燥火两大类证型。湿火又根据发病季节的不同分成湿温、湿热和伏暑夹湿三种病证。这三种病证分别又可按湿重于热和热重于湿两种情况加以分别辨证和区别治疗。燥火又可分实燥和虚燥两类病证，施治又有初、中、末的不同。所谓"四目"，是指隶属于本证的兼证、夹证、复证、遗证四个方面。兼证指"伏邪兼他邪，二邪兼发者也"，何氏将其归纳为风、寒、暑、湿、燥、毒、疟、痢八大兼证，"治法以伏邪为重，他邪为轻，故略治他邪，而新病即解"。夹证乃"伏邪夹实、夹虚，二邪夹发者也"，何廉臣将其归纳为痰水、食滞、气郁、蓄血、脾虚、肾虚、亡血、哮喘、胃痛、疝气十大夹证，治疗上提出要分清夹实、夹虚和夹旧病的不同进行施治。所谓复证，是指久病复发。何廉臣将其归纳为劳复、食复、自复和怒复四大复证，治疗上"实则易治，虚则难治，一复可治，再复不治"。所谓遗证，即后遗症。"凡有遗症者，皆由余邪未尽，或由失于调理，或由不知禁忌所致"，何廉臣将其归纳为瘥后发肿、瘥后皮肤甲错、瘥后发疮等24种遗证。

2. 中西汇通，接纳新知

何廉臣年轻时东渡日本接受过良好的西医教育，回国后，立志要结合西医之长来弘扬中医学。其晚年编写的《全国名医验案类编》（简称《类编》）将中医的病证名与西医对照。在他的按语中也时常将西医的术语掺入病案的分析。如姜德清治张成文秋瘟痉厥案，其言："惟用毫针挑其痧点，却是放血泄毒之外治良法。病至痉厥，疫毒已直窜脑与脊髓，刺激其神经而发，吴鞠通安宫牛黄丸，不如用紫雪合厥症返魂丹，清镇泄化，平其神经，以定痉厥，其效果尤为神速。"他还时常赞赏在急性热病的治疗过程中同时运用中医和西医的方法，双管齐下，往往能收到更好的疗效。如李伯鸿治李明德时疫霍乱案，患者大泻、大汗之后，庸医给予大寒之品而大吐，当时已奄奄一息，交代后事。李伯鸿以理中汤加减治之，并施以热水温罨、人工呼吸两法，使其转危为安。故何廉臣赞曰："案中所叙，欲吐则胃力不足，不能吐出食物，欲泻则肺胃力不能下达大肠，故只吐痰水而无物，观此则干霍乱之属寒湿一种。方用理中加猪胆汁、童便炒透，逆治之中，参以从治，法从通脉四逆加人溺猪胆汁汤脱化而来。研究古医学术者，夫人而知之，妙在先用人工呼吸法唤醒神气，故能速效。"如此中西汇通之处，《类编》中比比皆是。诚如何廉臣所说："处当今中西学术竞争之时代，为中医者，勤求古训，博采众方而外，不可不进取新医学术也。"

3. 发挥治温八法

何廉臣指出伏气温病要紧紧抓住血分，一方面要清解血分的邪热，另一方面则要灵转气机，透邪外出。所以何氏一针见血地指出伏气温病治疗的关键。"邪伏既久，血气必伤，故治法与伤寒、伤暑正法大异。且其气血亦钝而不灵，故灵其气机，清其血热，为治伏邪第一要义"。由于伏气温病在临床上的复杂性，认识并把握住了伏气温病的治疗关键，同时还需掌握和灵活运用具体的治疗方法。故何氏说："温热病……然有兼症、夹症、复症、遗症及妇人、小儿种种之不同，不得不多备方法以施治，庶免医家道少之患。"总结出了发表、攻里、和解、开透、清凉、温燥、消化、补益八法治疗伏气温病。如发表法，他认为"凡能发汗、发痦、发疹、发斑、发丹、发瘀、发瘄、发痘等方，皆谓之发表法"，打破了发汗解表之常规而扩大应用范围。针对伏邪在皮肉肌腠部位的治疗，其关键有两点，一是宣发气机，"其大要不专在乎发汗，而在乎开其郁闭，宣其气血。郁闭在表，辛凉芳淡以发之；郁闭在半表半里，苦辛和解以发之"。二是还要针对温病的性质时刻要注意补充津液，"阳亢者饮水以济其液，阴虚者生津以润其燥"。

4. 按经分部，四法治血

何廉臣论治血证强调按经分部，尤重视八纲辨证，以四诊确定病位，继以据此立法处方治疗瘀血。治疗出血他采唐容川止血四法，认为"此四法者，乃通治血证之大纲也"，并将此四法具体化，配以行之有效的经验方。①止血法："血尚不止者，则以止血为第一法，庶血复其道，不致奔脱，轻则四生地黄汤最稳而有效，重则犀地清络饮去桃仁，以姜汁、竹沥冲下立止吐血膏。"其中立止吐血膏一方系何氏经验方，方中有大黄一味，亦何氏用药之匠心所在，谓"行血之药，首推大黄"。②消瘀法：血止之后，离经之血为瘀血，瘀血内留则变证百出，指出"必亟为消除，以免后遗，故消瘀为第二法"。③宁络法：血止瘀消之后，"仍恐血再潮动，则须用药安之，故以宁络为第三法"，宁络之法，何廉臣强调平肝镇冲，实为缪仲淳治吐血三诀之运用。肝为刚脏，冲为血海，要使血海不潮动，肝气不横逆，则需宁络平肝。④补虚法：补虚为善后收功之法，何廉臣将补虚之法罗列详尽，以五脏为纲，列举方药，如补肺用辛字润肺膏、补心用麦冬养荣饮、补肾用左归饮。于血证四法，何廉臣随证变通。如在溺血证治中，他认为"心经遗热于膀胱，膀胱热结则尿血"，具体治法有清心、清肝、清肺、益肾及清利小肠与膀胱诸法，方法详备，足资运用矣。

（三）医案医话

【原文】

傅左，年三十二岁，何廉臣诊。

病名：湿热夹食。

病状：胸腹痞满，口腻胃钝，溺赤。

治法：辛淡清化。

药方：生枳壳一钱半，焦栀子三钱，陈皮一钱，西茵陈三钱，厚朴一钱，广郁金三钱（生打），小青皮一钱，飞滑石六钱（包），鸡内金二张，紫金片四分（开水焓冲）。

【阐释】

病位偏于中下二焦，湿阻气滞互为因果，治以行气渗湿，辛以行气，气化则湿化，淡渗通滞，导湿热下行，清热祛湿并用，则湿热得解。

【原文】

祝左，年四十五岁，同上。

病名：伏暑夹痰。

病状：寒热头痛，胃钝肢懈，咳嗽痰多。

治法：清暑化痰。

药方：生枳壳一钱半，焦栀子三钱，青连翘三钱，瓜蒌仁四钱，陈皮一钱半，广郁金三钱（生打），前胡二钱，苏子二钱，片黄芩一钱半，嫩桑枝二尺。

【阐释】

病在卫气，肺胃同病，痰热作祟，重在清气化痰，兼以理气畅滞。

【原文】

王左，年十九岁，同上。

病名：伏暑夹食。

病状：下午热盛，胸闷胃钝，溺赤热。

治法：清化兼消。

药方：生枳壳一钱半，全青蒿二钱，佛手片一钱半，鸡内金一钱半（生打），焦栀子三钱，青连翘三钱，青子芩一钱半，木香槟榔丸三钱（拌），滑石四钱（包），嫩桑枝二尺。

【阐释】

病在三焦，暑湿夹滞，治以清热化湿兼以消导。

【原文】

李左，年三十七岁，同上。

病名：伏暑内陷。

病状：内热胸闷，胃钝，夜间神昏防厥。

治法：清透。

药方：焦栀子三钱，青连翘三钱，广郁金三钱（生打），细木通一钱，生玳瑁一钱半（剪碎），佛手片一钱半，瓜蒌皮三钱，鸡内金一钱半（生打），青蒿脑二钱，辰砂八分拌滑石四钱（包），鲜竹叶三十片。

【阐释】

暑热内陷厥阴，治宜清透开窍、安神定志。

何廉臣说："余素心谨慎，制方选药，大旨以轻清灵稳为主。"可见"轻清灵稳"是他用药的一大亮点。他说："其中每有表邪未解，里热先结者，或气分郁热，或湿遏热伏。虽胸脘痞闷，宜从开泄，宣畅气机以达表。即黄薄而滑，亦为无形湿热，中有虚象，尤宜芳淡轻化，泄热透表。"即便转入腑实，何廉臣也不主张峻投攻下，还是主张频频清润，突出"稳"字。其曰："今人肠胃脆薄者多，血气充实者少。故后贤又制白虎承气、养荣承气、增液承气，参入润燥濡液之剂，频频而进，令胃中津液充足，实邪自解。阴气外溢则得汗，阴液下润则便通，奏效虽迟，立法尤稳。"何廉臣用药擅长四两拨千斤，一般而言，每味药物不超过三钱。在其主编的《类编》中可经常看到诟病一些医家用药过于生猛的论述。如有位医家以大半夏汤治疗受孕恶阻，风寒咳嗽，疗效迅捷，其半夏一味仅用一钱半，他还是认为量过其当，提出了批评。其云："风寒咳嗽，必先辛散轻开、宣肺豁痰，使病从表入者仍从表出，则肺气自复清肃之常，而咳嗽自痊。乃病家误服贝母蒸梨，医又不究病源，误用滋阴清补，酿成实症似虚。幸而病人中气尚实，故大便干燥，阴精未损，故受孕恶阻，犹可用大半夏汤救误。一击而中，应手取功。惟用量究嫌太重，尚可酌减。"

四、丁甘仁

（一）生平及著作简介

丁甘仁（1865—1926），名泽周，江苏武进孟河人。早年受业于同乡前辈孟河名医马培之，兼收马氏内外科之长，先行医于苏州，后迁居上海。自幼刻苦学习，业成即设所应诊。1916 年与夏应堂、谢利恒等联合创办上海中医专门学校，并成立沪南、沪北广益中医院。临证内、外、妇、幼各科全面精通，尤善治外感病，喉科诊疗技术更负盛名，且勤于钻研，吸取众长，形成了独特的学术特点，被公认为孟河丁氏学派创始人。丁甘仁医术精湛，勤奋创业，贡献卓著，誉满江南。1926 年夏，患暑温病逝世，享年 62 岁。遗著有《丁甘仁医案》《喉痧症治概要》《脉学辑要》及《药性辑要》，未正式出版著作有《伤寒六经辨证定法》《诊方辑要》《丁氏套方》等。

（二）主要学术思想

1. 熔伤寒、温病于一炉

丁氏治疗外感热病卓有成效，主张融合伤寒、温病两大学说，熔经方、时方于一炉，宗《伤寒论》法而不拘泥于《伤寒论》方，宗温病学说而不拘泥四时温病。他认为，《伤寒论》与温病学说的辨证方法，在实际应用时必须互相联系，不能对立起来，在临床上也可同时采用伤寒与温病方。

2. 烂喉痧证治独得心传

在外科方面，丁甘仁全面继承了马培之的经验，不仅掌握了各种内服方药，而且继承了多种外用药的配制，如阳和解凝膏、千槌膏等，尤其在喉科方面有更多发挥，治烂喉痧、白喉等闻名当世。论述烂喉痧甚为完整，兹录其片语于下："症发于夏秋者少，冬春者多，乃冬不藏精，冬应寒而反温，春犹寒禁，春应温而反冷……邪从口鼻入于肺胃，咽喉为肺胃之门户，暴寒束于外，疫毒郁于内，蒸腾肺胃两经，厥少之火乘势上亢，于是发为烂喉丹痧。丹与痧略有分别，丹则成片，痧则成颗，其治法与白喉迥然不同……时疫喉痧初起则不可不速表，故先用汗法，次用清法，或用下法，须分初、中、末三层，在气在营，或气分多，或营分多，脉象无定，辨之宜确，一有不慎，毫厘千里……先哲云，丹痧有汗则生，无汗则死。金针度人，二语尽之矣。故此症当表则表之，当清则清之，或用釜底抽薪法，亦急下存阴之意。谚云：救病如救火，走马看咽喉。用药贵乎迅速，万不可误时失机。"

3. 急证杂病各具匠心

丁氏治疗急证杂病，不执一家之见，不以经方、时方划界，而是因人制宜，随症施方，博采诸家之长，总结了急证、内伤杂病救治的特点。

（1）急证救治特点 ①把握大证时机：如伏温夹湿，邪胜正虚，而气郁不达四肢，四肢厥冷，取四逆散以救治。②善用轻清透达：认为不仅营分之邪可透热转气，血分之邪也可转出气分而解，神昏谵语重症，常用轻清泄肺之品。③每用以温治温变法：认为温病亦能化寒，曾用参附龙牡屡解险情。④擅长涤痰开窍：神志昏迷常用温胆汤加减涤痰醒神。⑤吐血重证每用降肺平肝之法。⑥痛证重用疏肝调气、畅达气机为治痛关键。

（2）中风常用治法 ①育肾阴、柔肝息风法。②涤痰浊、畅经通髓法。③通腑气、导热下行法。④除肺气、承制肝阳法。⑤益气血、复正气法。

（3）泄泻辨治心得 ①疏邪化浊法。②和中化浊法。③温中化浊法。④扶土和中法。⑤益火扶土法。

（4）其他杂病辨证要点 虚劳须辨阴虚阳虚，且应重视培土生金，补给营养源泉以顾护脾胃生气；喘肿分肺、脾、肾辨治；痿证辨肺、肝、肾论治，不局限于独取阳明，重视下病治上；痹证有虚实、寒热之辨，甚当精细。

4. 方药运用颇有特色

丁氏用药十分慎重，擅长选用既能发挥治疗作用又无碍邪伤正之虑的平衡之品，且用量轻微，中病即止。

（1）注意后天脾胃调理 推崇叶氏"脾宜升则健，胃宜降则和"，认为治脾与治胃迥然有别。太阳湿土得阳始运，阳明燥土得阴自安。脾喜刚燥，胃喜柔润。《丁甘仁医案》共载病例 400 例，处方 648 张，以补气药为君组成方剂最多，人参、黄芪为君的方剂有 165 张，约占 26%，构成四君子汤和二陈汤加川贝母的配伍框架，蕴含丁氏益气健脾、燥湿化痰的学术思想。

（2）药味适中，药量尚轻 在 648 方中用药最多 32 味，最少 8 味，平均 12 味。用量最大 120g，最小 0.6g，平均 6.5g。提出轻可去实颇有见解，"药量无可再加而又无别法可施之时，可以运用轻可去实之法"。认为用药量的标准一要估计患者体质的强弱，二要酌量病势的轻重缓急，三对患者风土习惯、饮食嗜好亦要做适当考虑。

（三）医案医话

【原文】

张童 风自外来，温从内发，风性属阳，温易化热，热盛生痰，风善上升，风温痰热，互蕴肺胃，发热旬余，口干欲饮，咳嗽气粗，胁肋牵痛，热痰蒙蔽清窍，灵机堵窒，心主神明之所，变为云雾之乡，神识模糊，谵语妄言，起坐如狂，前医叠投犀羚不应，其邪在气，不在营也。况按胸腹之间，似觉闷胀，内夹宿食，又可知也。舌尖红，苔薄腻黄，唇焦，脉滑数，《伤寒大白》云：唇焦属食积，腑行溏薄，不得径用下达明矣。脉诊参合，痉厥之险，不可不虑。

薄荷一钱，朱茯神三钱，广郁金一钱五分，天竺黄二钱，荸荠汁一酒杯（冲），银花四钱，枳实一钱五分，象贝母三钱，鲜石菖蒲五分，保和丸三钱，连翘二钱，竹茹一钱五分，活芦根（去节）一尺，冬瓜子三钱。（《丁甘仁医案·卷一·风温案》）

【阐释】

此案为风邪、温邪合而为病，两阳相劫，燥热伤津液，灼津成痰，蒙蔽清窍。故以辛凉清疏、清解伏气、温胆涤痰而通神明，神清热减，自有转机。本方服一剂神清，二剂热减，三剂热退而愈。

【原文】

董左 初起风温为病，身热有汗不解，咳嗽痰多，夹有红点，气急胸闷。渴喜热饮，大便溏泄。前师选投辛凉清解、润肺化痰之剂，似亦近理，然汗多不忌豆豉，泄泻不忌山栀，汗多伤阳，泻多伤脾，其邪不得从阳明而解，而反陷入少阴，神不守舍，痰浊用事，蒙蔽清阳，气机堵塞。今见神识模糊，谵语郑声，汗多肢冷，脉已沉细，太溪、跌阳二脉亦觉模糊，喉有痰声，嗜寐神迷，与邪热逆传厥阴者迥然不同。当此危急存亡之秋，阴阳脱离，即在目前矣。急拟回阳敛阳、肃肺涤痰，冀望真阳内返，痰浊下降，始能出险入夷。

吉林参八分，熟附片八分，左牡蛎三钱，花龙骨三钱，朱茯神三钱，炙远志一钱，仙半夏一钱五分，川象贝各二钱，水炙桑叶皮各一钱五分，炒扁豆衣三钱，生薏仁四钱，冬瓜子三钱，淡竹沥一两，生姜汁两滴同冲服，另真猴枣粉二分。(《丁甘仁医案·卷一·风温案》)

【阐释】

此用仲景回阳救逆法，此方服后，肢渐温，汗渐收，脉略起，最后用补肺阿胶汤合清燥救肺汤收功。丁师云：温病用参附龙牡等是治其变证，非常法也。盖人之禀赋各异，病之虚实寒热不一，伤寒可以化热，温病亦能转变为寒，皆随六经之传变而定。是证初在肺胃，继传少阴，真阳素亏，阳热变为阴寒，迨阳既回而真阴不伤，故前后方法各殊，如此之重证，得以挽回，若犹执温邪化热不投温剂，势必不起矣。

【原文】

黎左　二年前右拇指麻木，今忽舌强语言謇涩，右手足麻木无力。脉象虚弦而滑，舌苔薄腻。此体丰气虚，邪风入络，痰阻舌根，神气不灵。中风初步之重症也。急拟益气祛风，涤痰通络。

生黄芪五钱，青防风一钱，防己二钱，生白术二钱，全当归二钱，大川芎八分，西秦艽一钱五分，竹沥半夏二钱，枳实炭一钱，炒竹茹一钱五分，炙僵蚕三钱，陈胆星八分，嫩桑枝三钱，再造丸一粒，去壳研细末化服。

五剂后恙已见轻，去再造丸、枳实，加指迷茯苓丸三钱吞服。(《丁甘仁医案·卷三·中风案》)

【阐释】

此案为中风之中经络。患者体丰气虚为痰盛体质，两年前中风之根始萌，今气化不利，痰浊内生，阻塞经络则舌强语謇。丁氏投以玉屏风散益气固表以培土御风，温胆汤加减以化痰和中。方中半夏、枳实辛开苦降，可利窍祛痰开音，共用可消痰浊，又绝生痰之路；当归、川芎补血活血功同四物，血旺则气充，经自通，络自盈，辅以嫩桑枝通行多气多血之阳明经，"清阳实四肢"，使四末之气血得复。防己、秦艽祛风通络；僵蚕搜风通络而开音。再造散助阳固表，后又用指迷茯苓丸祛除体内垢腻之痰以防复发兼通络。

五、胡宝书

（一）生平及著作简介

胡宝书（1869—1933），名玉涵，别名治安，浙江绍兴人。胡宝书"辨证重湿，施治主化，用药轻清，制方透灵，治病以朴实、稳健见长"的辨治特色，对"绍派伤寒"学术思想的传承与发挥起到了重要作用。胡宝书著《伤寒十八方》，点校、整理其祖父遗著《校正药性》，并有大量医话、医案等逸稿留世。

（二）主要学术思想

胡宝书的学术思想主要体现在以下四个方面。

1. "竖读伤寒，横看温病"，主张寒温统一

对伤寒派与温病派的寒温之争，胡宝书主张将寒温统一。他以《内经》《难经》《伤寒杂病论》等经典理论为依据，并以自己丰富的临床实践经验为基础，参诸家学说，慧眼独具，提出了"竖读伤寒，横看温病"的学术主张，将六经辨证、卫气营血辨证、三焦辨证有机地结合起来。辨证方面，胡宝书认为张仲景所立之六经辨证基点"伤寒"之邪，由皮毛侵袭，故其传变自外入内，立六经分证为基点，先阳经后阴经，从太阳病开始，由表及里，由浅入深，但尚有排列，次第相传，则为循经。"竖读伤寒"即由此而来。而叶天士创立卫气营血辨证主述横向传变，"横看温病"即是此意。治疗方面，胡宝书认为当宗六经辨证为主，结合三焦，辨"伤寒""温病"之异，虽均是太阳表证，即用麻黄汤发汗，或桂枝汤解肌，对伤寒可，对温病岂非相悖？若认斯症已传入阳明经，妄投白虎汤，亦有药过病所之弊。是病是证，应遵王士雄所言"展气化以轻清"，当用栀子豉汤加减，以栀子之轻泄，淡豆豉之透达，配黄芩、连翘、瓜蒌、苇茎，可收桴鼓之效。辨证差之毫厘，用药则失之千里，可见"竖读伤寒，横看温病"的优越性。

2. 治湿先治气，透邪兼保阴

胡宝书认为"南方无真寒，多系温热；而吾绍地处卑湿，纯粹之温热亦少见，多类湿邪为患"，提出治时病当化"湿"为先，而"治湿先须治气，气化则湿自化。湿之所以停滞者，皆因气之不运，运之则湿焉能留！运气之法，叶氏最精，即辛苦淡并用，上中下同治是也"。他将上中下同治，归纳为"宣、运、导"三法，提出"治湿虽须宣上、运中、导下并用，尤以运中为先，此乃人所未尽知也"。此外他还提倡清透、凉透、宣窍以透邪，俾湿由内达外而去，补充了宣、运、导三法之未备，并制化湿透热方、清营凉血方、宣窍透邪方等透邪化湿。温病多兼湿，化湿药多为香燥之品，易伤津耗液；若欲养阴，滋腻之物又碍湿。胡宝书对化湿的保护津液颇有见地，其所选之化湿药多为连翘、栀子、瓜蒌皮、枳壳、郁金、碧玉散、藿香、陈皮、茯苓、六一散之类，既无香燥耗液之虞，亦无滋腻碍胃之弊。治疗热病后期阴津匮乏者，胡宝书用清养胃阴方，方中银柴胡、秦艽散余邪而清余热，带皮茯苓、扁豆衣、冬瓜仁、仙半夏、川石斛助运化而清养胃津。胡氏认为处理好了化湿与保阴的关系，则无伤津之忧。

3. 处方遣药主张轻灵

胡宝书制方精切稳健，用药不过八味，药量轻则几分，重亦不过三四钱，药物虽轻，却能拨动气机，中病应验，体现了"绍派伤寒"用药之特色。他认为轻可去实其义有二：六淫之邪初无形质，以气伤气，首先犯肺，必用轻药乃可开通，汗出而解，此其一。他医用斤剂所不能愈之症，胡宝书恒用轻剂起之，他医治盘根错节之重症，常须十几味，乃至几十味，胡宝书则寥寥数味就能收效，他医需用名贵稀罕之品，胡宝书则用普通常见药亦能获功，此其二。诚然轻以去实法的应用也须辨证。如对贵重药品的使用，认为可代则代之，非用不可则用之。

胡宝书主张用药轻灵。轻以祛湿是其一大特色，湿热为患，本已缠绵难愈，若再有夹症，则更难治，胡宝书谓："湿热夹食者，务消其食；夹痰者，务化其痰，否则邪有所恃，热不易退，湿不易去，病多反复。"胡宝书专设消食化滞方，药用山楂炭、建曲、莱菔子、藿香梗、厚朴、陈皮、焦栀子、滑石等。该方乃保和丸之变法，所不同者，加厚朴、焦栀子、滑石，促使中焦之湿食得化而下泄，既利小便以泄湿浊，又通大便以导食积，方中不用峻药攻下，无伤正之虞，且能去除因湿去不尽而遗留复发之祸根。此外，灵以应变又是其一用药特点，在同病异治的组方遣药上，有同治咽喉肿痛的清热解毒方与清咽利肺方及同治病后胃纳不振的化湿醒脾方与清养胃阴方，证虽同而病因、病位不同，故用药不一，足见胡宝书轻灵多变的睿智。

4. 善于运用药引

药物引经学说是在药物归经说的基础上发展起来的，后世医家对此褒贬不一。胡氏不但推崇药引，并运用自如。临诊所选引药颇多，桔梗之上行，牛膝之下达，众所周知，不再赘述，按所需排列于下供参酌配用。

（1）外感热病初起，凡需辛温解表者，用荆防败毒散或葱豉汤为主者，可配生姜三片，助上方解表发汗，兼能温中止呕，对温散更显有利。

（2）外感风热表证，凡需辛凉解表者，用银翘散或桑菊饮为主者，银翘散可配芦根一支，取其清肺胃之实热、生津而止渴。桑菊饮可加竹叶一钱五分，取其清心泻火之专长，发挥整方更大效益。

（3）长夏暑湿当令，凡需祛暑化湿者，用香薷散、藿香正气散、三仁汤或藿朴夏苓汤等为主者，可选用鲜荷叶一角，以解暑清热、升火清阳；或鲜荷叶边一圈，以清解暑热兼止头痛；或鲜荷梗一尺，既有荷叶之功，又能通气宽胸。

（4）止咳、化痰、平喘诸方，药引可选竹茹、枇杷叶、木蝴蝶、柿霜之类。凡以止咳为主、化痰为辅者，在止嗽散中可配枇杷叶三钱，助此方清肺止咳、降气而化痰；若以化痰降气为主、止咳为辅者，在金沸草散中可配竹茹一钱五分，助此方清肺热、化痰降气而开膈；凡燥邪袭肺、肺燥伤阴、久咳无痰者，用清燥救肺汤或桑杏汤为主者，可选用柿霜一钱，助上方清肺润燥、生津止咳；若兼久咳音嘶、胸胁窜痛者，可选木蝴蝶十对，以利疏肝理气、清肺开音，兼和肺络也。

（5）调理肝脾，以行气为主。药引有玫瑰花、代代花、绿萼梅及路路通等。凡需疏肝解郁、和营理气，用四逆散或柴胡疏肝散者，可配用玫瑰花五分，助主方达到疏散肝郁、行气和营之力；若以逍遥散为主者，则以绿萼梅一钱，更见妥帖，兼有开胃生津之力；若以越鞠丸或导气汤为主者，可选代代花五分理气宽中、开胃止呕，或改选路路通三钱行气理脾、活血通络，此二味尚有通利小便之力也。

（6）祛风通络诸方，以祛风胜湿为主、活血养血为辅者，药引有桑枝、丝瓜络等。凡需祛风湿而止痹痛，用蠲痹汤者，可选用丝瓜络三钱，助此方加强祛风通络之力以舒筋；若以独活寄生汤为主者，可配用桑枝三钱为引经药，入肝经，加强祛风湿、补气血、益肝舒筋、止痹痛之功。

（7）气不摄血，血不归经，或血热妄行，如咯血、衄血、吐血、尿血、便血及妇人崩漏者。用十灰丸、四生丸、小蓟饮子或固经丸等方，均可选用藕节炭三钱，协助主方达到收涩止血的目的。藕节有化瘀血而不留瘀之功效。若以黄土汤为主者可配炮姜一钱为药引，入心、肺、肝、脾、肾五经，达到温阳健脾、收涩止泻而止血之目的。

（8）内脏虚寒，肠道不固，大便滑脱失禁或久痢不止用真人养脏汤或四神丸者，可选荷蒂五只为引子，入肝、脾、胃经，助主方升阳气而疗久泻脱肛。

（9）肾气亏损、带脉不固、遗精、滑精而用金锁固精丸或桑螵蛸散者，可选用莲须三钱，犹如奇兵直入，清心固肾、涩精止遗，引上方诸药入心、脾、肾三经，发挥协同治本作用。

（10）肾气不足，带脉不固，或湿浊下注，带下秽浊，用水陆二仙丹或樗树根丸者，可配以白果七只，长于固涩而止带，助上方其效卓著。

（11）脾肾阳虚，水湿泛滥，或气虚脾弱，水湿内停，或湿热下注膀胱，小便淋沥涩痛，主方有三：真武汤、防己黄芪散、八正散。药引三味，各归其所。玉米须四钱，配真武汤助苓、术之利水而消肿，更能发挥姜、附温肾散寒之力；姜皮五分，配防己黄芪散，辅佐主方益气利水消肿之特长；灯心草一束，配八正散清热利水而散膀胱之蓄热。对于五苓散、五皮饮视病情之轻重，亦可合而攻之，或可分而投之。

（三）医案医话

【原文】

黄左。病经十余日，身尚燥热，苔色黄腻，神呆目定，脉刚而数，烦躁呓语。邪陷入里，蒸迫脏腑，口燥气逆，是火、危之象。

寒水石、六一散各四钱，银花、连翘、焦山栀、钩藤各三钱，紫雪丹（冲）五分，竹叶三十片。(《绍派伤寒名家验案精选·胡宝书医案》)

【阐释】

本案系热邪内陷，蒸迫脏腑之重症。烦躁呓语，燥热苔黄，为热邪亢盛之象，口燥气逆，则为阴液受灼之兆。此时，邪盛正虚，如用重剂攻下，则病未必去，而正已随之亡；若先用补益以扶正，则因湿热内滞，不但不能达养正之目的，反有助邪之弊。面对如此复杂危急之证候，胡宝书以寒水石、六一散、栀子、竹叶清热泻火解毒，直折其势，紫雪丹、钩藤息风镇惊而开窍，再借金银花、连翘清透之力，使内陷之邪外达，邪去而正复，体现了轻灵用药可治重症。

【原文】

茹左。下利咽痛，口渴心烦，尺脉数疾。此热邪内耗少阴之阴。宜猪肤汤加减。

猪肤（煎汤取清汁）四两，白蜜（冲）二匙，知母、生地各三钱，黄连、生草各一钱半。(《绍派伤寒名家验案精选·胡宝书医案》)

【阐释】

方中猪肤甘而微寒，润燥入肾；白蜜能清虚热，润燥以止咽痛；知母、生地黄、黄连并用，清化利湿而不燥，养阴扶正而不腻。全方祛湿热而不耗阴，利止而病安。此案系灵以应变治湿热夹杂症之例。

【原文】

王右。湿蕴夹表，头胀目眩，畏寒发热，苔白脉浮，胸闷兼呕。先宜解表利湿，希冀汗出顿缨。如果不散，将来化湿温之正局也。

薄荷（后下）、荆芥、厚朴各一钱半，滑石四钱，大豆卷、焦栀子、连翘壳各三钱，姜半夏一钱半，荷叶一角。

【阐释】

此案由于内伏湿邪，胸闷兼呕；外感风寒，畏寒发热；寒湿相搏，头胀目眩，苔白脉浮。故用解表之法，希从汗解。沈金鳌曰："湿之有病，内外因俱有之，其由内因者，则本脾土所化之湿，火盛化为湿热，水盛化为寒湿。"本案乃内因之湿，属于寒湿范围，故以解表为先，配以利湿。

六、金子久

（一）生平及著作简介

金子久（1870—1921），名有恒，浙江桐乡县大麻镇人。祖籍杭州，后迁居大麻。父芝石，精儿科，亦专内科；弟有香，以医著名于当地。1915 年金子久悬壶申江（现上海），兼为沪南慈善会施诊，医德医道人所共仰。负笈从学者，先后达一百五十余人。所遗《问松堂医案》曾刊行于 1923 年《中医杂志（上海）》。金子久对温病探研甚勤，学验俱丰，尤得力于叶天士《临证指南医案》，并有所发挥且能结合临床，随宜而用。

（二）主要学术思想

金子久的学术思想主要体现在以下三个方面。

1. 治温病明辨卫气营血，贵在护津

金子久治疗温病大致分为四个阶段。

第一阶段（病在卫分）：见证均为卫分证。金子久认同叶天士理论，认为此阶段系风热客表、上扰清窍。治疗上提出了"新感非表不解"的论点，并认为"表中之邪，非辛凉不解"，与叶氏"在卫汗之可也"的理论一脉相承。治疗仍选用银翘散加减，如见风热犯肺、鼻塞咳嗽，每加前胡、象贝，头痛较剧每加双钩藤等药。对于温燥犯肺者，金子久多采用喻氏清燥救肺汤，一泄气火之焚燎，一滋阴中之津液，有时则师其法而易其方，采取泄邪与护阴兼顾的治法。

第二阶段（邪在气分）：对于此阶段治疗，若见邪热炽盛的实热证，或津液未伤或虽伤而不甚，多以白虎汤加减以清阳明之热。但金子久不拘白虎"四大"症，常根据患者的体质和证情，灵活化裁。治则以凉润为原则，"肺胃为风温必犯之地，而凉润又为燥热一定之法"，表未解或阴气不足的，则加桂而成桂枝白虎汤以清热解表；如兼有津液耗伤，则加西洋参而成人参白虎汤以清热益气；如兼身重胸痞，苔色黄腻，则加苍术而成苍术白虎汤以清热除湿等。这些白虎汤的加减用方实源于薛生白的《湿热病篇》。出现中焦燥实、烦躁引饮、便秘腹满、谵语狂言等腑实症状时，金子久强调通里攻下，著有《温病论下》篇，认为"燥结于下，势必阻清阳之气""积滞不夺，热亦不衰""邪气一日不下夺，津液一日不来复"。燥结于内不但可化热伤津，且可阻碍清阳的上升。其机制乃浊阴不降，清阳不升。治疗以攻下为主，以达攻逐邪热积滞。在选方上对凉膈散推崇备至，掌握娴熟，常应手获效，该方"一可涤肠中有形之垢，又可清胸中无形之热"。在运用下法时，金子久又常根据证情的轻重缓急对症下药，或急事下夺，或轻剂缓下，或补泻兼施。据载医案分析，有用承气汤一下再下者，因其"里积多，急下亦可存津"，亦有用"稍加攻荡积滞，以冀源清流洁"，深得叶氏"湿热内搏，下之宜轻"之旨。正因如此，载案中其攻下大黄用之较少。在用凉膈散时，常去大黄，而加瓜蒌、杏仁，或小其制，而取得了满意的效果。对津伤燥结的"水不足以行舟"的病证，金子久认为如果单纯以苦寒攻下，非但无济于事，反可导致津愈虚而便愈难的后果。故常以增液承气汤滋阴润燥以达"增水行舟"之目的。

第三阶段（温病营血分）：此阶段往往出现邪入心包、热盛动血、热极生风和虚风内动等危重证候。金子久治疗仍从温病常法。邪入心包用清营汤、清宫汤化裁，配合安宫牛黄丸、紫雪丹、至宝丹等清心开窍；热盛迫血出现动血征象用犀角地黄汤；热盛动风属实证，金子久以清热息风开窍开闭，方用羚角钩藤汤加金汁、人中黄；虚风内动则以三甲复脉汤为主，"若厥阴相火内燃，参用桑、菊、丹皮；阳明伏火内炽，加入栀、翘、犀角"。并说："清阳育阴，用龙骨、牡蛎；补救津液，用洋参、麦冬。"对气血两燔证治疗，金子久提出了"清气分藉利气化、泄营热以安营络""清营中之伏热，泄气分之郁火"的治法，方用玉女煎、清营汤之类随证加减。

第四阶段（恢复期）：这个阶段，金子久十分注重养胃阴。对喻嘉言"人生天真之气，即胃中之津液"这一论点体会极深，提出"四时百病，皆以胃气为本"，治当先养其胃，"常以甘柔润补之品，药用石斛、西洋参、沙参、麦冬、玄参等味。乃至病已向愈，身无所羔，惟饮食不思的，也每嘱病家，以火腿或红枣煎粥，注重于食物养胃和善后调养"。

金子久全面继承了叶天士理论，在"救阴不在血，而在津与汗"理论指导下，在温病治疗的全过程中都十分强调保津存液的重要性，著有"温病注重津液"专篇，认为热证以津液为材料，立方以甘寒为扼要，俾津液复得一分，则热邪退得一分。强调"恢复一分之津液，即所以保持一分之生机"。否则，"津液愈耗，风阴愈动"，治疗上提出了"凉润为燥热一定之治法"，主张用甘寒生津、咸寒养阴两大措施。邪在卫分清热疏风，不致二阳相合出现清窍必干之症。邪在气分以清燥救肺汤、增液汤、白虎加人参汤、玉女煎诸方甘寒生津；邪在营血，或恢复期则注重咸寒滋填为主，甘寒为辅，方用复脉汤类。

2. 湿温忌汗法，宜芳香淡渗清化

金子久对湿温的诊治亦积累了丰富的经验，阐述精辟。其认为湿热病"大凡湿邪化热，谓之湿温。温邪蔓延三焦充斥营卫，外不得汗，内不得下，蒸腾之热，灼津伤液，多烦少寐"。"湿温为病，变幻不一，生于阳，有汗而不衰，入于阴有下而不解，氤氲中焦，蒙闭气机……最虑者，湿热迷蒙不定，酝酿疹，不得不防"。对湿温病的治疗，金子久反对用汗法，著"湿温多汗忌"论，认为汗乃阴液所化，汗多则可伤阴；汗为心液，"多汗则心虚"，治疗上应注意"汗多防厥，厥来防脱"。湿为重浊既非寒邪之一汗可散，亦非温热之一凉可解。金子久治疗湿温"论其湿之重浊，原非一汗可解，热多湿少主治不得不用清凉；湿胜于热，药当芳香以苏气，淡渗以宣湿，其中尚有余波，略佐清化其热"。具体的治法仍不违湿温常法。湿温初起，邪在卫表，治以藿香正气散、香薷饮宣化表湿。湿郁气分而湿热内伏，窒碍气机流行，治湿佐以理气，用三仁汤及诸泻心汤。如胃热熏蒸，阳明气盛而致热重于湿。治疗以清热为主，化湿为辅，常用辛开苦降，或苦寒泄热，方以王氏连朴饮、苍术白虎汤，每加芦根、滑石之类；如湿热并重，见身烦肢倦，有汗而热不解，便秘溲赤，舌苔黄腻，则用甘露消毒丹以清热化湿。湿邪化热化燥，渐入营血或见动风之症，金子久治疗常用清营汤、犀角地黄汤，并加以龙齿、牡蛎等介类药物潜阳；羚羊角、蝎尾以镇痉。"法当甘凉存津养液，参用介类潜阴息风""育阴存津，一定成法，潜阳息风，当不可少"，体现了金子久对湿温化燥证的治疗思想。

3. 疏方简练，用药轻灵

金子久在温病的用药遣方上，切中病情，这与他的辨证精细、娴熟药性是分不开的。大量的医案中可见其平凡中见奇效、变化中见功力。在他的用方中，既有刚柔相济补泻兼施，亦有寒热并投，灵活变化尤以轻灵见长。

温病初起用银翘散最多，每加桑叶、菊花；中期以白虎汤最多，并以此方为基础加西洋参以益气生津，或加金银花、连翘清气泄热；继用凉膈散清热存津；对阳明腑实，用大承气汤每加瓜蒌、杏仁而去大黄。秋燥津伤，用清燥救肺汤。暑温之偏于湿重的，初用藿朴夏苓汤、菖蒲郁金汤，继用黄连香薷饮或清暑益气汤，并加佩兰、藿香以化浊。在温病中后期，清营汤、犀角地黄汤、羚角钩藤汤、复脉汤随证选用。肺有痰热，常加知母、贝母；胃有痰浊每用竹沥、瓜蒌；肝有风热，常加桑叶、菊花和钩藤；肝阳动风，三甲可加减使用，同时每用蝎尾以增强镇痉之力；痰迷心窍，或加胆南星、天竺黄，佐菖蒲、猴枣散；热极动风，用羚羊角、金汁、人中黄等；热极动血，加鲜生地黄、大青叶、白茅根；痰出不爽，加入橘红、竹茹；大便秘结佐以瓜蒌仁、杏仁；祛风加桂枝、野桑枝；利络用橘络、丝瓜络；育阴潜阳，用牡蛎、石决明；补津救阴取麦冬、西洋参，在养胃阴方面，石斛的应用比较普遍，而且范围较为广泛，有时较早即用，虽有湿也在所不顾，这与他主张养津存液的观点有联系。

（三）医案医话

【原文】

大衍余年，阴液始衰，风温病将经月，咳逆反复，痰黏艰咯，唇焦齿干，纳谷渐减，大便窒滞。五六日前一经大汗，脉象虽不空乏，重按均无神韵，舌中虽腻边尖光绛。证颇棘手，延防涸脱，虚多邪实。亟宜润燥生津以涤痰，存液执中平妥治之。

西洋参，粉沙参，玄参，旋覆花，天冬，川贝母，麦冬，枇杷叶，浮海石，燕窝根，糯稻根，橘红。（《近代名医学术经验选编 金子久专辑》）

【阐释】

金子久以润燥生津为急，用三参养阴益气；二冬滋润生津；枇杷叶、糯稻根清养肺胃；川贝母、浮海石清肺化痰；咳久肺伤，燕窝根颇宜；痰黏气滞，旋覆花堪用，方药总以救肺胃之阴、增肺胃之液，证虽棘手，理法可师。

【原文】

风暑湿三气合而成热，热阻无形之气，灼成有形之痰，酿成咳呛，斑疹白㾦相继而发，遍体似密非密，汗泄蒸蒸，肌腠热势乍缓乍剧，脉象左部数而带软，右手滑而不疾，舌质白而尚润，似见绛燥。兹当轻清宣上焦之气分，务使余邪乘势乘隙而出，略佐清肃有形之热，以冀肺气不致痹阻。

连翘，黑山栀，鲜石斛，橘红，丹皮，益元散，通草，丝瓜络，胆星，瓜蒌仁，金银花，天竺黄，芦根。

二诊：白㾦渐次而退，身热尚未开凉，但汗泄蒸蒸未已，而胃纳淹淹未增，脉象左关仍形弦滑，右寸关部亦见如前，舌苔白腻，口觉淡味，其无形之暑邪已得汗解，惟有形之湿邪难堪汗泄，熏蒸灼液酿痰。中脘犹觉欠畅，清阳为痹，下焦亦有留热，大便艰难，为日已多。当此邪退正伤之际，攻补最难措手。论其湿之重浊，原非一汗可解，前经热多湿少，主治不得不专用清凉，顷已湿胜于热，兹当芳香以苏气，淡味以宣湿，略佐清化其热。

连翘，扁石斛，通草，滑石，薏仁，鲜佛手，瓜蒌皮，赤芍，金银花，广郁金，佩兰叶，姜竹茹。

三诊：白㾦已回，热有廓清之机，大便已下，腑有流通之兆，胃纳尚钝，中枢失转运之司，舌苔犹腻，脉象左关仍弦，右关尤滑，余部柔软少力。刻下虚多邪少，理宜峻补，无如胃钝懈纳，碍难滋腻，当先醒其胃。先贤所谓人之气阴依胃为养故耳。

豆卷，绿豆衣，云茯苓，广皮，仙半夏，广郁金，佩兰叶，佛手，川石斛，赤小豆，砂壳，稻苗叶。（《近代名医学术经验选编 金子久专辑》）

【阐释】

湿温之证，阳明必兼太阴，盖因脏腑相连，湿土同气，故以健脾醒胃。胃气得展，则真元可复而阴液可充。

七、范文虎

（一）生平及著作简介

范文虎（1870—1936），原名赓治，字文甫，后改名文虎，人称"范大糊"（意呆傻），有"医林怪杰"之称。浙江鄞县（今宁波市鄞州区）西郊人。1919 年范文虎发起成立宁波中医学研究会，任会长。范文虎对医籍批注甚勤，有《备急千金要方》《伤寒来苏集》《外台秘要》等眉批本 20 余种遗世，积贮医书八大箱，殁后遗赠"天一阁"。尚有《澄清堂医存》遗稿 12 卷，惜遭回禄。现仅存《外科合药本》1 卷及临证医案 70 余册。弟子整理出版有《外科纪录》《范文虎医案》《范文虎学术经验专辑》《范氏医案征求稿》等，另有诗稿一册。

（二）主要学术思想

范文虎的学术思想主要体现在以下四个方面。

1. 诊治疫病，注重运气

范文虎尤其重视运气学说，能深明经旨，灵活辨治。如根据《素问·五常政大论》"必先岁气，无伐天和"的理论，提出"岁时不同，不可执一"的学术见解。在人与天地相应的整体观念指导下，把运气学说结合应用于临床，如感受疫疠之霍乱瘟疫，治疗遵"火郁发之"的原则，认为："铁棒拨火而散，火力不能作祟。"反之"火聚一处，一盆冷水，火非不熄，热气上炙，肺被炎烂，则能危及生命"。但由于气运对人体的影响，同一疾病证候表现亦不尽雷同，因此必须"谨守天信，不失气宜"，采取相应的治疗措施。正如范文虎在 1926 年致章太炎函中所云："前此二十载，霍乱大作，非大附子一两，连三四剂不治；前此五年，霍乱又作，以紫雪丹和生姜汁，井水冷调服亦愈；去岁霍乱又作，以酒炙黄芩一二两治之；今岁霍乱又大作，仆用王清任解毒活血汤，进三四剂，服后化大热得已，而进姜、附者多不效。"足见范文虎能据岁气不同，因天因时制宜。

2. 内外兼顾，整体论治

范文虎对疡科治疗亦有独到之处，尝言："病有内外，整体则一。"因此，每以汤服为主，结合外治。虽限于内科诊务之繁忙，间有若干外疡患者，经范文虎处治，疗效显著，且来者多为恶疮重症。范文虎认为："凡大痛毒疽，其源俱发于五脏，气血多虚，不可施以刀针。盖痛则伤气，血虚多气伤，元气更难恢复，欲其速愈者难矣。"故其治疗用药，内服、外敷皆用王道之品，或以药汁煮沸，热洗患处，每日数次，使毒邪外泄。如对发背的辨治：阴证发背，低平陷下色带黯黑，为毒盛正气衰败之象则以大剂人参、黄芪，伍以熟地黄、当归、肉桂等内托邪毒；外用紫雪丹涂敷，内外并用，清凉兼施。阳证发背，则高突红肿，以忍冬草、茜草、紫花地丁、黄菊、椿皮、川黄柏等清热凉血败毒，外敷自制牛黄至宝丹（有子蜂房、犀牛黄、明雄黄、冰片、乳香、没药、蜗牛炭，共研细末）提毒去腐定痛。对于痔漏下血的治疗，范文虎认为其证虽有内外，皆因湿热所致，去湿热之毒，不能不借道于脾胃。故治疗时切忌先损脾胃，否则肛疾不仅不愈，反受其害。故其自制痔漏验方（由生地黄、穿山甲、茯苓、白芍、薏苡仁、山药等）有祛湿之效而无伤害脾胃之弊，对肛肠病患多有效益，可师其法。

3. 四诊合参，擅长望诊

四诊之中，范文虎首重望诊，善观患者气色，能烛隐见微，洞识症结。如"风水病"与"大头天行"等病，均有特殊面容，告之以门人，前者投越婢汤，后者投普济消毒饮或解毒活血汤。范文虎在望诊中，尤重望舌，曹案云："舌苔灰，是吞香灰所染，边尖皆绛，是热之见症。"可见其见微知著，摒弃假象，探求病本之功底。又如治伏暑晚发脱证一案，大热大渴，奄奄一息，脉沉而闭，唯舌淡白不红，查前方皆以安宫牛黄丸、白虎之类，范氏曰"舌白如此，真阳欲脱，快服此方或可得生，迟无及矣"。处以厚附子、炒蜀漆、龙骨、生姜各三钱。一服瘥，三服愈。范文虎善于望神察色，观舌治病，但也不忽于问、闻、切诊。如天童寺一小和尚，忽患音哑不能言，以手指喉、胸，作无可奈何状，范氏询其同来和尚，答曰："此小和尚上山看笋，见山中鲜草、鲜果，必欲食。"范文虎即推知为误食生半夏中毒所致，遂以生姜三钱，白蜜两匙，煎汤服之，三服而瘥，五服而愈，足见范氏善于问而敏于思。于切诊，范文虎宗仲景、徐洄溪及周学霆等脉法，对寸口三部分脏腑问题同周氏之见，尝谓："有应分者，有不应分者，如《素问·玉机真脏论》'春脉如弦''夏脉如钩'，《伤寒论》'太阳病脉浮''少阴病脉微细'等不应分脏腑；又如《素问·大奇论》'肾肝并沉为石冰，并浮为风水……肾脉大沉急，肝脉大急沉，皆为疝'等，则应分脏腑。"此论点符合临床实际。

4. 善治外感，用药灵活

范文虎善治伤寒，被冠以"经方家""伤寒家"。强调"用经方，但不能死守经方不化，余则师古而不泥古也"。他遵六经辨证，用经方每收立竿见影之效。范文虎也长于治温病，对春温初起的辨治，范氏常以《内经》"冬不藏精，春必病温"为据，常嘱门人："盖温病往往耗精劫液，顾其津液，非常重要，但使有一分津液，即有一分生机，常须识此，勿令误也。"把看护津液，看成是治温要旨。

范文虎所处年代正值寒温之争，他对伤寒与温病之争，颇有己见。指出："我人治病，应重在辨证论治，可不必斤斤于病名之争。"告诫门人："为医首要认清了证，方能治得好病，病名可不必强求，若必要先具病名而后言治，则当病情模糊时，岂将置之不医乎！"范氏曾明言，伤寒、温病，"主说虽异，治法可通"，不拘于病名之争，其说甚是。

范文虎处方用药非常灵活。通常用药不过五六味，少则二三味，主张"药方取纯，最忌杂也""处方有药，灵活应用，应重则重，应轻则轻"，同时他还熟读先贤诸方，择用民间偏方，不拘常格，活法随机，出奇制胜。于《慈溪魏氏验案类编初集》题序中指出："医之方药，无所不可，固不必拘一格以求备，亦不必得一验而自矜。"

（三）医案医话

【原文】

冯某，身热，心烦喜呕，往来寒热。松馆以小柴胡汤与之，不除。范文虎诊其脉，洪大而实。乃曰：热结在里，小柴胡汤安能去之？仲景曰：伤寒十余日，往来寒热，热结在里，当与大柴胡汤。松老始则尤曰：读书不可死于字句。后又云：姑随汝处之。果服一剂瘥，三剂愈。（《近代名医学术经验选编　范文甫专辑》）

【阐释】

此为少阳阳明并病。表明范文虎熟谙经籍，深得仲景之奥，辨证准确，善用经方。

【原文】

绍兴某秋温大热一案："百药不能退，幸不化燥，延余到绍……查前医皆用白虎、苇茎汤等之类，无懈可击，亦无别法可想。适彼处多栽荷花，叶上露珠可爱，此夕，嘱备毛巾煎透四块，绞极燥，撩竹竿上稻田中收露水煎药，二日而烧退。"（《近代名医学术经验选编　范文甫专辑》）

【阐释】

范文虎此方系从气候中悟出，亦为医方中所无，足见其不拘常格，能活法随机，出奇制胜。

【原文】

风温邪犯肺卫，不能透达，常用麻黄一钱，梨头一只，煎服，天生甘露与辛开之麻黄同用，温而不燥，润而不滋，取"麻杏石甘汤""桑杏汤"之法，具"银翘""桑菊"之用。颇合"风淫于内，治以辛凉，佐以苦甘，以甘缓之"之旨，且处方精悍，服法简便。就某种意义来说，比上述诸方，别开生面，更胜一筹。又如邪入气分，痰热壅肺，腑有热结，或有热传心包之势，则仿吴鞠通宣白承气汤，以宣肺化痰、泄热攻下；热入阳明气分，治不嫌凉，则以白虎汤粳米易薏苡仁加天花粉；如有形热结或热结旁流，舌上起刺，用增液承气汤以撤热保津。余如湿温之用清震汤、藿朴五苓汤，温病而现燥象及秋燥证，用清燥救肺汤鳖甲易阿胶加鲜水芦根、鲜生地黄，另用肺露或枇杷露代水；阴虚动风，用复脉汤、定风珠之类；神昏用"三宝"等。(《近代名医学术经验选编　范文甫专辑》)

【阐释】

以上说明范文虎处方灵活，拟古法而不泥古方，论有据，而用有方，通其事又应其变。

【原文】

清震汤治夏秋间湿邪内陷

升麻三钱，生茅术一两，鲜荷叶（连蒂）一大张。

方中茅苍术健脾燥湿；升麻升阳辟邪；荷叶解郁消暑，李时珍谓其具生发之气，裨助脾胃。药仅三味，用治湿阻脾阳之证，效如桴鼓。本方创自刘河间《素问病机气宜保命集》，用治雷头风，谓："雷头者，震卦主之。震仰盂，故余制药，内加荷叶，谓象其震之形，其色又青，乃述类象形也。"用本方时，范氏必嘱患者，煎药时先于药罐中放水一碗，然后将全张荷叶，叶面向上，蒂向下，塞入罐中，再置二药于荷叶中，再内外加水，盖取"震仰盂"之意也。(《近代名医学术经验选编　范文甫专辑》)

【阐释】

范文虎用以治夏秋间湿邪内陷，出现头脑昏重、神疲乏力，或有微热，或大便溏泄等且见面色萎滞、舌苔浊腻者，常数服即愈。

八、夏应堂

（一）生平及著作简介

夏应堂（1871—1936），名绍庭，原籍江苏江都，后随父迁居上海。师从许菊泉，与丁甘仁比肩齐名，有"北丁南夏"之称（沪北丁甘仁，沪南夏应堂）。学术所宗，上溯《内经》《伤寒论》及金元四家，下及叶天士、薛生白、王孟英诸家，能博采众长，崇古而不泥古。常告诫弟子为医之道："读医书不难，治病则难，治病虽难，诊断更难，诊断之难，难在辨证。最要者'辨证'两字而已。证既辨不清，焉能治病。"夏应堂治学严谨，曾说"学无专长，不可轻易著述"，故未见专著遗世，临证医案有《九芝山馆集方》手稿等。

夏氏谦虚好学，尤重医德，对贫病者每邀必诊，免费给药。热心公益事业，于清宣统三年（1911年）发起成立中国红十字会沪城分会，越两年，成立沪城分会医院，任院长。后又被选为沪城分会理事长。曾与丁甘仁等创办上海中医专门学校。晚年被推举为上海中国医学院董事长。其子夏理彬、堂侄夏德馨、门人范新孚均为当代名医。

（二）主要学术思想

夏应堂的学术思想主要体现在以下两个方面。

1. 温热病诊疗经验

（1）辨高热证候顺逆 夏应堂认为，热势上午能减轻，口渴能饮水，夜间能安睡，纵使热度高，尚属顺候。发热为邪正交争，上午轻表明正气尚足支持，口渴能饮说明阴津不致干涸，夜间能睡表示心神安宁不致发生闭脱之变。反之如见吐泻昏迷或烦躁不寐等往往昏厥可虑。

（2）耳聋、目糊轻重辨湿温 耳聋病机为湿蔽清阳或金受火凌。夏氏阐述其机制为"金之结穴在耳中，名曰笼葱，专主乎听，故热证耳聋，皆为肺金受燥，治以清肺，不可泥于少阳一经而再以小柴胡汤益其病也"。目糊之症尤当注意，"或夜间灯火甚明，而患者反云光浅不亮，凡见此症，应加注意，往往有昏厥之变，尤以初病一周之内出现者更为重要"。夏理彬云"此证之出现，很可能为邪陷阴伤之先兆，临床遇此，不可疏忽"。

（3）汗、痦、疹、斑辨治 夏应堂指出汗属卫分，痦属气分，疹属营分，斑属血分。汗：无汗要使有汗，汗多要使汗少（以免亡阴亡阳）。使有汗不都用表药发汗，病在气分，开展气分也能发汗；病在血分，可用犀角地黄汤得汗。使汗少，不是要用回阳固表之药，阳明气分辛凉清热可使汗收热解，麻杏石甘汤亦可使喘平汗收，若在卫分汗多者应慎用发表，但不能固表。痦：白痦乍见，治宜松肌，如用蝉蜕、牛蒡子之类，不必发表。若延及面部、手足者，正气大伤，当予扶正，用人参。疹：若舌不红绛，阴液未伤，不必太寒太滋，可用神犀丹于清热解毒中寓以透热。斑：一面活血解毒，一面仍冀其邪从肌表外达。

（4）丹痧、大头瘟治法 夏应堂提出"丹痧以透疹为要"。痧得透则邪能外达，邪达热清则症自愈。初起每用淡豆豉、桑叶、薄荷、炙僵蚕、牛蒡子、蝉蜕、金银花、连翘之类。若邪热不透，易伤阴劫津，加鲜石斛、玄参等，勿早用滋腻之品。大头瘟为风热时毒所致。毒头肿疱上行者为顺，此平彼起，环绕头面一周即愈；若向下行者为逆，倘若下循躯体，多属不治。选用普济消毒饮。

（5）治湿温要懂得一"守"字 湿温病最属淹缠，症状每多持续不变。夏应堂主张证不变方法亦不变，故治湿温要懂一个"守"字。"治得其位，守即是攻，邪不得逞，终期于尽"。按部就班，一丝不乱，即"守"字诀。

（6）养阴保津理法 津为汗液之源，胃为津之本。津液既伤，固须养阴，但亦应注意胃气，大汗固能亡阳，过汗亦能耗液。夏氏提出解表慎用辛温，化湿慎用刚燥，清热慎用苦寒，养阴慎用滋腻。

（7）桑菊、银翘、栀豉用法 温病在卫，桑叶为常用，而菊花必须有头目症状才用，湿重者更不宜用，若用之服后易出现口淡乏味。连翘透表最适合，金银花乃清热解毒之品，宜用于热象显著有咽肿痛者，否则用前胡、象贝较金银花、菊花为妥。豆豉有大豆卷（麻黄水渗入）、淡豆豉、炒香豉、清水豆卷。大豆卷与淡豆豉宜无汗者用，形体壮实，或用豆豉汗不出，则用大豆卷，一般用淡豆豉足以取汗。炒豆豉无汗能发，有汗能止，适于汗少者。有汗者则用清水豆豉，湿温用之最多。加山栀子用于病起数日后有烦躁、大便不畅等症者，大便泄泻者忌用。呕吐者用姜汁炒。

（8）湿温病后饮食调理开胃法 湿温热退之后，一般胃纳大好，但亦有身无所苦，苔脉无特殊而不思饮食者，进以各种方药而无效，可用饮食疗法，择平日喜爱之食物，在其房中煮炖，使香味蒸发，以引胃气，诱其食欲。一般可用鸽子加茴香同炖，此法用之，屡多有效。

2. 临证用药特色

夏氏提出临证遣方用药须做到"三求"：辨证求准，制方求稳，用药求纯。用药很少原方照搬，不用全方，根据自身所处地域环境，自出机杼，灵活变通。处方以轻灵见长，所谓轻，既不是"轻可去实"的轻，也不是剂量轻重的轻，而是于平淡无奇的处方中收获佳效，举重若轻。对于温病和内伤杂病的治疗，每于平淡处见功夫，轻灵中显效力。其用药体悟概括如下。

（1）辨证求准　"用药难，识病更难"。要找寻重点，"探得骊龙颔下珠"。

（2）制方求稳　"有板方，无板病"。症情既不同，体质亦各别，要照顾全面。

（3）用药求纯　用药最忌夹杂，若一方中有一二味夹杂，则难见其功。因而治病求中病，宜针锋相对，直击要害，正似"庖丁解牛，批郤导窾"。

（三）医案医话

【原文】

青年某，患冬温病，延某医诊治，初起用解表，继用养阴，因病势不退，再用荆、防发表，一身大汗之后，发生歧视症，见一物为两。即据《内经》精散则视歧之说，投大剂滋阴补肾如熟地黄、何首乌、枸杞子等药，病仍无起色，改延夏氏诊治。

症诊：今病已三候，歧视，身热不退，口渴能饮，大便不畅，苔黄质红，脉细弦数。

诊断：身热不退，口渴能饮，大便不畅，苔黄质红为温邪郁而化热，流连于气分，熏蒸于阳明；歧视，脉细弦数为热邪引动肝火，肝火上炎，目睛被蒙。盖肝脉连目系，胃脉亦系目系故也。

治法：轻清泄热，肃肺制肝。

处方：鲜沙参30g，天花粉18g，桑叶6g，白薇4.5g，金银花9g，鲜竹茹6g。

投剂后，患者见咳呛鼻衄，曰邪得出路矣，翌日热势减退，不数剂即愈。（《历代名医医案精选》）

【阐释】

患者脉不沉实，急下存阴虽不可用，而清热保津之法，正堪一施，盖阳明腑证之实热，须下达而得出路，而阳明气分之邪热，亦须外达而得出路。故拟用轻清泄热、肃肺制肝，使邪得透达，则蕴热自清，金令下行，则肝火自息、热清火息、阴津自保，一举两得，有利无弊。

【原文】

中年妇女某，形体瘦弱，向有头昏作痛、心悸耳鸣等症。秋初病疟，先寒后热，已有一周。口渴呕恶，苔黄脉细弦而滑。前医用小柴胡汤加减，疟势不已，头晕头痛更甚。遂邀夏应堂诊治。处方：以原方柴胡改为青蒿。投剂即瘥。（《中医处方门径与技巧》）

【阐释】

此案确系少阳证，投柴胡而反剧者，以伤寒与伏暑不同故也。所谓"夏伤于暑，秋必痎疟"。患者形体瘦弱，向有头昏作痛、心悸耳鸣等症，为阴虚肝火偏旺之质。改用青蒿，亦入少阳之经，清暑疗疟，正宜于血虚有热之人，而无劫阴升动肝阳之弊。正如夏应堂所言："医者临诊，不但辨证，更须辨药，不仅酌古，还须斟今。"此案也体现了伤寒少阳证与温病少阳证用药之不同。

九、吴锡璜

（一）生平及著作简介

吴锡璜（1872—1950），字瑞甫。祖籍泉州南门外塘市乡（亦称南塘）。吴瑞甫14岁奉父命习医，初授幼科，旋因麻痘两门未得要领，又学"诊痘术于大田杨氏……始悟《种痘新书》乃治痘疹之金科玉律"。吴氏攻读医书，喜涉猎方书，且善于书法词章。吴氏曾悬壶申江，后返回厦门行医。为发扬中医学，他与社会知名人士洪鸿儒、陈培锟等主办厦门医学传习所，由吴氏担任所长。1932年7月又创办厦门国医专门学校，自任校长，造就后继人才。1934年主编《国医旬刊》杂志，1937年吴氏又创办《厦门医药月刊》，旨在开展中医学术交流，弘扬国粹。1938年厦门沦陷，吴氏远涉重洋创办中医学会，主办弘扬中医学的刊物《医粹》《医统先声》，又创办星洲中医专门学校，培育中医人员，饮誉新、马，被称为"医学大家"。吴锡璜一生著述甚丰，由上海文瑞楼书局印行的有《中西温热串解》《删补中风论》《新订奇验喉证明辨》《中西脉学讲义》《评注陈无择三因方》《校正圣济总录》；铅印的医校教材有《四时感症》《伤寒纲要》《诊断学》《卫生学》；医校的油印讲稿有《难经》《伤寒》《病理学》《中药学》《内科学》《妇科学》《儿科学》《传染病学》等。

（二）主要学术思想

吴锡璜的学术思想主要体现在以下两个方面。

1. 中西汇通，取长补短

（1）以测体温为辨证之助　首先提出用体温计测算体温，可为中医温病辨证之参考。《中西温热串解》卷一中曰："谓人为温血动物，以热度表测算。温特尔里希氏以三十七度五分乃至三十八度，名为次热；三十八度乃至三十八度五，名为轻热；三十八度五分乃至三十九度五分，名为中热；三十九度五分乃至四十度五分，名为高热……夫次热、轻热，即温热之类也；高热、剧热，即热病之类也。观此而温与热之名义，涣然冰释矣。"以体温测得度数释温与热之异，即为温为热之渐，热为温之极。根据体温变化异常，结合脉证来判断温热病的转归。

（2）以心搏、血压释中医虚、实之热　吴锡璜用西医学中心脏搏动及血压状况来解释中医之虚、实之热。《中西温热串解》卷一中曰："健康强壮者，每遇热病，心力及血压亢进，脉大而且洪实。然于危重之热证，或慢性热病之末期，心力及血压衰减，脉遂小而且虚软。医学家遂以前者为实性热，后者为虚性热。"

（3）以代谢变化释寒热之原理　对发热、恶寒产生的原理，吴锡璜认为与微生物、脏器功能变化及皮肤血管的收缩扩张有关。《中西温热串解》卷一中云："然既罹于传染病，则由微生体之作用于身体内，增生蛋白质之分解，以是发生体温。"体温的升高与蛋白质的分解加速有关。对温病初起恶寒，以及温病过程中寒战原理的解释，吴氏在《中西温热串解》卷一中云"热病初起，因皮肤血管收缩而起恶寒"。吴锡璜认为温热初起的恶寒发生原理与病原体作用人体微血管而致血管收缩有关。

2. 温病退热为治之首要

温热病证发热为必见之症。吴锡璜在《中西温热串解》中对发热原因、发热辨证、发热的预后判断及发热的治疗作了详细的论述。首先，对各类发热结合西医进行了辨证。如疮疡发热，必有痛处；痨病发热，必有咳；时疫发热，必恶寒重等。对四时温病的治疗，吴锡璜在总结前人经验的基础上，提出了自己的独特观点。风温，始发热恶寒，主张用葱豉汤加芦根、桑叶、滑石、生白芍。春温，伏寒化热，主张苦寒直清里热，苦味坚阴，主张用苦参汤。夏日暑病，暑温盛为热，主张用白虎汤去粳米，加芦根、天花粉以透肌表而清暑热。瘟疫、疫毒蕴久而成热，以化斑汤、清瘟败毒饮解热凉血，特别是治疗传染病发斑往往获良效。温热而致恶寒，寒战发热，身体倦怠，呕吐，初起耳下微肿，继则咀嚼、开口亦觉困难，耳下腺渐次肿胀，延至颊部颈项，治用加减普济消毒饮。暑温证头痛发热，伤暑表实，用银翘祛暑方。

（三）医案医话

【原文】

凡咽喉之病，挟热者十之六七，挟寒者十之二三，而风寒包火者，则十之八九。古人开手一方，只用甘草桔梗，《三因方》加以荆芥，其他牛蒡子、薄荷、贝母、黄连之类，皆出后人增入。可见咽喉之病，不便轻用寒凉清降之剂，而专主开发升散者，所谓结者开之，火郁发之是已，及其火势极盛，则清剂方施，热结下焦，而攻法始用，非得已也。（《新订奇验喉证明辨·卷三·证治类》）

【阐释】

吴锡璜认为，中医治疗专科病证疗效显著，然因其多为秘方，未能传于世，不利于中医的传播。其幸得《喉症指南》一书，此书对喉科剖析深刻且有诸多秘验方，吴氏虑其为善本，遂故加以厘定，著为《新订奇验喉证明辨》。

吴氏总结咽喉之症病机多为寒包火，治疗应以清利咽喉、开提肺气、散壅遏之火为主，故古人多以桔梗汤化裁。其强调，此病多在上焦，需慎用"寒凉清降"之剂，一是病在上焦，寒凉清降之品药过病所；二是"火郁发之"，寒凉之剂易壅遏邪气。温病虽多用寒药，然亦需视其病因病机顺势而为。

十、恽铁樵

（一）生平及著作简介

恽铁樵（1878—1935），名树珏。别号冷风、焦木、黄山民，常州西夏墅人，其五世祖南楼为清代名医；恽铁樵是近代中西医汇通派著名代表人物之一，是近代中医界精通旧学，又系统接受新学制教育的第一人，在民国初年发生的全面废除中医运动中，他是维护中医的代表人物。恽铁樵20岁时读完了全部科举经典，1911被聘为商务印书馆编译。1912主编《小说月报》。1916—1917年因三个爱子相继因病白喉而夭，他发愤学医，曾就学于名医汪莲石。1920年正式挂牌行医，尤其擅长儿科。当以西医理论攻击中医时，铁樵作予以驳斥，是当时中医学界第一位挺身而出迎接余云岫的挑战者。1925年与国学大师章太炎及其弟子张破浪等在上海创办"中国通函教授学社"，也即后人所熟知的"铁樵函授中医学校"。恽氏一生撰写了大量医学著作，统名为《药庵医学丛书》。此外，恽氏在创办铁樵函授中医学校期间，还主持撰写了数十种函授讲义，如《内经要义选刊》《内经讲义》《伤寒论讲义》等。

（二）主要学术思想

恽铁樵的学术思想主要体现在以下四个方面。

1. 发展中医理论革新中医

恽铁樵认为改进中医的第一要义，应使中医学理民众化，并把《内经》《易经》相参作为中医学的根本，提出以中医学术为主体改进中医，"发皇古义、融汇新知"，"否则西医菲薄中医，中医不能自申其说，竟无话可说"。指出当以怀疑的眼光读《内经》；实地应用《内经》学理以诊病，勿讲外观，"吾愿今后医家，以能真实运用《内经》为目的，不必讲外观。精神专注，然后收效乃宏，专讲门面，荒其真实功力矣"。铁樵通过对《内经》中构成中医学理论基础的阴阳、五行、六气等令人费解之处进行研究，把自然界四时的交替变化看作宇宙万物变化的支配力量，揭示《内经》的理论核心与自然界的运动变化规律一脉相承，即由四时的风寒暑湿化生出六气，由四时的生长收藏化生出五行，再由四时五行派生出五脏，提出"四时五行"观点，认为四时是《内经》的基础，《内经》之五脏非血肉之五脏，乃四时之五脏。进而从方法论的角度揭示中医学理论体系的精神实质，解释了中医学朴素辩证的认知思维。他还把《素问·玉版论要》中"揆度奇恒，道在于一，神转不回，回则不转，乃失其机"看作是全面理解《内经》的关键之处。四时是建筑《内经》《易经》的基础，而四时变化之本是阴阳的变化，说明《易经》与《内经》密切相关，应将二者结合研究。同时主张在继承前人学术思想的基础上，吸收新知以补充、提高和发展中医药学，"万不可舍本逐末，以科学化为时髦，而专求形似，忘其本来"。其对中医理论实质的深入剖析，维护了中医学理论体系科学性。

2. 对外感热病的研究

恽铁樵认为《伤寒论》第一重要之处为六经，而第一难解之处亦为六经。恽氏赞同日本学者喜多村的观点，即"本经无六经字面。所谓三阴三阳，不过假以标表里寒热虚实之义，固非脏腑经络相配之谓也"。提出"六经者，就人体所著之病状为之界说者也"。指出六经来自六气，六气来自四时，与肾、膀胱、胆是没有直接关系，并划分仲景用方为桂枝系与麻黄系，将《伤寒论》中所包括的汗、吐、下、温、清、和、补七法约为两法：其一，使其经不传；其二，使其病传入阳明。而使病传阳明，是治疗伤寒的一个关键。就伤寒病而言，三阳中当以太阳证和阳明证为重心，三阴中当以少阴证为重心。恽铁樵对六经传变倡导表里关系说，完善与发展了《伤寒论》六经传变理论。

恽铁樵对温病和热病的认识颇深。恽铁樵指出，温病的正名可改变当时温病、伤寒定名混沌的局面。其定名当重时令与气化，但也要注意到特殊情况的出现，于是冬日也有风温，夏日也有伤寒。而热病之定名，应当依从病形，病形是病初起之三日所见之病状。对于温病、伤寒这类外感热病的发病，恽铁樵认为关键在于"惟其内部有弱点，然后外邪得以乘之"。所以二者不单纯是外感，主要区别在于病证不一，"太阳病或已发热，或未发热，必恶寒"，而"风温为病，脉阴阳俱浮，身灼热"。并结合时令和地域的不同以区分之。其中湿温与伤寒有两点区别：其一，苦于不得化燥，则病形与伤寒全异。往往初病三五日，既似又不似太阳证、阳明证。其二，苦于胸脘痞闷。湿邪与脾胃同气相求，脾胃之升降失司，以致呕泻交作，这与伤寒之心下温温欲吐者迥然不同。湿暍二病与伤寒发病特点不同，因此在治法上也绝不相同：第一，湿暍二病所感受者为暑为湿，绝对不能解肌解表。第二，伤寒传至阳明，当清当下，忌用香药；湿暍为病，凡伤寒清下之剂皆不适用，而必须用香药。这些认识补充和完善了外感热病的理论。

3. 中西医汇通思想

恽铁樵从维护中医、发展中医角度，明确提出"中西汇通"，取西医理论之长处，融会贯通产生新的医学，倡导中西两种医学沟通。恽铁樵提出从中医思维特点及核心学说出发，寻找中医临床经验中蕴含的规律性，是中西汇通的重点，并进行了许多开创性的工作。指出西医研究事物的方法是研究物质之内景，从解剖入手，把结构和功能统一起来，其特点是层次清楚，可用实验验证。而中医的研究方法是通过临床治验，从研究机体功能变化出发的。中医学的整体观建立在象的基础上，从人们直接感觉到的疾病现象，经过思索去挖掘疾病的本质，并通过经验不断积累和验证，逐步形成了一套认识机体生理病理变化、疾病产生机制及其演变规律，以及诊断思维层次和分析疾病特质的理论体系，即五行阴阳、脏腑等理论体系，在诊治疾病中视野较宽，要求充分考虑体质、营养、生活环境、时令季节、心理因素及社会影响等各个方面。可以看出，基于不同思维方式所建立起来的不同的整体观念，直接决定了西医学和中医学不同的发展方向。中西医汇通旨在留存中医病名的前提下改进中医，用现代科学方法以改良中医，他把实现中西汇通的条件归纳为"其一是古文字的眼光，其二是新世纪的知识，其三是临床治病的经验"。因此"中医之改良，借助于科学，试验于动物，自当事半功倍"。

4.临床经验丰富，药用独到

恽铁樵认为中医学"是创作的，其实是刷新的。中国医学可贵处在于验方，而其受人指摘所在，在无标准"。因此"改进中医，不在方药，而在运用方药有其真确之标准，此层功夫无止境"。并且指出"改进药物，当从医生治植物学始，而其最初之一步，在将各种药物制成标本，注明出处、性味、成效，此则为益多而无弊，且轻而易举。孜孜为之，一方既可以添学识，一方可以为医学校教育品，将来更可以自己种植，杜塞漏卮，是一举而数善备也"。

在诊断和用药方面，恽铁樵见解独到，如对于麻疹的诊疗，他提出麻疹只病三阳，宜表散，忌攻下，主要透发，认为邪始于肺胃，以宣肺、发表、解肌、透疹为治疗的根本原则。其基本法则有三：初期宣肺解表，中期解肌透疹，后期养阴清化。他强调治疗必须顺机体抗病的本能，因势利导。并且指出麻疹的顺证、轻证，赖人体自然抗病本能，可不药而自愈，用药在乎重证而使之轻，逆证而使之顺。因此要注重"因势利导""拨乱反正"八个字，人体抗病趋势向外，助其透外，就是因势利导；邪机不达表而内陷，使之达表，就是拨乱反正。恽铁樵在麻疹治疗中坚决反对二事：一为用保赤散类泻药，二为用石斛养阴，认为是违反病机形势，与生理抗病本能相抗，犯《伤寒论》太阳病误下之禁。见热盛，唯恐起惊，以牛黄丸等一类含麝香的镇静药预防惊风，引热入脑，是非常危险的；早用石斛则甘凉抑遏邪机，疹不得透发，就会发生种种恶候。

（三）医案医话

【原文】

溽暑中壮热无汗，舌质红绛，唇色亦绛，来势暴者是暑温，中暍为病也，香薷饮主之。香薷四分，银花二钱，薄荷一钱，连翘二钱，淡芩一钱，川连三分，六一散三钱。（《中医历代名家学术研究丛书·恽铁樵》）

【阐释】

暑温来势迅疾，受热病热，属于阳明。与阴柔为病不同，溽暑唇色绛，皆为此病之特征。病势虽暴，发之急骤、当因病浅而易愈，而一般医生往往以重药误事，老于医者则知轻药能愈，恽铁樵指出，《内经》云"体若燔炭，汗出而散"，是来暴而去速之意，唯其为病不深故不能用重药。香薷为本病特效药，假使用麻黄不应，若因不应而重用即随手而变，所以当与伤寒异治。

【原文】

发热后脑酸，颈项反折，抽搐，目上视，神昏，谵语，或目歧，目斗，两目作一侧视，其抽搐，一日数次，或数十作，甚且叫号者，为刚痉，最凶之候，犀角地黄汤协诸风药恣予之。乌犀尖二分（磨冲），细生地三钱，天麻三钱，独活一钱，炙虎骨三钱，炙蝎尾二分（研冲），当归身三钱，龙胆草三分（炒）。安脑丸两粒，药化服。（《中医历代名家学术研究丛书·恽铁樵》）

【阐释】

上药分量不必增损，病重每三点钟进药一剂，无间昼夜，以愈为度。流行性脑症，并非脑病，不过因为卫气被束，热向上行，熏炙头脑，因而神经紧张，故见抽搐，假使是脑病，便非上述所能治愈。龙胆草苦降，能够制止向上之热。故此方以龙胆草为主药，凡降药必与升药同用，因此，龙胆草必须以犀角协同，其中龙胆草是主药，犀角是副药。安脑丸为一切脑症之特效方，其中的重要成分为金钱白花蛇。

十一、曹炳章

（一）生平及著作简介

曹炳章（1878—1956），名赤电，又名琳笙，浙江鄞县曹妙乡人。师从名医方晓安、何廉臣等。清代光绪末年，与何廉臣等共同发起成立"绍兴医学会"，创办《医药学报》。民国二年（1913），创办《医学卫生报》。民国五年（1916），续办《绍兴医药学报》。参编《辨舌指南》《三焦体用通考》《瘟疹证治要略》《秋温证治要略》《喉疹证治要略》《暑病证治要略》《霍乱证治要略》等著作。1934年应上海大东书局聘请，主编《中国医学大成》。中华人民共和国成立后，任《浙江中医药》总编辑。曹炳章精内、妇、儿科，尤擅喉证，熟谙药性。博采众长，师古不拘，常说"古人随证以立方，非立方以待病""只有板方，没有板病"。临床用药主张加减变通，遇疑难危病，或补或泻，进退自如，效若桴鼓。

（二）主要学术思想

曹炳章的学术思想主要体现在以下四个方面。

1. 温病辨证，首重辨舌

曹炳章在《辨舌指南》中，指出"当首重辨舌"。书中图文并茂，将自己临证经验所得，绘成精图。书中详细记载了观舌心法，包括舌的形态、质地、神气等。曹氏认为病情发展，病之吉凶，关键在于舌有无神。荣润则津足，干枯则津乏，荣者谓有神。

2. 善用成药，辨证施治

关于疹胀、霍乱，他认为二者皆由邪气外扰，清浊不分，治宜开关通窍、行气活血。然证有夹湿、夹食及伏暑、中寒之别，治疗丸散中应分平性、凉性、热性，不能误投。猝然昏迷闷倒，牙关紧闭，即用开关散吹鼻取嚏，牙关即开。另用此散二分，开水调服，即能涌吐痰涎，昏闷立苏。又如中恶触秽，暴厥闷痧，心腹急痛，宜厥证返魂丹二分，开水调灌，立即松解。

3. 治学严谨，编著参证

曹炳章乃著书之大家，成绩卓越，著有被誉为"医学之渊府"的《中国医学大成》。其评校医书的成功因素，主要在于他对每个医案的脉因症治和理法方药各环节相互参证，不肯掉以轻心，勤读古书，善于分析，能使书为我用，不使我为书用。

4. 辨证细致，方证相应

曹炳章除了编书治学严谨外，临床功底深厚。有关他本人的医案披露在《慈溪魏氏验案类编初集》评按题序，其中有不少精辟的医学见解和宝贵的临床经验。惜此书印数有限，根据浙江省中医院魏睦森记述，现摘录如下。伏暑衄血，营分伏热逼血上溢而为衄。曹炳章常用银翘散加鲜生地黄、鲜茅根、牡丹皮、焦山栀子，甚效。气分湿热正盛，误用育阴滋腻药，压伏气机，郁结不宣，发为白，当以辛凉宣透气机药，如桑叶、荷叶、连翘、荆芥、僵蚕、杏仁、芦根、淡竹叶、枇杷叶等，则气窍宣达、邪从外解。秋季涉大水，受湿化疟，舌白无血色，用麻附五苓散温太阳、暖太阴，以散寒水之邪，为针锋之治。

（三）医案医话

【原文】

余前治姚姓妇伏暑。初病时尚食肉品麦面，兼服补品，迨热重，胃闭始停，而后身灼热，胸痞便闭，小溲短涩，因热逼血室，经水适来，俄顷未净即止，以致热入血室，耳聋目闭，神昏谵语，手足瘈疭，便闭溲涩。前医皆遵热入血室例治，多罔效，至病势危殆，始邀余诊治，余诊其脉弦数搏指，舌底苔灰黑黄焦，浮铺苔上，且黏厚板实，舌尖深绛，边紫兼青……遂重用蚕沙、鼠粪化浊道而通胞门之瘀塞，硝、黄、牙皂以涤垢坚积，地鳖、桃仁逐瘀通血络，鲜生地、大青叶、羚羊角、钩藤清血热而息肝风，鲜菖蒲、天竺黄豁痰而开心窍。服一剂，而大便下黑垢瘀块，成团成粒者甚多……次晨复诊，脉势已平，而舌苔松腐，黑垢满堆。继进桃仁承气汤加减，服至五剂，舌垢始净，身凉胃动，调理而痊。（《辨舌指南》）

【阐释】

神昏谵语，见舌绛，苔灰黑焦黄而浮厚，舌边青紫，为湿热秽浊之邪内蕴，热伤血瘀之象，以化湿浊、泄积垢、通血络、开窍醒神，遂瘈疭即定，神志略清，继进桃仁承气汤祛热与血结。

十二、叶熙春

（一）生平及著作简介

叶熙春（1881—1968），名其蓁，又字倚春，幼名锡祥。祖籍浙江宁波。出生于杭州武林门外响水闸。幼年天资聪颖，得随当地名医莫尚古先生学医，拜晚清杭嘉湖一带颇有声望的医家姚梦兰为师。叶老医德医风高尚，曾当选为浙江省第一、二、三届人民代表大会代表，并任农工民主党浙江省委员会副主委、政协浙江省委员会常委、浙江省卫生厅副厅长。1956 年出席全国先进生产（工作）者代表大会，当选为大会主席团成员。1956 年秋，全国人民代表大会常务委员会前副委员长黄炎培先生曾亲笔写诗题赠叶老，诗曰："中西法治一炉新，日夕辛苦为人民，江浙农村行一遍，家家争诵叶熙春。"

1952 年他集资创办了中华人民共和国成立后杭州市的第一座中医院广兴中医院（即今杭州市中医院的前身）。命名"广兴"，以寄广传振兴中医学之望。1954 年，又积极带头在国家医疗机构工作，先后在杭州市中医门诊部、浙江省中医院等单位从事医疗、教学工作。常教导学生要学医，必先学通医理。不知医理而行其道，非为医师，而是医匠。行医之道贵正直，最恶投机取巧，敷衍塞责。处方不可投患者之所好，不可乱开贵重药，也不可畏惧风险，而开四平八稳太平方，总要以病证为准。

叶老医术精湛，屡起沉疴。1955 年夏浙江医科大学附属第一医院请他会诊一位面临瘫痪的脊髓前角灰白质炎病人。叶老认为此证乃湿温化燥，邪留营分。先当以清营开窍治其闭，待神志渐清，改用生津凉营、泻湿解毒除其热。数剂后而热减神清，小便畅通。继经调治，下肢功能逐渐恢复而愈。此治例曾引起中西医界专家的高度赞赏。1965 年，经他亲自审定记载其临床经验的《叶熙春医案》，由人民卫生出版社出版发行。

（二）主要学术思想

叶熙春的学术思想主要包括以下四个方面。

1. 天人合一，辨识病证

天人合一整体观，长期以来一直有效地指导着中医学的理论与实践。叶老遵循古训，辨证施治最重整体观念，治病必详审地理时运及人体禀质等各方面因素作出综合分析，而后给予恰当的治疗。对温病、伤寒的关系，他认为从地域、气候和自然环境与人体关系上分析，就会看到两学派并无矛盾，如北人感冒必用麻黄、桂枝、羌活、防风；南人伤风感冒只宜辛凉轻解之银翘散、桑菊饮之属。但寒温有常有变，如北人用辛温治风热感冒而化燥伤津，变成败证；南人误用辛凉治风寒外感而戕伐中土，反增胃病者，加之因人病异者，皆因不能灵活辨治寒温所致，并非寒温学派之咎。

在整体思想指导下，叶老对运气学说有深刻的研究。临床常以时令、运气理论指导实践。如在余杭行医时，治一秋燥患者，高热汗出，大渴引饮，苔薄黄，脉洪大，证属阳明热盛。用白虎汤合增液汤，生石膏用至1000g，余如生地黄、玄参、鲜石斛等均加重剂量，并嘱用大锅一只，边煮边饮，不分昼夜。此后仍守原方，历三昼夜，高热始平，渴饮方息。以后原方去石膏，加西洋参调理而愈。事后叶老谓：此时运之由也。有至而不至，有至而太过。今岁阳明燥金司天，阳明司天，其化为燥，而且还属至而太过，是故秋燥之气异乎寻常。可见若非成竹在胸，势必多歧亡羊，难挽如此重症，足以体现叶老谙悉经旨，治病因人因时因地制宜，注重整体的学术特色。

2. 四诊合参，各有倚重

叶老临证，四诊皆备，但也各有侧重，在审证求因、审因施治方面有自己独特的体会。如在上海行医时，他悉凭问诊，从详询病状及病史中悟出流痰的病因病机，以祛瘀通络、化痰软坚之剂救治背部突长"肉瘤"的行将手术切除的患者。不仅于此，其断病辨证，有时独取望诊。如有一六岁男孩病鼓胀求诊，见其中腹高凸，腹壁青筋显露，病延两个月，屡治不效。当即书以地鳖虫、当归尾、桃仁、莪术、丹参等。侍诊者疑之，以为幼年腹胀，并无七情内因，当用下法，何以用攻血药？数天后，病孩前来复诊，谓服药后大便每日有紫血秽物泻出，先多后少，现已能食。解衣觇视，脐腹高凸顿平。问曰："如此血鼓，不待详询细查，从何着手辨证？"叶老指出："凡鼓胀病，腹筋显露，色淡者属气鼓，色青者属血鼓。此气鼓血鼓之分野。重温叶天士《临证指南医案·肿胀》医案，有面色黄滞，腹大青筋皆露，邪结血分的记载。"可见，叶老的论断不仅是实践经验的概括，而且有着充实的理论依据。不仅如此，叶老还努力学习其他科学方法，取长补短，兼收并蓄。在古稀之年仍然重视西医学的诊断技术，力求做到辨证清楚，诊断明确，使治疗有的放矢，为中医诊断的现代化作了有益的尝试。

3. 通常达变，出奇制胜

叶老通常达变之功是表现在辨证和施治两个方面。例如叶老在京期间曾治一病例：患者早年双脚冻伤，酿成痼疾。来诊时两脚冰冷，肤色暗红而遍肢疼痛，行动不便。按脉沉细而涩，舌红而瘦，拟用养阴通络，加羚羊角0.9g，配以温经活血剂外洗而愈。叶老指出："此病患实乃寒痹转为伏热，热深厥深之证，故以羚羊角甘凉入肝，搜祛肝经血分之郁热，再配用温经活血之剂外洗，使内伏寒湿病根外达，寒温互用，阴阳相济。"

叶老临证取法用药，常法中有变法，出奇以制胜。如治肺痨夹外感者，处以大剂芳香透表、发汗解肌之品，嘱多加水煎，略滚数沸，趁热倒入面盆，头盖面巾，任凭药气蒸熏，令药性从口鼻毛窍而入。两剂后，患者邪却热退。这种表药外用，重剂轻取治疗正虚表实之法，迥别诸家。

叶老治病既重视立法用药的精当，又注重药物剂量的配伍。尝谓：审症求因，立法选方，这是治病的规法。病重药轻，如杯水车薪，难以中的；病轻药重，如小舟重载，反生他变。如1955年春，叶老治一身热喘咳的两岁幼儿。当时侍诊者处以麻杏石甘汤加化橘红、炒苏子等，按儿科惯例，用药减量，麻黄 0.9g，生石膏 9g，尽两剂，咳喘未平。复诊时叶老指出："此非药不对证，唯药量嫌轻耳。"原方倍量，服两剂而瘥。事后叶老又进一步分析："小儿药量本当与成人有别，但亦需审情度势，灵活掌握。因小儿最畏服药，若药剂过轻，药汁已少，喂服时哭闹，浪费近半，服后或又有吐出些许，则下咽者几何？故此患儿药量有时虽与成人相仿，而实则仅得三分之一耳。"此深切体会，确属经验之谈。他常告诫后学，为医者，虽有万古经典、良师益友，仍然要靠自己在临床中摸索，在实践中下细功夫。往往有临证理法方药无误，唯用药剂量不足或太过，仍然无济，甚或偾事。

4. 治病尤重后天

叶老临证重视后天之本，治病强调顾护胃气，尤其在治疗温病时能得心应手，调护胃气是其重要经验之一。如温邪深入阳明，用清上泄下法后，继以"清养胃阴，以撤余邪"。邪在心营厥少，治后"胃气来复，稍思饮食"，系"元神散而复敛"，是"大势由逆转顺"的佳象，可以"养阴（胃阴）扶正以清余邪"。叶老治湿温尤重理脾胃，因湿热腻浊之邪，最为脾阳胃阴所恶。湿热之证，脾胃受碍最为明显。故当湿热蕴郁气分，治用"清热化湿透泄"之后，宜"再以和中健胃，宣化余邪"，湿热化燥入营，经使用清营透热剂后，亦当"再清余邪，佐以养阴"收功。故凡湿热症，"湿热得化而正虚未复"，常以"调理脾胃善后"。在杂病调治中，指出虚中夹实者不能纯用补法，必待中焦气畅邪去，而后续进补益，其效方著。同时，运用补法，注意循序渐进，补中寓疏，不以蛮补呆补为能事。综上所述，叶老临床重视后天脾胃为本，时时以顾护胃气为原则，既渊源于《内经》等古典理论，又是崇尚脾胃学说的实际体现。

（三）医案医话

【原文】

方某，男，40 岁，余杭人。恶寒壮热，汗出未解，咳嗽气急，喉间痰声辘辘，胸部隐痛，脉滑数，苔白腻，根微黄。风温夹痰，热不速解，有化燥之虑。

青连翘三钱，杏仁三钱（杵），淡豆豉一钱半，鲜石斛三钱（劈，先煎），桑叶二钱，桔梗八分，天花粉一钱半，浙贝三钱，枳壳八分，炒枇杷叶四钱（包），陈皮一钱半。

二诊：服前方后，痰热未清。咳嗽胸痛，口渴索饮，更衣秘结，脉滑数，苔根黄腻。痰热相并，交阻肺胃，再拟前方佐以润下。

青连翘三钱，鲜扁斛三钱（劈，先煎），杏仁三钱（杵），全瓜蒌八钱，桃仁一钱（杵），郁李仁三钱（杵），元参四钱，橘络红各一钱半，丹皮一钱半，生蛤壳五钱（杵），浙贝三钱。

三诊：壮热悉退，大便亦下，虽不化燥，津液未还。脉滑，苔白，太阴郁热已解，阳明秽浊得行，尚有小咳胸痛，乃余热未清耳。

杏仁三钱（杵），川贝二钱，桃仁八分（杵），冬瓜仁四钱，知母一钱半，生蛤壳五钱（杵），天花粉一钱半，生粉草五分，麻仁三钱（杵），蜜炙橘红一钱半，茯神五钱。（《温病学说传承与创新：浙江温病学家经验集萃》）

【阐释】

此为风温痰热交阻肺胃之证，有形之痰浊与无形之热邪互结于中，气机被阻，因而咳逆胸痛，燥渴便秘，汗出热亦不衰。初用清宣开泄未逮，继以凉润导下，浊滞尽去，郁热亦随之而解。

【原文】

丁某，女，47 岁，杭州人。湿温一候，身热朝轻暮重，痦出未透，胸宇塞闷，沉困嗜卧，渴饮不多，大便溏薄，小溲短赤，舌尖绛，中白腻，脉滑数。宜化湿透痦。

赤苓三钱，白杏仁三钱（杵），炒苡仁四钱，制厚朴一钱，青连翘三钱，大豆卷三钱，淡竹叶三钱，炒牛蒡子一钱半，淡子芩一钱半，飞滑石四钱（包），鲜芦根一尺五寸（去节）。

二诊：汗出白痦显露，身热未退，渴饮溲短，脉象滑数，舌苔黄腻。湿温化痦，邪在气分，治当清解。

青连翘三钱，淡子芩一钱半，益元散三钱（包），川石斛四钱，炒橘红二钱，苡仁四钱，淡竹叶三钱，青蒿梗二钱，白杏仁三钱（杵），赤苓四钱，瓜蒌皮三钱，鲜芦根一尺五寸（去节）。

三诊：白痦透达，热势渐退，胸闷较宽，渴饮亦差。惟昨日又增咳嗽，湿化余热未清，苔腻转薄。再拟两肃肺胃。

白杏仁三钱（杵），瓜蒌皮三钱，前胡二钱半，知母二钱半，益元散三钱（包），川石斛三钱，苡仁四钱，赤苓四钱，泽泻二钱，陈芦根五钱，猪苓二钱。

四诊：热退痦回，诸恙渐愈，并思纳谷，舌净，脉象缓滑。再拟清养肺胃。

米炒上潞参二钱，川斛二钱，益元散三钱（包），谷麦芽各三钱，白杏仁三钱（杵），广郁金一钱半，炒橘红二钱，红枣三枚。（《温病学说传承与创新：浙江温病学家经验集萃》）

【阐释】

本例症见沉困嗜卧，舌苔白腻，渴不多饮，大便溏薄，为湿重于热，邪郁气分，故以三仁汤开泄湿邪，佐以辛凉解热，服后白痦随汗出，邪得外达。至三诊陡增咳嗽，乃余热未清，肺失肃降也。

【原文】

章某，男，35岁，杭州人。湿温一候，身热不退，头昏而重，渴不多饮，胸闷不思纳谷，神倦少言，颈项胸前见有痦，小溲短赤，脉弦滑而数，舌苔黄腻。湿热蕴郁气分不解，拟用清热化湿透泄之法。

青连翘三钱，白蔻仁一钱（杵，后下），炒牛蒡子三钱，苡仁四钱，鲜佩兰三钱，飞滑石三钱（包），云茯苓四钱，淡子芩二钱，广郁金二钱（杵），淡竹叶二钱半，鲜芦根一两（去节）。

二诊：胸前痦点满布，色泽晶莹，身热始减，痦闷方宽，而舌苔仍然黄腻，脉滑而数。湿热之邪，氤氲黏腻，不易骤化。再拟原法继之。

青连翘四钱，黑山栀三钱，蝉衣一钱半，炒牛蒡子三钱，淡子芩二钱，鲜芦根一两（去节），通草一钱半，白蔻仁一钱（杵，后下），赤苓四钱，广郁金二钱（杵），苡仁四钱。

三诊：二进清热透泄，身热尽退，胃气苏醒，已思纳谷，脉见缓滑，舌苔微黄。湿热已从表里分消，再以和中健胃、宣化余邪。

仙露半夏二钱半，云苓四钱，干芦根五钱，炒麦芽四钱，新会白一钱半，苡仁四钱，原干扁斛三钱（劈，先煎），广郁金二钱（杵），炒竹茹二钱，猪苓二钱，通草一钱半。（《温病学说传承与创新：浙江温病学家经验集萃》）

【阐释】

白痦为湿热蕴郁气分而成，湿热证中所常见，透达之际，往往与病情进退有关，尤其色泽之荣枯，多为邪正盛衰之表示。患者痦点晶莹，正气未伤，投轻清透泄之剂，邪即外解而愈。

十三、汪逢春

（一）生平及著作简介

汪逢春（1884—1949），原名朝甲，字凤椿，悬壶北平时改名"逢春"，江苏苏州人。汪氏出身吴门望族，幼年受业于吴中名医艾步蟾先生，尽得其传。悬壶京都逾 50 年，治愈疑难大症甚多，名噪古都，与肖龙友、孔伯华、施今墨并称为"北京四大名医"。汪氏擅治时令温病，对湿温病多有阐发，兼善胃肠杂病证治，颇有奇效。1938 年曾任国医职业公会会长，1939 筹办创刊《北京医药月刊》。1942 年在北京创办国药会馆讲习班，教授内经、伤寒、金匮、温病等中医经典，为培养中医药人才作出贡献。汪氏一生诊务繁忙，亲笔书写的大量疑难病例手稿于"十年动乱"中被焚，实为憾事，现仅见《中医病理学》和《泊庐医案》留传于世。

（二）主要学术思想

汪逢春的学术思想主要体现在以下四个方面。

1. 治病重视后天之本脾胃

汪逢春诊治时令病、胃肠病时，常用淡附片、淡吴茱萸、淡干姜、鲜煨姜、紫油肉桂以温中；用党参、薏苡仁、炙甘草、连皮茯苓、红枣、秫米、陈廪米、建莲子肉等以补益脾气、脾阴；焦苍术、川厚朴以燥湿健脾；用木香、枳壳、新会陈皮、香橼皮、玫瑰花、鲜藿佩芳香化浊以疏肝理气和胃；用砂仁、白豆蔻以醒脾开胃；用生熟谷麦芽、枣儿槟榔、范志曲、鸡内金等化滞和中。还常常喜用成药如加味保和丸、枳术丸、越鞠丸、香砂养胃丸等入汤剂同煎，以加强疗效。其单味药用量在一钱至三钱之间，药味不过十味左右，成药入煎剂不过三至六钱上下，方药并不奇特，皆医者习用之品，而且味少量轻，然疗效卓著，所谓"轻可去实"，用药精良者也。常喜于方中酌加各种曲类，如范志曲、霞天曲、沉香曲等，治疗肠胃病应用曲类自不待言，对一些杂病的恢复期，善后调理时尤多于方中加入曲类药物，意在振奋胃气、开胃进食、增强体质。总之，汪氏调理脾胃时既重视益气健脾，又兼顾益胃养阴，并且根据脾胃主运化的功能，融健脾消食、健脾理气、健脾利湿于一体，使脾胃的运化功能得以充分发挥，则人体四肢百骸能得到水谷精微的营养，而利于疾病的康复。

2. 治湿温灵活细腻，重视芳香疏化

汪逢春又善治湿温病。治法灵活细腻，采用清热化湿兼顾，斟酌湿、热偏重而灵活用药，并结合宣透、疏郁、淡渗、缓泻等法来分解病势，尤善以辛香宣达、芳香清解之法取效。注重三焦辨证，宣畅气机，汪逢春弟子赵绍琴曾总结其师治疗湿温经验十法：病在上焦者，有芳香宣化法及芳香疏解法；病在上中二焦者，有芳香化浊法、轻扬宣解法、宣肃疏化法及轻宣清化法；病在中焦者，有辛开苦降法；病在中下二焦者，有宣化通腑法、泄化余邪、轻通胃肠法、泄化余邪、甘润和中法。用药轻灵，用量不大，多在三钱至五钱之间。喜用鲜品，以增强芳香化浊之功，最忌见热清热。选方大略为藿朴夏苓汤、甘露消毒丹之属。善用大豆黄卷、香青蒿、藿香、佩兰、荷叶、薄荷、桔梗等轻清宣透、芳香化浊；厚朴、半夏、苍术、白豆蔻、菖蒲等甘辛苦温芳化；山栀子、黄芩、牡丹皮、连翘、金银花、茵陈等清热；木通、滑石、竹叶、通草、灯心草、泽泻、赤茯苓皮、猪苓、薏苡仁等淡渗清利；酒大黄、槟榔缓泻。清、化、宣、利、泻并施，使湿清热解，诸恙得除。即使对于湿温重症，亦主张轻出轻入，高热患者也不宜苦寒之品过重，而选用芳香宣化之品，如大豆黄卷、山栀子、藿香、佩兰、金银花、连翘等。尤不主张用生石膏，如

邪在卫分，恶寒未罢，而早用石膏，可有"冰伏凉遏"之弊。至于"三宝"，则认为可酌病情恰当选用，而且可以早用，认为"三宝"有芳香醒脑开窍之功，对于一些重症出现时昏时昧者，用之苏醒较快。

3. 创新药物使用方法

汪逢春讲究炮制及处方用药，注意药物间相须、相使、相杀、相畏等关系。入煎剂常注明某药与某药同炒，或某药与某药同打烂，其药物配伍颇有"药对"之意。有的取古方、经方配伍之原旨，有的依本人临证经验搭配，有的意在去性取味，有的意在去味取性，颇具匠心。如香豆豉与焦山栀子同炒，取栀子豉汤之意，清胸膈之热；厚朴和川黄连同炒，取连朴饮之意，黄连之寒监制厚朴之温，宽中行气，苦以燥湿；小枳壳与苦桔梗同炒，一升一降，用于肺失宣肃咳喘之证；大豆卷与西秦艽同炒，有宣散解表、清泄虚热之功；绿茵陈与焦山栀子同炒，取茵陈蒿汤之意，有清利湿热之力；桑枝与丝瓜络同炒，宣痹以通络；建泽泻与赤茯苓皮同炒，健脾以利尿；松子仁与大麻仁同炒，甘润和中、润肠通便；全瓜蒌与薤白头同打烂，仿瓜蒌薤白白酒汤之意，有宽胸通痹之功。汪逢春创造性地将药物粉剂装配胶囊使用，与汤剂同服。有的药物入煎后，破坏有效成分，影响药力发挥；有的药物价值昂贵，入煎需量大，有浪费之嫌，患者也苦于负担过重；有些药物不宜入煎者，多装入胶囊，随汤吞服。这样少量吞服的方法，既能节约药材，又能充分发挥药效，简捷、方便、价廉，利民利病，开辟了新的给药门路。

汪逢春还喜用中成药入煎剂。中成药取其适量入煎剂同煎煮，既可以起到协同或佐药的作用，又可以弥补单纯汤剂的某些不足。用汤剂以解决主要矛盾，丸药入煎可解决次要矛盾，有主有从，并行不悖。常用中成药剂型有丸剂、丹剂和散剂。常用入煎中成药有保和丸、香砂六君子丸、枳术丸、黛蛤散、逍遥丸、犀黄丸等，不一而足。

4. 治疗杂病重视整体

汪逢春治疗杂病重视整体调理。他非常重视人体气机升降的调节，善于使用各种调理气机升降的理气药，尤其在使用荷叶、旋覆花、沉香、枇杷叶等药调理气机方面颇有心得，常用荷叶升发脾胃清阳；旋覆花降肺胃之气，尤其是胃气；沉香降中焦之气；枇杷叶降肺胃之气，主要是肺气。汪氏还重视下焦肝肾的滋养和温补，常用当归、白芍、生地黄、熟地黄等滋肝养血；何首乌、杜仲、续断、金狗脊、怀牛膝等温补肝肾。汪氏深谙叶天士"久病入络"之理，治疗杂病也非常重视活络通经药的运用，并有发挥。常用丝瓜络、桑枝、威灵仙、络石藤、海风藤、橘子络、橘核、荔枝核等药，且常将丝瓜络与桑枝合用，络石藤与海风藤合用，橘核与荔枝核同炒，当归与秦艽同炒，以增强祛湿通络的作用。对于具体病证的治疗，如治痢强调升阳和中、涤荡凤垢；咳嗽治不离肺，兼顾相关脏腑；治咳血必降其气而后血不复升，必充其阴而后虚火乃退；呃逆治须镇逆安胃，兼顾中焦之阴、上焦之郁；虚劳当分清阴阳气血、脏腑形质；肿胀主张三焦同治，尤重视上焦宣痹开郁；便血强调凉血而不过寒、和阳而不伤络；肺痈治宜清热解毒、利气祛痰、化瘀排脓等，均体现汪逢春注重整体调理的治疗思想。

（三）医案医话

【原文】

邪左，二十一岁。九月四日初诊。身热头痛如裂，项强，一身拘挛，呕吐，大便七日未通，舌苔垢厚，两脉弦滑而数，重按无力。病甚重，势将痛甚致厥。姑以金匮法加减备候。

煨葛根 3g，姜竹茹 9g，九孔石决明（先煎）30g，连皮苓 12g，鲜佩兰（后下）、鲜藿香（后下）、枯子芩各 4.5g，紫贝齿 30g，建泽泻 9g，龙胆草 2.1g，丝瓜络 9g，川军炭（后下）4.5g，香豆豉 12g，白蒺藜 9g，羚羊角尖 0.3g（研末分两次冲服）。

九月七日四诊。头痛减而大便通，通而甚畅。呕吐不止，身热依然，舌苔垢黄且厚，小溲艰涩，两脉弦滑且数。拟以辛香通腑为治。

香豆豉 15g，制厚朴 4.5g，佛手片 9g，保和丸（布包）15g，赤苓皮 12g，嫩前胡 4.5g，全瓜蒌 1.5g，新会皮 4.5g，花槟榔、建泽泻各 9g，鲜佩兰 4.5g，姜竹茹、白蒺藜、焦薏米各 9g。酒大黄、方通草各 4.5g。羚羊角 0.3g、太乙玉枢丹 0.6g，食盐 0.3g（三味同研细末，小胶管装，用鲜煨姜 1.5g、佛手 9g，煎汤两次送下，药先服）。

七诊时，热亦退，头痛已止，据证辨为湿热蕴蓄中阻，再以芳香疏和、泄化余热等法。于十五诊时而病愈。又以泄化余热、甘润和中法而收全功。

细枝川斛、火麻仁、甜杏仁、鸡内金各 9g，粉丹皮 4.5g，香砂枳术丸（布包）15g，赤茯苓 12g，冬瓜仁 30g，香青蒿 4.5g，南花粉 9g，全瓜蒌 30g，生熟谷芽、熟麦芽各 12g，鲜苹果（连皮去核切片）1 枚。（《名老中医之路》）

【阐释】

本案为湿温，湿热蕴结中下二焦，热重于湿，且有化热动风、热灼凝痰蒙蔽心包之候，汪逢春治以芳香清解、辛香宣达，佐以凉肝息风。又腑气不通，浊邪上迫脑系，故头痛剧烈，佐以小承气，通腑泄热、行气导滞，予邪以出路。湿热之邪最易阻遏气机，汪氏治疗最忌大剂苦寒，此类药物苦寒凉遏，易致湿滞热不去，酿成大患。

【原文】

唐女士，十五岁，七月二十四日初诊。头痛，形寒身热，肌肤干涩，无汗，泛恶欲吐，腹部阵痛，舌苔垢厚，两脉细弦滑数。饮食内伤，暑邪外束，拟以芳香疏化，防其逆传。

陈香薷七分，鲜佩兰钱五，鲜藿香钱五（三味同后下），制厚朴钱五（川连七分同炒），制半夏三钱，白蔻仁钱五，大腹皮（洗净）三钱，枳壳片（苦梗一钱同炒）钱五，姜竹茹三钱，新会皮钱五，鲜煨姜七分，苦杏仁（去皮尖）三钱，大豆卷三钱，焦麦芽四钱，鲜佛手三钱。太乙玉枢丹二分（研末，小胶管装好，分两次送下）。

七月二十五日二诊。药后得汗而诸恙均减，大便已通，小溲不畅，腹痛虽缓，气坠后重不止，舌苔未化，两脉弦滑。暑邪渐解，积滞未化，再以芳香疏通，防其转痢。

鲜佩兰钱五，鲜藿香钱五（同后下），制厚朴钱五（川连七分同炒），鲜佛手三钱，焦麦芽四钱，赤苓皮四钱，花槟榔三钱，生、熟赤芍钱五，建泻片三钱，煨葛根七分，保和丸四钱（布包），鲜煨姜七分，麸枳壳二钱，木香梗一钱，上上落水沉香末二分，白蔻仁末二分。（二味同研，胶管装好，匀两次药送下）（《历代名家验案类编——中医妇科、儿科医案》）

【阐释】

此案为暑湿夹滞之证，故汪氏立芳香疏化、消食导滞为治，甚属对证。二诊时遗留"气坠后重不止"，加以槟榔、木香、沉香等调畅气机，正所谓"调气则后重自除"。

十四、蒲辅周

（一）生平及著作简介

蒲辅周（1888—1975），四川梓潼县人，出身中医世家，幼承家学，弱冠即悬壶乡间，后执业于成都，以善治急性热病著称，曾受聘于西南铁路医院。1955 年奉命调至中医研究院（现中国中医科学院），曾任中医研究院副院长。精于内、妇、儿科，尤善治热病。将伤寒、温病学说熔于一炉，经方、时方合宜而施。在几次传染病流行时，他辨证论治，独辟蹊径，救治了大量危重患者。对若干内、妇科疑难杂症，亦颇有治验，其治病主张灵活辨证，反对泥古不化。其学术经验留存于《中医对几种传染病辨证论治》《蒲辅周医疗经验》《蒲辅周医案》中。

（二）主要学术思想

蒲辅周的学术经验主要体现在以下四个方面。

1. 外感病辨治重岁气时令

强调"必先岁气，毋伐天和"，治外感热病必须掌握年岁、气运。一年之中四时时令更为重视，认为四时为病各有特点，同一种病发于不同季节，其见症也不尽相同，治法有同有异。

（1）春季时病　风温：大寒、立春、雨水、惊蛰为初之气，主厥阴风木，此时外感病称风温、春温。病在上焦，属乎太阴，法宜辛凉解表，宜银翘散、桑菊饮二方出入化裁为主，兼微寒者略佐葱白、苏叶，夹湿者加滑石、芦根、通草。寒疫：应温反寒，而病寒疫治法宜芳香温散和解，不宜辛凉苦寒，一般可用香苏饮加味或十神汤化裁。

（2）夏季时病　先夏至为病温：春分、清明、谷雨、立夏，为二之气，主少阴君火，其病多属温热病范围，初起有表证者，可酌用银翘散合栀子豉汤以解之；若表解里热盛，大烦渴、汗大出、脉洪大有力者，可用白虎汤清解之；脉大而芤，热甚津伤，可加沙参、玉竹益气生津。后夏至为病暑：小满、芒种、夏至、小暑，为三之气，主少阳相火，为病即为暑病。暑温致病，风、暑、湿三气夹杂，发病最骤，变化亦速，治法可先用辛凉，次用甘寒，终用甘酸。夏秋之际病湿温：大暑、立秋、处暑、白露，为四之气，主太阴湿土。此时为病多属湿温，湿邪之害，不同于暑，盖盛暑之时必兼湿，湿盛之时不一定兼暑。

（3）秋季时病　秋分、寒露、霜降、立冬，为五之气，主阳明燥金，为病秋燥。叶氏所谓秋燥一证，颇似春月风温，肺先受病；沈目南所谓燥乃微寒之气，秋风凉劲肃杀，感之而病者为凉燥；暑气未消，秋阳过盛，感之而病者，则为温燥。

（4）冬季时病　冬温：小雪、大雪、冬至、小寒，为终之气，主太阳寒水，多伤寒病，但冬阳偏胜，气候应寒反温，亦有冬温，冬温治法可与风温治法互参。

2. 强调治病求本

治病必须求本，本就是疾病的本质。正确认识和处理整体和局部的关系，才能抓住主要矛盾，战胜疾病。

（1）正气为本，邪气为标　热病初期、中期当祛邪散热以存阴，邪热尚盛而阴液已伤，清热之中佐以养阴。温病后期胃津耗伤法宜甘寒养胃，可选麦门冬汤、益胃汤之类，益胃当先柔肝，可加白芍、石斛、甘草等。若邪热已彻，津液耗伤，法从生津益胃，如麦门冬汤、益胃汤。若邪去八九，真阴欲竭，方如大定风珠。

（2）注意胃气为本　防治外感病须助胃气，卫气来源于中焦，若惑于炎症之说，滥用苦寒解毒之品，则有伤脾胃之弊。特别注意治病勿伤胃气，胃为后天之本，有胃气者生，无胃气者死。凡用苦寒攻下之法，必须谨慎，中病即止。调理脾胃为外感病恢复期的治疗关键。

3. 融合贯通"伤寒""温病"学说

（1）《伤寒论》与温病学说应有机结合　蒲辅周认为《伤寒论》与温病学说的有机结合，丰富和扩充了热病辨证论治内容。外邪以寒温之性而分，《伤寒论》详于寒，而略于温；温病学说在伤寒的基础上详论其温，有发扬创新，但又多离不开《伤寒论》理法方药的源泉。指出"六经、三焦、营卫气血等辨证，皆说明生理之体用、病理之变化、辨证的规律、治疗的法则，当相互为用、融合贯通"。

（2）灵活运用《伤寒温疫条辨》　蒲辅周云："治疗急性病，尤其急性传染病，要研究杨栗山的《伤寒温疫条辨》。"蒲氏治温疫多灵活运用杨氏温疫十五方，而升降散为其总方，治温疫之升降散，犹如治四时温病之银翘散，而烂喉痧用加味凉膈散，大头瘟用增损普济消毒饮，春温火毒甚者，选用增损双解散、加味六一承气、解毒承气等方皆有较好疗效。

4. 八法运用掌握分寸

蒲辅周认为八法运用都包含对立统一的治疗原则。太过不及，用之不当皆能伤正。提倡汗而勿伤、下而勿损、温而勿燥、寒而勿凝、消而勿伐、补而勿滞、和而勿泛、吐而勿缓。

（三）医案医话

【原文】

傅某，女，30岁，1956年8月25日住某医院，诊断为流行性乙型脑炎。

病程与治疗：病已六日，初起头痛如裂，身微痛，高热恶寒，食欲不振。曾连服大剂辛凉甘寒及犀、羚、牛黄、至宝、紫雪、安宫诸品，病势始终不减，并迅速发展。会诊时仍持续高热，头剧痛，身微痛，头有微汗而身无汗，呕吐，下利灰白稀水，腹不痛，小便短黄，神倦目涩，烦闷，口苦，渴不思饮，舌苔薄白，中心黄腻，边质红，月经刚过十日，今日再见，脉象两寸浮数，右关沉数短涩，左关弦数，两尺沉数。观其脉证原属暑温夹风，其头身痛、脉浮系乎风，其心烦、舌赤苔黄、口渴发热由于暑。因服寒凉太过，冰伏其邪留而不解，脾胃受伤，热入厥阴，迫血妄行，并乘虚而内陷阳明、太阴，形成两脏（太阴脾经、厥阴肝经）一腑（阳明胃经）并病，此时急需温太阴、清厥阴、和阳明，温、清、和三法并用。方以二香、左金合苦辛为治。

处方：鲜藿香、香薷、川黄连、吴茱萸、法半夏、郁金、佩兰、钩藤、蒺藜、鲜佩叶、竹茹、生姜、伏龙肝（先煎取澄清液煎药）。

浓煎，取80mL，每服10mL，每小时一服，因吐甚不纳，故少量而频进。一剂诸症皆平，后以调和脾胃养阴益气而愈。（《蒲辅周医案》）

【阐释】

本例系暑温夹风，服寒凉太过，邪陷厥阴、太阴、阳明，故治取温、清、和三法同用而患者顺利好转，说明辨证论治的优越性。并且香薷乃清暑解热、利水和胃之药。左金丸善降肝经逆热之气，佐以法半夏、生姜、竹茹，能升能降，使清阳升而浊热降，肝木条达，脾胃自安。伏龙肝能镇胃温脾。荷叶佐黄连可以清暑消热。郁金、佩兰芳香化浊兼能宣痹开窍。钩藤、蒺藜善去风而不燥，并能疏肝。

【原文】

许某，56岁，男，已婚，干部。1963年1月15日初诊。

病程与治疗：两月来腹胀，右肋下隐痛，不思饮食，不知饥饿，厌油腻，口苦，口渴思饮，下肢股内、外廉时有颤动，睡眠不佳，常服安眠药，大便不成形，每日二三次，小便黄少。一个月前曾在某医院检查出肝肿大，血清丙氨酸氨基转移酶较高（270单位），昨日复查为680单位（该院正常范围在100单位以下），眼白珠黄，微带黄色，面色微黄，脉弦细数，舌质红，苔微黄白腻。素性急，过劳。此属脾胃失调，湿聚热郁，以致肝失疏泄，三焦不和；治宜调脾胃、清湿热、疏利三焦。

处方：茵陈、茯苓、猪苓、滑石、焦栀子、豆卷、大腹皮、通草、防己、厚朴、炒枳实、郁金、石斛、炒麦芽。服 7 剂，隔日 1 剂。

即日午后入某医院住院，仍服此中药。

1963 年 2 月 5 日二诊：服药后，口苦及腹胀见轻，食欲好转，小便仍色黄，大便每日两次已成形，经该院进一步检查（胆囊有炎症，丙氨酸氨基转移酶已降至 125 单位），诊断为急性无黄疸型传染性肝炎。脉转弦缓，舌质红稍退，苔薄白黄腻。仍宜和肝胆、调脾胃。

原方去防己、大腹皮，加广陈皮、竹茹、法半夏，并将焦栀子一钱五分改为二钱。7 剂，隔日 1 剂。

1963 年 2 月 23 日三诊：服药后病情稳定，食欲增强而知饥，口苦见轻，二便同上。丙氨酸氨基转移酶近来检查为 140 单位，脉弦缓。舌质正常，腻苔见退。仍宜继续调肝脾、清湿热。

处方：茯苓、生白术、泽泻、猪苓、茵陈、滑石、通草、豆卷、薏苡仁、扁豆衣、海金沙、麦芽。7 剂，隔日 1 剂。

1963 年 3 月 14 日四诊：服药后，饮食、二便皆恢复正常，已无口苦及腹胀，稍有疲乏感，近来丙氨酸氨基转移酶为 87 单位，脉缓有力，左关微弦数，舌质正常，苔已退净。仍以和脾胃、调肝胆，以资稳固。

处方：党参、白术、茯苓、炙甘草、山药、莲肉、薏苡仁、石斛、鸡内金、炒谷芽、大枣。5 剂，隔日 1 剂。

以后检查，一切正常，遂出院停药，以饮食调理恢复健康。（《蒲辅周医案》）

【阐释】

此例西医诊断为胆囊炎、无黄疸型急性传染性肝炎。中医诊断为湿热病，属脾胃失调，湿聚热郁，虚实夹杂证。因之肝胆疏泄失职，而三焦不利，尚未成疸病。治以调理脾胃、清疏肝胆、分利三焦、除湿清热之法，而症状渐次好转，转氨酶显著下降，继以调和脾胃而善其后。本例以脾胃失调为重点，始终以调脾胃、疏肝胆、利三焦、清湿热法治之，而收到满意的效果。

十五、时逸人

（一）生平及著作简介

时逸人（1896—1966），江苏无锡人，幼从同邑名师学医。1928 年在上海创设江左国医讲习所，并受聘于上海中医专门学校、中国医学院等校担任教授。1929 年秋受聘于山西中医改进研究会，主编《山西医学杂志》。抗日战争爆发后，曾辗转武汉、重庆、昆明，后返回上海，受聘中国医学院、新中国医学院、上海中医专科学校等校任教，后又创办复兴中医专科学校，并主办《复兴中医杂志》。中华人民共和国成立前夕在南京办首都中医院，1949 年秋又办中医专修班，后转入江苏省中医学校任教。1955 年由卫生部聘至中医研究院，后任西苑医院内科主任。1961年派赴宁夏回族自治区医院任中医科主任。著有《中国传染病学》《中医伤寒与温病》《时氏处方学》《中国内科学》《中国药物学》《实用中医内科诊疗手册》等。

（二）主要学术思想

时逸人的学术思想主要体现在以下四个方面。

1. 伤寒与温病统一中存在矛盾

时逸人认为伤寒与温病初起具有一致性，可以统一起来，临床上外感病初起"恶寒与发热，常相互并见，不能分离"。仲景对于温病的界定"太阳病，发热而渴，不恶寒者，为温病"，则过于简单。临床上，那种"单恶寒而不发热，或单发热而不恶寒，极为少见"，多在一段时间以后，方有不恶寒、但发热之现象。主要是由于寒邪闭塞孔窍，肌肤温煦失职而见恶寒，阳气郁闭则见发热。同时，伤寒和温病之间也有区别，其标准是"恶寒轻而发热重、口渴者，为温病；反之，恶寒重而发热轻，口不渴者，为伤寒"。二者区别的关键"系乎发热之轻重，口渴与不渴之间耳"。从而也说明了伤寒与温病之间的差别，只是热的程度与热伤津液之程度的不同。这种划分有着一定的进步意义，这也就是时氏认为伤寒与温病在统一中存在着矛盾之谓。

2. 立"伏热之有无"为伤寒与温病之区分

时逸人重视温病伏气学说，认为伏温外发可有气分化温，与血分化温的不同。气分化温则初起头身俱痛，恶寒无汗，继则寒热似疟，口苦口黏，渴不欲饮或饮水不多，胸闷欲呕，胸胁支满，舌苔黄而微脱；亦可见灼热心烦，大渴引饮，不恶寒但发热，大便秘结，神昏谵妄，舌苔黄而干，舌质鲜红。血分伏温则初起微恶风寒，身热无汗，面赤唇焦，继则亢热灼手，无汗或有汗不多，或有失血心烦，手足躁扰，或神志昏蒙，静则不语，或状若惊病，舌时时短缩，舌苔初则底红浮白，继则舌色鲜红或紫绛。

根据伏邪内发致神昏的特点，时氏创立了菖蒲郁金汤［石菖蒲、郁金各15g，栀子、连翘、牛蒡子、牡丹皮、菊花各12g，竹沥适量（冲服），姜汁适量（冲服），玉枢丹1粒（研冲）］。本方有清湿热、化痰浊之效。

3. 四诊合参，尤重舌脉

时逸人强调四诊合参，反对"医者不屑问，病者不肯言"的态度。望诊要观神、察色、察体质、别形体，尤以舌诊更为重要。如对湿温证的舌象，指出："初起舌苔白如积粉而滑者（所谓邪入膜原），为湿热痰浊之内壅；舌焦起刺，为热盛津枯；舌生白点白珠，为内蕴水湿；舌根黄苔，四边鲜红紫绛者，热邪转入营分，灰腻苔、紫黑苔出现，病情极重之象。"注重辨脉，特别在脉之疑似之处详加辨别："如浮虽属表，凡阴虚血少，中气亏损者，必浮而无力，是浮不可以概言表。沉虽属里，凡外邪初感之深者，寒束于外，脉不能达，必有沉象，是沉不可概言里。数为热，凡阴虚之证，阴阳俱困，气血虚弱，皆可见数，虚甚者，数亦愈甚，是数不可以概言热。迟为寒，凡温热初退，余热未清，脉多迟滑，是迟不可以概言寒。"辨脉还重视冲阳、太溪及太冲脉，时氏认为："冲阳者，胃脉也。冲阳脉不衰，胃气犹在，病虽危困，尚有生机，但忌弦急。太溪者，肾脉也，太溪不衰，肾犹未绝，此脉不衰，生机未绝。太冲者，肝脉也，女人专以此脉为主。"

4. 热病急症，治验丰富

惊、厥、闭、脱是温病急症中的四大症，多为神志改变的表现，属于西医学中休克的范畴。时逸人在急症治疗中积累了丰富的经验，治疗喜用各类丹丸制剂。他在验案中提到飞马金丹（巴豆霜、生大黄、没药、山慈菇、雄黄、乳香、广木香、橘红、五灵脂、百草霜、广郁金）开窍通腑治疗邪浊内壅。卧龙丹搐鼻内取嚏以开关宣窍、平肝化痰。治疗中风突然厥倒以卧龙丹取嚏、苏合香丸温开、礞石滚痰丸化痰。治疗霍乱吐利，欲吐不能吐，欲泻不能泻，乃浊邪内闭，热盛于内，并见脉伏，进一步将有发生热厥之虞，急宜宣通开窍、取嚏放血、盐汤探吐，并以通腑，使邪浊得泄，病势大减，以芳香化浊、苦辛开泄之剂收功。

（三）医案医话

【原文】

田某，男，40岁。春季发病，因新感伤触发，身热无汗，烦躁不安，两目上视，神昏谵语，大便秘结，舌赤苔黄，脉象滑数。证属气营两伤，拟方清热透邪。

金银花 9g，青蒿 9g，黄芩 4.5g，山栀子 6g，牡丹皮 4.5g，竹叶 9g，钩藤 12g，僵蚕 9g，白茅根 9g，生地黄 12g，生石膏 15g，神犀丹 3g（包煎），紫雪丹 3g（冲服）。2 剂。

二诊：服上方后神清，汗出，大便亦畅，身热见退，但见精神倦怠，口干喜饮，舌赤苔薄黄。前方去青蒿、竹叶、钩藤、僵蚕、紫雪丹，加麦冬 12g，鲜石斛 30g。3 剂。

三诊：身热已平，精神清爽，纳食不馨，仍有口干喜饮，大便较干，舌红苔净。

沙参 12g，玉竹 9g，生地黄 12g，麦冬 12g，炒建曲 9g，陈皮 4.5g，枳壳 3g。2 剂。（时振声 . 时逸人急证治验四则［J］. 广西中医药，1983（3）：4-6.）

【阐释】

本例系伏邪内发，新感引动而发病。初起即有气营两燔见症，又因身热无汗，治以气营两清，兼透伏邪。青蒿透气营分伏热，配金银花、竹叶以辛凉轻解；内热壮盛，以栀子、黄芩、石膏清气分之热；神犀丹、紫雪丹清营血分热。

【原文】

吕某，女，23 岁。发热一日，神昏嗜睡，不时强直反张，两目上视，痉挛抽搐，身热鼻干，脉象弦数，辨为痉证。治宜清热息风。处方：金银花 9g，栀子 4.5g，连翘 9g，黄芩 4.5g，菊花 9g，钩藤 12g，僵蚕 9g，白芍 12g，羚羊角 1.5g，菖蒲 12g，葛根 9g，石膏 15g。1 剂。另以紫雪丹 1.5g，分 2 次冲服。

二诊：服上药后，神志略清，痉挛发作减少，仍有身热并头痛。守方加减。前方增加羚羊角量至 3g，再加犀角 3g。1 剂。另服玉枢丹 3g，日服 3 次。

三诊：神志较清，身热头痛均减，痉挛已止，继服原方 1 剂。

四诊：神志全清，体尚微热，口舌干燥。为热甚伤阴，以甘寒养阴清热善后调治。处方：金银花 9g，淡竹叶 4.5g，生地黄 9g，天冬、麦冬（各）4.5g，石膏 9g，天花粉 6g，建神曲 9g，条沙参 9g，白芍 9g，炙甘草 4.5g。（时振声 . 时逸人急证治验四则［J］. 广西中医药，1983（3）：4-6.）

【阐释】

温病发痉多是热极生风所致，一般多见于风温、春温，由于痉挛抽搐的同时，尚有神昏谵语，多属逆传心包之证。本例外感后不时强直反张，身热鼻干，为温病发痉，经用清热息风及清营开窍之剂，神志及痉挛均见减轻。二诊加强清热息风，并服玉枢丹解毒辟秽，使症状迅速控制，最后以甘寒养阴善后而愈。

【原文】

王某，男，42 岁。暑温已十余日未解，症见身热抽搐，神疲肢困，有汗热不退，不思饮食，胸闷脘痞，舌苔黄腻，脉象滑数。拟方清热利湿。

金银花 9g，黄芩 6g，竹叶 9g，山栀子 6g，钩藤 12g，僵蚕 12g，川黄连 3g，茯苓 9g，建神曲 9g，白豆蔻 3g。3 剂。

二诊：身热略退，抽搐已止，胸闷脘痞亦减，但仍身困，胸痞闷。

前方去钩藤、僵蚕，加薏苡仁 9g，滑石 12g，通草 3g。

三诊：身热已平，纳食增加，仍口黏而苦，舌苔薄腻，湿热余邪未尽。

前方去金银花、山栀子、竹叶，加陈皮 6g，法夏 6g。（时振声 . 时逸人急证治验四则［J］.

广西中医药，1983（3）：4-6.）

【阐释】

本例为暑温兼湿，由于初起时未能及时清利湿热，拖延十余日不解，以致热甚动风而抽搐；湿热内阻，而见身疲肢困、胸闷脘痞、舌苔黄腻等症。治以苦寒辛淡，佐以平肝息风而诸症渐安。

十六、严苍山

（一）生平及著作简介

严苍山，浙江宁海人（1897—1968），稍长从严志韶读岐黄书，诵诸经典，奠定了医学理论的坚实基础。就读于上海中医专门学校，获亲炙于丁甘仁先生，与秦伯未、章次公、程门雪等诸公为同窗知己。20世纪20年代，中医的命运处于风雨飘摇之中，严氏为拯救中医学，自1927年起与秦伯未、章次公、许半龙、王一仁筚路蓝缕，创建中国医学院，从事中医教育；后又执教于新中国医学院，桃李遍大江南北。20世纪20年代末，主持四明医院工作。长期从事临床工作，任上海中医学会常委兼秘书组长，上海中医文献研究馆馆员。严苍山善治急症、重症，于急性外感温热病尤所专长，所创疫痉（脑膜炎）"三护一防"（护脑、护津、护肠、早防）防治法，颇具疗效。对内伤杂病以调理为主，善用北沙参，时有"严北沙"之称。自拟新方治疗慢性肝病、慢性肠炎、风湿性关节炎等病有独到之处。著有《疫痉家庭自疗集》《汤头歌诀续集》等，遗有《严苍山先生医案》稿。

（二）主要学术思想

严苍山的学术思想主要体现在以下五个方面。

1. 治疗温病应有"三护"

严苍山善治温病，认为伤寒和温病的根叶相连，不可分割。对叶桂"辨营卫气血，虽与伤寒同，若论治法，则与伤寒大异也"之说，极为赞同。但对"卫之后方言气，营之后方言血"的固定程式，则抱怀疑和补充的态度。他指出温病疫疠变化迅速，事实上难以循序区分，主张从临床实际出发，敢于打破先后论治的常规，灵活综合地运用汗、清、下治温病的三大法则。同时他根据温病的变化规律，又提出温病的三护法则，防病于未然。"夫百病不离乎内伤与外感，而外感则有伤寒与温病之异。伤寒辛温之方不能施于温邪病变之证，盖以温治温，易于化燥伤津。治温病应有三护之法，即护脑、护津、护肠也"。

2. 治温病的"汗""清""下"三大法则

汗法、清法、下法，严苍山归结为治温病的三大基本方法。无汗则发，有汗则清，腑结则下，三者不可偏废。由于"治温病之法，在里贵通，在表贵达"，所以他对汗法、下法，尤为重视。关于汗法，他指出，由于"汗多伤阴"的概念禁锢了医家思想，有些医生对汗法的运用颇有犹豫；或因受西方医学观点的影响，一遇外感，即用清热解毒之剂，对汗法有所忽视。他认为温病重视护养津液，并非禁汗，反之，"令热达腠开，邪从汗出"，是治疗温病的一大法则；且治疗温病，也绝非单纯用"清"法所能获效。若因此而忽视汗法，是不妥当的。关于下法，严苍山认为是温病中祛邪退热的重要手段。他对"温病下不嫌早"的说法，十分赞赏，认为温病跟伤寒不同，不仅可早下，而且可汗下兼施，下法同样也可与其他治法同用，有是证即用是药，不必拘泥，如清气通腑、凉血通泄、养阴通便、泻下开窍等。至于清法，有清气、清营、凉血之分。他提出："在卫应兼清气，在气须顾凉血，以杜传变，方为上工。"这是他治疗温病的宝贵经验和创新见解。

3. 治病遣药，妙手随机

严苍山指出："热者寒之，寒者热之，以及虚补实泻，是人人尽知的大法，然有时又往往不效，总因病情复杂，治乏良策之故。当此之时，务须正确地把握主要病机，必伏其所主，而先其所因，然后决定治疗，或正或奇，或逆或从，贵在临证选择，用得其宜。"同时，他又主张中医学一定要推陈出新，结合时代，须"多创治法，以应病变"。他反对囿于门户之见，执死方以治活病，如"本末倒置，未有不偾事者"。因此，他在辨证的前提下，善从古人方法中灵活化裁，以治疗今病。

4. 重视脾胃，善用北沙参

严苍山指出：脾胃是后天之本，气血生化之源，故治病而舍脾胃，非其治也。其不论防病治病，都十分重视调治脾胃，把这作为抗御外邪、治疗诸脏腑疾病及强身益寿的重要手段。

（1）理虚兼顾土，多虚取其中　严苍山认为治疗各种虚证，不能忘记脾胃，指出土气的盛衰是决定疾病预后转归的重要标志。若中土未衰，凭其生发之气，使阴阳气血渐次来复；反之，若脾胃衰惫，生气凋残，往往会积虚成损，延为痼疾。在治诸虚丛集的慢性疾病时，严苍山反对一味理虚，甚或补而壅滞，非但无助于病，反增邪气。他主张对诸虚丛集者，应重取其中土，使脾胃之气舒展，令得谷为上策。只有脾胃升降运化得健，方能药调食补相济而奏效，促使诸虚渐复。

（2）病后调理，其要在脾　大多疾病，无论外感内伤，终伤正气，脾胃每致受累。故严苍山不仅对病后食欲不振、脾胃不运等症，注意先苏脾醒胃，而且对病后阴阳气血之虚，也强调必须结合脾胃进行调治。冀脾胃得以健运，化水谷而为精微，溉脏腑，复正气。他反对一见邪去正虚，即峻补气血，漫投滋腻，困惫脾胃之气，非徒无益，而又害之。

（3）轻灵流通，甘润柔养　严苍山认为，脾虽宜补，得运乃健；胃虽主纳，以通为贵。故综合脾胃功能，核心在"动"；治疗脾胃，关键在于流通。胃腑之通降，贵在通；脾气之舒展，亦在运。故治脾不宜呆补，切忌滋腻，主张辛芳悦脾，取法轻灵流通。他平时常用甘平之品补脾元，辛香之品调胃气，如缪仲淳的资生丸及玫瑰花、代代花、须谷芽等，都是他调治脾胃的常用方药。严苍山认为结合临床，体会到南方之人，体质往往气火有余，阴液不足。如感受温热时邪之后，更是如此。故极服膺叶天士以甘润柔养之法治脾。他在临床中善用北沙参，认为该药甘润而不腻，补养而不滞，无党参、黄芪偏温之嫌，故列为苏脾醒胃首选之品。因善用北沙参，故医林中有"严北沙"之称。

5. 热病"四肢厥逆"之辨

严苍山以其临床之所见，认为热病见四肢厥冷者有四：一为阳郁不伸。病之初见，头痛微寒，肢节酸楚，口燥而不饮，脉象浮数，然四肢末端厥冷，或者乍凉乍温，此乃表阳被寒邪所郁，不得透达于四末也，当法四逆散之意。二为热深厥深。病阳明而见身壮热，口渴饮，呼吸气热，胸腹灼热而四肢厥冷，甚则冷至腕踝者，郁热于里，里不通达，故须清里彻表，每以白虎汤佐桂枝取效。三为湿遏热伏。湿温病多淹缠，以湿处热外，热居湿中，是热在阳明，湿在太阴也，治宜清热燥湿，方用白虎汤清阳明之热，苍术、滑石、杏仁、白豆蔻化太阴之湿，湿热分消，热清湿化，两足逆冷即回暖矣。四为战汗肢冷。湿热之邪逗留气分，正被邪困。正虽不胜邪，但邪亦不得深入，正邪相持，惟待正气来复，即力透重围，与邪交战，故当身栗肤冷之际，四肢亦厥冷不暖，若得正胜邪却，肢冷遂逐渐回暖。

（三）医案医话

【原文】

产妇张某，高热40℃，1周不退，神昏抽痉，曾用大量抗生素、退热剂，以及物理降温、冬眠疗法，均未见效，病势危急。严苍山仔细诊视后指出：时届溽暑，而患者体若燔炭，肌表了无汗液，乃闭暑重证。暑温之邪，不从外解，化火逆传，蒙蔽心包。嘱撤去冰袋，以免凉遏邪伏。重用淡豆豉，以透达热邪；生大黄、鲜生地黄、鲜石斛，泄热养液、并滋汗源；紫雪丹，清解热毒、镇惊开窍。1剂之后，遍体汗出如沐，热降神清痉定。续予原方损益2剂，热退至38℃以下，知饥索食。再予清理余邪、养胃生津，调理1周，病愈出院。（《当代名医临证精华：温病专辑》）

【阐释】

本案为热闭心包证。产妇产后耗气失血，致气阴两伤，心气不足，心阴亏虚，暑热之邪内陷心包。邪热闭郁于内，阻滞气机，见身灼热、无汗，故用大剂淡豆豉透热于外。暑热耗伤心营，故神昏抽搐，用紫雪丹清心凉血、镇惊开窍。暑热必耗伤营阴，用生大黄、鲜生地黄、鲜石斛滋养阴液。药证相应，故数剂病愈。

【原文】

建筑工人黄某，宿苦偏头痛，兼患消渴，多饮溲频，久治无效。病休已多年。初诊时，家属扶掖而进，面色灰黄，精神萎靡，头痛不能抬，颈项牵强，羸怯气短，语不出声。脉左寸带弦，两尺虚小；舌红绛，苔干白。严苍山认为该病本元不足，肾阴亏涸，水不涵木，肝阳上亢而为头痛；肾阳不振，难以蒸腾水气而化生津液，则为消渴。是肾中阴阳两虚之证。

处方：鲜生地黄、石斛、天冬、麦冬、龟甲、山茱萸、玄参、羚羊角、菊花、熟地黄、五味子、肉桂、黄柏、北沙参、资生丸。

数日后复诊，主诉消渴减轻，而头痛如故，日夜不休，甚则若劈若裂，痛苦不堪；又诉头痛剧时，背脊部有阴寒发冷之处，如掌大，暖之不温，且阳痿多年，背脊拘急，俯仰不利。严氏断为责在肾督之阳气式微，遂于原法加重温补。

处方：羚羊角、鹿茸、全蝎、天冬、麦冬、生地黄、熟地黄、石斛、枸杞子、菊花、石决明、龟甲胶、鹿角胶、肉桂、北沙参、资生丸。

进服4剂，项强头痛大减，消渴亦瘥。后去羚、鹿，以调补气血为治，诸患消失，精神日佳，不久复工。（《当代名医临证精华：温病专辑》）

【阐释】

本案中既有鲜生地黄、麦冬、天冬、石斛之凉，又有鹿茸、肉桂之温；既有羚羊角、菊花之清泄，又有熟地黄、枸杞子之滋补，北沙参、资生丸之助化源。方似庞杂，实是抓住病机，贯通诸法，熔诸家精华于一炉。严苍山常说："症情错杂，用药也不避杂乱之嫌，但要乱中有序，杂中有法。"

【原文】

王某，男，30岁。

宿有风湿性关节炎及遗泄，病已七载。盖起于严重滑精，精血先伤，以致头晕力乏，形神萎瘦，胃纳不佳。脉细数，舌苔薄腻，口干。证属虚损，《经》所谓下损起于肾，若至皮聚毛落，或中土衰败则殆矣。先与建立中气，是属要着。

移山参、北沙参、甜冬术、怀山药、川石斛、白扁豆、广橘白、白茯苓、谷麦芽、地骨皮、北芡实、资生丸。

服药月余，胃纳渐佳，遗精未作，头晕亦减，精神见增。其间又感受外邪，腹泻、咳嗽、潮热、自汗，随之起伏。遂与培土为主，祛邪为佐，不数日，潮热净退，诸恙若失，旋即全日工作。后因疲劳过度，潮热自汗、关节疼痛、口干诸症复现。再进建中养阴、化瘀通络之药而获痊愈。(《当代名医临证精华 温病专辑》)

【阐释】

本案虽因遗精滑泄所致，病位在下焦肝肾。然患者纳差，形体萎瘦，中土虚衰，健运失司。若治疗一味补益肝肾，必致气机壅滞，反增邪气。严苍山先治以健运中州，使脾胃之气舒展，再施以补益祛邪，则可痊愈。

十七、程门雪

（一）生平及著作简介

程门雪（1902—1972），名振辉，号壶公，江西婺源人。少年时，先从安徽歙县名医汪莲石学医，后就读于上海中医专门学校，并拜江苏孟河名医丁甘仁为师。毕业后，留校任教，后任教务长，兼广益中医院医务主任，停办后设诊所于上海西门路（即今自忠路）宝安坊。1954年任上海第十一人民医院内科主任、上海市卫生局顾问。1956年上海中医学院开办任院长，兼任上海市中医学会主任委员、卫生部科学委员会委员。

程门雪提倡对各家学说，择其善者而从之，不拘泥于一家之见。著作有《金匮讲义》（后辑为《金匮篇解》)、《伤寒论歌诀》及《校注未刻本叶氏医案》《妇女经带胎产歌诀》《程门雪医案》等。

（二）主要学术思想

程门雪的学术思想主要体现在以下五个方面。

1. 学医须兼通伤寒与温病

程门雪一生最折服张仲景和叶天士二家，曾对《伤寒论》及《温热论》作多次批注。但是他从未将它们对立看待，对此他曾举例说："常州名医恽铁憔先生是伤寒派，他是不赞成学生看温热诸书的，但是晚年他赞成学生看看叶天士的《温热论》。宁波名医范文虎先生也是伤寒派，临床疗效颇高，但是他要求学生背诵《温热经纬》。"程门雪认为寒温二气不同：寒伤阳，所以伤寒刻刻顾其阳气；热伤阴，所以温病刻刻顾其阴液。伤寒热化迟而变化少，温病热化速而变化多。不可能肯定一病之来，是伤寒或是温病（因为临床上今日吃凉药、明日吃热药，今朝救阴、明朝救阳的例子也不少），而所用的药物，也是互相错综同用的。见热化迅速而阴伤的，必须从温病学说考虑养阴，热化迟或反见虚寒症状的，必须从伤寒学说考虑伤阳。需要灵活运用伤寒、温病二说，不拘一格，在临床实践上也确实是如此。所以从原则上来谈问题，应当分，分得越详细越好；从实践上来谈问题，不必分，而且越灵活越好。

2. 温病是伤寒的发展与补充

程门雪认为："伤寒本寒而标热，温病本热而标寒，病原不同，治当各异。伤寒是基础，温病在伤寒的基础上有较大的发展。"他又说："卫气营血辨证，是六经辨证的发展与补充。"他指出伤寒用石膏、黄芩、黄连泄热，温病也用石膏、黄芩、黄连清热，看似没有不同，但温病在伤寒的基础上发展了一个凉营清热的方法，如鲜生地黄、犀角、牡丹皮、鲜白茅根之类。伤寒用下，温病亦用下，不过有轻重早晚之分。在神昏谵语方面，温病与伤寒就大不相同了。伤寒谵语多用下，温病增补了清心开窍法，如紫雪丹、至宝丹、神犀丹一类方药，是非常可贵的。温病偏重救阴，处处顾其津液，伤寒偏重回阳，处处护其阳气。救阴分甘寒生津，重在肺胃；咸寒育阴，重在肝肾。而叶天士的救阴法用阿胶、生地黄、菖蒲、童便，也是从《伤寒论》脱胎而来的。其实，伤寒由腑入脏、由表及里，与温病由上及下并没有很多区别。叶天士主张两者可以合起来讲，可以用于一个患者身上，就像临床中不能把六经和营卫气血分得太死，不要太拘泥。

3. 察舌候脉经验丰富

程门雪强调"时病重苔，杂病重脉"，对各种久病沉疴，高年虚人诊脉，要注意浮、中、沉三候，尤其以沉候更为重要。他对李士材所谓"辨证之法，首重于脉，辨脉之法，以沉候为主"颇为欣赏，认为是"确切不移之谈"。至于外感时病，程门雪首重审证察舌。他曾主治一例春温重症，壮热十日不解，烦躁谵语，胸闷口干，苔黄腻，舌尖绛。程门雪认为证属温邪夹湿为患，三焦与阳明胃腑同病，病在气分。遂用栀子豉汤、甘露消毒丹加减，以清化湿热。之后根据患者唇焦齿垢，神昏谵语，舌质干绛；神志渐清，咳嗽气急，舌绛稍淡；身热退清，睡眠欠安，舌红已淡等不同情况，先后用清营开窍、清肺化痰、养阴安神等法治疗，终于把患者从壮热、神昏谵语的险境中抢救过来。

4. 立方之道，独具匠心

程门雪善于运用成方。一是复方多法：程门雪擅长采用"复方多法"的剂型治病，如以"异病同因""异因同病"和"复病多因"立论；以成方合用与既定的攻补兼施、温凉同进、标本先后、主次逆从的各种治法结合，寓多法于复方，取精用简，又相互照应，组成复方多法的复合剂型，以适用于疑难复杂的病情。如治头眩胀，辨证抓住热病以后、头眩而胀、小便黄赤三点，认定是心肾阴虚，肝阳上亢，湿热下注。治疗时融杞菊地黄丸、知柏地黄丸、三甲煎、大补阴丸、天麻钩藤饮、二至丸、百合知母汤、百合滑石散和栝楼牡蛎散九方为一方，随证精简，汇滋肾补肝、养心镇肝、清热利湿等数法于复方，相得益彰，效果益显。二是经时合用：对于经方、时方，程门雪主张兼收并蓄，扬长补短，结合临证，参变汇通。如治湿温，诊治时抓住胸闷而痛，如结胸状，苔腻，口苦，脉濡数而滑。断为湿热痞结不开，三焦气机滞塞，尤以上焦为重。若纯用温病时方三仁汤治之，病重药轻，非所适宜，故与伤寒经方小柴胡汤、泻心汤及小陷胸汤合法，苦辛合化，轻剂奏效。三是寒热同进：旨在相反相成，以提高疗效，或减少不良反应。除上述伤寒方与温病方合法外，还有以下方法：①寒热并列使用：适用于寒热错杂证。②寒热反佐：作为引药或防药格拒，常于温热方中反佐泻心法或左金丸，大都用以治疗脾胃病。③苦辛合化：以辛温（热）与苦寒合法，开宣合通、建运中州、斡旋气机。

5. 轻可去实，青胜于蓝

轻可去实，是程门雪治病特点之一。其运用主要有以下几个方面。

（1）**外感表实**　外感六淫，邪在肌表者，皆可用轻扬疏散的药物祛除外邪。这类实证常有轻宣温散、清宣凉散、轻宣润燥、轻宣湿邪、轻清疏解、轻清透邪和清宣肺气等治法。如治春温或湿温，常于三仁汤或甘露消毒丹中加入淡豆豉、桑叶、薄荷、金银花、荷叶或藿香、佩兰、大豆黄卷、蔷薇花露、香稻叶露、枇杷叶露等轻宣芳开之品以轻清疏解，或透风于热外，或开湿于热上。

（2）**心肺病变**　治疗心肺病变，每用轻灵平稳之品，或用分量较小的轻剂。如程门雪治痰饮咳喘，所用小青龙汤中的细辛、干姜、五味子的常用剂量只有 3～5 分，麻黄、桂枝的常用剂量亦限于 5～8 分，意取量小质轻，轻扬直达病所；治春温邪在肺卫气分者，常用淡豆豉、金银花、连翘、山栀子等轻宣清透；治湿温上焦气窒者，常用白蔻壳、橘皮、厚朴花、佛手花、郁金等轻宣芳开。

（3）虚中夹实　程门雪常灵活运用轻攻邪气及轻补正气之法，获得正复邪去之效。如治湿温邪恋阴伤，虚热起伏，小便黄短，苔腻舌尖红，脉濡而滑数。用药养阴燥湿两碍，程门雪以三仁汤合玉泉散化裁。选用沙参、石斛等轻补肺胃之阴；金银花、白蔻壳、野蔷薇露、白薇、青蒿等轻清芳开余邪。化湿不用厚朴之燥，养阴不用地黄、玄参之腻。

（三）医案医话

【原文】

姚某，男，成年。初诊：1955 年 2 月 16 日。

病起五日，寒热高亢得汗不解，头痛，胸闷泛恶，腹鸣泄泻，苔腻口苦，脉浮濡滑数。春温之邪夹湿滞互阻，肠胃运化失常，证势鸱张，毋忽。

处方：清水豆卷四钱，黑山栀二钱，银柴胡一钱，薄荷叶八分（后下），辰赤苓三钱，块滑石四钱，福泽泻二钱，金银花炭四钱，煨葛根一钱半，制半夏一钱半，姜川连三分，酒炒黄芩一钱半，甘露消毒丹五钱（包煎）。一剂。

二诊：热势较低，泄泻已差，腹痛未尽，胸闷泛恶见减，夜不安寐，苔腻口苦，脉濡滑数。春温夹湿滞互阻，肠胃三焦不和。再投葛根芩连加减，原方出入为继。

处方：煨葛根一钱半，水炒川雅连四分，酒炒黄芩一钱半，清水豆卷四钱，黑山栀二钱，银柴胡一钱，辰赤苓三钱，薄橘红一钱半，块滑石四钱，福泽泻二钱，金银花炭四钱，焦六曲三钱，甘露消毒丹五钱（包煎）。一剂。

三诊：泄泻止，寒热退，胸闷泛恶亦轻，夜寐较好，苔薄，脉濡小数，再以原方出入，以尽余波之意。

处方：清水豆卷四钱，黑山栀钱半，银柴胡一钱，霜桑叶三钱，辰赤苓三钱，块滑石四钱，福泽泻二钱，炒金银花四钱，象贝母三钱，薄橘红一钱半，生薏仁四钱，梗通草一钱，甘露消毒丹五钱（包煎）。一剂。

四诊：寒热虽退，头眩仍甚，胸闷噫嗳，神疲肢倦，苔薄脉濡，再以平剂为治。

处方：冬桑叶三钱，炒杭菊二钱，白蒺藜三钱，煅石决四钱（先煎），辰茯神三钱，远志一钱，块滑石四钱，福泽泻一钱半，薄橘红一钱半，生薏仁四钱，梗通草八分，酒炒陈木瓜一钱半，桑寄生三钱，荷叶边一圈。二剂。

五诊：寒热退后，神萎气怯，头眩仍甚，胸闷纳呆，口淡而干，便通而燥，溲赤渐清，再以化湿和中法治之。

处方：川朴花一钱半，白杏仁三钱，白蔻壳八分，生薏仁四钱，辰赤苓三钱，块滑石四钱，竹沥半夏一钱半，陈广皮一钱半，佛手花八分，冬桑叶三钱，炒杭菊二钱，陈大麦四钱，干芦根八钱，荷叶边一圈。三剂。（《名老中医之路》）

【阐释】

本例乃春温夹湿滞之证。其病机为春温湿滞互阻，肠胃三焦不和。故用栀子豉汤、小柴胡汤加减疏解表邪以治发热胸闷；用葛根黄芩黄连汤加减清阳明经腑以治其泛恶；稍佐桑菊饮加减以辛凉解表，宣发头面风热以治头痛；三仁汤加减淡渗清利湿热，兼实大便。处方严谨，配合妥帖，主次分明，故一剂而热势减，泄泻瘥，二剂而泄泻止，身热清，三日内即能遏止其高热鸱张之势，取得良好效果。本例脉症，脉浮数属表热，滑为里有痰湿，之后见脉濡则为邪退正虚；苔腻为有湿滞，口苦属热。一般外感证如不兼有里邪，可以发汗解表，汗出而热退。今初诊时，身热高亢，得汗不解，就是因为肠胃三焦湿滞互阻之故。程门雪用柴胡、大豆黄卷、葛根以疏解表邪，黄芩、黄连、山栀子苦寒清里，乃表里同治，不使内外合邪。此乃程氏独特之见、常用之法。第五诊时，用三仁汤合桑菊饮加减。此时大邪已去，汗泻之后，自然疲乏，对余邪只需用轻扬之品，对里湿亦只用芳香轻宣，以尽余波，无须再用重药，以免耗伤体力。

综观本案，程门雪既选用栀子豉汤、小柴胡汤、葛根黄芩黄连汤、泻心汤等伤寒诸方，又配合甘露消毒丹、三仁汤、桑菊饮等温热诸方，能在短短二三日内，获得热退泻止的疗效，实为将伤寒、温病学说融为一体，灵活运用于临床之典范。

【原文】

金某，女，成年。初诊：1940 年 10 月 17 日。

寒热数日，咳嗽痰多，口腻时甜，舌苔腻厚。此湿热之邪交阻也。治拟和解枢机、宣肺化痰而利湿热。

处方：清水豆卷四钱，薄荷叶八分（后下），嫩前胡一钱半，银柴胡一钱，黑山栀皮一钱半，制川朴八分，赤茯苓三钱，白蔻壳八分，白杏仁三钱，生薏苡仁四钱，块滑石四钱（包煎），省头草一钱半，甘露消毒丹四钱（包煎）。1 剂。

二诊：寒热较轻未退，咳嗽有痰，口腻时甜。和解枢机、宣肺化痰，尚觉合度。再以前法。

处方：清水豆卷四钱，前、柴胡各一钱，制半夏二钱，酒炒黄芩一钱半，赤茯苓三钱，川朴花一钱半，白杏仁三钱，白蔻壳八分，生薏苡仁四钱，块滑石四钱（包煎），省头草一钱半，青蒿梗二钱，甘露消毒丹四钱（包煎）。1 剂。

三诊：寒热已退，咳嗽亦瘥。尚有口甜，为湿热交阻之故。再以泄化湿热，木来泻土。

处方：炙乌梅五分，土炒川连三分，省头草三钱，青蒿梗三钱，银柴胡一钱，竹沥半夏二钱，酒炒黄芩一钱半，块滑石四钱（包煎），白杏仁三钱，白蔻壳八分，生薏苡仁四钱，干芦根四钱，鲜竹叶一钱。1 剂。

四诊：寒热已退，口甜大减。

处方：改方去银柴胡，余药续服 3 剂。（《程门雪医案》）

【阐释】

此例湿热交阻，蕴结不化，故见口甜。程门雪先用小柴胡汤、三仁汤、甘露消毒丹等宣化三焦、开湿清热之法，仍不见效，继则用"木来泻土"是以酸药助强"肝用"（借以"克土"）以制脾湿之法。但不是单用乌梅一药所能胜任的，仍须与辛温化湿、苦寒泄热、淡渗利湿等一般治湿之法配合同用。如《简易方》四兽饮，乌梅与茯苓、白术、橘皮、半夏、草果等同用；《太平惠民和剂局方》常山饮，乌梅与槟榔、知母、贝母、常山等同用。今乌梅与川连配合，酸苦涌泄，可以加强泄热的作用。

十八、郭可明

（一）生平及著作简介

郭可明（1902—1968），字大德，河北省正定县东仰陵村人。我国著名中医学家、温病学家，因治疗流行性乙型脑炎（简称乙脑）疗效卓著而全国闻名。郭可明出身中医世家，为郭氏中医世家第三代传人，14 岁入碧云堂药铺从父学医，继承祖业。20 岁在家乡应诊，30 岁时于石门（今石家庄市）开设"碧云堂药房"。1953 年组办石家庄市联合中医院，任医务主任，继而在市人民医院工作，1954 年调至市传染病医院（今石家庄市第五医院）。郭可明见长于中医内、外、妇、儿各科，尤其对温病的研究，独有发挥。1954 年石家庄地区爆发乙脑大流行，郭可明运用中医温病学理论，创新性地提出"清热、解毒、养阴"三大治疗原则，拟定"以白虎汤和清瘟败毒饮为主方，重用石膏"的治疗方案，成为国内治疗乙脑最有效的方法并推广至全国。1957 年，出版著作《中医治疗流行性乙型脑炎纪实》，发表《流行性乙型脑炎的治疗及体会》《郭可明医案》等乙脑论治论文 10 多篇。2017 年，郭可明后人整理出版的《温病大家郭可明治疗乙脑实录》一书，集中反映了郭可明治疗乙脑的学术思想和临床用药经验。

（二）主要学术思想

郭可明的学术思想主要体现在以下四个方面。

1. 确定乙脑的病因病机

郭可明根据该病的发病季节、传播途径、发病特点和临床表现，将乙脑归属于中医温病学"暑温"范畴，又因其具有强烈的传染性，属于中医瘟疫病范畴，从而认为乙脑是暑温中具有强烈传染性的一类病证，为"暑瘟"。为夏季外感暑热疫毒之邪所致病，根本原因是毒热，夹湿者很少，临床症状表现符合叶天士卫气营血辨证的四个层次，主张按卫、气、营、血四个证候分类。由于受邪的浅深和个体抗病能力的差异，因而临床反映的病情有轻重及险恶之别。同时注意到暑瘟（乙脑）的发病，尤其是重型病例，来势急剧，卫、气、营、血各阶段之间的传变界限有时很难分辨，须灵活辨证。病变过程中，"热""痰""风"三者成为相互联系、互为因果的病理转归要素，少数重症病例后期易留下后遗症。

2. 创新性地提出乙脑"清热、解毒、养阴"三法

郭可明认为"毒"和"热"是暑瘟（乙脑）病证产生的根本原因，因而创造性地提出"清热、解毒、养阴"三法是治疗乙脑的基本原则。暑瘟（乙脑）患者呈现发热、口渴、头痛、烦躁、抽风、吐泻等热性病征象，必须以清热法治疗，投以寒凉清热药物是其主要的治疗原则。清热法的使用并不局限于体温升高的阶段，只要辨证患者有里实热证的表现就应运用清热药物，并且清热之法应始终贯穿于乙脑治疗整个过程之中。乙脑病机为毒热炽盛，重型患者其毒更甚。因此，大量不间断地使用解毒药非常重要。郭可明非常重视解毒法的应用，常与清热药同用，使之成为治疗乙脑的主要方法，贯穿始终。乙脑发病迅速，进展极快，病情危急，郭可明注重截断扭转，强调要早用、重用清热解毒之品，截病于初。温病最善伤阴，乙脑更是如此，郭可明非常重视养阴，认为乙脑初期，清热则病除而阴不伤，正是泻阳之有余即所以补阴之不足。乙脑中期，阴液已受损，在清热解毒药中加用养阴之品是有必要的。乙脑后期，养阴之品的使用则显得尤为必要。并指出养阴法必须与清热、解毒二法同用才能取得完胜。总之，郭可明参悟乙脑病机，将"清热、解毒、养阴"三法有机结合，并在临床上根据病情变化灵活加入辛凉透邪、芳香开窍、芳香化浊、甘淡渗湿、镇肝息风等作用的药品，体现了中医辨证论治思想。

郭可明根据古人经验和理论，结合乙脑具体情况，拟定"以白虎汤和清瘟败毒饮为主方，重用石膏"的治疗方案。所用白虎汤是以天花粉易知母，山药易粳米，从而清热养阴，且不滞腻。还常用白虎加人参汤，以野台参易人参，治疗体虚热实之证。重视生石膏的应用，讲究重用、轧粉、先煎、多煎、徐服，并注重与他药配合使用，创制了石膏银翘汤、白虎银翘汤、清解养阴熄风汤等经验方，对于极重型病证主张用大剂清瘟败毒饮加大清热解毒力量。郭可明用药特别注意选用生品鲜品，如生品药物多用生山药、生甘草、生杭芍、生栀子、生白术、生地黄、生薏苡仁、生麦芽、生鸡内金、生石决明、生代赭石、生乳香、生没药、生玳瑁、血琥珀等，不用炒炙、香燥之品，以防伤阴津；鲜嫩之品如鲜石斛、鲜生地黄、鲜荷梗、鲜忍冬藤、嫩茵陈、青连翘、青竹茹等，以免药物损伤阴津。

3. 重视开门驱寇，透邪通络

郭可明在治疗乙脑时，善于运用中医独特的"开门逐寇，透邪外出"的治疗思想。乙脑的主因是毒热壅滞体内，因而，郭可明在治疗乙脑时以清热解毒为主要法则，经常加用辛凉透邪、通络止痉的药物，辛凉透邪多选用金银花、青连翘、绵茵陈、苏薄荷、生栀子、蝉蜕、僵蚕等。邪深病重者多用犀角、羚羊角透邪开窍。通络止痉选用僵蚕、蜈蚣、地龙、全蝎、鲜忍冬藤等，往往取得良好的疗效。其中，治疗乙脑轻型的石膏银翘汤和治疗乙脑普通型的白虎银翘汤中均用金银花、青连翘、苏薄荷透邪清热；治疗重症型的清解养阴熄风汤中用金银花、青连翘辛凉透邪，用蜈蚣、全蝎通络透邪；即使治疗极重型的大剂清瘟败毒饮、白虎加人参汤加味中亦用金银花透邪清热，用犀角、羚羊角、蜈蚣、全蝎开窍透邪、通络透邪，用石菖蒲、天竺黄开窍化痰。开门逐寇，透邪清热，通络透邪，开窍透邪，步步透邪，自始至终注重透邪是他治疗乙脑的一个非常突出的特点，也是其治疗思想的体现，体现出中医临床思维的特点与优势。

4. 重视顾护后天之本

郭可明治疗疾病非常重视调理和顾护脾胃，用药既避苦寒以免伤胃，又避滋腻以免碍脾。温热病，尤其是暑瘟（乙脑）的治疗中，多重用清热解毒之品，但辛寒、苦寒药物均易损伤脾胃之气，因此，郭可明特别重视顾护脾胃，并贯穿始终，以防脾胃之气受损，认为一旦脾胃受损，中气不足，则气血津液化源不济，病更难愈。故在临床应用白虎汤和人参白虎汤时，常以味甘而不伤胃，能补虚安中的天花粉代替苦寒性降的知母；以补养脾肺肾、滋阴养液之力更强的山药代替粳米。方中常用生甘草与热药同用缓其热，与寒药同用缓其寒，使补药不至于聚，泻药不至于速，用于白虎汤中寓有甘寒化热、生津益胃之意，并取其性缓，使药力不致速下。在乙脑中后期，出现脾胃之气不振而纳少神疲之时，郭可明多加用生谷芽、生麦芽、生鸡内金等醒脾健胃之药，以恢复脾胃纳化功能，以助疾病向愈。

（三）医案医话

【原文】

刘某，男，10岁，学生。1954年8月30日入院。患者于8月28日感觉周身不适，头痛高热。刻下症：发热头痛，口渴微呕，表情淡漠，倦怠，嗜睡，二便正常。体温37.5℃，发育营养较差，脉象中取微而数，一息六至，舌有薄白，面色赤。西医诊断：流行性乙型脑炎。

处方：①生石膏一两六钱，肥知母六钱，野台参四钱，炙粉草四钱，茵陈三钱，粳米五钱，广犀角二钱。以水600mL先煮广犀角、生石膏15分钟，再纳诸味，更煮至250mL，分三次服，隔一小时一次。②安宫牛黄散六分。分两次服，每隔三小时一次，白水送下。③针穴：百会三分，上星三分，印堂二分，攒竹二分，丝竹空二分，合谷五分，足三里八分，中脘八分，下脘八分。

8月31日二诊。症见意识清醒，发热、头痛、发呕均愈。体温36.5℃，脉象中取微弱，一息五至，舌苔白薄。

处方：连翘三钱，银花五钱，野台参一两，茵陈蒿一钱，生山药五钱，炙粉草三钱。煮服法：以水600mL，煮之250mL，三次分服，一小时一次。

9 月 1 日三诊。症见：前症状均佳，唯意识方面，仍有时有不了了情形。体温：37℃，脉象微而无力，一息五至，舌有微薄苔。

处方：①安宫牛黄散六分。服法：二次分服，每三小时一次，白水送下。②针穴：风池一寸，百会三寸，足三里一寸。

于 9 月 4 日痊愈出院。

【阐释】

本案为郭可明治疗乙脑轻症。首剂以白虎加人参汤加味，用大剂石膏清解气分之热，佐犀角凉血清热、截断扭转，合安宫牛黄丸及针灸醒脑开窍。二诊加入金银花、连翘、青蒿，辛凉透邪。展现了其开门逐寇，步步透邪的乙脑诊治思路。同时每次处方均有益气健脾药物或穴位，足以体现顾护胃气在本病治疗中的重要性。

【原文】

魏某，女，14 岁。1954 年 8 月 23 日入院。8 月 17 日出现头痛，发热呕吐，颈强，食物不进，大便秘结，昏睡谵语。8 月 20 日开始发高热，头痛，恶心，四肢及背部疼痛，牙关紧闭，嗜睡，转至昏迷、抽搐。刻下症：发热，呕吐，项强，神志不清，昏睡，谵言妄语。体温 40.2℃，体格消瘦，呈昏迷状态，重病容，呼吸不畅，鼻翼扇动，颈部强直，肺部有湿性啰音，腹壁反射及腱反射存在，巴宾斯基征（－）。西医诊断：流行性乙型脑炎。

处方：①广犀角三钱，银花一两，连翘一两，全蝎二钱，大蜈蚣三条，天竺黄五钱，青竹茹四钱，菖蒲三钱，当归身三钱，柴胡片四钱，青皮四钱，条芩三钱，粉草三钱，广木香二钱，化橘红三钱。以水 800mL，先煮广犀角 15 分钟，再纳诸药更煮至 300mL，分两次服，一小时服一次。②安宫牛黄散六分。服法：分二次服，三小时一次，白开水送下。③针穴：十宣穴刺微出血，上脘五分，中脘一寸，下脘八分，足三里一寸二分，人中二分，承浆二分（直刺慢捻泻法）。

后每日调整处方，均于上方基础上略作化裁。8 月 30 日，患者精神已好转，饮食尚不多，神志已很清楚。体温 36.8℃，脉象沉而无力，舌苔黄厚，大便五天未解。

处方：①广犀角四钱，南银花五钱，天竺黄五钱，粉丹皮二钱五分，地龙四钱，当归身五钱，生杭芍三钱，丹参五钱，粉草二钱。以水 800mL 先煮广犀角 15 分钟，再纳诸药更煮至400mL，分三次服，一小时一次。②安宫牛黄散六分，分二次服，三小时一次，白水送下。③蜜导煎一条。用法：纳入肛门内。④针穴：足三里一寸二分，手三里一寸，中脘一寸，下脘八分，膏肓三分，膈俞三分，至阳三分（慢捻泻法）。

9 月 2 日。发热已退，食欲不振。体温 37.5℃，脉象细缓，一息五至，舌中作块状白。

处方：南银花四钱，广犀角钱五分，元参三钱，天花粉三钱，大寸冬五钱，粉草三钱。以水500mL，先煮广犀角 15 分钟，再纳诸药，更煮至 250mL，分三次服，一小时服一次。

9 月 5 日。精神很好，饮食增加。体温 37.3℃，脉象细而无力，一息五至，舌有白厚苔。

处方：南银花一两五钱，生山药五钱，粉甘草二钱，天花粉四钱，元参三钱，茵陈二钱五分，以水 700mL 煮至 300mL，分三次服，一小时服一次。

于 9 月 8 日诸症缓解出院。

【阐释】

本案为郭可明治疗的乙脑极重型，用犀角、蜈蚣、全蝎、地龙等通络透邪、醒脑开窍；用石菖蒲、天竺黄、竹茹等开窍化痰；处方中仍用金银花、连翘等辛凉透邪之品，足以体现其对透邪的重视。

十九、宋鹭冰

（一）生平及著作简介

宋鹭冰（1905—1985），字瑾瑜，四川省三台县潼川镇人，我国知名温病专家，成都中医药大学温病学科创始人之一。宋氏一生致力于中医理论研究，尤其对温病学说颇有见解，并运用于临床。曾参与《温病学》教材第一、二版的编写，致力于钩端螺旋体病中医治疗的研究，取得开创性成就，著有《钩端螺旋体病的理论和方法》《钩端螺旋体病的中医辨证与治疗》《中医治疗瘟疫（钩体病）的临床总结》等论文。由其门人弟子等撰写的《宋鹭冰 60 年温病论述及疑难杂症治验录》《川派中医药名家系列丛书·宋鹭冰》，集中反映了宋氏在温病学说和临证治疗上独到的学术见解及宝贵经验。

（二）主要学术思想

宋鹭冰的学术思想主要体现在以下三个方面。

1. 系统梳理温病学，提出独特见解

在温病的临床分类上，宋鹭冰依据并综合叶天士、吴鞠通、娄杰等论述，将繁杂众多的温热病证，归纳划分为温热类温病和湿热类温病两大类，并对其病因病机、证候传变、治疗原则等，分别作了区别论述。这种执简驭繁的临床分类，不仅进一步发展了前人的论述，而且便于学者学习温病和临床使用温病理论治疗疾病。关于温病新感与伏气的问题，宋鹭冰参合历代医家的论述，从伏气的原因、性质、潜伏的部位三个方面论证了伏气存在的合理性，讨论了新感与温病在证候治法方面的异同，认为抓住脉证治法来认识新感与伏气的精神实质，温病的新感与伏气都是以证候为辨识的依据，而通过脉证可以收集客观的证候。

2. 提出中医治疗钩端螺旋体病的理论和方法

宋鹭冰将钩端螺旋体病划分为偏热和偏湿两个证候类型，提出扶正祛邪、清气化湿的治疗原则，拟定了加减甘露消毒丹的治疗主方及针对偏热、偏湿证型的具体化裁运用方法。宋鹭冰提出清气化湿、清肺保津、清热化瘀三大治疗方法，拟制了清肺止血汤和加味花乳石散两个治方。

3. 治湿注重恢复三焦脏腑气化

宋鹭冰临床治湿过程中尤其注重恢复三焦脏腑气化，湿阻于上，注重开宣肺气；湿郁于中，注重升降运化；湿阻于下，注重通阳除湿。宋氏认为在外感湿病的早期，无论从表伤，还是从口鼻而入，因其湿性黏滞，均可郁遏肺气，导致肺气不得宣化。临床治疗不可忽视宣通肺气，常用三仁汤，"轻开上焦肺气"，临床随证加减。口鼻而入的外湿，与水谷内蕴的里湿常相胶结而困阻脾胃之气，导致脾气不升，胃气不降，脾胃之气升降失常，继而影响少阳三焦，出现多种兼证。宋鹭冰认为湿热阻滞于中，气运不宣是关键病机，因而临床辨证时，常以患者体质特点分辨湿热的脾胃归属，注重分析脾与胃的气机升降状态，继而关注少阳、厥阴的化热程度，再者分辨邪气兼夹，根据夹气郁、痰、食等的不同灵活治疗。湿浊从口鼻入，上中不治，则顺流而下，郁阻于下，影响膀胱的气化功能，导致小便不利，或淋涩灼痛，或便后头晕如厥等。宋鹭冰治疗此类证候，常紧扣膀胱与肾为表里的生理关系，在通利膀胱的基础上，注重协调肾的阴阳。常根据肾阴虚、肾阳虚的不同，或在利尿通淋凉血的基础上，酌用甘咸寒之品；或在重用肾气丸、安神汤等补助肾阳的基础上，加利尿之品。此外，还注重宣通上焦肺气，稍佐利水之剂来恢复膀胱气化。

（三）医案医话

【原文】

王某，男，59岁。1981年10月14日初诊。

5日前感冒起病，恶寒发热，自服感冒中成药无效并加剧。4日来持续发热40℃左右，入院经西医处理，吃药、打针、输液，服中药2剂（小柴胡汤加羌活、防风、白芷，三仁汤加石膏、知母等）发汗后，恶寒解，但高热不退。检验血象及透视心肺无异常，亦无其他病史。现症为高热（午后尤重）无汗，气短喘促，胸脘痞闷，不思饮食，大便四五日未解，小便短赤，舌红，苔厚腻，脉滑数。

……

处方：金银花18g，连翘12g，板蓝根12g，杏仁10g，黄芩18g，射干10g，石菖蒲10g，郁金12g，茵陈18g，滑石18g，藿香10g，通草g，芦根60g。嘱其立即煎服，每3小时服一次，每服150mL，昼夜分服。

10月16日二诊。上方连夜煎服，药后通身出涎汗，夜半体温降至38.5℃，凌晨退至37.5℃，小便通利。二剂服完，体温降至正常，小便转清，腻苔消退，饮食知味，脉象转缓，唯胸脘满闷未解。

处方：杏仁10g，法半夏10g，薏苡仁18g，白豆蔻10g，陈皮6g，藿香10g，茵陈10g，石斛10g，滑石10g，通草10g，白扁豆10g，芦根30g。

服3剂后，胸闷消除，未再发热，余症悉解而出院。（《川派中医药名家系列丛书·宋鹭冰》）

【阐释】

本案为宋鹭冰治疗湿温案。首诊时患者高热，小便短赤，舌红苔黄腻，脉滑数，提示湿热交蒸，蕴而化毒，充斥气分，治疗当以清热解毒、利湿化浊，故方用甘露消毒丹加减。二诊高热退，其余热象均缓解，仅有脘痞胸闷一症，提示气分热解，尚有余湿邪未除，故拟三仁汤化裁清除余邪。本案体现湿温治疗，需针对湿、热的偏重予以具体化裁用药，否则"徒清热则湿不退，徒祛湿则热愈炽"。

【原文】

王某，女，52岁，家庭妇女。1981年8月22日初诊。

口腔糜烂，两颊黏膜及舌边溃疡，口气酸臭，小便短赤，烦热口苦，服西药月余不效，仍口中灼热，腹胀，连续投知柏地黄丸、甘露消毒饮加味十余剂，无好转。脘腹痞满渐增，不欲饮食，便如黄酱，滞而不爽，便后坠胀等。经前医介绍，遂来求治。患者体胖面红，平时少患疾病，入夏因外感发热咽痛，继而又伤生冷，治疗好转后即口臭、口舌生疮一直不愈。现更气促胸闷，脘腹作胀，小便黄少，大便日三四行，每次仅下溏垢少许，频频坠胀作痛，嗳气泛酸，口干苦，时觉五心烦热，舌质红，苔厚腻灰黄，脉濡数。

处方：黄芩10g，苍术6g，黄连4.5g，炒枳实10g，瓜蒌10g，木香8g，槟榔10g，酒大黄4.5g，泽泻10g，砂仁6g，薤白10g，甘草1.5g。2剂。

8月27日二诊。便下溏垢甚多，脘腹胀满有减。仍滞涩后重，口蒸气臭，溺赤。

处方：黄芩10g，生白术10g，苍术10g，紫油朴10g，黄连6g，生大黄6g，枳壳10g，槟榔10g，法半夏10g，大腹皮10g，猪苓10g，泽泻10g，木香6g，干姜1.5g。3剂。

8月31日三诊。口糜好转，连日来，每日下溏酱大便二次，饮食知味，口能咀嚼，厚苔转薄。但口仍酸臭，嗳气，矢气不爽。

处方：炒枳实 10g，黄连 6g，黄芩 10g，瓜蒌仁 12g，槟榔 10g，厚朴 10g，大黄 6g，木香 6g，焦山栀 10g，薤白 10g，泽泻 10g，佛手 10g，甘草 3g。4 剂。

9 月 14 日四诊。口糜秽臭明显好转。饮食增加，大便日一次，仍不成形，胸脘已不觉胀痞，唯脐腹部硬满，口苦，小便不利。

处方：黄连 6g，黄芩 10g，酒大黄 10g，槟榔片 10g，枳实 10g，木香 6g，焦山楂 10g，枳壳 10g，苍术 10g，泽泻 10g，瓜蒌仁 12g，厚朴 6g。3 剂。

9 月 21 日五诊。大便由溏垢转艰涩，肛门灼热，后重作胀不减，小腹硬，小便不利，脚心发热。

处方：寒水石 15g，蚕沙 18g，猪苓 10g，茯苓 18g，皂角仁 10g，炒枳壳 10g，薤白 10g，瓜蒌仁 18g，滑石 12g，砂仁 4.5g。3 剂。

大便趋于正常，口糜口臭全消，小便通畅，余症均解。

【阐释】

本案患者大便溏垢不爽、口中臭秽、口舌生疮等，均由湿热壅滞肠腑所致。治疗应导滞通下、清热化湿，拟枳实导滞汤化裁。若用苦寒攻下，或养阴清热等，反助长邪气壅滞，加重病情。

【原文】

张某，女，30 岁，成都地质学院职工。1981 年 4 月 24 日初诊。

自诉患肾盂肾炎 10 年，时发作。现腰痛，右侧为甚，小便黄赤，时呈洗肉水色，淋涩刺痛，尿道口灼热，少腹拘急作痛，面目浮肿，头昏眩，午后阵发烘热，倦怠无力，手心发烫。查小便：红细胞（++），蛋白（++）。舌红少津，脉细数。辨为阴虚湿热之血淋证，拟清热利湿、育阴通淋，佐以凉血止血为治，予知柏地黄丸加味。

生地黄 12g，怀山药 12g，酸枣仁 10g，茯苓 10g，牡丹皮 6g，泽泻 10g，知母 6g，黄柏 6g，茅根 18g，小蓟 30g，炒蒲黄 10g。

5 月 8 日二诊。腰痛除，少腹拘急、尿频急、灼热均消失，小便渐清，面目浮肿有减，仍头昏，腰膝酸软，手心尚热。原方去知母、黄柏，加菊花、钩藤各 10g，旱莲草 18g，续服 6 剂。

6 月 8 日三诊。药后诸恙悉除，月来精神、饮食大为增进，小便化验已正常。为巩固疗效，再拟滋益肝肾、育阴利湿善后。

生地黄 18g，酸枣仁 10g，怀山药 18g，牡丹皮 6g，旱莲草 18g，阿胶 10g，茯苓 10g，猪苓 6g，泽泻 10g，小蓟根 30g。10 剂。

另，六味地黄丸 2 瓶，早晚服用。

患者遵嘱服完上方，病愈，随访未复发。

【阐释】

本案为阴虚湿热之证，患者尿急尿痛、午后烘热、倦怠无力、手心发烫等均为典型肾阴虚证。肾阴不足，相火偏旺，故尿急尿痛。虚火妄动，上炎于心，故口腔黏膜溃烂。治疗应滋阴降火、利湿通淋。本案与上案中湿热蕴结化火需相鉴别。

二十、姜春华

（一）生平及著作简介

姜春华（1908—1992），字秋实，汉族，江苏南通县（今南通市）人，全国著名中医学家，中医藏象、治则、中医现代化和中西医结合的奠基人。

姜春华自幼从父青云公习医，18 岁到沪悬壶，复从陆渊雷游，30 年代即蜚声医林，曾执教于上海中医专科学校、上海复兴中医专科学校、新中国医学院等。1954 年进入上海第一医学院任中医教研室主任、藏象研究室主任，相继兼任内科学院（现称华山医院）、中山医院中医科主任。姜春华在长期的临床医疗实践中，提出截断扭转独创性的临床治疗观点，在中医临床治疗学上树立了新的里程碑。在认识疾病上主张"辨病与辨证结合"，提倡既要为病寻药，又要重视辨证论治的独特创见。发表论文 200 多篇，著有《中医基础学》《中医诊断学》《中医病理学》《中医治疗法则概论》《伤寒论识义》《姜春华论医集》《历代中医学家评说》等 10 余部著作，其中《肾的研究》一书，在日本曾被二度翻译，流传国外。《活血化瘀研究》一书，被日本学者认为"为西医学开辟了新的视野"。

（二）主要学术思想

姜春华的学术思想主要体现在以下三个方面。

1. 提出截断扭转说

早在 20 世纪 70 年代末期，姜春华受西医治疗思想的启发，在深入研究叶天士卫气营血辨证思想的基础上，在《新医药学杂志》发表了"叶天士的温病、杂病的理论与治疗"一文，大胆地阐明了防治温病要截断的新理论。截断理论的核心，就是采取果断措施和特殊方药，直捣病巢，祛除病邪，快速控制病情，截断疾病的发展蔓延，以求提高疗效，缩短病程。这一核心思想，是在继承中医学传统理论基础上的发展、突破和创新。"急症快速截断"从而成为姜春华在学术上提出的独特的创新观点之一。姜春华根据急症所具有的发展快、变化速、来势凶、病势重、威胁大等临床特点，提出治急病贵在早期截断，强调截病于初，大胆使用截断方药，救急截变，采用"迎而击之"之法，一方面可以控制病邪蔓延深入，另一方面可以避免正气的过度损耗。若因循失治，则病邪步步深入，进逼五脏而致病情恶化。姜春华主张"先证而治"，快速截断，将截断与辨病、辨证相结合，根据病证的复杂性而采取多层次、多向性的分层扭转。姜春华治疗重证温病有三大原则：一是重用清热解毒，使病程阻断或缩短；二是早用苦寒攻下，迅速排泄邪热瘟毒，勿使传变；三是及时凉血化瘀，不使瘟毒热结血分。其截断思想也常用于内科杂病上，凡呃逆、呕吐、哮喘、咳嗽剧发不已，患者痛苦异常时，姜春华常在中医辨证施治的基础上加用平呃、止呕、定喘、截咳等药，降戢平逆应急顿挫，常能使症状迅速缓解，并主张探寻具有截断功能的特效方药，认为单方草药有时能起沉疴顽疾，还能应急救变。

2. 提倡辨病与辨证相结合

姜春华较早地提出"辨病与辨证相结合"的理论，主张"既要为病寻药，又要重视辨证论治""辨证论治与辨病施治相统一"。西医倾向于寻找有效方剂与药物，希望能找到治疗某一种疾病的有效方药，因此努力于"为病寻药"。中医则强调辨证论治，用辨证的方法用药而不喜欢一病一方。姜春华认为"两者不能偏废"。姜春华认为"中医古籍早有独立病名，不过，这些病名由于时代限制，认识与现代有一定距离，今天值得再补充认识，在辨证（病）提高的同时，施治也得到进一步提高"。姜春华认为整体观与动态观是辨病辨证的源泉，不论辨病与辨证，认识疾病与治疗疾病，都必须建立在整体观与动态观的基础上。正确理解与处理辨证论治中的学派之争，必须服从临床辨证，采取各家之长。脏腑辨证与以方统病，应该"合之则兼美"。既要为病寻药，又要重视辨证论治。中医辨证与西医辨病应很好的结合，对于辨证分型，姜春华主张既不能坚持一方而不变，又不能时刻变化，要根据具体情况在不变之中求得变化，在变化之中求得相对稳定。在临床治疗时，将辨证论治思想具体体现在"异病同治"和"同病异治"上。"脏腑辨证"为医生从临床总结而来的证治分类，可以纠正人体脏腑功能，增强人体体质，抗病和修复能力，有些还可以对病的本质起针对作用。"以方统病"针对疾病的病机或病证，可以对一病或多病起作用。

3. 临床疑难重症善用活血化瘀法

姜春华是近代活血化瘀研究领域的创始人、奠基人之一。姜春华拟定了活血化瘀十八法，即活血清热法、活血解毒法、活血益气法、活血补血法、活血养阴法、活血助阳法、活血理气法、活血攻下法、活血凉血法、活血止血法、活血开窍法、活血利水法、活血化痰法、活血通络法、活血祛风法、活血软坚法、活血攻坚法、活血祛寒法，这些配伍法完整地反映了活血化瘀的辨证运用。

姜春华对肝纤维化、慢性肝炎、早期肝硬化、晚期肝硬化等疾病的治疗主张以活血化瘀为主。他认为，利气、柔肝只治其标，不治其本，活血化瘀才是治本之道。对有肝痛者，不论刺痛、胀痛、隐痛、牵痛皆宜活血理气法。选用当归、桃仁、丹参、地鳖虫、生大黄、五灵脂、九香虫、川楝子、香附等。姜氏解决肝痛常取三步走：即一步活血化瘀；二步加九香虫；三步再加五灵脂、制乳香，使"气与血互相同治"。如当肝功能异常，尤其是转氨酶增高时，又可出现热毒证，此时单用清热解毒药很难奏效。姜春华认为，本症为瘀血郁结，蕴热化毒，瘀血与热毒相互搏结所致，主张活血化瘀与清热解毒法同用，常用药有生大黄、桃仁、地鳖虫、紫参、丹参、羊蹄根、田基黄、岗稔根、赤芍、白芍、蒲公英等，以改善肝内血循环，炎症消除而使转氨酶下降。对于慢性肝炎见有锌浊度增高、絮状试验阳性等，姜春华认为是血热，就采用活血凉血法，活血药配以牡丹皮、连翘、羊蹄根、蒲公英等清热凉血。慢性肝病患者，因长期服药，有碍脾胃，而肝病本身对脾胃亦有影响，故对四肢无力、胫酸、腹胀纳呆等气虚脾弱型患者，又在活血化瘀中配伍益气健脾药，常选用党参、黄芪、白术、陈香橼（或陈皮）、茯苓、白豆蔻、藿苏梗等。如证见消瘦、咽干口干、少寐多梦、舌红少苔等兼阴虚者，配合选用熟地黄、阿胶、麦冬、墨旱莲、女贞子、何首乌、枸杞子、夜交藤、柏子仁、功劳叶等养阴清热药。其用补气药黄芪，剂量常很大，少则15g，多则60g。

姜春华认为大多数冠心病心绞痛、心肌梗死都有不同程度的心气虚和心血瘀的症状表现，处方时常用白参、黄芪、五味子、黄精以益气扶正；又用丹参、瓜蒌、檀香、红花、川芎、当归、桃仁等活血化瘀，疗效比单用活血药为优。凡瘀血证而见贫血者，症见眩晕、面色萎黄、舌淡、唇淡、脉软无力，若单用活血化瘀法，症状较难改善，姜春华则采用补血活血法，可以提高疗效。方用丹参、当归、熟地黄、川芎、桃仁、牛膝、鸡血藤、赤芍、白芍、桂圆、阿胶、何首乌、枸杞子、鳖甲。红斑狼疮患者有时表现阴虚血瘀者，姜春华常用生地黄、玄参、天花粉、赤芍、白芍、何首乌、鸡血藤、当归、牡丹皮、丹参、天冬、麦冬、石斛、炙鳖甲、炙龟甲、功劳叶等，有较好效果。此外，以活血益气、活血通阳治疗冠心病心绞痛和缺血性心肌炎；活血补血治疗再生障碍性贫血；活血软坚攻坚法用于治疗肝脾肿大、甲状腺肿块；活血开窍法用于治疗乙脑、流脑、败血症、中毒性肝炎、脑血管意外、尿毒症的昏迷期；活血攻下法用治阑尾炎、胆囊炎、胆石症、胰腺炎、肠梗阻、宫外孕等多种急腹症。

姜春华认为理气与活血药物，两者常有某些协同作用，如属于血中之气药的有川芎、郁金、姜黄、莪术、延胡索、降香、乳香、没药；属于气中之血药的有香附、柴胡、木香、薤白、檀香、沉香、玫瑰花、橘红等。对于血瘀证兼气滞胸闷腹胀、疝瘕疼痛者，在活血化瘀的基础上，再酌加川楝子、枳壳、青皮、乌药、砂仁、白豆蔻等。痰瘀互结者，症见皮下结块、口面歪斜、四肢麻痹等症，用活血消痰法，方用当归、赤芍、桃仁、红花、丹参、川芎、胆南星、半夏、茯苓、陈皮、白附子。姜春华对于瘀血证而能触及肿块者，用活血化瘀基本方（丹参、当归、赤芍、桃仁、红花、川芎、生地黄）加软坚攻坚药，治疗甲状腺肿块、脾肿大、乳房纤维瘤、腹内肿块坚硬；姜春华在活血化瘀基本方中或加祛风通络药治疗急性脑血管病、血栓闭塞性脉管炎、无脉症、关节炎等；或加攻下药治疗多种急腹症；或加止血药治疗各种出血性病证；或加至宝丹治疗多种疾病的昏迷期等。

（三）医案医话

【原文】

汪某，女，37 岁。

主诉及现病史：因发热、寒战、咳嗽、胸闷，经西医诊断为右下肺炎，曾用多种抗生素治疗 10 天，发热不退，咳嗽更剧，胸片复查：右下肺炎未见好转。患者自己提出停用西药，请先生会诊治疗，诊时咳嗽甚剧，咽痛喉痒痰黄，气急胸部闷痛，发热不退（38.4℃），鼻旁生热疮，胃纳一般，口干，大便不畅，苔黄，脉浮滑数。

处方：鸭跖草 15g，开金锁 15g，鱼腥草 15g，黄芩 9g，百部 9g，南天竹子 6g，天浆壳 3 只，马勃 3g，酸浆 9g，旋覆花 9g（包煎），全瓜蒌 15g，生甘草 6g。7 剂。

服药 7 剂后热退，咳嗽止，咽痛除，胸闷舒，气急平。肺部 X 线摄片：右下肺炎已吸收。续予清肺养肺之剂调理 7 天病愈。（《姜春华学术经验精粹》）

【阐释】

本证属初起风温上受，旋则痰热蕴肺，无形邪热，已成有形，搏击气道，清肃失令，故治当直清肺热、化痰截咳。

【原文】

郑某，男，37 岁。初诊：1971 年 12 月 28 日。

主诉及现病史：10 年前患肝炎，6 年前转为慢性肝炎，3 年前检查肝肋下三指半，质地硬，脾可扪及左肋下一指许，腹部无转移性震荡，浊音，腹壁静脉怒张。白蛋白/球蛋白＝2g/4g，蛋白电泳 Y 球蛋白 29.5%，面色晦黑，胸、手、颈均有蜘蛛痣，周身浮肿，下肢尤甚，两胁疼痛，右上腹疼痛，腹胀，食后益甚，大便初硬后溏，唇色紫暗，舌质紫暗有瘀斑，口干，不欲饮，气短乏力，少寐怕冷，脉细弦数。治则：活血软坚以利气。

处方：当归 9g，制大黄 9g，地鳖虫 3g，桃仁 6g，嫩苏梗 9g，茯苓 9g，枳壳 9g。7 剂。

1 月 3 日二诊：服上方后胃纳较差，头热口干，大便干结，四肢仍浮肿，脉浮弱。治则：活血化瘀为主兼加健脾益阴、清热利水。

处方：党参 9g，茯苓 9g，制大黄 9g，地鳖虫 6g，桃仁 6g，龙胆草 6g，山栀子 9g，玉米须 30g，阿胶 6g（烊服），炮山甲粉 1.2g（吞）。7 剂。

2 月 14 日三诊：服药 40 余剂，浮肿减轻，面色由黑转黄，面部蜘蛛痣已退，但胸手颈部仍有。舌上瘀斑已消失，两胁隐痛，小便黄，腰酸背痛，现面部下肢仍有浮肿，白蛋白/球蛋白＝3.5g/2.0g，锌浊度 20，蛋白电泳 Y 球蛋白 18.5%。治则：活血化瘀软坚，兼清血热。

处方：当归 9g，制大黄 9g，牡丹皮 9g，地鳖虫 9g，桃仁 9g，连翘 9g，茯苓 9g，玉米须 30g，鳖甲 15g。7 剂。

服上方后白蛋白球蛋白倒置情况明显好转，蛋白电泳 Y 从 29.5% 下降至 18.5%，锌浊度亦下

降。(《国医圣手姜春华经验良方赏析》)

【阐释】

本案为肝硬化腹水。姜春华治疗以活血化瘀为主，并用虫类药软坚利气、疏通肝络，恢复肝脏的气血融通。

【原文】

某，女，60岁。首诊：风心史30年，二尖瓣狭窄，经胸科医院手术，从此不复吐血，亦恢复工作。近因劳累，旧疾复作，因全身浮肿来诊。刻诊头面、胸腹、足背俱肿，按之没指，胸闷气急，胃部作胀，不能进食，肤色苍白，按之而冷，唇紫舌淡，苔薄白，脉沉细，重按若无。

处方：附子9g，桂枝9g，党参9g，黄芪9g，白术9g，茯苓15g，陈皮9g，大腹子、大腹皮各9g。7剂。

二诊：药后小便量增，渐次全身消肿，目能张，手能握。胃胀能消，亦可进食，仍用方续服数剂而安。

三诊：服药半年后，咯血鲜红，血量不大，皮肤浮肿，面色无华，唇色暗淡，舌胖苔白，脉弱，语言少力，呼吸起伏，气虚为甚。处方：别直参3g，黄芪15g，五味子9g，附片9g，桂枝9g。

四诊：药后血止，精神较好，采用益气养血之药以善其后。(《姜春华学术经验精粹》)

【阐释】

本案全身浮肿乃脾肾阳虚，气滞水停所致，故治以健脾温肾、利水消肿，予附子加苓桂术甘汤化裁。

二十一、潘澄濂

(一)生平及著作简介

潘澄濂（1910—1993），浙江温州人，我国著名的中医学家、温病学家。潘氏自幼家境清贫，中学毕业后即拜永嘉名医王云谷为师，1926年春，考入上海中医专门学校（今上海中医药大学前身）。1936年，执教于上海私立中医学院、上海中国医学院，主讲《伤寒论》《温热病学》，并在上海中医学院附属医院兼职应诊。在此前后，连任数届永嘉县中医公会主席，发起创办《新医杂志》，撰著《伤寒论新解》。1959年任浙江省中医院副院长，1960年任浙江中医学院代院长等职。潘氏毕生致力于中医科研和临床工作，曾主持乙型脑炎、肝炎、铅中毒、白血病及晚期血吸虫病等科研项目。著作有《伤寒论新解》《伤寒论通俗讲话》《温病讲义》等。

(二)主要学术思想

潘澄濂的学术思想主要体现在以下三个方面。

1. 善于阐发《伤寒论》旨意

潘澄濂整理研究《伤寒论》，主张不囿于现存版本的体例，以六经辨证指导临床，打破原有布局，重新编次，并提出自己的编写设想。潘澄濂主张对《伤寒论》所述的发热、恶寒、水肿、瘀血等有代表性的"证"，集中分析研究，窥探奥秘，使中医学的科学性得到精确的阐述。对于药物应用，潘氏颇有究心。他主张以某药为主线，对张仲景应用该药的方剂作系统分析。潘澄濂认为张仲景著述《伤寒论》，本意不在于追究病原，而是着眼于疗病却疾，方药的运用最为重要，主张围绕仲景应用药物的经验，组织力量，选择病例，进行系统验证，选出疗效较好的方药，进行有效成分分析及药理、免疫、分子生物等方面的研究，从各个角度，探讨其内容实质，阐明其作用机制，使《伤寒论》的研究提高到一个新的水平。潘澄濂还善于用西医之理阐述中医之理。对《伤寒论》"阳浮"和"阴弱""营弱"和"卫强"，以阳和卫代表机体的散温功能，阴和营代表机体的产温功能作了解释，认为太阳中风就是散温功能的亢进，产温功能不能相应地随着旺盛，使机体调节中枢的相对平衡失调，所以虽自汗出而不解。对于结胸的认识，他援引西医理论作剖析，推测结胸的实质似指胸腔有大量渗出性或漏出性积液，病变的主要部位在胸腔。就胸腔积液而论，临床上以渗出性胸膜炎较为常见，其病开始阶段，往往先出现恶寒发热，或胸胁疼痛、咳嗽等在表症状。《伤寒论》对有表证者，一般先解表，表解乃可攻里，所以文中"病发于阳"的"阳"字，可能是指结胸的开始阶段有恶寒发热等表证，因此认为不宜过早攻下，过早攻下，损伤正气，于病不利。但是，渗出性胸膜炎由于炎症的进展，恶寒、脉浮之类的表证可以自罢，表证祛并非病已愈，相反，胸膜积液增多，则肺部压迫症状如胸闷、胸痛、气急或咳嗽等势必加重。由于古无 X 线片检查，又无穿刺抽液，而能认识"此为水结在胸胁者也"，采用具有泻下作用的大陷胸汤（丸），诱导积液排泄，借以减轻胸部之压迫，殊属可贵。由此他认定结胸先谓不宜下之过早，后仍以攻下取效，实非因攻下过早而成结胸，也不是结胸不宜攻，而是因病变的发生和发展阶段有表里之不同，故治法也当有先表后攻之分寸，这正是仲景辨证论治精髓之所在。

2. 精研温病滋阴法

潘澄濂曾对 30 余个养阴生津古方进行统计，发现其中以地黄（包括鲜、干、熟地黄）、麦冬占首位，其次为阿胶、龟甲、玄参、白芍。此外，《神农本草经》早就认为石斛有强阴益精之功，《临证指南医案》和王孟英医案等治疗温热伤阴劫液证常用之，实为较好的养阴生津药之一。当然，尚有如知母、玉竹、黄精等，亦具有养阴生津的作用。在养阴法的具体应用上，潘澄濂认为养阴生津方药，须视病情与清热、解毒、凉血、通下，甚或开窍宣闭等药配合应用，才能达到其治疗目的。潘澄濂认为对发热伤阴证，以养阴法为基础，配合清热药或解毒药，使发热消退而奏效，这可能与养阴药具有提高人体免疫力的作用有关，值得进一步作一些免疫试验测定，以证明温热家所倡的温病以救阴为主学说的正确性，有其重大的意义；对热病动血而伴见阴虚证表现者，在清热凉血的同时，配合养阴益气以扶正，使病情转危为安，这可能与养阴药有促进损伤的血管壁的愈合及凝血因子的合成而起到止血的作用有关。潘澄濂提出应用养阴法应注意以下问题，其一是温病初、中期，若邪热旺盛而阴液未伤，或伤而不甚者，治法当以祛邪为主，不可径投滋阴扶正之品，以免留邪为患。温病后期，伤阴常较严重，出现邪少虚多的局面，此时当以养阴扶正为主。其二是由于养阴药如生地黄、玄参、麦冬、阿胶之类，性多黏滞而偏寒，对阴虚夹湿夹痰者，一般宜先化痰湿，继投养阴，如痰湿轻微者，则于养阴之中寓祛湿化痰，但必须权衡轻重缓急。其三是温病固然以伤阴为主要矛盾，但阴阳互根，阴虚及阳，导致阴阳俱亏，气液两衰，这类患者，临床上并不鲜见，对此不可专恃养阴滋液，应于滋阴药中加入益气之品，或益气以养阴，取"阳生阴长"之义。

3. 分型诊治登革热、乙脑

潘澄濂经历了多次温疫流行，曾遇到 3 次登革热流行，积累了丰富的治疗经验。他将登革热按暑湿证治分为初起期的暑湿壅遏肌表证、发疹期的暑湿复燃伤络证、恢复期的暑湿消解后虚证三个证型进行辨治，用青蒿、金银花（或忍冬藤）清暑解毒，滑石、槟榔利湿除痹为基本方。对起初期之暑湿壅遏肌表证，加荆芥、防风、薄荷、炒薏苡仁等，疏肌表之风湿；对发疹期之暑热复燃伤络证，加赤芍、牡丹皮、黑山栀子、蝉蜕等，凉血透疹。潘澄濂参合西医分期、分型标准，将乙脑分为卫分证、气分证、气营两燔证和营分证（传心包证）四种类型，卫分证接近于初期或轻型，气营两燔证和营分证接近于极期或重型、极重型，气分证介于卫分证与气营两燔证之间，并认为上述四个证型往往交错出现，相互兼见，临床未可截然分割。由于本病一般不出现呕血、便血等动血症状，所以他认为单纯的血分证是极少见的。在治疗上，以制订的银翘 1 号、白虎 2 号、玉女 3 号和营宫 4 号四个处方，分别治疗卫分证、气分证、气营两燔证和营分证。乙脑入院时辨证为卫分证，但不到两三个小时，患者即现高热、神昏的"气营两燔证"，他参照吴有性《温疫论》"此一日之间，而有三变，数日之法，一日行之，因其毒甚，传变亦速，用药不得不紧"的名论，主张对于传变迅速的病例，治疗上应突破"一法一方，一日一剂"的框框，大胆、果断地采用"数日之法，一日行之"的紧急措施，从而顿挫和扭转病势。

（三）医案医话

【原文】

翁某，男性，22 岁，职工。1949 年 2 月初诊。

症状：发热已有 20 天不解。体温波动于 38 ～ 39.7℃，神疲而烦，口渴不欲多饮，大便微溏，色老黄如酱，日 2 ～ 3 次，纳差，回盲部触之有过敏感，舌苔根部黄浊，前半部分及尖质红绛且干，脉象弦数，心率每分钟 92 次。西医诊断：肠伤寒。中医辨证：湿温热结旁流，气分之热，不从外解，致成里结，营液耗伤，走窜欲泄。治法：清热解毒，养阴保液。

处方：鲜生地黄 30g，麦冬 9g，黄连 5g，黄芩 9g，金银花 15g，黑山栀子 12g，鲜芦根 1尺，炙甘草 4.5g。服 1 剂。

二诊：患者于夜半 12 时觉烦躁不安，鼓肠欲便，旋即突然下血，量 300 ～ 400mL，体温骤降至 36.2℃，肢凉，神清而倦怠，懒言，肠鸣幽幽，仍有欲便意，舌苔根部黄浊，前半部分干绛，脉象细数，心率每分钟 105 次。热毒走窜，血脱气虚。治宜益气敛阴、清热止血。急投复脉汤加减。方用：西洋参 9g，上肉桂 1.2g，鲜生地黄 30g，玄参 12g，黄连 6g，麦冬 9g，金银花 16g，地榆炭 15g，仙鹤草 30g，炙甘草 6g，赤芍 6g。服 1 剂。

三诊：大便出血已止，精神稍佳，体温 38.2℃，舌苔根部黄浊已消，质仍红绛，脉象细数。热毒渐戢，营气耗损未复。再于前方减肉桂，加白薇 9g，旱莲草 16g。服 2 剂。

四诊：体温午前 36.6℃，午后 37.6℃，大便 3 日未行，而无所苦，小便黄赤，舌质光红，脉转缓象，炉烟始熄。仍于前方减去赤芍、仙鹤草，加鲜石斛 12g，怀山药 12g。服 3 剂。

五诊：两日来体温已趋正常，稍进米饮，胸颈势势汗出，晨间大便 1 次，色老黄而成形，舌仍光滑，脉象濡弱。仍守养阴益胃法，以善其后。方用：西洋参 4.5g，麦冬 6g，怀山药 10g，生地黄 12g，茯苓 10g，川石斛 12g，陈皮 6g，炙甘草 4.5g，生谷芽 15g。服 4 剂，继续调理 20 余日而痊愈。（《温病汇讲》）

【阐释】

湿热病邪化热入里，进入营血分，损伤肠络，见便血。潘澄濂治以养阴凉血为主要法则，体现温病治疗过程中，需步步顾护津液。而当务之急为益气救脱，防止心气衰竭，故用西洋参、麦冬。阴阳互根，阴损及阳，致阴阳俱亏，故其在二诊便血时，加入少量肉桂扶阳，取"阳生阴长"之义，与《伤寒论》炙甘草汤之用桂枝类似，且肉桂温而不燥，适于急性热病中，阴损及阳、壮火伤气之证。又本案为动血之证，仙鹤草、地黄、牡丹皮、赤芍及地榆等凉血止血之药势在必用，加入黄芩、黄连、金银花等解毒，标本兼顾。

【原文】

李某，女，50岁，农民。1972年6月29日入院首诊。

患者面目遍身发黄，神志昏迷不清已两昼夜，腹胀满，肝触及，小便失禁，舌质红，苔厚腻，脉象弦。查血示肝功能紊乱。治以清热化湿、辛凉开窍。

处方：茵陈30g，黑山栀子15g，郁金9g，菖蒲1.5g，厚朴1.5g，制大黄9，枳壳9g，黄柏12g，白茅根30g，荷包草30g，安宫牛黄丸2粒。日进1帖。

6月30日二诊。服上方1剂后，大便得通两次，神志略清。上方去厚朴、大黄，加茜草12g。继进2剂，神清欲食，腹胀足肿亦消。

继续调理30余天，黄疸消退，肝功能基本恢复正常而出院。（《潘澄濂医论集》）

【阐释】

肝病转氨酶升高、黄疸多因湿热蕴结，肝失条达，胆汁外溢所致。本案湿热内蕴，肝失条达，移热于心，致陷昏迷。治以清热利湿、调畅气机、开窍醒神。

二十二、刘仕昌

（一）生平及著作简介

刘仕昌（1914—2007），出生于广东省惠州市的一个中医世家，其父为当地名医。1938年7月毕业于广东中医药专科学校。1957年刘仕昌以优异的成绩毕业于广东省中医进修学校并留校，先后在内科、儿科、温病教研室工作。

1966年冬至1967年春，广州流行性脑脊髓膜炎流行，广州中医学院第一附属医学成立了专门的"流脑"病区，刘仕昌牵头组成治疗小组，对各例病患进行深入的研究、处方，救治患者达400多例，仅2例死亡，几乎创造了中西医结合治疗传染病的奇迹。参与拟订的流脑一号到流脑四号方，已作为经典方剂编进教材，成为中医事业的宝贵财富。2003年传染性非典型肺炎流行，刘仕昌以89岁高龄战斗在第一线，亲自到医院的隔离病区会诊，为患者把脉观病，敏锐地判断出"非典"病机为风温夹湿，带领弟子运用"岭南温病学"理论，研究出详细的中医药防治"非典"方案。在"非典"疫情中，广州中医药大学第一附属医院创造了医务人员零感染、"非典"病患零死亡的奇迹，刘仕昌获得"广东省抗击非典三等功"及"广州抗击非典先进个人称号"。刘仕昌曾任温病教研室主任，为首批温病学专业博士研究生导师、广州中医药大学终身教授。

（二）主要学术思想

刘仕昌的学术思想主要体现在以下四个方面。

1. 温病当详辨咽喉

首先，察咽喉辨邪之深浅。咽痒不适，或微红微痛，为邪在肺卫。咽喉红肿疼痛，甚则出现脓点，为邪在气分，热毒炽盛。热入营血，则口腔黏膜、咽喉等部位最早出现出血斑点。其次，察咽喉辨邪之性质。湿热温病，咽喉红或不红，苔腻尤以舌根近咽喉部为甚。燥热温病，咽喉红肿热痛较剧。湿热蕴毒，口腔咽喉糜烂，满布白色伪膜。麻疹则口腔见科氏斑。最后，察咽喉辨津气之存亡。咽喉湿润有津者为津伤不甚，肾阴尚充。咽喉干燥，或口腔溃烂、红肿疼痛者为胃热炽盛，胃津受伤。口腔溃疡久久不愈，舌干少苔者为肾阴亏损。咽喉干枯、舌质干绛、舌萎或内缩为真阴耗竭之象。对于无明显临床表现的乙型肝炎者，也可以根据咽喉表现来指导治疗，如咽红者多用清热祛湿药，咽不红者重理脾胃，少用苦寒清热之品。因此，辨咽喉是温病临床辨证的重要组成部分，为临床的诊治提供了指导。

2. 寒温合用，清化并举

岭南气候炎热，对于外感热病的治疗，一些医者不敢应用辛温之品。尽管南北寒温差异甚大，但"阳热怫郁"是外感热病共同的病理变化，辛温之品所具有的独特宣通作用，与辛凉寒凉药物配伍使用，寒温合用、清化并举，对外感热病的治疗效果甚好。临证时宜稍佐辛平微温之品以畅达玄府、疏利气机以开郁结，常能收事半功倍之效。因此在治疗外感热病初起时，可在大队辛凉药中，配伍微温之防风畅卫透邪，或辛温之苍耳子透彻表里上下、疏机达卫，或用藿香畅机化湿，或用辛凉之威灵仙通达经络之郁热，辛凉药物也多选用清热兼疏透之品，如柴胡、葛根、青蒿之类。寒温合用法能顺温热开泄之性，使温热之邪由里向外透达，以解温热怫郁。

寒温合用、清化并举在岭南外感热病治疗中具有重要的作用，如透表泄热、疏表化湿、泄湿透热、宣肺泄热、透达膜原、启闭开窍等，对临床证治具有重要的指导意义。

3. 清暑湿，保津气

清暑湿、保津气，为暑湿的治疗法则。暑湿邪在肌表卫分，治宜涤暑化湿、透邪达表，以自拟涤暑透湿汤为主，随症加减。处方：连翘、菊花、扁豆花、黄芩、竹叶、杏仁、青蒿（后下）、香薷、甘草、薏苡仁、葛根。邪郁少阳，治宜清泄少阳、分消湿热，以自拟少阳分消汤为主，随症加减。处方：柴胡、黄芩、葛根、扁豆花、秦艽、白芍、苍耳子、青蒿（后下）、甘草、黄连。暑湿弥漫三焦，治宜清热利湿、宣通三焦，方用三石汤加减。处方：生石膏（先煎）、薏苡仁、滑石、金银花、藿香、黄芩、杏仁、竹叶、青蒿（后下）、甘草。气阴两伤，治宜清热养阴益气，方用加味生脉散，随症加减。处方：黄芪、太子参、葛根、生地黄、天花粉、白薇、地骨皮、麦冬、扁豆花、青蒿（后下）、五味子。

清暑湿、保津气应贯穿暑湿治疗始终。上述 4 个证型中，青蒿为必用之品，取其清解暑热之功，使暑湿从里向外透发，与湿邪分离，则病易愈，本品含有挥发油，宜后下使透解之力更强。另外，黄芩、扁豆花、葛根亦为常用药，意在清暑化湿、生津止渴。

4. 对小儿温病的认识及治疗经验精深

（1）小儿温病，多先犯肺 小儿肺系尚未健全，卫外功能未固，温邪由口鼻或皮毛而入则侵犯肺系。临床上，小儿发热、呼吸道感染疾患最为多见。平时调理宜固护肺气，病初宜宣畅肺气。

（2）易夹湿滞，证候多变 小儿脾胃功能尚不健全，加之乳食不知自节，致使脾运失调，水湿内停，食积不化，故而小儿温病常有夹湿、夹食的表现，治疗上当辅以化湿导滞之品。小儿温病在证候上易逆传心包和引动肝风。

（3）审察咽喉，细按胸腹 小儿很难清楚表达自己的病情，因此给诊治带来一定的困难。通过察咽喉、按胸腹可以有助于小儿温病的诊断。仔细辨别咽喉及其变化，结合四诊资料，有助于了解邪正斗争及津气存亡等情况。王孟英指出"凡视温症必察胸脘"，通过探察小儿腹部情况可以辨别疾病的寒热虚实。

（4）遣方用药，轻巧灵活 邪在卫分，多用辛凉透解之法，常用薄荷、竹叶、牛蒡子、金银花、连翘等；邪则气分宜清气泄热，如栀子、黄芩、石膏等；邪在营（血）分，宜清营（血）泄热、透热转气，如犀角（用水牛角代替）、玄参或犀角地黄汤等。此外，小儿温病的治疗应注意以下几点：清热不忘顾护气津；健脾务必化湿化滞；逆传心包，重用"三宝"；选药轻清平和，中病即止。

（三）医案医话

【原文】

黄某，女，22岁。2006年6月13日初诊。

主诉：发热伴腹泻腹痛半天。患者于6月11日中午吃蒸蛋羹后，于今日凌晨出现发热恶寒、腹痛、腹泻，无呕吐，全身乏力，无咳嗽、咳痰，无尿急、尿痛，与患者同时进餐的同学有多人出现类似症状，为求进一步系统诊治收入医院。入院时症见：神清，精神疲倦，发热，汗出，恶寒，口干，全身乏力，腹痛，腹泻，小便色黄，纳差，舌红苔黄腻，脉濡数。诊为暑湿，属湿热内阻、卫气同病证。治以芳香辛散、宣表化湿。

处方：葛根20g，黄连10g，甘草6g，藿香10g，木香10g，杏仁10g，滑石20g，白豆蔻10g，竹叶10g，厚朴10g，生薏苡仁20g，法半夏10g。水煎服，每日1剂，4剂。

6月16日复诊：病情好转，无腹痛及腹泻，精神好转，纳差，舌淡红苔白，脉滑。患者症状基本消失，湿热已去大半，表证已解，以清化余湿之品善后，去苦寒败胃之品。

处方：葛根20g，甘草6g，藿香10g，木香10g，杏仁10g，白豆蔻10g，竹叶10g，生薏苡仁20g，法半夏10g，鲜荷叶30g，佩兰10g。水煎服，每日1剂，再进4剂而愈。

【阐释】

岭南之地，地气本多湿热，历梅雨湿季，入夏而后，地气蒸腾，呼吸吐纳，由鼻入肺；再兼摄生不慎，不洁饮食，由口入胃，胃气受伤，中土失运，湿热自生；二途合而中人，为害尤甚。本病证见腹痛、腹泻，似乎可以诊为"腹痛""泄泻"。然有发热、恶寒，则"腹痛""泄泻"不能尽其病证全貌。《湿热病篇》曰："湿热证，始恶寒，后但热不寒，汗出胸痞舌白，口渴不引饮。"故此为湿热证之始发症见。发病之日，已是立夏之后，节气已近夏至，其气亦是已多夹暑湿，故名暑湿。发热、恶寒为卫分见症，舌红苔黄腻、脉濡数为气分里湿，故合为卫气同病证，呕吐、腹痛腹泻为湿热之邪内困之象。方选葛根芩连汤及三仁汤加减化裁而成。方中黄连苦寒，清热燥湿，兼厚肠胃，藿香解暑化湿，二药一寒一温，其性相反，共奏清暑祛湿功效。杏仁理肺气开上焦，白豆蔻燥湿畅中焦，"治湿不利小便，非其治也"，生薏苡仁导水下行、通利下焦，此三药之用，取三仁汤之意。滑石、甘草为六一散，为治暑湿之专剂。竹叶清心利尿，葛根升阳止泻、升津止渴。木香、厚朴理气止痛。二诊去黄连以顾护胃气。

【原文】

余某，男，1岁半。1991年11月19日初诊。

主诉：患儿近1个月来发热不退，以下午为甚，体温常在38℃以上，汗多，烦躁不安，曾在某医院诊治，用多种抗生素不效。症见：形体稍瘦，发热，体温38.5℃，汗多，睡眠欠佳，烦躁，纳差，小便短少，大便常，舌红，苔少微黄，指纹紫红。体格检查示：咽微红，扁桃体肿大Ⅰ度，双肺呼吸音粗，干湿性啰音。胸透提示：支气管炎。诊断：风温，证属邪热内蕴，气阴两虚。治法：益气养阴，透解邪热。

处方：青蒿3g（后下），五味子3g，乌梅3g，甘草3g，太子参10g，麦冬10g，白芍10g，火麻仁10g，知母10g，丝瓜络10g，蝉蜕6g，黄芪12g。每日1剂，3碗半水煎至1碗半，分3次服，连服2周。

11月23日二诊：药后热稍退，体温37～38℃，出汗减少，仍见烦躁，时有咳嗽，舌边尖红，苔薄黄，指纹紫红。守上方去乌梅，加浙贝母6g，煎服法同上。另用安宫牛黄丸1粒，分4

次温开水化服，每日 2 次。3 剂。

11 月 26 日三诊：药后体温基本降至正常，出汗减少，烦躁减，二便调，纳略差，舌边尖红，苔微黄，指纹淡红紫。守二诊方去火麻仁、丝瓜络、蝉蜕和浙贝母，加鸡内金 6g，煎服法同上。5 剂。

12 月 1 日四诊：诸症消除，续上方善后调理，3 剂而痊愈。

【阐释】

本例发热 1 个月余，经西医治疗热不退，辨证为邪热内蕴，损伤气阴，气阴两虚，治宜益气养阴、透解邪热。方中太子参、麦冬、五味子、乌梅等益气养阴；青蒿、知母等清热化湿；黄芪益气健脾；邪热内扰心神故见烦躁不安，用安宫牛黄丸清心安神。祛邪不忘扶正，扶正不忘祛邪，时时顾护脾胃而获效。

二十三、赵绍琴

（一）生平及著作简介

赵绍琴（1918—2001），名光滢，字绍琴。著名中医学家，温病学专家。北京市人。三代御医之后，自幼随其父清末太医院院使赵文魁学医。1933 年由育英中学转北平国医专科学校学习。1934—1939 年师从太医院御医瞿文楼、韩一斋，1939—1944 年师从北京四大名医之一汪逢春。1958 年进入北京中医学院附属东直门医院，任中医内科主任。1975 年任《中医杂志》编辑。1977 年调任北京中医学院温病教研室主任。代表论著：《温病纵横》《文魁脉学》《赵文魁医案选》《赵绍琴临证 400 法》《赵绍琴内科学》等。

（二）主要学术思想

赵绍琴的学术思想主要体现在以下五个方面。

1. "在卫汗之可也"非属方法，而是目的

温邪在卫，当以疏卫为主，宣其阳、开其郁，佐以清热。其清热之品宜轻清透泄之味，使热外达。热多则清，郁多则宣，湿遏用芳化，火郁当升降，且不可以解表求汗而用辛温，否则伤津损液不利于病。温病卫分证实为肺经郁热证，治宜疏卫开郁，即宣郁清热法。邪在上焦肺卫，当予轻清之品宣泄上焦，忌用辛温发汗。辛温则伤阴助热，且汗为心液，心阴受伤，热邪炽盛，即可内陷心包，发为昏厥之变。故吴鞠通告诫道："太阴温病不可发汗，发汗而汗不出者，必发斑疹，汗出过多者，必神昏谵语。"温病卫分证，用辛凉清解之法，并非发汗之意，而是宣郁疏卫以清透郁热，辛可开郁，凉能清热，郁开热清，肺之宣发肃降功能得复，表清里和，营卫通畅，自然微汗而愈。寒凉之中少佐辛温之味，开郁以宣畅气机，又可避免一派寒凉使气机涩而不行之弊，用量宜轻，所以并非辛温发汗之用。温病"在卫汗之可也"是微汗出，绝非辛温发汗，而是辛凉清解，宣郁清透其热，自然微汗出，故"在卫汗之"不仅是"汗法"，而是达到使邪解的目的。亦不可过用苦寒，寒凉则易使气机闭塞，郁不能开，热不得外达，病必增重。故叶天士"在卫汗之可也"，非属方法，乃是目的。

2. "到气才可清气"应正确理解和运用

叶天士曰"到气才可清气"，清气法是治疗气分证的主要治法。但在临证运用时，要正确理解和运用。首先，若邪气未到气分，还在卫分时，虽发热亦不可清气，卫分证当用辛凉清解之法，使邪从卫分而解。误用清气，因过于寒凉，卫分郁闭，胃气受伤，邪不能解反内逼，病必加重，遇此还需改用疏卫展气之品，使邪从卫分解。故未到气不可清气，初至当以疏卫之外略佐以清气治之。其次，气分热邪尚不盛时，亦不可过用清气之品。如凉膈之类，既清气分之热，又用轻清透泄之味，使邪气外达。最后，若邪气完全入气分，虽里热炽盛，但其热仍有外达之机，当宣展气机，药宜轻清，不可寒凉滋腻。气分无形之热，在使用白虎汤时，勿加入生地黄、麦冬、玄参之类滋腻凝阴之品，恐其阻滞气机，使邪热不能外达，且寒凉之品，戕伐中阳，恐由热中变为寒中。也不宜加入黄连、黄芩等苦寒直折之味，致药性直降而下行，使白虎汤失去达热出表之力，而变为苦寒直折之方。故不可过用寒凉，寒则涩而不流，气机不宣，三焦不畅，郁遏其邪，邪无出路反致病不能除。

3. "透热转气"宣展气机，引营热外达

气热灼津，病仍不解，即可渐渐入营。热邪入营以营热阴伤为主，治当清营养阴，以透热转气。营热内炽，不能外达，皆因气机不畅。气机不畅之原因较多，如阴伤太甚、痰湿内阻、瘀血内停、腑实内结、食滞中阻、湿浊内搏等，障碍不除，气机不畅，入营之热外达之路则不通。治疗时当在清营养阴之中，针对性地加入宣畅气机药物，开营热外达之路，使入营之热复透出气分而解。这种宣展气机的方法在营分证治疗中即是透热转气。

如因营阴大伤，其热不外透者，清营之中加入大队甘寒之品，如生地黄、麦冬、石斛等养阴增液，同时，可少加宣畅行气之味，防其阴凝之弊。如因痰湿内阻者，宜加入宣气化痰之品，如菖蒲、郁金之类。如因瘀血内停者，当加入活血通络之药，如赤芍、牡丹皮、桃仁等。热陷心包，兼腑实内结者，宜清心开窍与通腑泄热并用。当患者出现神志逐渐转清，或气分见证，或出现舌苔，都是营热外透的表现。

综上，营分证具有营热炽盛、热邪灼伤营阴和气机阻滞等三个特点，治应清解营热、滋养营阴、透热转气。清解营热宜用咸寒、苦寒之品，如水牛角、玄参、黄连等。滋养营阴应选甘寒之品，如生地黄、麦冬、石斛等。透热转气应有针对性，根据气机阻滞的原因选用相应的药物，使入营之热复透出气分而解。若兼有瘀血内阻，也要先选用气分药，佐用化瘀以透热转气，才能取得较好的疗效。

4. 热陷心包和神昏谵语

热陷心包之陷是深入之意，非属下陷，即热邪击溃心包的防御功能而深入心包之中。热陷心包证是营分证的一个重要证型，除具有营热阴伤的特点外，还有痰热相结、蒙蔽心包、堵塞心窍等病理特点。叶天士指出："平素心虚有痰，外热一陷，里络就闭。"吴鞠通《温病条辨》也认为热陷心包是"水不足，火有余，又有秽浊也"。热陷心包证因痰蒙心包，堵塞心窍，内窍郁闭很重，热郁于内，逼心神外越，而见神昏谵语重症。治疗重在清心开窍，窍开则心包之热始能外达。对于热陷心包轻证可予菖蒲、郁金等开窍。而内窍郁闭重者须用"三宝"（安宫牛黄丸、局方至宝丹、紫雪丹）或清宫汤送服"三宝"，以咸寒清心、芳香走窜之味辟浊开窍，以使内闭心包之热外达。

但是要注意温病中出现神昏谵语症状未必都是因热陷心包所致，也不能皆用清心开窍的三宝治疗。在温病过程中，只要气机闭塞，邪热不能外达，热邪内逼，熏蒸心和心包，都可引起神志的改变，轻则烦躁，重则神昏谵语，故临床见到神昏须按卫、气、营、血的病程阶段进行辨证论治，不可一见神昏即投"三宝"。必须审其因，观色脉，在卫当疏，在气当清，入营方考虑透热转气，入血仍需加入宣畅气机之品。不可妄用过凉，以防寒凝，不可过用滋腻，以防气机不畅。用药宜轻灵，宣通开窍助热外达。

5. 湿温病证治心得

温热夹湿，是指温热挟持着湿邪为病，湿与热并未结合成一体。温热夹湿，以热为主。温病

初起，夹湿者多兼见，可见胸闷、身重、酸楚乏力、小便不畅、苔腻脉濡软等症。治宜加入化湿、渗湿之品，使湿从汗或二便而解。如叶天士《外感温热篇》中谓："挟湿者，加芦根、滑石之流……或渗湿于热下，不与热相搏，势必孤矣。"若温热夹湿在上焦胸膈，阻滞气机，多见胸闷表现，予方中加芳香宣化理气之品，如藿香、佩兰、郁金等。若温热夹湿弥漫于肌肉，可见一身酸楚沉重，当加辛微温佐芳化以宣展气机，可加香薷、大豆黄卷、羌活等，药后见微汗出，湿从汗解而愈。又有温热夹湿入气分，气分无形热盛，兼有太阴脾湿，当用白虎加苍术汤。

湿温病是由湿邪化热，湿与热合，湿热互相裹结而成，故湿温病并非感邪即发，而是湿阻热郁，逐渐湿与热合。特别是一些情志不遂、气郁较重的人，感受湿热邪气最容易变为湿温。北京四大名医汪逢春曰："湿热日久，蕴郁不解，湿温已成。"即湿温病的形成有一个湿阻热郁的过程，才能成为湿温病。湿温病临床表现为发热午后为重、身热不扬、汗出热不退、汗少而黏、面垢如油、胸闷如痞、不饥不食、周身酸楚、腹胀呕恶、大便不爽、舌腻、脉濡等三焦不畅、气机不调、热郁不出之症。与温热夹湿迥然不同。

湿温病是湿阻热郁的结果，热因湿阻，郁而热更炽，湿因热蒸，弥漫全身上下表里内外，热在湿中，如油入面，难分难解。湿为阴邪，法当温化燥之，热为阳邪，治应苦寒清之，温燥治湿则易助热，苦寒清热则湿又不化，故其治法与温热病用清热法不同。

上焦湿温病当治肺。肺为水之上源，肺气宣发肃降，通调水道，则水津布散。肺失宣降，水津失布，致生痰湿。治宜桔梗、杏仁、前胡、枇杷叶等开宣肺气，以行气化湿。佐以辛温通阳，芳香化湿之苏叶、藿香、佩兰、香薷、大豆黄卷等以助开肺气、化湿浊。湿邪易阻滞三焦，而使小便不畅，三焦不畅则影响肺气之宣降，可少用淡渗之味，如芦根、滑石、冬瓜皮、茯苓皮等。总以宣肺行气化湿为主。此时用药最忌寒凉，寒则凝、凉必遏，致使气机闭塞，甚则成为冰伏。

中焦湿温病应理脾。太阴为湿土之脏，湿邪最易困阻太阴。吴鞠通曰："湿温较诸温，病势虽缓而实重，上焦最少，病势不甚显张，中焦病最多……以湿为阴邪（主太阴）故也，当于中焦求之。"故湿温病的治疗重在中焦，不论早期、中期及晚期，不论湿重于热、热重于湿及湿热并重皆然。湿重于热宜辛苦温并用，辛温开湿郁，苦温燥湿邪，辛开苦降，宣畅中焦，药如半夏、陈皮、厚朴、大腹皮、苏梗叶、藿梗叶等。湿热并重酌增苦寒清热燥湿之品，如栀子、黄芩、龙胆草等，但不可过寒，恐其凝涩，遏制气机，反而不利。热重于湿酌增苦寒泄热之品，但须令泄热而不凝湿，切记湿不去则热必不除。

下焦湿温病，主要是二便失常，有湿滞大肠和膀胱之分。虽是下焦之病，但也需调理三焦，不可单独攻泄、利尿。

总之，湿温病治疗应轻宣疏透、分消走泄，以调气机、畅三焦为务，三焦通畅，则湿有去路，湿去则热不能独存。

湿温病一般疗程为 3～4 周。调治得宜，多战汗而解。战汗后身热退，脉沉迟，精神疲惫，两目有神，此为脉静身凉，热退神安，是邪去正复之象，患者理当肤冷一昼夜，待正气来复则温暖如常。切勿误认为厥脱，急为抢救，扰其元真，反致病情加重。湿温病要特别注意护理，尤其是饮食禁忌，凡属荤食、油炸、黏腻、寒凉、有渣滓的硬物皆须禁食。

（三）医案医话

【原文】

吴某，男，15 岁，9 月 7 日初诊。

主诉：发热 4～5 天，两天来加重，体温 39.7℃，头昏，恶心，呕吐，项强，神昏谵语，大便已两日未通，舌绛苔黄厚，两脉沉滑濡数。此暑温湿热内陷心包，予以芳香化湿、凉营开窍泄热之法。佩兰 12g（后下），藿香 9g（后下），生石膏 24g（先煎），连翘 9g，竹叶、竹茹各 6g，郁金 9g，黄连 6g，金银花 15g，半夏 12g，六一散 12g，紫雪丹 3g。服 2 剂。即刻煎服 1 剂，随即送某医院检查，并做腰穿，诊为乙型脑炎，遂住院观察。当晚又煎服第 2 剂汤药（医院当时未给药）。

9 月 8 日二诊：今晨大便畅通两次，且色深气臭甚多，身热已退，神志转清，体温正常，欲食，舌质红苔微黄，脉濡滑，仍未用西药，经检查痊愈，于 9 时出院。

9 月 10 日三诊：身热已退，体温正常，无恶心呕吐，舌苔已化，浮而略黄，脉濡滑且弱，再以养阴清热兼助消化之法。北沙参 24g，麦冬 9g，连翘 9g，玄参 9g，焦三仙各 9g，鸡内金 9g，茅根、芦根各 24g。服 3 剂，药后已愈。

【阐释】

本案为暑湿气营两燔内陷心包。因暑湿阻滞，气机不畅，气热复炽，热不得外达，遂内逼营血而热陷心包。欲使心包之热外达，应排除造成气机不畅、热不外达的原因，以畅营热外达之路。方中以藿香、佩兰芳香宣化湿浊于中上二焦，六一散通利膀胱，以渗三焦之湿浊；金银花、连翘、竹叶轻清宣泄透热；生石膏清气分无形之热以外达出表；菖蒲、郁金、半夏涤痰开窍；又以紫雪丹清心开窍。使湿去窍开热达，气机宣畅，大便畅展，营热外达，故热减神清。

【原文】

邢某，21 岁，9 月 4 日初诊。

主诉：身热 8 日未退，头晕胸闷，腰脊酸楚无力，大便因导而下，临圊腹痛，苔白腻，嗳噫不舒，小溲不畅，脉象沉缓而濡。暑热湿滞互阻不化，湿温已成，拟用芳香宣化、苦甘泄热方法。鲜佩兰 10g（后下），鲜藿香 10g（后下），大豆黄卷 10g，炒山栀子 10g，苦杏仁 10g，制半夏 10g，陈皮 6g，姜竹茹 6g，白豆蔻末（冲）2g。服用 2 剂。

9 月 6 日二诊：药后身热渐减，头晕胸闷亦轻，腰酸减而未已，舌苔仍属白腻，脉象沉濡，腹痛未作，大便如常，有时仍有嗳噫不舒，汗泄已至胸腹，此湿已有渐化之机，气机仍属不得宣畅，仍用芳香化湿，兼调气机，饮食当慎，防其增重。苏梗、藿梗各 6g，佩兰叶（后下）10g，淡豆豉 10g，炒山栀子、前胡各 6g，苦杏仁 10g，半夏曲 10g，新会陈皮 6g，焦麦芽 10g，鸡内金 10g。2 剂。

9 月 9 日三诊：身热渐退，昨日食荤之后，今晨热势加重，舌苔黄厚根垢且腻，脉象两关独滑，大便未解，小溲色黄，病势初见好转，食复增重，再用栀子豉汤合消食导滞方法。深恐增重，切当小心。淡豆豉 10g，炒山栀子 6g，前胡 6g，杏仁 10g，炙枇杷叶 10g（布包），保和丸 15g（布包），焦麦芽 10g，枳壳 10g，炒莱菔子 10g，白豆蔻末 2g（研冲）。2 剂。

9 月 12 日四诊：药后大便通畅，身热略减，体温 38.5℃，舌苔又渐化而根部仍略厚，自觉胸中满闷堵胀皆大轻，小溲较畅。湿温渐减，积滞化而未尽，仍须清化湿滞，少佐清宣。热退为吉，饮食寒暖，诸需小心，防其增重，切记切记。淡豆豉 10g，山栀子 6g，杏仁 10g，前胡 6g，厚朴 6g，陈皮 6g，白豆蔻 3g（后下），炒薏苡仁 10g，通草 1g，焦三仙各 10g。2 剂。

9 月 16 日五诊：身热已退，汗出已至两足，脉沉滑力弱，舌苔已化净，二便如常。湿温重证，3 周热退，退为上吉，仍须节饮食、慎起居，防其再复为要。白蒺藜 10g，牡丹皮 10g，青蒿 5g，大豆卷 10g，炒山栀子 5g，厚朴 6g，黄连 3g，竹茹 6g，炙枇杷叶 10g（布包），保和丸 15g（布包），半夏曲 10g，鸡内金 6g。3 剂。

【阐释】

本案为湿温，其病已1周，因湿阻热郁，湿与热合，非一汗能解，必须宣畅三焦，以化湿邪。故以芳香宣化，苦温燥湿兼化食滞，湿去则热轻。其治疗过程中应注意饮食禁忌。湿温三复即食复、劳复与感冒复，不可不慎。

二十四、董建华

（一）生平及著作简介

董建华（1918—2001），出生于上海市青浦县。1935—1942年，随上海名医严二陵学医。1955—1956年，于江苏省中医师资进修学校进修。1994年，当选为中国工程院院士。主编《伤寒论释义》《董建华医案选》《中医内科学》《中医内科急症医案辑要》《中国现代各医医案精华》等。

（二）主要学术思想

董建华的学术思想主要体现在以下三个方面。

1. 提出特色的温病辨治规律

董建华将热性病分为表证、表里证和里证三个阶段，作为温热病辨证的总纲。表证是指病邪尚浅，居于卫分，病在皮毛，以肺卫症状为主。临床可见恶寒、发热、鼻塞、咳嗽，以解表宣肺为治疗总则。但亦应根据所感病邪之不同，脉象、舌苔和症状的差异灵活处理。一般可分为表寒、表热、秋燥和表湿四种。表寒证可选荆防解表汤治之；表热证中咳嗽突出，发热轻微者桑菊饮主之，热势较高，咳嗽不重者银翘散主之；秋燥证中温燥者予以桑杏汤加减，凉燥者予以杏苏散加减；表湿证予羌活胜湿汤或藿香正气散。

表里证有两种含义，从温病卫气营血辨证来看，属于卫气之间，就是"邪在膜原"；从伤寒六经辨证来看，属于少阳证。病邪在此阶段既不能汗也不能下，须用和解法通达表里以祛邪外出。当然，表里同病也可用表里双解法治疗。邪在半表半里可用小柴胡汤，表邪偏重者合桂枝汤，里热偏重者用大柴胡汤，湿热偏重者用蒿芩清胆汤，邪伏膜原者用达原饮，湿热而热偏重者可用柴胡清膈煎化裁。表里同病之证，表寒里热者可用麻杏石甘汤解表清里，膈热便秘者可用凉膈散清膈通便。

里证范围较广，内容较多，具体可以分为以下几种。气分热结证，治宜清气生津，方用白虎汤加石斛、芦根、天花粉之类，津伤严重者，加西洋参或沙参。气热腑结证，脉有力，津液未伤，可予三承气汤，脉无力，应予增液承气汤增液通腑。湿热困脾证，湿重于热者宜芳香宣气，可予三仁汤或藿朴夏苓汤加减；热重于湿者宜清热燥湿，用连朴饮加减；湿热并重者宜清热利湿，黄芩滑石汤加减；发痦者宜清气透痦，方用薏苡仁竹叶散加减。气营两燔者宜清气凉营，玉女煎加减。热入营分证，若是气热入营者宜清热透气，清营汤加减；若是热入心包者宜清心开窍，可予清宫汤送服安宫牛黄丸；若是痰湿蒙蔽心包者宜豁痰开窍，可予菖蒲郁金汤送服至宝丹。

热入血分证病情较重，病变部位在肝、肾、心，分为实风、虚风、发斑、出血四种。"实风"即血热动风或痰热动风，治宜平肝息风，方用羚角钩藤汤；因痰热者，治宜豁痰开窍，用紫雪散。"虚风"即阴虚风动，治宜育阴潜阳，可予大小定风珠加减主之。"发斑"由气热迫血外溢所致，治宜清热化斑，方用化斑汤加减。"出血"宜清热凉血，可予犀角地黄汤。

2. 认为宣畅气机是治疗温病的常法

（1）气机升降失常是温热病的基本病机　在温热疾病中，热毒病邪侵犯人体，使气机升降的平衡状态遭到破坏，造成脏腑功能活动障碍、气血阴阳失调，是温热病的基本病机。如吴又可《温疫论》认为"正气被伤，邪气始得张溢，营卫运行之机，乃为之阻，吾身之阳气，因而屈曲，故为热"。杨栗山在《伤寒温疫条辨》中指出"杂气由口鼻入三焦，怫郁内炽，温病之所由来也"。由温热所造成的气机障碍，存在着虚实两种情况。若温热之邪直接痹阻气机，导致升降失常，致使肺气壅闭，或肠胃不通，或心包闭阻，或肝胆郁滞，或膀胱不利者属实；若温热之邪损伤气阴，气机升降无力而壅滞不行者属虚。

（2）宣畅气机是治疗温热病的常法之一　"汗、清、透、散"突出了宣畅气机是治疗温病的常法。

汗：温病透汗，不仅适用于"风热感冒"之类的轻症，即使是风温、春温、冬温、温疫等重症，凡属卫分证，用之得宜，常获全功。切不可以其轻淡而弃之。清：叶氏以到气方可清气，强调气热最甚，当在"清"字上着眼。他还认为"宣经气，利腑气，是阳病治法"。一宣一利，说明清气热，亦需宣畅气机，以利邪热外达。透：指轻宣气热、透热转气、芳香透泄及开窍宣闭。营热多从卫分或气分迫入。如服药不当，或兼夹宿食、积滞、痰热、湿浊、燥屎、瘀血等阻滞于内，以致气机不畅，邪热内迫于营。"透"就是在清解营热方剂中，配伍轻宣气热、芳香开透之品，或兼佐消导、化痰、祛湿、通下、行瘀之品，宣通气机，使邪热有外透之机，达出气分而解。散：瘀血与热互结，阻滞血脉气机，是血分证的基本病理变化。热灼阴血，血液涸滞而运行不畅；热伤脉络，迫血妄行，蓄于体内，以及凉血止血使用不当，均可导致瘀血。因此，散其瘀滞，流动气机，使无形者旋转，有形者流畅，是血分证的重要治则。

吴鞠通的"治上焦如羽，非轻不举；治中焦如衡，非平不安；治下焦如权，非重不沉"，是根据上中下三焦脏腑气机升降特点，以轻、平、重三法分治三焦。吴鞠通的轻、平、重之法运用得当，可以宣通三焦气机，从而逐邪外出。轻：轻可去实，宣通上焦。平：平调脾胃，利其升降。重：下焦病证，重在肝肾。

（3）宣畅气机注意要点　一是寒凉不可冰伏；二是滋补须防壅滞。

3. 论治白喉

白喉发生有内外二因。内因是素体阴虚，里有蕴热。或过食辛辣助火之物，阴虚阳亢，阴虚于下，阳浮于上，咽喉受其熏灼而发本病，或复感风温、燥热之邪而诱发。外因是由于气候变化失常，感受风热温燥之邪，郁伏于内，蕴酿化火，邪正相搏于肺胃二经，上熏咽喉，炼津灼液，腐蚀喉膜，致咽喉疼痛，白膜布生。

本病临床常见有风热白喉、阳热白喉和阴虚白喉三种证型。风热白喉，一般常有卫分症状，恶寒发热，头痛，喉间哽痛，并布白膜（或白点），苔白或黄，脉浮数，治宜辛凉利咽，方用除温化毒汤加减主之。阳热白喉，热毒较风热白喉为甚，初起即见阳明气分症状，发热，口渴，唇干，口臭，喉痛且闭，白膜布满喉间，舌苔黄厚或焦黑，脉数有力，治宜清气解毒，方用神仙活命饮加减主之。阴虚白喉，素体阴虚，浮阳上越，复感温毒，熏灼咽喉，症见微热，倦怠无力，咽喉隐痛，白点布满，甚则声音嘶哑，呼吸困难，面青唇黑，舌质红绛，脉数无力，治宜养阴清肺，予生地黄、麦冬、玄参、川贝母、牡丹皮、薄荷、白芍、土牛膝根、甘草等治疗。

（三）医案医话

【原文】

王某，男，9岁。1960年9月2日出现高热，初诊诊为上呼吸道感染，服解热药不效，体温持续在39～40℃，精神淡漠，食欲不佳，即住院治疗。查体：营养较差，急性病容，半昏迷状态，谵语，剑突下皮肤散在充血性红疹。血培养有伤寒杆菌，肥达反应阳性。西医诊断为肠伤寒。治疗用氯霉素、补液等效果不显，于9月7日应邀会诊。诊见：高热6天，无汗，微有咳嗽，大便溏薄，日三四次，食欲不振，精神朦胧。舌苔薄黄腻，脉象濡缓。辨证：湿热弥漫三焦，热邪侵犯心包。立法：辛宣清利，芳香开窍。处方：藿香10g，佩兰10g，清豆卷10g，连翘10g，竹叶3g，杏仁10g，薏苡仁10g，通草3g，甘草3g，滑石12g，赤茯苓6g，石菖蒲6g，朱灯心草2寸。2剂。

二诊：服药后大便次数减少，日1次，他症无变化，苔薄黄、脉数，以原法出入。淡豆豉10g，薄荷3g，竹叶3g，葛根5g，连翘6g，杏仁6g，白豆蔻3g，通草3g，甘草3g，薏苡仁10g，滑石10g，赤茯苓10g。3剂。

三诊：身热已退至37.6℃，精神好转，仍便稀纳呆，舌苔薄白，脉细无力，湿热已退，胃气未复，脾运不健，继以健脾养胃化湿和中。藿香6g，陈皮5g，扁豆10g，生薏苡仁10g，白豆蔻3g，滑石10g，通草2g，谷芽12g，麦芽12g，晚蚕沙6g（包煎）。3剂。服用3剂后，诸症基本消除，临床治愈出院。(《国医圣手董建华经验良方赏析》)

【阐释】

本例西医学检查诊断为肠伤寒，病情较重。因湿热弥漫三焦，邪侵心包所致，治以辛宣清利、芳化开窍，使上中焦气分的湿结稍开，熏蒸之热势得以转缓，大便由溏转稠，湿邪已能从小便去，即"气化则湿化"的治法。复诊时热势已减，恐其湿从燥化而变证丛生，故用三仁汤加减辛凉泄热，加豆豉、薄荷、葛根芳化透表，连翘、赤茯苓以清热化湿。药后热势即退至接近正常，他症亦随之而减轻。三诊时即以健脾化湿以善其后。治疗湿热蕴结的湿温证，必须首先重视化湿，使湿去热孤，热无所附则湿易清。湿为有形之邪，温热夹湿之证，须于凉解之中加淡渗之品，使湿从小便而去，即"治湿不利小便，非其治也"。若用药不分主次，急于用苦寒甘寒以退热，而忽视化湿，则必然导致热为湿困，黏腻固着，湿不去而热不清，病必缠绵不解。

【原文】

郝某，女，67岁。1985年1月24日初诊。

素日头目眩晕，腿胀麻疼，近日来低热，关节酸疼，咳嗽，气喘，有痰不多。舌红少苔，脉细数。辨证：阴虚阳亢，风热袭肺。立法：先以清解利肺，佐以化痰通络。处方：桑叶6g，桑枝10g，菊花10g，杏仁10g，牛蒡子10g，前胡10g，象贝母6g，路路通10g，僵蚕10g，枇杷叶10g，焦三仙各10g，莱菔子10g。3剂。

二诊：低热已退，关节酸痛已瘥。唯咳嗽仍频，气喘，头晕目眩虽略减，但腿胀麻疼，舌红苔薄，脉细滑，再以宣肺止咳定喘。紫菀10g，百部10g，苏子10g，白芥子6g，莱菔子10g，橘红6g，地龙10g，冬瓜子10g，清半夏10g，枇杷叶10g，焦三仙各10g。6剂。

三诊：咳嗽大减，气喘亦平，唯腿胀麻疼，舌红苔薄，脉细滑而弦，风热外感已除大半，阴虚肝阳上亢，再以平肝潜阳清散余邪。生石决明20g（先煎），夏枯草10g，地龙10g，牛膝15g，天麻6g，枇杷叶10g，杏仁10g，桑叶6g，菊花10g，香附10g，焦三仙各10g。6剂。(《临证治验》)

【阐释】

本案阴虚阳亢风热袭肺，从其发病季节和具体症状来看，属冬温的范畴。桑叶、菊花最为相宜，勿谓其轻描淡写而不用。治肝热动风之羚角钩藤汤配用桑菊，既可散外感风热，又可清肺热、息内风。本例初诊时首选了桑叶、菊花，正是此意，杏仁、贝母、前胡、牛蒡子、枇杷叶等清化痰热而利肺气，桑枝、路路通通络止痛，僵蚕配桑菊疏风热、利咽喉、清头目，莱菔子配焦三仙消导健脾之中寓降气之意，气降则痰喘可平。二诊时由于热退、关节痛瘥，故重点以三子养亲汤合二陈清肺化痰。三诊时因嗽、喘、痰等冬温时邪已平而转治阴虚肝阳上亢之本，前后治疗各有重点，故疗效满意。

二十五、孟澍江

（一）生平及著作简介

孟澍江（1921—2004），出生于江苏省高邮市甸垛乡一个贫农家庭。17岁时拜当地名中医王少江先生为师。1955年，孟澍江经推荐和考试进入了江苏中医学校。一年修业期满，被评为优等生，留校任教。历任南京中医药大学伤寒温病教研室主任、温病学教研室主任、图书馆馆长、国务院学位委员会学科评议组及中医专家组成员、卫生部全国高等中医药教材编审委员会副主任委员、江苏省中医学会温病学组主任委员等职。主编的《温病学新编》《温病学讲义》《温病学》等被选为全国高等中医院校的统编教材。编写了《温病纲要》《温病学教学参考资料》《温热病专辑》《温病学》《温病的理论与临床》等10余部医学专著。

（二）主要学术思想

孟澍江的学术思想主要体现在以下五个方面。

1.创立现代温病学体系

孟澍江系统总结出温病病因有风热病邪、温热病邪、暑热病邪、湿热病邪、燥热病邪等，可引起风温、春温、暑温、湿温、秋燥、伏暑、烂喉痧等温病。温邪的主要特点是从外感受，性质属热，致病迅速，病位有别。

其提出以八纲辨证为指导，卫气营血辨证为经，三焦辨证为纬，结合脏腑、津液辨证的综合辨证体系。扩展了叶天士卫气营血辨证的内容，比如卫分证有风热犯肺、燥热犯肺等，气分证有邪热亢盛、热结肠腑、热盛少阳、湿热困中等。并提出卫气营血之间有过渡性的证型，即卫、气、营、血合并发生的病证，如卫营同病、气营两燔、气血两燔等。使卫气营血的辨证内容更加丰富具体，临床应用更为方便。

其整理归纳出温病的主要治法包括解表法、清气法、和解法、祛湿法、通下法、清营凉血法、开窍法、息风法、滋阴法、固脱法等。统一了每种温病的概念和理法方药，还注意各个温病与西医学的内在联系。

其整理了历代有关温病预防的文献，结合现代临床实际，提出发扬中医预防医学理论和方法的优势。从而补充了温病预防知识的不足，完善了整个温病学体系学科结构。

2.阐发温病学理论精粹

（1）温病的内涵　对于温病的内涵，不同的医家有不同的认识。有认为温病就是瘟疫的，有认为温病是隶属于伤寒的，有认为温病是春季发生的各种温热病的总称的。孟氏提出温病是由温邪引起的，热象偏盛、易化燥伤阴的一类急性外感热病。温病的内涵既将温病与伤寒、内伤杂病区别开来，又概括了温病的基本特点。还详细论述了各种温病的定义，使温病的概念规范化。

（2）新感与伏气　感而即发之新感和伏而后发之伏气，是前人根据温病的不同临床表现，结合发病季节、特点推断出来的，是为了区别温病不同发病类型的一种说理方法。发病之初表现为表证（如风温初起之风温之邪袭表证），或表现的症状与时令之邪的致病特性相符合者（如暑温初起表现出暑邪的致病特性），就属于新感温病。凡发病之初的临床表现与时令之邪不相符合者（如发生于春季的春温初起表现为热毒盛于少阳之证），即属于伏气温病。新感与伏气虽是一种推断，但也有其实际意义。一是可以归纳温病发病类型，指导诊断和治疗。二是反映了古人关于感受外邪，潜伏体内，在一定条件下发病的认识。"正之所虚，即邪之所伏"，说明病邪内伏与正气不足有关，这与现代免疫学观点也有吻合之处。

（3）温病"毒"之含义　在温病病因学范围内，"毒"有多种含义：一是指邪之甚者，古代文献将某些致病力强、引起的病证较为急重，或能相互传染而造成流行的致病因子称为"毒"，如"风毒""寒毒"等。二是吴又可提出的"戾气"，又名"毒气""疫毒"，其所致的疾病具有传染性和流行性。三是把某些特殊的病邪称为"毒"，如能引起肌肤红肿热痛，或溃烂，或发斑疹的病邪称为"温毒"。四是指"邪中寓毒"，凡邪都可称为"邪毒"或"毒邪"。上述第四种说法将毒等同于邪无实际意义，而把毒在病因学中的含义定为"邪之甚者"或"邪中之特殊者"对指导预防和诊治有一定的实际意义。

在温病病机学范围内，毒的含义也有多种，一是指火热炽盛，即"火毒""热毒"之类。其所致病证病情较重，且易于深入营血分而发生斑疹、出血等证。二是指火热壅聚者，也可称为"火毒""热毒"。临证主要特点为局部红肿热痛，甚至破溃、糜烂。上述两种含义在本质上是一致的。临证时凡属"火毒""热毒"者，宜用解毒之法。因此明晰病机学范围内关于毒的含义有助于识别温病中的"火毒""热毒"之证，从而指导临床的治疗。

3. 重视对温病表证的探究

表证在温病学中被称为卫分证，其病情较轻，持续时间较短，常常不被重视。表证是诊治外感温热病的一个重要环节，应加以重视。

（1）表证邪非单在表　外感热病初起所表现的表证实质上是病邪侵犯内在脏器后，人体正气抗邪的一种反应，因内脏的病变尚不显著，所以主要表现为体表的一些症状，但这并不意味着病邪仅在体表。表证与里证的主要区别是在于人体处于表证阶段时，全身正气的抗邪作用尚未完全调动起来，只是浅层的防御机能发挥作用，人体内在脏器组织的功能还未发生明显的障碍，也无实质性损害。而在里证阶段，全身的正气抗邪作用调动起来与病邪抗争。内脏功能有明显的障碍，且有一定的实质性损害。除恶寒消失外，其他症状仍然存在，而且可能加重，里证更为明显。

（2）治表不限于发汗　表证的治疗主要用汗法，但有些医家却在治疗表证的方中加入寒凉清热的药物。如刘河间治疗热邪在表者，常用石膏与葱、豉等相伍以辛凉疏泄、发散郁热。叶天士治疗风温、温热在表之证常选用牛蒡子、桑叶、连翘、栀子等。吴鞠通在《温病条辨》中创制了银翘散、桑菊饮等辛凉解表之方。辛凉解表法的主要用药特点是使用具有疏泄透表作用的寒凉药物，或在疏表药物（包括某些辛温药物）中加入部分清热解毒药。其主要目的不在于发汗，而是针对其病机，邪犯部位和病变脏腑，祛除在里的邪热。

（3）温病仍可用辛温　有观点认为治疗温病不能用辛温之法，则有失偏颇。温病初起表气郁闭，当选辛温发散药物治之。如有的温病初起因表气郁闭较重而表现为无汗、恶寒等类似于风寒在表的症状，但又有口渴、尿赤、咽喉肿痛、舌边尖红赤、脉浮数等，辨证仍属于表热证。治疗应以辛凉解表为主，配合一些辛温药物，如荆芥、淡豆豉等以助疏解肌表。有的温病初起表郁较甚，可见恶寒较明显而发热不甚，头痛，身酸楚，无汗，咽喉疼痛，口微渴，苔薄白而舌边尖微红，脉浮数者，可用微辛温解表法，如葱豉汤。还有的病证虽属风热表证，但又有风寒束表，即所谓"寒包火"之证，此时恶寒、无汗更加显著，甚至会出现战栗。治疗上在清肺卫之邪热的同时，还须酌用荆芥、防风、苏叶，甚至羌活、麻黄等辛温解表之品。另外有伏气温病由外寒引发者，可表现为里热炽盛而外有寒象，也须清里与辛温解表兼用。所以在治疗温病时常用辛温，不能误认为治温病不用辛温，更不能当用辛温不敢用。

（4）表证当疏表解郁　虽然温病的表证是病邪犯于内在脏腑而发生的，但是仅用清里而忽视解表的治法，很难获得满意的临床疗效。表证的出现是由于肌表处于一种郁闭的状态，治宜疏泄肌表，才能使病情迅速好转，从而缩短病程。故凡病邪在表，当解表而未解表者，称为"失汗"，表不解则邪留不去，易导致各种传变，所以历代医家都很重视对表证的解表。如丁甘仁指出"烂喉痧以畅汗为第一要义"，喻嘉言对痢疾初起夹表邪者创"逆流挽舟"法，以及外科疾患如乳腺炎初起而见表证者，无不强调用疏散之法。因此，解表法仍是治疗外感热病的一个很重要的方法。

（5）发汗与汗出而解　温病初起表气郁闭者可用发汗法治之，邪气可随汗出而解。汗出而解是人体气血调和、病邪外达的一种表现，表证的汗出而解只是其中之一。临床上很多汗出而解的病证并非表证，其汗出而解的机制也各有不同。如无形邪热盛于气分，肌腠郁闭而无汗，一旦热达腠开就可以汗出而解；如有形燥屎结于肠道，邪热闭于内者，在燥屎郁热从下而去后，也往往可以汗出而解。这些汗出而解是怫热郁结得以开通，热邪外达的自然汗出。另亦有邪入营血分后，营阴大伤而无汗者，在营阴得复时，也可汗出而解。

4. 运用下法的真谛

通下是祛除体内有形实邪内结的主要方法，在温热病的治疗中有特殊的作用。

（1）通下非为祛燥屎　燥屎的存在不是用下法的主要依据。吴又可提出"逐邪勿拘结粪""勿拘于下不厌迟""邪为本，热为标，结粪又其标也"及"承气本为逐邪而设，非专为结粪而设也"等说，精辟地分析了燥屎与邪热、祛邪与通大便之间的关系。如肠道湿热积滞，或便下脓血、里急后重之痢疾，或大便溏而不爽、其状如酱之伏暑、湿温病，虽无燥屎，但都属于可下之证。对于实热内结之证，欲通过通下以泄其热者，更不必拘于内有燥屎之说。

温病等燥屎形成再用下法会贻误时机。温病出现燥屎内结的阳明腑实证时，一般体内的阴液已有较为明显的损伤，所以应争取在实热内结之初期即投用下法。另外，还有一些病证即使内有结热也很难形成肠道燥屎，即吴氏所谓"溏粪失下，但作极臭如败酱，或如藕泥，临死不结者"，也宜用下法治疗。

不可盲目强调"温病下不厌早"。"温病下不厌早"是相对于伤寒而言，并不意味着对温病的治疗可以任意用下法。凡用下法，必须有可下之证。首先要对阳明证见微而知著，在阳明腑实证尚不典型时即能判断出来，从而投用下法。其次，对病证的发展趋势要心中有数，对较易出现腑实证者，及时用下法，不会发展为腑实证者则不可用下法。最后，要熟悉病证的病理机制，深刻了解病变脏腑之间的关系，如通下腑实与清肺、凉肝、清心之间的关系等。

（2）通下之用当辨证　一是当辨邪之性质与部位。下法大体可分为通腑泄热、导滞通便、通瘀破结，分别针对肠道热结、湿热积滞、下焦瘀热而设。肠道热结者，当用苦寒攻下法通腑泄热，以承气汤为代表方。湿热积滞胶结于胃肠者，当用导滞通便法。由于湿性黏滞，须多次连续攻下。还要适当配伍一些清化湿热和疏理气机的药物。通瘀破结法主要用于下焦蓄血证，即攻下与活血化瘀两法的配合，使下焦的蓄血借攻下而外出。除了上述几种常用的通下之法，临床上还有许多病证可用通下之法，应注意辨证运用。二是当辨有否可下之邪。下法主要针对有形实邪，如肠道燥屎，或湿热积滞，或瘀血等，但不限于此类病证。某些不属于有形之邪的病证，在中医学理论的指导下，也可用下法。

5. 精析温病热瘀证治

温病中热毒与血瘀相结合形成热毒血瘀证，也就是热瘀证。热瘀证对温病的病理变化和预后有着重要的影响，临证当仔细辨别。

（1）成因有虚实之异　热瘀的成因是多方面的。邪实方面有邪热煎熬，炼血为瘀；邪热伤络，血溢成瘀；素有瘀血，复感温邪；邪热壅滞，血阻成瘀。虚的方面则是阴血耗损，脉涩成瘀。除上述成因外，脏气虚衰、血行失司也会造成温病热瘀证。特别在温热病后期脏腑功能和实质严重受损时，造成血行缓慢，留而为瘀，瘀与热相结则形成热瘀之证。还有邪热导致的气机壅阻亦与热瘀形成有关。

（2）程度有轻重之分　现代研究表明，在温热病过程中，会出现血液流变学指标、血凝学指标、微循环等方面的异常，这些与瘀血都有密切的关系。实验室检测从微观角度发现血行之异常是可取的，但如果把这些检测指标作为诊断瘀血的唯一标准，则是不全面的。中医瘀血的诊断应按中医标准来判断。如在温病的卫、气分阶段，实验室指标血液流变学、血凝学、微循环等检测出现异常，表现为"高凝、高黏、高聚"等，若中医诊断没有瘀血征象，可称为瘀血倾向，若中医诊断有瘀血征象，可称为瘀血形成。对于瘀血倾向者可不用活血化瘀治疗，通过疏卫或清气等可使瘀血倾向得到纠正。

而在温病后期，特别在发生了弥散性血管内凝血后，血液处于低凝期或纤溶期时，实验室检查发现血液黏度和血液凝固度下降，即处于出血倾向，但此时按中医辨证仍属瘀血，则须投以活血化瘀之品。

（3）治热瘀当开思路　一是应循"治病必求于本"的原则。治疗温病热瘀时首先要祛除瘀血形成的原因。如因邪热亢盛，煎熬血液而致者，首先要清热解毒，热毒清除，就可阻止热瘀的产生。因阴津血液大量耗伤，血脉枯涸，血行不畅而形成瘀血者，应从补充大量阴液入手，以消除瘀血。二是其他治法也有活血化瘀之效。动物实验研究发现滋养阴液方（生地黄、玄参、麦冬）抑制血栓形成作用强于清热解毒方（金银花、连翘、黄连、黄芩）、活血化瘀方（赤芍、牡丹皮、桃仁）和通畅气机方（枳实）。体外抗血小板聚集实验也发现生地黄、连翘等非活血化瘀药物的血小板抑制率高于赤芍、牡丹皮、丹参等传统活血化瘀药物。因此，治疗瘀血证时，不能局限于中药学归类，要注意药物功效的多样性。三是应注意多种治法的配合。实验研究发现，配合应用清热解毒、滋养阴液、活血化瘀、补益元气、通畅气机等法治疗热瘀证，往往有协同作用。如在凉血活血方中配合甘寒养阴之品，其退热效应、减轻组织损伤、改善凝血机制等作用明显增强。因此，治疗热瘀证时，应根据病机配合养阴生津、调畅气机等药物，常能取得较好的疗效。

（三）医案医话

【原文】

马某，女，42岁。1987年9月24日初诊。

主诉：初起头痛，恶寒身热，咽痒，咳嗽有痰，咳出不爽。在某区医院诊断为上呼吸道感染，用解热药后症状稍有好转。但因饮食不节，旋又热起，咳逆气促，又去医院，拟用青霉素，但对该药过敏，故来我院求诊。诊见面部发红，体温40℃，自觉潮热，口渴，咳逆气喘，痰涎壅盛，胸闷腹胀，大便二日未行，舌红苔黄而燥，脉右寸实大。辨证：手太阴肺与手阳明大肠同病，即肺热肠结之证。治法：宣肺化痰，泄热下行。

处方：生石膏20g，生大黄6g，杏仁9g，瓜蒌皮8g，桑叶10g，葶苈子6g，桑白皮6g。1剂。

二诊：服药后得大便一次，有热腥味。微有汗，身热渐减，体温38.8℃。腹部胀满亦减，喘咳略平。邪热已有外达之象，仍守原法。前方加黄芩6g，甘草3g。1剂。

三诊：喘咳已平，但觉口干欲饮，舌红。显系阴液已伤，前方化裁以进。北沙参15g，瓜蒌皮 6g，杏仁 9g，甘草 5g，大麦冬 10g，生石膏 15g。2 剂。服药后热势已退，诸症已平，稍事调理而愈。(《孟澍江》)

【阐释】

本案为肺热肠结之证，痰热阻肺，肺失宣肃则痰壅喘促，腹胀、大便不畅为肠腑热结气阻之象。肺气不降，则腑气难行，肠腑不通，则肺气不能下降，邪热无外泄之机。患者虽无明显的燥屎和阳明腑实见证，但有腹胀和大便二日未行，结合其肺热炽盛之象甚著，而肺与大肠相表里，肺热与肠热内结有着内在关系，所以仍投以清肺通下之剂。在大便得通后病情迅速好转，可见邪热随大便而外泄，肺热亦能得减。故本例的可下之证虽不显著，但所用下法仍有其根据。

【原文】

张某，男，28 岁。1993 年 3 月 15 日初诊。

主诉：发热 5 日。发病之初有恶寒，身痛无汗，当时以为感冒，自服阿司匹林 2 片，服后出汗，热稍退，但不久热势再起，遂就诊于某医院，处以发汗透表之剂，热未见衰而反渐增剧。现症：恶寒已罢，身热尤以下午为甚，测体温 39.8℃，伴心烦，呕恶，舌苔薄黄，脉数微滑。此为邪已进入气分，值此春日阳升木旺之时，病邪有迅速化燥之势，法当清泄气热、透邪外达，方用栀子豉汤加味。处方：淡豆豉 10g，黑山栀子 8g，瓜蒌皮 10g，川通草 4g，蝉蜕 9g，杏仁 9g，芦根 30g。2 剂。

二诊：服前方后，始觉症状有所减轻，但从昨夜起，有里热转盛之象，口干欲饮，腹部胀满，已有 5 日不大便，时见神志不清，间有谵语，舌苔黄燥，中起芒刺，脉转沉实有力。前人谓："从来神昏之病，皆属胃家。"已有腑实之证，当予通腑之法，拟承气法。处方：厚朴 3g，枳实 6g，生大黄 4g，芒硝 6g，全瓜蒌 12g，连翘 15g，黄芩 8g，大竹叶 20g。2 剂。

三诊：前因邪从燥化，已成腑实之证，故投用承气以清泄里热。服药后，虽得大便通利，但邪热仍未得清，仍时神昏，舌謇肢厥，苔仍黄燥有刺，舌红而绛，躁动不安。综观症情，当非单纯腑实之证，系心包同时受邪，故徒事攻下而收效甚微。立法予攻下与开窍合用，仿吴氏牛黄承气法。处方：玄参 12g，麦冬 10g，生大黄 4g，陈胆星 3g，莲子心 4g，连翘 15g，竹叶 20g。另用安宫牛黄丸 2 粒，日服 1 粒，化服。2 剂。

四诊：邪入心包与阳明腑实同病，前予牛黄承气合清宫汤法，邪热减而神志清，苔化而舌亦转润。惟邪未尽解，守前法而小其制，以清涤余邪。处方如上，去安宫牛黄丸，三剂后诸症均解，病乃告愈。(《孟澍江》)

【阐释】

热病神昏，有因热结阳明者，有因邪犯心包者，有因蓄血或热入血室者，有因湿浊蒙蔽清窍者，病机不同，治法各异。本证神昏，除见腹满胀痛、大便不行等阳明腑实证外，且伴有舌謇肢厥，是邪犯心包之症。邪热既传阳明，又犯心包，其治法又当如何？吴鞠通对此有明言："邪在心包阳明两处，不先开心包，徒攻阳明，下后仍然昏惑谵语，亦将如之何哉？吾知其必不救矣。"据此，神昏因于热结阳明而又犯心包者，当先予开窍，继而攻下，或开窍与通下并用。本病例在二诊时，仅重视了阳明腑实，而投用通下一法，无怪乎不能奏效。而在三诊时，转予开窍合攻下之剂，佐用安宫牛黄丸以加强开窍之力，药后即获热退神苏之效。于此可见，治疗之取效与否，取决于辨证之是否正确，其辨证之重要性亦可知矣。

主要参考文献

［1］郜贺，白长川，庞敏，等.新感温病滥觞于《素问》［J］.环球中医药，2018，11（11）：1740-1742.

［2］朱松生.温病学术流派分类集释源流考［J］.中医药学刊，2001（4）：335-337.

［3］赵国平.南宋郭雍是新感温病的首倡者［J］.江苏中医杂志，1986（5）：36.

［4］王大伟，岳利峰，马克信，等.从现代传染病发生三要素解读温病病因中伏气与新感的差异［J］.中华中医药杂志，2015，30（5）：1566-1569.

［5］卫健委发布2019版《流行性感冒诊疗方案》公布抗流感病毒药物［J］.现代养生，2019（22）：2.

［6］马健.流行性脑脊髓膜炎的中医治疗概况［J］.中医药信息，1989（3）：42-45，30.

［7］汪受传.流行性脑脊髓膜炎辨证治疗体会［J］.辽宁中医杂志，1990（11）：24-25.

［8］赵明芬，安冬青，汪建萍.论伏邪理论的源流及发展［J］.中医杂志，2016，57（3）：189-191.

［9］杨钦和，彭胜权.伏气学说及其对外感热病的临床意义［J］.山东中医药大学学报，1998，22（6）：413.

［10］钟嘉熙，张朝曦.温病学临床发挥［M］.北京：科学出版社，2010.

［11］朱松生.温病学术流派分类集释源流考［J］.中医药学刊，2001（4）：335-337.

［12］吴兆利，王庆其.刘奎《松峰说疫》治瘟疫学术思想［J］.实用中医内科杂志，2014，28（2）：8-10.

［13］卢幼然，刘清泉，赵国桢，等.抗病毒口服液治疗流感临床应用专家共识［J］.中国中药杂志，2021，46（9）：2304-2308.

［14］张淑文，曲永龙，秦思，等.从《温疫论》"疠气"学说探讨对新型冠状病毒感染的中医认识［J］.北京中医药，2021，40（1）：43-47.

［15］郑文科，张俊华，杨丰文，等.从湿毒疫论治新型冠状病毒感染［J］.中医杂志，2020，61（12）：1024-1028.

［16］宋卓，许云，唐末，等.立足"湿疫"分析新型冠状病毒感染各中医诊疗方案及专家建议［J］.江苏中医药，2020，52（4）：65-70.

［17］李斌，孙月.刍议温病学卫气营血辨证理论之形成［J］.辽宁中医药大学学报，2012，14（8）：121-122.

［18］靳红微，刘卫滨，戴桂满.温病与传染性非典型肺炎［J］.河北中医药学报，2003（2）：4-6.

［19］曲妮妮.从卫气营血理论谈甲型H1N1流感的辨治思路［J］.辽宁中医杂志，2010，37（3）：453-454.

［20］李宝乐，李小叶，任顺平，等.结合3～5版《新型冠状病毒感染的肺炎诊疗方案》和古代文献初探新型冠状病毒感染的中医药辨治［J］.中草药，2020，51（4）：873-877.

［21］郭海，龚婕宁，刘宝瑞，等.运用卫气营血理论指导恶性肿瘤病情判断思考［J］.辽宁中医药大学学报，2016，18（7）：83-85.

［22］刘寨华，杜松，李钰蛟，等.三焦辨证源流考［J］.中国中医基础医学杂志，2014，20（7）：872–873+875.

［23］李征.三焦辨证治疗干燥综合征研究［J］.长春中医药大学学报，2016，32（1）：71–74.

［24］孙素灵，王鸣.三焦辨证理论研究及应用现状［J］.亚太传统医药，2019，15（10）：188–190.

［25］肖战说，崔炳南.三焦辨证理论在皮肤病临床中的应用［J］.中医药导报，2018，24（19）：31–34.

［26］赵婷婷，赵耀东，蒋梅霞，等.新型冠状病毒感染中医辨证归类［J］.实用中医内科杂志，2020，34（12）：29–32.

［27］茅晓.吴有性"主客交"学说及其后世影响［J］.中华中医药杂志，2005（8）：455–457.

［28］刘思.从"主客交"论艾滋病［D］.成都：成都中医药大学，2015.

［29］杨进.新编温病学［M］.北京：学苑出版社，2003.

［30］陈辉，李志，刘蔚，等."主客交"对慢性萎缩性胃炎的启示［J］.泸州医学院学报，2013，36（5）：499–501.

［31］张之文.试谈肺化源欲绝及其救治［J］.中医杂志，1983（7）：57–58.

［32］洪子云，吴寿善.化源欲绝证与临床所见［J］.湖北中医杂志，1981（6）：12–13.

［33］汪东颖，杨爱东，郭永洁，等.急性肺损伤的中医证治探讨及思考［J］.辽宁中医杂志，2008（7）：1010–1012.

［34］李伟林.《温病条辨》中的死证刍议［J］.辽宁中医杂志，2005（11）：1138–1139.

［35］李际强，李俊.试论严重脓毒症与温病五死证的相关性及临床意义［J］.辽宁中医杂志，2015，42（7）：1234–1236.

［36］洪子云，吴寿善.化源欲绝证与临床所见［J］.湖北中医杂志，1981（6）：12–13.

［37］吕英，李爱武，成云水.立足"气一元论"从"肺之化源"论治晚期癌症［J］.辽宁中医杂志，2015，42（2）：247–248.

［38］赵绍琴.赵绍琴临床经验辑要［M］.北京：中国医药科技出版社，2000.

［39］李士懋，田淑霄.李士懋田淑霄医学全集［M］.北京：中国中医药出版社，2015.

［40］黄玉燕，汤尔群，张立平，等."火郁发之"治疫治法举隅［J］.中华中医药杂志，2018，33（4）：1294–1296.

［41］易华波.浅论四逆散与升降散治疗外感高热之异同［J］.光明中医，2011，26（7）：1483–1484.

［42］谭东宇，王叶，杨阳.国医大师李士懋新加升降散的理论探讨与临床应用［J］.现代中医临床，2016，23（6）：13–16.

［43］郭勇，舒鸿飞.升降散治疗火郁肌肤皮肤病体会［J］.上海中医药杂志，2018，52（2）：78–80.

［44］李济生.升降散加味主治火郁证［J］.光明中医，2009，24（4）：762–763.

［45］由凤鸣，郑川，祝捷，等.从"火郁发之"论治放射性肺损伤［J］.中医杂志，2015，56（21）：1819–1821.

［46］周兆玲，李妍怡."火郁发之"治则的临床运用［J］.吉林中医药，2010，30（11）：945–946.

［47］孔美君.火针"火郁发之"法治疗急性期带状疱疹的临床研究［D］.广州：广州中医药大学，2012.

［48］李陈，常克.基于"火郁发之"论泻黄散治疗儿童过敏性紫癜［J］.四川中医，2018，36（4）：54–56.

［49］苏丽瑛，康宁，吴晓丽，等.李全教授治疗肿瘤经验偶拾［J］.中华中医药杂志，2012，27（5）：1334–1336.

［50］赵旭凡，田立新.从"火郁发之"论小儿急性感染性腹泻的治疗［J］.中国中医急症，2019，28（12）：2174–2177.

［51］郑锐锋，李春生，王小沙.病毒性心肌炎病因病机的探讨［J］.中国中医急症，2004，13（9）：599-600.

［52］孟澍江，路志正.清法的临床运用与体会［J］.中医杂志，1990，31（1）：4-10.

［53］黄继勇，范永升.范永升教授辨治狼疮性肾炎蛋白尿经验［J］.浙江中医药大学学报，2013，37（6）：680-682.

［54］贝润浦.论姜春华"截断扭转"与"先证而治"的辨证思想［J］.北京中医药，2010，29（8）：586-589.

［55］王秀莲.论温病"截断疗法"的内涵与途径［J］.中医药学刊，2001（4）：338-339.

［56］孙连琴，刘唐印.解热合剂灌肠治疗小儿急性感染性高热［J］.中医杂志，1994（12）：714.

［57］王德华，彭素岚，廖大忠.解毒化瘀汤治疗急性胆系感染临床观察［J］.中医杂志，1991（11）：24-26.

［58］柳诗意，刘燕玲，洪慧闻，等.关幼波辨治急性肝炎经验［J］.山东中医杂志，2013，32（4）：283-285.

［59］谢娟.寒温融合的形成、发展及现代临床应用研究［D］.广州：广州中医药大学，2012.

［60］章巨膺.统一伤寒温病学说的认识［J］.上海中医药杂志，1959（3）：4-9.

［61］万友生.寒温统一论［J］.云南中医杂志，1981（1）：1-8.

［62］张伯讷.伤寒与温病之争的今昔［J］.上海中医药杂志，1981（2）：2-5.

［63］裘沛然.伤寒温病一体论［J］.上海中医药杂志，1982（1）：2-7.

［64］方药中.评伤寒与温病学派之争［J］.中医杂志，1984（2）：4-10.

［65］姜建国.论六经辨证与寒温统一［J］.山东中医药大学学报，2000（1）：11-13，16.

［66］黄梅林.统一外感热病辨证纲领的研究概况［J］.广西中医药，1983（5）：44-47，43.